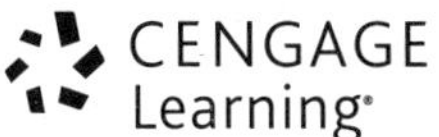

国家社科基金重大项目资助（17ZDA123）成果

学前教育经典译丛

科学照护与积极回应
适宜0～3岁婴幼儿发展的课程

（第9版）

[美] 特里·乔·斯威姆（Terri Jo Swim）/著

北京师范大学学前教育研究所 /组织翻译　洪秀敏　朱文婷　张明珠 等 /译

Infants & Toddlers: Caregiving and Responsive Curriculum Development

(Ninth Edition)

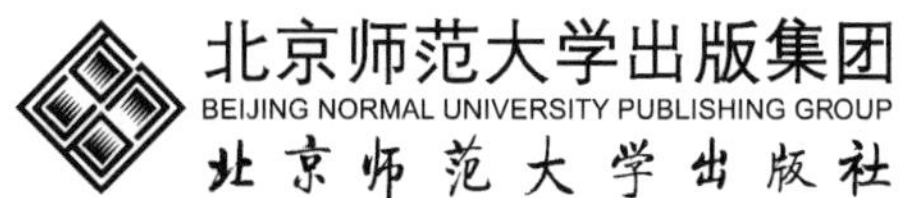

北京市版权局著作权合同登记号　图字：01-2019-7352

图书在版编目（CIP）数据

科学照护与积极回应：适宜 0－3 岁婴幼儿发展的课程/（美）特里·乔·斯威姆（Terri Jo Swim）著；洪秀敏等译. —北京：北京师范大学出版社，2021.7
（学前教育经典译丛）
ISBN 978-7-303-25491-0

Ⅰ. ①科…　Ⅱ. ①特…　②洪…　Ⅲ. ①婴幼儿-护理　Ⅳ. ①R174

中国版本图书馆 CIP 数据核字（2020）第 020318 号

营销中心电话　010-58802181　58805532
电子信箱　zhijiao@bnupg.com

出版发行：北京师范大学出版社　www.bnup.com
　　　　　北京市西城区新街口外大街 12-3 号
　　　　　邮政编码：100088
印　　刷：北京玺诚印务有限公司
经　　销：全国新华书店
开　　本：889 mm×1194 mm　1/16
印　　张：26.5
字　　数：500 千字
版　　次：2021 年 7 月第 1 版
印　　次：2021 年 7 月第 1 次印刷
定　　价：118.00 元

策划编辑：罗佩珍　　　责任编辑：肖　寒
美术编辑：焦　丽　　　装帧设计：焦　丽
责任校对：包冀萌　　　责任印制：陈　涛

译者序

0 ~ 3 岁是人生的开端，是个体发展的起点，是教育的启蒙和最基础阶段，对个体的后续发展具有极其深远的影响。重视 0 ~ 3 岁儿童的早期发展与教育已成为世界学前教育发展的重要趋势。意大利著名儿童教育家玛利亚·蒙台梭利认为，“人出生后头 3 年的发展，在其程度和重要性上，超过人整个一生中的任何阶段……如果从生命的变化、生命的适应和对外界的征服，以及所取得的成就来看，人的功能在 0 ~ 3 岁这一阶段实际上比 3 岁以后直到死亡的各个阶段的总和还要大，从这一点上来讲，我们可以把这 3 年看作是人的一生。儿童是人生的另一极”①。我国著名儿童教育家陈鹤琴也提出，“幼稚期是人生最重要的一个时期，什么习惯、言语、技能、思想、态度、情绪都要在此时期打一个基础，若基础打得不稳固，那健全的人格就不容易形成了”②。随着社会和科学的不断发展，早期教育的重要意义正逐渐为人们所重视。

然而，长期以来由于教育资源严重短缺，我国托育服务发展不充分、供给不足等问题较为突出，远远无法满足婴幼儿照护和儿童早期教育的需要。随着全面二孩政策的施行，我国婴幼儿照护和儿童早期教育服务的需求日益增长，供需矛盾日益凸显。不少 0 ~ 3 岁的孩子由父母、祖父母、外祖父母和保姆照护，这些照护者没有受过基本培训，凭借自己的经验带孩子，对孩子各个成长阶段的特点不够了解，也谈不上有目的的指导和训练。同时，由祖辈照顾新生儿，虽然能减轻年轻夫妻的压力，但仍存在老人身体心理过度劳累、发生代际冲突等现实难题。

近几年，党中央和国务院已经开始意识到民众对婴幼儿照护服务的强烈需求。为解决此社会矛盾和问题，国务院《中国儿童发展纲要（2011—2020 年）》提出，要“积极发展公益性普惠性的儿童综合发展指导机构，以幼儿园和社区为依托，为 0 ~ 3 岁儿童及其家庭提供早期保育和教育指导”。2016 年 4 月，李克强总理在国务院常务会议上提出“支持普惠性托儿所和儿童园尤其是民办托幼机构发展”；2017 年 6 月，国务院副总理刘延东强调“要着眼全面二孩政策实施后的新需求，扎实推进托育服务和普惠性学前教育发展”“扩大托儿所、儿童园等公共资源供给，提高群众满意度和获得感”。2017 年 10 月，党的十九大报告提出必须取得“新进展”的七项民生要求中，“幼有所育”排在首位。2017 年 12 月，中央经济会议上强调“针对人民群众关心的问题精准施策”，首次提出“解决好婴幼儿照护和儿童早期教育服务问题”。2018 年 8 月 28 日，国务院办公厅印发的《深化医药卫生体制改革 2018

---

① 蒙台梭利:《蒙台梭利方法》，江雪译，天津，天津人民出版社，2003。

② 陈鹤琴:《家庭教育》，北京，中国青年出版社，2012。

年下半年重点工作任务》将“制定促进 3 岁以下婴幼儿照护服务发展的指导性文件”纳入深化医改、建立优质高效的医疗卫生服务体系重点工作任务，将为解决新生儿看护问题提供政策保障。国家理念的转变以及一系列配套政策的实施，为新时期托幼事业发展奠定了良好基础，在国家重视、各地积极探索下，我国托幼事业迎来了发展的新机遇。

与此同时，南京、上海、四川等地陆续颁发加快推进 3 岁以下婴幼儿托育服务发展的指导意见，旨在为 3 岁以下婴幼儿及其实际抚养人提供婴幼儿保育和科学育儿的指导服务，提高婴幼儿托育服务的供给，满足广大家庭婴幼儿托育服务需求，推动我国经济社会健康发展。随着各地婴幼儿照护服务的积极开展和政策推动，如何加快构建适宜的婴幼儿照护机构环境和课程，提高婴幼儿照护服务的质量，特别是提升婴幼儿照护者的科学照护和保教水平，成为新时代学前教育改革发展面临的现实课题，也是补齐民生短板、实现“幼有所育”的重要议题。

2017 年，由笔者负责的课题组获批承担国家社科基金重大项目“全面二孩政策下城市地区 0 ~ 3 岁婴幼儿托育服务体系研究（项目批准号：17ZDA123）”，致力于广泛收集、整理与分析世界各国发展婴幼儿照护和托育服务的有益探索与经验。其中，印第安纳大学 - 普渡大学韦恩堡联合分校教育研究部教授、主任特里·乔·斯威姆（Terri Jo Swim）博士所编写的《科学照护与积极回应：适宜 0 ~ 3 岁婴幼儿发展的课程（第 9 版）》［*Infants & Toddlers*：*Caregiving and Responsive Curriculum Development*（9E）］引起了课题组的兴趣。该书是作者 20 年来基于托幼中心、大学实验室以及 0 ~ 13 岁儿童夏令营等工作精心编写的匠心之作。第 9 版经过不断修订与实践反馈，基于当前婴幼儿照护理论和最新研究成果，主要包括三大部分十四章。第一部分共五章，提供了儿童发展和早期教育的理论研究概述，旨在帮助婴幼儿照护者了解专业教育的基础，使其具备有效满足婴幼儿发展和学习需求所需的知识、技能和性情。第二部分共四章，旨在为婴幼儿照护者提供如何为婴幼儿构建和创造适宜的环境，包括在班级中有意识地建立起来的物理性、社会性和智力性元素。第三部分共五章，探讨了反映当前发展和学习水平的课程设计策略，涵盖婴幼儿及其家庭早期干预的相关内容，从实践的角度具体探讨了促进出生至 36 个月婴幼儿发展的任务、材料和具体的学习经历，提供了解决婴幼儿成长和发展过程中出现的许多常见问题的具体技巧、教学策略和解决方案。

相信这本书的翻译和出版，能够让我国托育服务机构的婴幼儿照护者、早期教育工作者、管理者和家长更好地理解婴幼儿的发展特点，并为他们提供更为适宜的保育、教育技巧和相关课程理念，从而为促进所有 3 岁以下婴幼儿获得高质量的保育和教育提供有益的参考与直接的借鉴。因此，课题组将翻译该书作为课题组阶段性工作之一。在翻译过程中力图忠实原文，各章进行了多次校对和修改，是集体合作和共同努力的结晶。全书由笔者组织翻译和审校，各章参与翻译的成员为：朱文婷、赵爽（第一章、第二章）；陈敏睿、宋佳、张祎明（第三章、第四章、第五章）；张明珠、赵思婕（第六章、第七章、第八章）；陶鑫萌、魏若玉（第九章、第十章、第十一章）；刘瑞琪、王靖渊（第十二章、第十三章、第十四章）。朱文婷、张明珠协助完成了统稿工作。

感谢国家社科基金重大项目“全面二孩政策下城市地区0～3岁婴幼儿托育服务体系研究”的资助！感谢北京师范大学出版集团和罗佩珍老师对本书的翻译出版给予的大力支持！

时间仓促，希望广大关心和从事婴幼儿照护工作的专家、同行和读者不吝指正。

洪秀敏

于北京师范大学

前　言

本版本经过修订、扩展和更新，旨在帮助读者获得在任何教育情境下的必备技能，以为婴幼儿提供高质量的照护。[①] 本书提供了基于当前理论和最新研究的相关信息，也呈现了早期教育工作者的专业准备标准。第 9 版的新标题“科学照护与积极回应”更好地反映了本书的目标——为婴幼儿和这些群体中的个别儿童提供适宜的保育、教育技巧和相关课程理念。早期教育工作者、管理者、倡导者和家长可以在书中找到即时实践信息，从而使所有 3 岁以下婴幼儿获得最高质量的保育和教育。

第 9 版中的主要修订

与之前的版本一样，《科学照护与积极回应：适宜 0 ~ 3 岁婴幼儿发展的课程（第 9 版）》仍然尝试弥合理论与实践之间的差距。作为研究型实践者，教师需要运用理论来指导他们的实践，并反过来用实践来加深对理论的理解。在之前版本的坚实基础上，第 9 版已经进行了全面的修订和更新。虽然这一版和以前版本之间存在显著的差别，但内容上是连贯的。例如，在第 9 版中，儿童仍然是保育和教育的中心。我们始终将婴幼儿视为自身环境的参与者、决策者奠定了其受教育热情。我们再也不能将学步儿时期描述为“可怕的两岁”。相反，我们需要塑造有能力的、能够胜任且富有创造力的婴幼儿形象。如果我们这样做，便会拓展一些以前没有的教育新路径。

有关大脑结构、功能、发展以及社会性和情绪发展的研究结果在第 9 版中得到了补充和扩展，并成为了第 9 版的基础。例如，皮质醇水平、育儿行为和婴幼儿记忆技能之间的联系已经得到了广泛研究。此外，本版本纳入了意大利瑞吉欧·艾米利亚（Reggio Emilia）高质量学前课程的关键组成部分，帮助我们提高对发展适宜性实践的理解。如何尊重儿童是第 9 版的议题之一，包括营造有效的物质、社会和智力环境，如何与家庭建立伙伴关系以及规划适宜的个性化课程。

本版本的主要修订还包括以下内容：

· **新的第十章——早期干预**。本章深入探讨早期干预。本章内容是根据评论者的反馈而创作的，反馈内容表示需要更明确地关注对有特殊权利婴幼儿的照护和干预。此外，新增的第十章还强调了家庭成员、照护者和早期干预专家之间合作的重要性。

---

① 本书中的婴幼儿统指 0 ~ 3 岁的儿童，包括婴儿（0 ~ 1 岁）和学步儿（1 ~ 3 岁）。——译者注

·新的第十四章——发展适宜性内容。考虑到人们对入学准备的密切关注，本版本增加了新的第十四章“发展适宜性内容”。年龄大些的婴幼儿正准备探索和体验艺术、科学、数学、语言和社会研究。然而，有更多的指导意见是针对如何提高学步儿的兴趣和好奇心的。换句话说，这些发展适宜性内容的各个领域互相联系，需要综合设计活动，而不是组织相互独立的领域内容活动。

·新的组合章节。为了回应评论者的反馈，讨论婴幼儿发展章节的内容已经重新组合成为新的一章，从而避免了不同章节中内容的重复。因此，第 8 版中的第十章、第十一章和第十二章，覆盖了从出生至 12 个月婴儿发展的内容，现在将在第 9 版的第十一章“出生至 12 个月婴儿的教学”中进行介绍。第 8 版第十三章和第十四章的内容主要是针对 12 个月至 24 个月的学步儿，现在重新排版在第 9 版的第十二章“12 ~ 24 个月学步儿的教学”中。最后，第 8 版的第十五章和第十六章的内容现在出现在第十三章“24 ~ 36 个月学步儿的教学”中。

·新的研究成果。本版本的每章都吸纳了新的研究和学术论文的成果。例如，关于社会性和情绪发展的新研究可以在第三章“情绪与社会性发展”中找到；目前关于攻击性行为是学步儿常见行为的观点在第六章“建立关系与引导行为”中会具体论述；有关支持健康和安全指南合规性的最新信息可在第八章“室内外学习环境”中见到。

·新的概念引入。第三章有一个新的“聚焦研究”框，侧重于“努力控制”（Effortful Control），这是研究人员正在研究的一个新概念。

新的教学功能

为了帮助学生理解婴幼儿的发展和学习，第 9 版创建了几个新的教学功能。

·课程计划：出现在每章的末尾，可以通过数字化平台下载（专业资源下载）。此功能的设置是为了提供以婴幼儿观察为基础的课程计划案例，并且希望通过使用回应性策略来尊重儿童并促进他们的参与。

·学习目标和标准：在每章的开头呈现，学习目标直接与每章的主要部分以及末尾的摘要相关联。

每章涉及的标准包括与 2010 年全美幼教协会（NAEYC）相关的初级、高级早期教育工作者专业准备标准，NAEYC 的发展适宜性实践，以及与婴幼儿照护相关的 NAEYC 标准。

·与家庭和社区的联系：每章都包含一些出现在方框中的内容，旨在帮助读者使用一些策略让家庭和社区参与婴幼儿的保育和教育。每个方框中都包含许多问题以引发读者对重要概念的思考。

持续的教学功能

· **专注于专业标准**：本书每章首页列出的相关标准，可以让读者一目了然地查看与NAEYC早期教育工作者专业准备标准和发展适宜性实践指南相关的讨论。此外，DAP图标 D P 提醒读者阅读整本书时关注有关发展适宜性实践的原则。

· **聚焦方框的功能**：通过突出重点研究课题、婴幼儿照护专业组织、婴幼儿照护专业人士的个人经历，使本书更加贴近真实世界。

· **聚焦实践**：第十一章至第十四章中会有专门版块反映“来自实践的声音”，会有来自实践一线的教师应用并反思本章中讨论的观点。例如，在第十四章中，一位教师讨论了如何通过使用当地社区资源将识字纳入她的教学中，同时思考了特定的孩子是如何对她选择的书籍做出反应的。

· **阅读检查站**：通过要求学生暂停并反思他们刚刚阅读的内容来加深理解。

· 修订后的**案例分析**：提供所讨论的观点和原则的现实案例。现在，案例分析的标题突出显示了这些案例所涉及的内容，如“多样性”或“特殊权利”。

· 文本末尾更新了参考文献。

· 附录A列出了从出生至36个月婴幼儿在四个主要领域的发展里程碑，这能够帮助照护者记录观察结果并评估每个婴幼儿目前的发展水平。

· 更新后的附录C和D提供了适合与婴幼儿一起使用的硬板书和图画书的最新清单。

· 本书的文本是较新且全面的，以便照护者能够获得国家公认的质量标准所需的有用技能。

· 语言平实且易于遵循，并为培训中的照护者提供自学的实例。

本书的组织与排布

第一部分　了解专业教育的基础

本部分帮助读者成为专业的婴幼儿教育工作者，使其具备能有效满足婴幼儿发展和学习所需的知识、技能和特质。本部分对儿童发展和婴幼儿教育理论研究进行了概述，包括有关脑发育和依恋的新信息，有助于帮助读者奠定良好的专业学习基础。

· **第一章**强调了在与婴幼儿相处时应当具备发展的眼光，对影响婴幼儿学习环境的教育和发展趋势进行了概述。

· **第二章**创建了用于了解从出生至36个月的婴幼儿身体、认知/语言领域的成长和发展框架。

· **第三章**重点关注从出生至36个月的婴幼儿情绪和社会性领域的成长和发展。在第二章和第三章中，都有致力于拓展读者对脑发育相关信息的阅读的部分。

· **第四章**介绍了照护的主要工具——关注、认可和协调，这些是有意识照护的主要模型，会结合当前最新理论和研究的实践原则和技术进行阐述。

· **第五章**描述了婴幼儿教育工作者通过非正式和正式的教育机会获得的特定知识。其中，基础知识之一涉及对儿童的适宜评估。然后，本章重点介绍用于跟踪发展和学习的各种观察工具，以及如何将数据作为照护者进行其他方面工作的基础。

第二部分　构建积极的学习环境

本部分的四章为读者提供了如何为婴幼儿创造适宜环境的详细信息，包括在班级中有意识地加入物质性、社会性和智力性的环境元素。专业的教育工作者不能仅关注物质设施和材料的安排和放置，而忽略与婴幼儿之间营造充满社会性情绪、智力性的氛围。

· **第六章**使用意大利瑞吉欧·艾米利亚学校教育理念的关键组成部分，并将其作为创建一个关怀型学习者共同体的基础。此外，还概述了具有尊重性的、有效的沟通和指导策略。

· **第七章**专门讨论与家庭成员和同事之间建立互惠关系，并介绍了可使用的、适宜的沟通策略。家庭在哪些情况下可能需要照护者、项目或社区机构提供额外支持，这些也将在本章中进行讨论。

· **第八章**从教师、儿童和社会的角度介绍了高质量、适宜发展的室内和室外学习环境的组成部分，并提出了有关儿童健康和安全的共同注意事项。

· **第九章**介绍了创设智力环境的实用技巧。课程包括日常照护时间和计划性的学习经历安排，这些都必须通过专门设计以促进每个孩子的发展和学习，婴幼儿的参与性也需要重点关注。

第三部分　开发回应性课程

本部分探讨了反映当前发展和学习水平的课程设计策略。本部分增加了两个新的章节，其他三个章节也进行了大幅度的重组。

· **第十章**是一个新章节，涵盖婴幼儿及家庭早期干预的相关内容。在这章中，不仅探讨了如何从积极的角度对婴幼儿进行早期干预，而且探讨了具有特殊权利儿童的共同特征。

· **第十一章至十三章**探讨促进出生至36个月婴幼儿发展的任务、材料和特定的学习经历，分别关注如何与出生至12个月、12至24个月和24至36个月的婴幼儿相处。这一部分非常具有实践性，它提供了一些具体技巧、教学策略和解决方案，帮助我们解决婴幼儿快速成长和发展过程中出现的许多常见问题。

· **第十四章**也是新的章节，这一章以整本书内容提供的信息为基础，调查了支持婴幼儿领域学习的策略，提供了新兴的识字、数学、美术、社会性研究和科学的核心概念。

附 录

MindTap：个人学习体验

MindTap 在斯威姆（Swim）所著的《科学照护与积极回应：适宜 0 ~ 3 岁婴幼儿发展的课程（第 9 版）》中代表了一种新的教学方法。MindTap 是一个高度个性化、可定制的学习平台，集成了电子产品的优势，可综合帮助学生提升自我。MindTap 通过引导学生做以下事情来激发思考：

· 了解、记住并理解成为一名伟大教师的关键概念。

· 应用概念，创造课程和工具，在课程（包括国家和州教育标准）的关键领域展示自己的成就和能力。

· 准备一些文本资料作为教师的代表作品集，拿到州许可证，成功开启教学生涯。

· 养成反思性实践的习惯。

当学生浏览每一章的学习路径时，他们会进入支架性的学习体验，旨在帮助学生在布鲁姆教育目标分类法层面得到提升，帮助他们从低级思维技能发展到高级思维技能。学习路径使职前学生能够通过以下方式培养这些技能并获得信心：

· 观看实际课堂中教师教学和婴幼儿学习的真实视频，回答有关问题，让学生主动参与章节主题并唤醒学生的先前知识。

· 通过"你懂了吗？"这个问题来检查学生的理解程度。各种问题类型的评估可自动进行，并获得即时反馈。

· 通过小型案例分析对概念进行应用。学生分析典型的教学和学习情境，然后对情境中提出的问题进行合理回应。

· 学生反思并证明他们在面对教学情境中的问题时做出的选择。

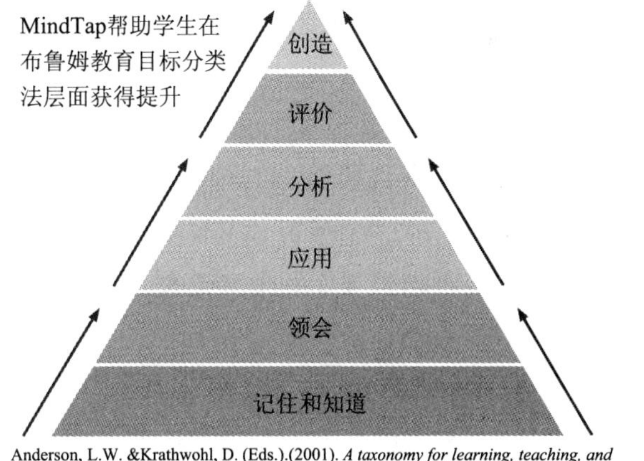

Anderson, L.W. &Krathwohl, D. (Eds.).(2001). *A taxonomy for learning, teaching, and assessing: A revision of Bloom's taxonomy of educational objectives*. New York: Longman.

为了保证教学实践的有效性，MindTap 从如何使内容清晰、帮助多样化的学生、评估教学实践的有效性以及根据需要调整教学内容四个方面，来帮助教师取得更好的教学效果。MindTap 使教师能够通过以下方式达到更好的效果：

· 实时监控学生成绩，以便学生和教师始终能够了解当前的班级排名。

· 将结果库嵌入美国国家教育标准，并使其与学生学习活动保持一致，允许教师添加其所在州的标准或任何其他期望的结果。

· 允许教师根据 MindTap 课程中的任何标准或成果生成学生表现报告。

· 通过编辑现有的或创建自己的 MindTap 活动，让教师能够评估学生在州标准或其他方面的学业表现，然后将学生表现及其指导者添加到 MindTap 结果库中，可以与州标准或其他结果相对应。

MindTap 在斯威姆所著的《科学照护与积极回应：适宜 0 ~ 3 岁婴幼儿发展的课程（第 9 版）》中帮助教师轻松设计课程，因为它与现有的学习管理系统相结合，通过在学习路径各个方面允许自定义、个性化来节省教师的时间。教师可以改变学生学习活动的顺序，隐藏他们不想要的课程活动，最重要的是去创建他们想要的自定义评估或内容（如 YouTube 视频、Google 文档）。如需了解更多信息，请访问 www.cengage.com/mindtap。

在线指导教师手册（包括测试库）

本书附带在线指导教师手册，其中包含帮助教师设计课程的信息，具体有教学大纲案例、问题讨论、教学和学习活动、现场经验、学习目标和其他在线资源。为了支持评估，更新的测试库中针对每章都包含了判断题、多项选择题、匹配题、简答题和论述题。

幻灯片

每章中这些生动的幻灯片可以帮助指导教师进行授课，直接使用教科书中的图像、图形和表格来表述观点。

科格尼罗

由科格尼罗（Cognero）研发的圣智学习（Cengage Learning）测试是一个灵活的在线系统，允许你从多个圣智学习解决方案中创建、编辑和管理测试库内容：可以即时创建多个测试版本，并可以为你的学习管理系统（LMS）、你的教室或任何你希望的地方提供测试。

关于作者

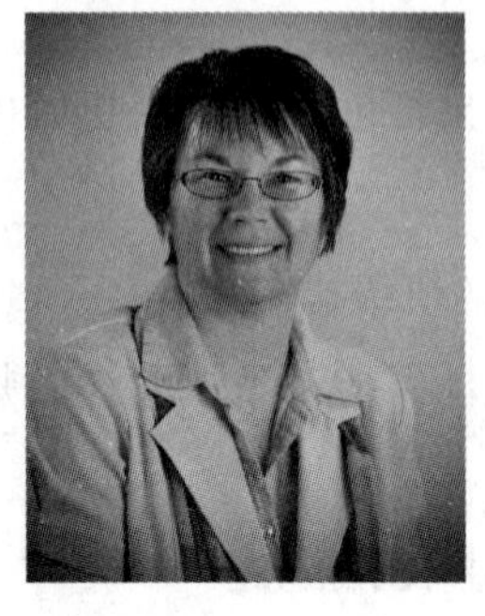

特里·乔·斯威姆（Terri Jo Swim），博士，印第安纳大学 - 普渡大学韦恩堡联合分校教育研究部教授、主任。斯威姆博士在高等教育机构任教近 20 年，此外，她还在私立托育中心、大学实验室项目以及 0 ~ 13 岁的儿童夏令营工作。斯威姆是《无畏的希望：重拾教育中的乐观和文明》（The Hope for Audacity : Recapturing Optimism and Civility in Education）的共同编者之一。目前的研究兴趣主要为婴幼儿和学前教育课程、瑞吉欧·艾米利亚模式、文献研究和教师教育。

有关本书任何主题的问题或讨论可通过后面的电子邮件地址发送给斯威姆博士：swimt@ipfw.edu。

致 谢

《科学照护与积极回应：适宜 0 ~ 3 岁婴幼儿发展的课程（第 9 版）》的出版离不开以下杰出人士的鼓励和支持。

特别感谢我的丈夫丹尼（Danny），没有你，我的身心都不能获得满足！我的其他直系亲属和大家庭成员，你们每个人都教会了我强烈依恋的重要性。还有我的所有学生，感谢你们对早期版本的反馈，这本书因你们而得到完善！感谢吉纳·威尔森（Gina Wilson）在附录 C 更新方面提供的帮助。

感谢产品开发经理马可·克尔（Mark Kerr）、内容开发人员凯西·拉多姆斯基（Kassi Radomski）以及在产品开发和生产过程中提供持续支持和指导的圣智学习和 MPS 公司（MPS Limited）的其他员工。

下列对第 8 版给予反馈的书评人员为我们修订本版本提供了帮助。非常感谢你们的坦诚反馈和大力支持：

劳雷尔·安德森（Laurel Anderson），帕洛马尔学院（Palomar College）

特雷莎·布里杰（Teresa Bridger），乔治王子社区学院（Prince George Community College）

玛格丽特·达纳-康韦（Margaret Dana-Conway），诺沃克社区学院（Norwalk Community College）

埃维亚·戴维斯（Evia Davis），兰斯顿大学（Langston University）

珍妮弗·德弗兰斯（Jennifer DeFrance），三河社区学院（Three Rivers Community College）

玛丽莎·哈普（Marissa Happ），奥罗拉大学（Aurora University）

珍妮·摩根-坎波拉（Jeannie Morgan-Campola），罗文卡巴鲁斯社区学院（Rowan Cabarrus Community College）

布丽奇特·默里（Bridget Murray），亨德森社区学院（Henderson Community College）

桑德拉·奥恩（Sandra Own），辛辛那提州（Cincinnati State）

博洋·帕克（Boyoung Park），雷德福大学（Radford University）

斯泰西·皮斯托洛娃（Stacey Pistorova），特拉州立社区学院（Terra State Community College）

温迪·鲁兹（Wendy Ruiz），凯尼昂学院（College of the Canyons）

帕米拉·塞布拉（Pamela Sebura），圣玛丽伍兹学院（Saint Mary-of-the-Woods College）

雅克·泰勒（Jacque Taylor），格林维尔技术学院（Greenville Technical College）

琳达·泰勒（Linda Taylor），鲍尔州立大学（Ball State University）

谢里尔·威廉姆斯-杰克逊（Cheryl Williams-Jackson），莫德斯托初级学院（Modesto Junior College）

艾琳·扬茨（Eileen Yantz），加斯顿学院（Gaston College）

目　录

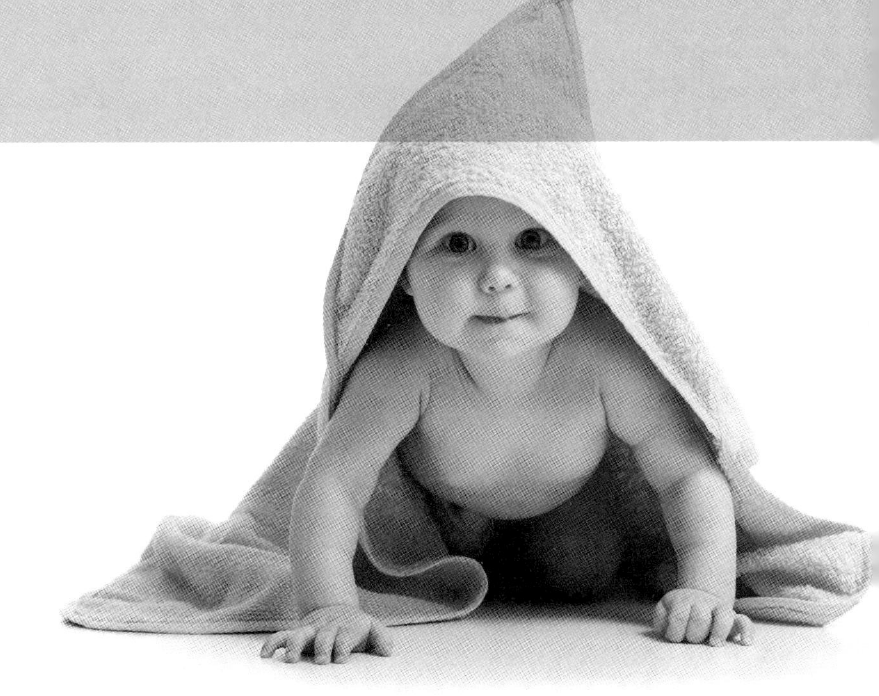

第一部分

了解专业教育的基础

第一章
具备发展的眼光

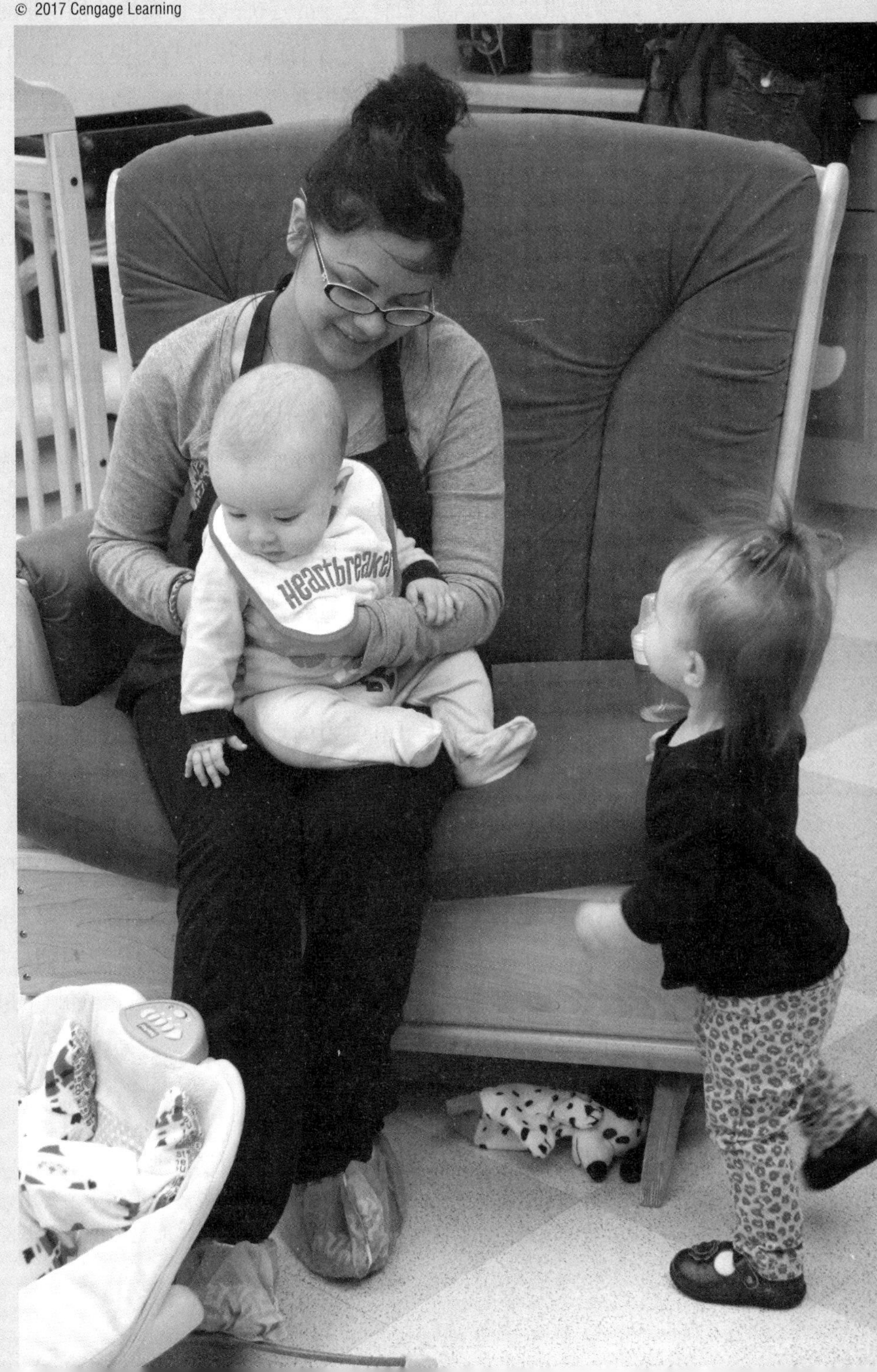

学习目标

阅读完本章，你应该能够：

1. 明确四个主要发展领域评估之间的差异。
2. 解释儿童发展的理论。
3. 论证如何用布朗芬布伦纳生态系统理论解释当前发展和教育的趋势。
4. 了解每个儿童的文化背景对课堂互动及课程的影响。

本章涉及的标准

naeyc 全美幼教协会早期教育工作者专业准备标准

1. 促进儿童的发展和学习

DAP 发展适宜性实践指南

1. 创建一个关怀型学习者共同体

此外，NAEYC 发展适宜性实践的标准将婴幼儿合理照护分成了六部分。本章重点讨论的内容是：照护者与婴幼儿的关系及相关政策。

我们对 0 ~ 3 岁婴幼儿发展重要性的认识从未像今天这样深刻。新的脑部成像技术使我们能够轻易窥探发育中的脑，了解年幼儿童的脑是如何发育的。研究表明，婴幼儿正在以惊人的速度和方式发展，以回应照护的类型和数量、获得的营养及诸如创伤、暴力或母亲抑郁等环境因素。早期教育工作者的角色比以往任何时候都更为重要，因而他们需要学习更多的理论、原则和技能来满足专业的要求。

照护服务机构是影响年幼儿童成长和学习的重要环境，对教师有着很高的标准，要求他们学会照护好自己和孩子，并将孩子的兴趣、能力和愿望与家庭、社区乃至社会进行整合。本书的第一部分介绍了当前婴幼儿照护、儿童发展理论和原则以及照护框架的主流趋势，可以帮助照护者为早期教育这一富有挑战性且充满价值的职业做好准备。

本版本会继续强调研究者的科学探索与新发现（例如，关于脑发育和依恋），以及这些发现对与年幼儿童相处的照护者行为的影响。通过密切观察并记录儿童行为，早期教育工作者将构建一个强大的框架，用于婴幼儿的保育和教育。

当你阅读完本书的第一部分时，你将学会有效照护孩子的必要知识和原则，并通过你直接、有意的互动来促进每个孩子的发展。第二部分和第三部分主要介绍了作为专业人员在自信地应对工作时需要的特定技能、技术、策略和活动。

即使你的工作对于你自己的课堂和教学计划而言是至关重要的，但也绝不能止步于此。早期教育工作者需要利用从本书中获得的信息，倡导大家对 3 岁以下所有婴幼儿共同承担集体责任，并为之奉献力量。下一代值得我们这么做。

从事婴幼儿保育和教育的人需要知道什么？又需要做什么？长期以来，早期教育工作者[①]一直在讨论这些问题。近一个世纪以来，来自各个研究领域和世界各个角落的人们也致力于回答这两个关键问题。目前的研究已经帮助早期教育专家明确地界定了知识的核心，以及教师职前准备和婴幼儿活动规划的质量标准。学术研究证实了早期教育专业人员早已建立起的经验和直觉，即婴幼儿在早期保育和教育环境中的体验与照护者的知识、技能和性格直接相关。

如今关于儿童发展和学习的理论与哲学已经随着时间的推移在不断发展，并受到古代思潮和现代社会思想的影响。它们是早期教育工作者和科学家们基于以往的理论和研究而形成的直接理论成果，可以帮助我们更好地理解今天的儿童。

教师是如何使用和践行发展理论的，这不仅取决于他们对这些理论和相关研究的理解，而且取决于他们的个人信仰和倾向。由于我们的脑以惊人的速度过滤和分类信息，所以我们无法关注互动中的各个方面。我们的信念不仅会影响脑如何完成这项工作，而且会影响我们对可用信息的理解和判断。马图索夫（Matusov）、德帕尔玛（DePalma）和德赖（Drye）认为，成年人的回应会积极且持续地影响儿童的发展轨迹（2007）。因此，教师们参与“……共同

① 在本书中，早期教育工作者、教师、照护者和主要照护者这些术语将可互换地用于描述保育和教育婴幼儿的成年人。其他术语，如早期教育专家、保教人员、实践人员、教职工、儿童保育教师、班主任、助理教师或家庭照护提供者，大家也可能比较熟悉。本书中主要用到的这四个术语不是为了缩小所讨论的专业人员的范围，也不是为了限定一个特定的标题，而是为了在语言表达中提供某种程度的一致性。

构建观察到的发展现象”，如“对于观察者而言，发展不仅只是观察到的东西”。换句话说，我们所观察到的事物以及对观察结果赋予的意义正是我们自身的反映（我们的信仰和知识基础），这也构成了我们观察到的孩子的形象。在观察同一事件后，两个不同成年人之间的对话能够充分证明这一点。他们每个人都从不同角度描述了同一现象的动作、行为及其含义。因此，认识到教师如何形塑儿童的发展，必然会引起开放性的对话和交流。

在阅读本书以及与婴幼儿互动时，掌握这些要点有助于你更好地反映自己的认知及其变化。发展专业的、自我分析的“思维习惯”，将有助于你思考作为教育者的角色。

发展领域

本书的结构让作者相信哲学在照护服务机构中是有帮助的。早期教育理论家的主要贡献将在这一结构中得以体现。这种遵循“发展观”的哲学认为，教师和其他成年人必须意识到孩子在各个领域是如何发展并获得进步的，从而创设出有利于他们发展的理想环境。不像过去的“白板说”，认为孩子是按照父母或社会的规范而形塑的，目前的研究表明，每个孩子的遗传密码与环境因素之间有着复杂的交互作用，从而实现（或不实现）他的全部潜能。

与天生神经质完好的孩子相比，生来便患有脊柱裂的残疾儿童在某些领域可能无法拥有像正常孩子那样的发展潜力。若一个孩子受基因影响而导致成年身高不到 5 英尺[①]，那么他将很难意识到自己在打篮球方面的潜力。然而，在这些有限的遗传和环境因素中，每个孩子都有可能体验到充实和富有成效的生活，这取决于他 / 她的能力是否得到了满足和挑战，以及对成为快乐、成功的成年人所必备技能的掌握程度，而这些正是家庭成员和照护者培养的结果。

如你所见，从出生那一刻起，孩子与其周围的人就会相互影响。这种动态的互动有时是有意的和受控的，有时是无意识的行为。与婴幼儿相处的照护者会有计划地为儿童提供丰富的经验感受活动，与这些计划好的经验同时发生的是成千上万的自发行动，这些行动刺激了新的行为和反应，并对儿童和照护者构成了挑战，教师必须学会在所有互动中保持投入状态。

玛格达・格伯（Magda Gerber）建立了一种早期照护的方法和结构，强调儿童与照护者之间的思维互动（Gerber & Weaver，1998）。这一方法在她的“十条照护原则”中得到具体展现：

（1）让孩子参与到与他们密切相关的活动和事件中去。

（2）在每个孩子身上投入高质量的陪伴时间。

（3）了解每个孩子与你沟通的独特方式，并告诉他们你的沟通方式。

（4）在每个孩子身上投入足够的时间和精力以帮助他 / 她发展成为一个完整的人。

（5）尊重婴幼儿并将其视为有价值的个体。

（6）在对他们进行教学之前先进行示范。

① 5 英尺约为 1.52 米。——译者注

（7）始终向孩子表达你最真实的感受。

（8）将问题视为学习机会，让孩子尽可能自己去解决问题。

（9）通过教他们学会信任，与孩子建立安全关系。

（10）关注每个孩子各阶段的发展质量。

贯彻这些原则的互动均涉及儿童的整体发展，也就是说，对认知发展的关注不是以牺牲社会性发展或身体发育为代价的。对刚入职的新教师而言，若考虑所有的发展领域，自身可能会不堪重负。在这种情况下，儿童发展知识可以分为不同但相互关联的领域以便教师理解。要注意任何发展领域都不能独立于另一个领域。当前这种划分是任意的、为了学习者的方便而进行的划分。对于婴幼儿来说，发展领域汇集在一起并作为一个整体运作，进而形成一个完整且独立的个体。表 1–1 列出了本书所涉及的四个主要领域。为了保证每个孩子在你的照护下得到最佳发展，你必须了解这四个领域。

表 1–1 发展领域

领域①	身体发育：身高、体重、一般运动协调、脑发育等
领域②	情绪发展：感受、自我认知、自信、安全感等
领域③	社会性发展：与同龄人、年长或年幼儿童的互动，包括一对一和小组互动、社会观点采择等
领域④	认知 / 语言发展：推理、解决问题、概念形成、口语交际等

本书的一个主要目标是帮助照护者理解发展的正常顺序和模式，并熟悉学习工具，以促进婴幼儿在四个主要领域的发展。在了解常模或里程碑（milestones）[①]后，你可以更轻松地识别并尊重每个孩子所呈现出的独特发展模式。在本书中，你将学会通过与里程碑中各年龄阶段的普遍行为进行比较来评估儿童的个体发展。因此，准备好成为婴幼儿教师的必要前提是学会仔细观察儿童，记录观察结果并分析资料。在了解婴幼儿的个体发展之后，早期教育工作者可以综合运用所学的知识，以合格的方式照护全面发展的、不断变化的孩子。

儿童发展理论

16 世纪欧洲宗教改革之前，社会对儿童的重视程度并不高，他们被认为是小大人。随着宗教改革和清教徒对“原罪”的信仰，社会上开始出现严厉、限制性的教养方式，并认为“成年人有责任控制孩子的任性，严厉扼杀冲动的行为，强调一贯的纪律”（Lally，2006，p.10）。

17 世纪的启蒙运动带来了人类尊严和尊重的新理论，儿童观变得更加人道。例如，英国哲学家约翰·洛克（John Locke）提出了“白板说”。根据他的理论，孩子们本身并不是邪恶的，而是通过与其周围成年人共同拥有的早期经历被形塑的（Locke，1690/1892）。

---

① 里程碑：用于跟踪整体人群共同特定行为的发展，并且在他们第一次或持续表现出来时便能够观察到。

作为18世纪重要的哲学家，让-雅克·卢梭（Jean-Jacques Rousseau）将儿童视为“高贵的野蛮人”，他们天生就具有是非观，以及有序、健康成长的能力（Rousseau，1762/1955）。他的理论是第一个以儿童为中心的理论，提出了时至今日仍被认可的一个重要概念：儿童发展阶段（stages）①。

在19世纪后期，查尔斯·达尔文（Charles Darwin）的“自然选择和适者生存”理论极大地影响了儿童发展和照护的观点（1859/1936）。达尔文对许多物种进行了研究，并假设所有动物都是少数几种动物的后代。达尔文对儿童行为的深入观察促使了儿童科学研究的诞生。

在19世纪末20世纪初，斯坦利·霍尔（G. Stanley Hall）受到达尔文的启发，同时他与达尔文的一名学生阿诺德·格塞尔（Arnold Gesell）一起工作。从“成熟”的角度来看，儿童发展是由基因决定并自动进行的，这就导致了儿童在特定时期会表现出普遍特征或会发生特定事件（Gesell，1928）。因此霍尔和格塞尔被认为是儿童研究运动的创始人，因为他们采用规范的方法（normative approach）②，通过观察大量的儿童来建立儿童发展的平均或普遍期望（Berk，2012）。与此同时，在法国，阿尔弗雷德·比奈（Alfred Binet）使用规范的方法使得智力测试更标准化，并确立了第一个可操作化的智商定义。

爱利克·埃里克森（Erik Erikson）创造了儿童发展的心理社会理论（psychosocial theory）③。埃里克森的理论在今天仍然被用于早期儿童发展，它预测了几个发展阶段，包括信任、自主、认同和亲密关系的发展（1950）。家庭成员和教师如何应对这些阶段决定了个体对社会的贡献以及体验幸福、创造成功生活的能力。

虽然埃里克森极大地影响了儿童发展和照护领域，但在同一时期，另一种方法也较为盛行，即行为主义（behaviorism）④。行为主义之父约翰·华生（John Watson）在一项经典实验中，使一个仅有11个月大的孩子阿尔伯特对一个中性刺激（一只毛茸茸的白鼠）产生了害怕。华生和他的追随者们使用了“经典条件反射”实验，证明环境是决定儿童成长和发展的主要因素。斯金纳和贝尔蒙特（Skinner & Belmont，1993）进一步改进了华生的经典条件反射理论，以证明可通过“积极强化”（奖励），如赞美，以及“消极强化”（惩罚），如批评和撤回注意力，增加或减少儿童行为。

在20世纪50年代，社会学习理论（social learning theories）⑤开始流行。以阿尔伯特·班杜拉（Albert Bandura）为代表的这些理论支持者吸收了行为主义的观点，并扩大了包括社会影响的条件，如“示范、模仿及观察学习”，解释了儿童如何获得发展（Grusec，1992）。

让·皮亚杰（Jean Piaget）是对现代儿童发展和照护领域影响最大的理论家。认知发展理论（cognitive developmental theory）⑥预测了儿童能够通过操作以及探索周边的环境来建构

---

① 阶段：大多数人在成熟过程中经历的正常发展模式，最初是让-雅克·卢梭提出的。

② 规范的方法：通过观察大量儿童，以确定何时呈现特定技能或能力的平均或正常期望。

③ 心理社会理论：埃里克森的发展阶段理论，包括信任、自主、认同和亲密关系。

④ 行为主义：研究影响行为的刺激、反应和奖励的心理方法。

⑤ 社会学习理论：将行为主义的社会影响加以解释发展的理论体系。

⑥ 认知发展理论：皮亚杰的理论，主要关于儿童通过操作以及探索周边的环境来建构知识和意识。

知识和意识，认知发展是通过可观察的阶段发生的（Beilin，1992）。皮亚杰认知发展阶段的提出引发了大量关于儿童的研究，并且凭借其影响力引导教师将儿童视为自身成长和发展的积极参与者，为教师提供了许多能够实际应用的策略。

依恋理论（attachment theory）①的前提是婴儿需要对其主要照护者产生强烈的情感依恋。该理论检验了早期照护，尤其是儿童与成人之间的关系是如何影响其后续发展的。鲍尔比（Bowlby）于第二次世界大战后在医院和机构中观察了与家人分离的 1 ~ 4 岁的儿童，得出的结论是“婴幼儿应该与其母亲（或永久的母亲替代者）建立一种温暖而持续的关系。在这种关系中，婴幼儿能够获得满足和享受”，从而有利于其身心健康成长（Bowlby，1969/2000，p.13）。基于“行为学”的观点，他提出了婴儿的依恋行为（例如，微笑、哭泣、抓紧或抱住）是天生的，并且在生命前两年的不同时期发展成熟（Bowlby，1958）。从行为学角度来看，这些行为的目的是让婴儿亲近母亲，避免外界的伤害（Honig，2002）。然而，依恋的质量并不仅仅取决于婴儿的行为，照护者对孩子依恋行为的反应有助于为依恋关系的发展奠定基础（Oppenheim & Koren-Karie，2002）。依恋与情绪、社会性和后续学习成果有关（Copple，2012），并且对课堂实践有较大影响。

在过去的 10 至 20 年里，诸如无创神经科学成像等创新技术已经开始显著影响我们对脑发育的理解。人们曾经认为，先天因素或基本遗传构成在决定儿童的短期和长期认知发展方面起着主导作用。新技术的到来，能够让我们对先天或后天因素对同一学习成果的影响展开更为深入的研究。研究者们发现，生命早期中有害的、有压力的或忽视性的行为会影响脑的发育，甚至会导致终身性障碍（Carlson，Hostinar，Mliner，& Gunnar，2014；Center on the Developing Child at Harvard University，2011；Nelson，Bos，Gunnar，& Sonuga-Barke，2011）。早期照护的质量和一致性将影响儿童如何发展、学习、应对和处理生活。你在照护时与孩子之间的互动越多，你为孩子创造积极发展的机会就越多。

另一个儿童发展理论是由美国心理学家布朗芬布伦纳（Urie Bronfenbrenner）提出的生态系统理论（ecological systems theory）②。布朗芬布伦纳（1995）通过假设影响发展的四个嵌套结构，扩充了对早期儿童影响的认识（见图 1–1）。

最内部是微观系统（microsystem）③，包括儿童与周围环境的互动模式。这个系统包括家庭、早期教育工作者对孩子的直接影响，以及孩子对周围环境的影响。中观系统（mesosystem）④是下一层影响系统，包括各微观系统之间的相互作用。例如，照护服务机构中教师和家庭的互动，代表了影响儿童发展的学校和家庭之间的联系。外层系统（exosystem）⑤是指那些儿童并未直接参与但对他们的发展产生影响的系统，如父母的教育、

---

① 依恋理论：婴儿出生后需要与其主要照护者建立情感依恋的理论。

② 生态系统理论：布朗芬布伦纳提出的影响人们发展和行为的嵌套环境系统。

③ 微观系统：是指在孩子的周围环境中能够发现的最内层的影响，例如父母或早期教育工作者。

④ 中观系统：是指对儿童的第二层影响，涉及微观系统之间的相互作用，例如照护服务机构的教师和家庭成员。

⑤ 外层系统：是指那些与儿童经历没有直接关系，但是能够影响儿童发展的因素，如父母的教育。

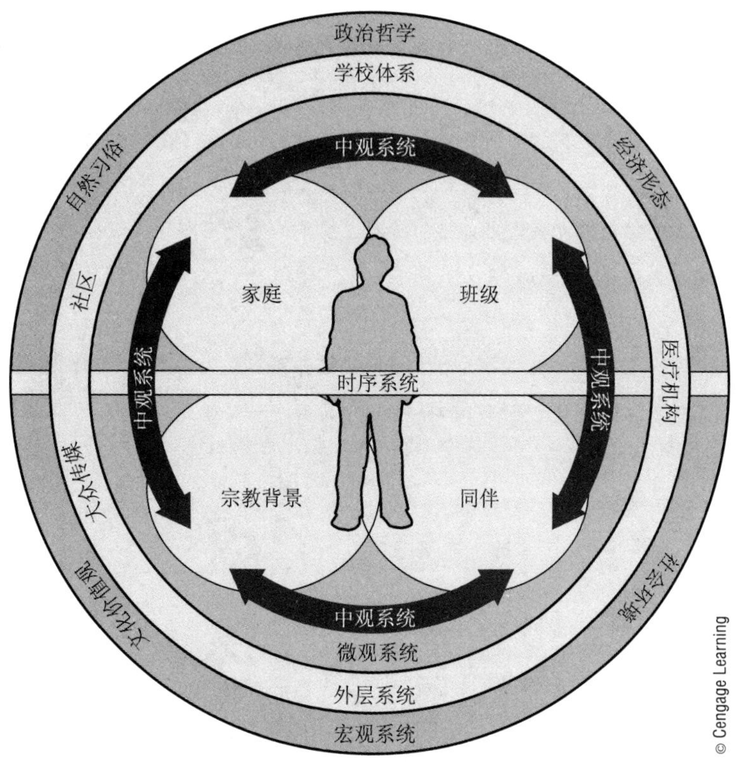

图1-1 布朗芬布伦纳生态系统理论模型

聚焦研究：婴儿的基本生活技能

埃伦·加林斯基（Ellen Galinsky）在她的著作《心灵的思考：每个孩子需具备的七种基本生活技能》（*Mind in the Making: The Seven Essential Life Skills Every Child Needs*）（2010）中概述了父母、教育工作者和社区成员必须知道的，能够帮助儿童成长和发展的最佳方式。她巧妙地将关于脑发育、社会性发展、情绪发展和环境影响的研究编排在一起，最终得出结论。正如标题所示，必须为婴幼儿开发七种必要的生活技能。

- 注意力和自我控制
- 观点采择
- 交流
- 建立联系
- 批判性思维
- 迎接挑战
- 自主、参与式学习

该书的一个首要主题建立在对婴幼儿能力认识的基础之上。研究表明，儿童在能够清楚表达他们的想法之前，就已经具备了卓越的技能。例如，婴幼儿在追求目标时能够展示管理注意力、情感和行为的脑功能（即执行功能）；18个月大的孩子即有成人视角；婴儿可以读懂成年人的情绪线索，以区分一系列情绪；6个月大的婴儿已经拥有了数感，可以区分8点对16点的阵列；6个月至10个月大的婴儿开始表现出对他人的感知，在游戏中更偏好于成为帮助他人的角色，而不是阻碍别人的角色。

该书的一个重要贡献是加林斯基将七种基本生活技能描述为“社会—情感—智力（SEI）技能”（p.71）。换句话说，目前的研究已经阐明了这些基本生活技能是如何反映三个发展领域之间多方面的相互作用的。家长、教师和社区成员再也无法以简单和孤立的方式对待这些复杂的技能。我们必须认识到，每个发展领域是如何与其他领域合作的，从而产生孩子们的复杂的理解和行为。

该书不仅融合了严谨的研究数据和对研究人员的采访，而且还提供了父母和教师如何通过这七项基本技能促进孩子脑发育的实用建议。例如，第一章提出了十九条促进注意力和自我控制发展的建议，其中之一是鼓励假装游戏，因为它可以促进婴幼儿工作记忆的发展，再如排序游戏，规则的多变有利于促进婴幼儿认知灵活性的发展。批判性思维（第五章）可以通过提高婴幼儿的好奇心、向“专家”学习、评估他人的信息以及通过观看电视和其他媒体来获得支持。

最后一项基本技能（自主、参与式学习）对于婴幼儿教师而言尤为重要。加林斯基认为，研究支持七项原则来帮助“儿童释放他们充满激情的学习欲望”（p.300）。以下是其中一些原则：

· 与每个孩子建立可信赖的关系。

· 帮助孩子们设定目标并为之努力。

· 促进儿童在社交、情绪和智力方面的学习。

· 详细阐述并扩展他们的学习。

· 帮助孩子对自己的学习负责。

当教师在了解孩子兴趣的基础上为其提供有益支持时（例如，为一个孩子准备玩具汽车，为另一个孩子准备玩具猫），他们为孩子开辟了理解数学、历史、文化和科学领域的新世界，这可能会对其一生的发展产生影响。

父母的工作场所以及健康和社会服务的质量和可用性。宏观系统（macrosystem）[①] 由养育子女的普遍文化价值观、法律、资源和习俗构成。这一理论在理解、划分儿童照护的影响因素上得到了广泛应用。

最后我们要讨论的发展理论是社会文化理论（sociocultural theory）[②]，由苏联心理学家列夫·谢苗诺维奇·维果茨基（Lev Semenovich Vygotsky）提出。他假设社会群体的价值观、信仰和风俗文化是通过儿童与其长辈之间的互动而传递给下一代的（Vygotsky，1934/1986）。这些社会互动只有处于适宜水平时，学习才会发生。成年人必须观察和评估每个孩子在特定任务中的个体表现水平以及在成人辅助下的表现水平，以判断哪些支持（也称为支架）能够促进儿童的学习（Berk & Winsler，1995；Bodrova & Leong，2007）、社会性或情绪发展（Morcom，2014）以及游戏（Leong & Bodrova，2012）。跨文化研究的结果为这一理论提供了支持：来自不同文化中的儿童会表现出在各自文化下独特的技能和能力（Berk，2012）。

独特的发展模式

不同的理论对发展持不同的观点，存在各种争议（McDevitt & Ormrod，2013）。考虑到

---

① 宏观系统：是指一般文化对儿童发展的影响，包括法律和习俗。

② 社会文化理论：维果茨基的发展理论预测了文化价值观、信仰和概念是如何从一代传递到下一代的。

本章的目的，我将会把重点放在普遍与特殊发展模式的探讨上。如图 1–2 所示，在争议连续体的左边一端，完全赞成儿童发展存在普遍性的相关理论认为，对于所有儿童来说，发展阶段或成就都是共同的。正如你从前文中看到的，一些理论家如皮亚杰和格塞尔将发展描述为所有孩子都有的固定发展模式。换句话说，在认知推理和身体发育方面存在普遍趋势。从这些角度来看，如果你了解一个孩子的年龄，就可以在一定程度上自信地预测这个孩子是如何思考或行动的。

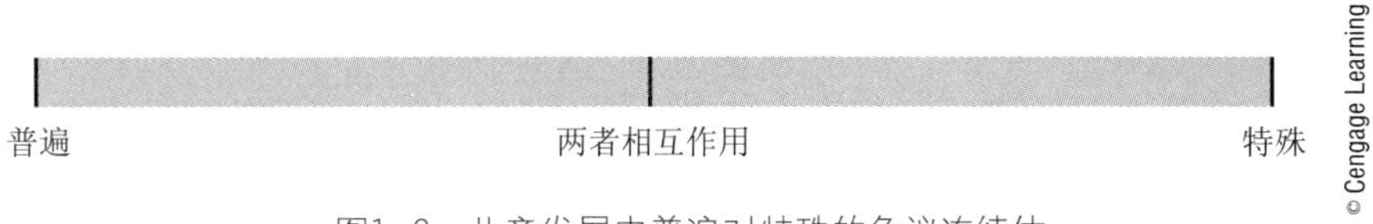

图1–2 儿童发展中普遍对特殊的争议连续体

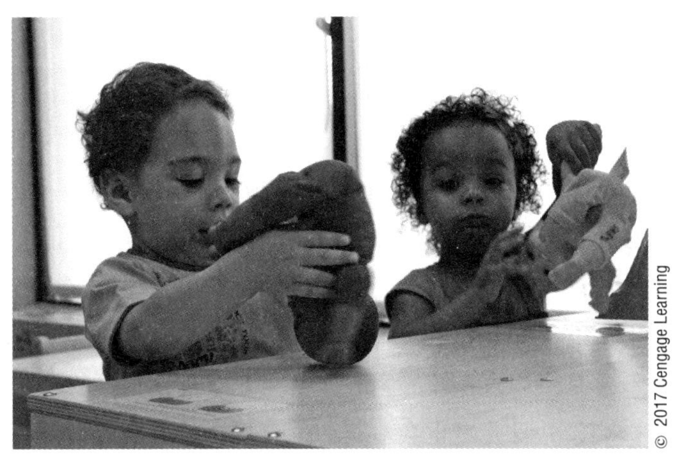

图1–3 儿童有许多共同点，但他们都具有发展独特性

在争议连续体的另一端，支持特殊发展观的理论表明，由于环境因素对每个孩子的影响不同，因此无法确定或预测发展模式。以生态系统和社会文化理论为代表，这些理论家们并不认为教师可以通过了解孩子的年龄或发展阶段来预测孩子的行为或能力。每个孩子在技能、知识和行为方面都是独一无二的（见图 1–3）。

还有一些发展理论并非处于任何一端，而是落在中间的某个地方，强调发展是普遍的，也是特殊的。例如，依恋理论认为所有儿童有着相似经历，同时每个孩子与其照护者之间的关系也会极大地影响依恋的类型。

必须牢记的是，虽然美国在儿童发展和照护领域处于世界领先水平，但我们不能假设一组儿童（如高加索裔美国人）发展技能和能力的研究成果能够直接适用于其他文化或亚文化（Diaz Soto & Swadener，2002；Fleer & Hedegaard，2010；Lee & Johnson，2007；Matusov et al.，2007）。只有具备发展的眼光，密切关注儿童发展中普遍和特殊模式以及文化的影响，我们才能确定促进婴幼儿个体生长发育的最佳实践。

阅读检查站

在继续阅读之前，请确保你可以回答目前材料讨论的以下问题：

1. 请说明为什么一个婴幼儿教师应该在工作中采用发展的观点。
2. 解释四个发展领域是什么，为什么进行人为的划分，以及为什么这种划分方式是有用的。
3. 选择两个发展理论，对它们进行比较，解释它们的异同点。

发展和教育的最新趋势

本节所讨论的当前早期照护的发展趋势，反映了有关脑发育、依恋理论和社会文化理论的研究成果，所有这些趋势都在生态系统理论的框架内进行讨论：微观系统、中观系统、外层系统和宏观系统。在这个理论中，人际关系被描述为双向和互惠的。“联系”是指与他人在一起共享空间和环境，互相表达需要并交流的行为。互动是对所有参与者的尊重。

在意大利瑞吉欧·艾米利亚的托育中心，教学领导者们也提出需要去尊重儿童。这些专业人士认为，所有儿童都享有权利，其中包括成人应高度重视并充分尊重儿童的权利。本书强调教师应注意给予孩子积极的关注，并进行反思性的、细致的规划，最终实现互惠互利。

微观系统的发展趋势

D P 微观系统的发展趋势涉及成人和儿童相互作用的影响。例如，一个成年人有意识地关注、认可并根据孩子情况做适时调整，便能够获得孩子的积极回应。在场的任何第三方也可能会受到影响。如何影响取决于成人和儿童的互动关系是积极的还是消极的。如果互动是支持性的，那么关系的质量也会得到相应提高。

微观系统是最接近孩子的系统。它包含儿童、直系核心家庭以及与儿童直接相关的重要他人。儿童的发展直接受到养育环境的影响，并且儿童也会对其产生直接影响。换句话说，影响是双向的。加伯德和克雷布斯（Gabbard & Krebs）以布朗芬布伦纳理论为基础来考虑身体发育的重要性（2012）。他们提出，家庭成员可以限制孩子的发展（例如，将婴儿长时间放在婴儿床中），也可以支持和促进其发展（例如，提供各种支持运动性活动的玩具、材料和空间）。然而，渴望运动的孩子可能会抗拒长时间被放置在婴儿车里，最终使得成人调整其位置，提供新的身体体验。

在近期经济衰退之前，在美国，过去 20 年的社会现象是越来越多的父母外出工作，越来越多的孩子生长在单亲家庭。这些变化的一个直接后果是，在美国的非家庭照护比以往任何时候都多。因此，儿童照护服务机构已成为微观系统的一个重要方面。在美国，大约 60% 的婴幼儿和 5 岁或以下的学龄前儿童（未入学前班）至少每周接受一次非父母的照护安排（Mamedova & Redford，2013）。儿童最常见的照护方式是机构照护，其次是亲属照护，然后是非亲属照护。这些孩子在习俗、家庭结构和养育方式上存在广泛的文化差异。例如，儿童与父母一方、父母双方或（外）祖父母一起生活。此外，越来越多的儿童在贫困中成长（见表 1–2）。所有照护服务机构都需要令人尊敬的、有思想的教师，以提升儿童及其家庭对机构的兴趣、接纳和自豪感。

在过去，人们认为直系亲属对孩子生活的影响最大。然而，随着越来越多的婴幼儿父母参加工作，对托育的强烈需求打破了原有的看法。依恋研究（将在下一节进行说明）解释了

表 1–2 来自美国婴幼儿家庭的事实和数据

所有婴幼儿
超过 1 100 万的婴幼儿生活在美国。每 1.5 分钟就会有 1 个未成年的母亲诞下 1 名婴儿。
每 1.5 分钟就会有 1 个婴儿为低体重儿，且是黑人婴儿的可能性大约是白人或西班牙裔婴儿的两倍。
每 22 分钟，就会有 1 个婴儿在他或她 1 岁生日之前去世。与其他工业化国家相比，美国婴儿死亡率排名第 31 位，低出生率排名第 25 位。在将美国的黑人儿童福利与其他国家进行比较时，发现有 72 个国家的婴儿死亡率低于美国。
大约 20% 的两岁儿童没有完全免疫接种。2013 年，17 个州的 MMR（麻疹、腮腺炎和风疹）覆盖率低于 90%，而这些州的麻疹暴发风险非常高。
在所有婴幼儿中，13% 的婴幼儿生活在美国低收入家庭中，而这些婴幼儿没有健康保险。
每 47 秒就有 1 个孩子受到虐待或忽视；婴幼儿是最容易遭受到虐待的。
2011 年（报告的最新年度数据），婴幼儿托育中心的平均成本大大超过了 35 个州和哥伦比亚特区州内学院的年度学费和费用。
贫困中的婴幼儿
在美国，每隔 32 秒，1 个婴儿就会出生在贫困家庭中，其中有 48% 的家庭生活在国家贫困线以下或附近。3 岁以下的婴幼儿比年龄较大的儿童更容易生活在贫困中。贫困与种族和民族有关，非裔、美洲印第安人和西班牙裔的婴幼儿生活在贫困中的可能性是白人的两倍多。此外，在父母为移民的婴幼儿中有 56% 生活在贫困家庭中。
父母学历为高中以下的婴幼儿中，有 88% 生活在低收入家庭。
大多数贫困的婴幼儿生活在至少有 1 个成人工作的家庭中。有 76% 的低收入家庭至少有 1 位父母全年从事兼职工作，有 32% 的低收入家庭至少有 1 位父母从事全职工作。
在与单身母亲同住的婴幼儿中，有 74% 属于低收入家庭。
全国范围内，2013 年有 150 000 名婴幼儿和孕妇参加了早期开端计划（Early Head Start，EHS）。这仅占有资格获得服务的婴幼儿和孕妇的 4%。
2010 年，近 900 万婴幼儿和妇女参加了母婴及幼儿营养计划（WIC 计划）。

资料来源：National Center for Children in Poverty. (2014). Basic facts about low-income children: Children under 3 years, 2012, and Investing in young children: A factsheet on early care and education participation, access, and quality. Retrieved September 23,2014, from http://www.nccp.org/; Chlidren's Defense Fund. (2014). The state of America's children. Retrieved September 23,2014, from http://childrensdefense.org; Centers for Disease Control and Prevention. (2014). Childhood immunization coverage infographic: Infant vaccination rates high, unvaccinated still vulnerable. Retrieved September 26,2014, from http://www.cdc.gov/vaccines/imz-managers/ coverage/nis/child/index. html.

婴儿与家庭成员、早期教育工作者均能够建立积极、安全的关系。儿童发展专家如今意识到，婴幼儿和教师之间的密切关系不是亲子关系的替代。相反，他们可以互相支持和促进（见图 1–4）。现在，这些专家鼓励采取重要的措施，如家庭分组、持续照护、主要照护，以及与家庭建立伙伴关系，尽量减少长时间远离家庭成员对儿童所造成的影响。

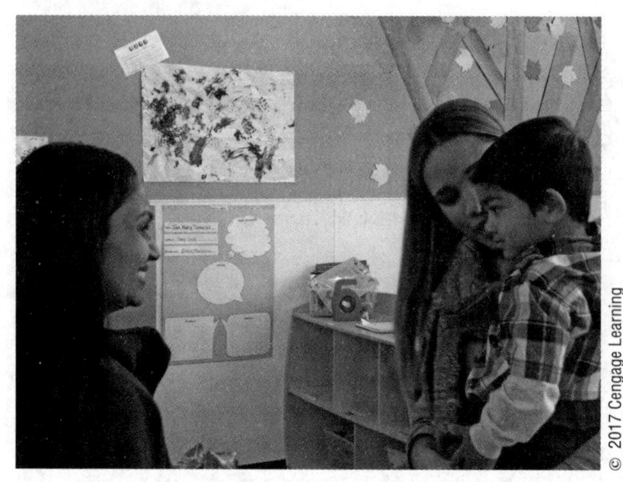

图1-4 学步儿和教师之间的密切关系支持并增强亲子关系

家庭分组（Family Grouping）①

当少数不同年龄的孩子（如婴儿和学步儿）在同一个房间得到照护时，它被称为家庭分组。这样的安排再现了儿童在家庭环境中自然拥有的关系。例如，家庭中通常有兄弟姐妹，年龄相差两岁或更少。组织该计划，能够为共享房间中的 6 个孩子［这些孩子的年龄从非常小的婴儿（如 6 周）到 3 岁不等］提供更贴近自然的互动机会。

持续照护（Continuity of Care）②

依恋理论认为，婴幼儿和成人需要时间来建立彼此间积极的情感纽带。让相同的教师与同一个孩子相处 3 年是形成强有力依恋的一种方法（Bernhardt，2000；Honig，2002）。这种类型的照护通常被称为持续照护，应被视为婴幼儿高质量服务的重要组成部分。正如这个术语所暗示的那样，重点应放在长时间关系的维持上。对于年龄稍大的孩子而言，这通常被称作“循环”。在实践中，持续照护可以不同的形式出现。例如，在婴幼儿时期，教师可以和一群孩子待在同一个教室，根据孩子的需要改变家具、教具和其他用品以回应其发展。同样，教师也可以和孩子们一起搬进一个新的教室，这个教室已经配备了适合孩子年龄的家具、用品和材料。在任何一种情况下，都强调在生命的前 3 年内，照护者和儿童之间需要建立牢固、稳定和安全的依恋。不幸的是，当婴幼儿经历太多变化时，他们可能不愿意形成新的关系，他们的最佳社会性和情绪发展将受到阻碍。

国家统计数据表明，许多婴幼儿没有受到持续照护。根据马梅多娃和雷德福（Mamedova & Redford，2013）提供的数据，相对于非亲属照护（15 个月）或照护服务机构的专门照护（13 个月）而言，亲属的早期照护（18 个月）时间更长。换句话说，在照护服务机构中的婴幼儿会因在人生最初几年中照护者的不同而体验到更多的变化。接下来会探讨照护服务机构缺乏持续照护的一些原因。

实施持续照护看似很简单，但它要求在项目的某些方面进行大量组织并采取调整策略。比如，招聘教师的过程常常需要调整（例如，招聘“从出生到 3 岁孩子”的教师，而不是婴儿教师），且与家庭的沟通技巧必须包括持续照护的原理，项目还必须回应影响项目的外部政策变化。举例来说，在印第安纳州，儿童保育认证管理条例要求所有机构做出“合理的努力”，以保证 30 个月以下儿童得到持续照护。最近的研究发现，虽然许多机构说他们在进行持续的照护，但大多数机构在转移到下一个教室时没有让婴幼儿和他们的老师在一起（Ruprecht，

① 家庭分组：对不同年龄的儿童进行分组的方法。

② 持续照护：让相同的教师与同一组儿童和家庭一起工作超过 1 年，最好是 3 年。

2011）。认证管理条例的不清晰可能会影响到机构对持续照护的界定和具体实施。

从更广泛的视角看待政策问题，也可以了解监管是如何影响儿童照护的持续性的。当俄勒冈州决定如何利用政府资助的儿童照护和发展基金，来制定更慷慨的儿童照护补贴政策时，其主要目的是通过允许父母获得他们认为对孩子最有利的照护，来增加儿童照护的多样化选择。政策的影响是双重的（Weber，Grobe，& Davis，2014）。首先，更多的家庭选择让托育中心来照护他们的孩子。其次，婴幼儿会更稳定地参与到家庭选择的服务中。因此，虽然国家政策不涉及任何特定教室内的持续照护，但资金的持续性增加能够促使婴幼儿持续参与到照护服务项目中。虽然国家认证管理条例和补贴政策的改变会受到许多专业人士的欢迎，但是还需要做出更多的努力来协助机构主管和教师在实践中执行持续照护，并研究这些变化对儿童学习成果的影响。

主要照护系统（Primary Caregiving）[①]

另一种帮助成人与婴幼儿建立亲密关系的方法是使用主要照护系统（Kovach & De Ros，1998）。在这个方法中，教室里的一名教师负责其中一半的孩子，而另一名教师则主要负责其他孩子。教师不会忽视任何婴幼儿表达的需求，她能够投入时间和精力去了解一小群孩子和他们的家庭。通常情况下，主要照护者是负责在常规照护时间（如换尿布、喂养或午睡）给婴幼儿提供帮助的人。据教师们反映，主要照护系统是有价值的，因为它帮助他们在日常工作和回应孩子之间保持平衡（Ebbeck & Yim，2009）。虽然这项研究显示教师重视主要照护系统，但最近来自印第安纳州的研究表明，他们仍在努力调整支持这种系统的行为。国家认证管理条例规定，在每个婴幼儿教室中都要使用主要照护系统，并向家长公示。当教师被问及通过哪些其他行为来支持与婴幼儿的关系时，教师们报告说会记录日常活动，提供有关儿童发展的信息，并在用餐期间与小组的孩子们坐在一起（Ruprecht，2011）。他们不太可能报告自己负责更换尿布，哄孩子入睡，与孩子互动，每天与孩子的父母交谈。看起来，教师需要在定义和执行能够促进他们作为主要照护者角色的行为时获得支持。

实施主要照护系统的一个重要方面是教室里成人之间有着强有力的沟通和协作。当成人很了解孩子时，他们就可以快速地互相交流下一步的计划或者如何分配任务。例如，如果3个孩子还在吃零食，4个孩子准备出门，那么成人可以确定谁应该待在屋里吃完零食，谁应该出去为下一阶段的学习打扫桌子，谁应该出去进行户外活动。此外，成人可以灵活地相互帮助，来满足儿童的需要。例如，当主要的照护者不在时，另一个成人可以表达他愿意作为代替者去帮助孩子。这样，成人就形成了一种共同工作、交流的感觉，每个人都全力以赴地完成所有需要完成的任务。

---

① 主要照护系统：组织工作的方法，其中一名教师主要负责一半的孩子，另一名教师主要负责其他孩子。

中观系统的发展趋势

中观系统反映了微观系统不同要素之间的关系。换句话说，在中观系统层面，我们必须考虑家庭、同伴、学校等之间的双向影响。对于早期教育工作者来说，教师与家庭的关系尤为重要。家庭和学校之间的过渡应该是顺畅且连续的。实现这一目标的唯一途径是与家庭建立伙伴关系。家长是教育孩子的工作者，认识到并利用这一点可以提高你照护孩子的效率。另一方面，作为早期教育工作者，你有着与这一阶段孩子相处的丰富经验，并对孩子的发展做过有意识的研究，你要帮助每个家庭成员尽其所能建立起关系，重视每个家庭的育儿实践，同时帮助他们理解儿童发展不仅仅是尊重的一部分，也是道德责任的一部分。

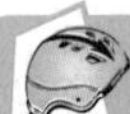

与家庭和社区的联系

回想一下你孩童时的经历，尽可能找寻你的记忆。如有必要或意愿，请向家庭成员寻求帮助。你的经历是什么样的？你住在哪里，和谁住在一起？那个人或那些人为了生计做了什么工作？你最常去的社区机构（如公共图书馆、食品银行、社会服务机构）有哪些？你如何看待你孩童时的经历？这些经历如何影响你对年幼儿童及其家庭的理解和互动？此外，它会如何影响你对社区资源的了解？

中观系统中的积极关系已经呈现出对儿童、家庭、教师和照护服务者来说令人鼓舞的结果（见图 1–5）。若能够综合使用，每个机构将会取得更好的教育效果。强调这些系统之间关系的原因是为了帮助你理解，儿童照护的目的不是取代家庭对婴幼儿的影响，而是加强这些影响。

外层系统的发展趋势

外层系统指的是不包含儿童，但仍然直接影响儿童发展的社会环境，如父母的工作场所、社会卫生服务和其他公共事业。举例来说，军人家庭中对孩子的影响取决于孩子的发展阶段，因为在军人家庭中分离和团聚的时机很重要（Masten，2013）。越来越多的证据表明，孕妇的压力会影响胎儿的健康或脑发育（Shonkoff et al.，2012）。年幼的孩子在依恋形成期间对分离极为敏感。此外，当学步儿缺乏对照护相关信息理解的能力时，会产生被遗弃感、困惑以及情绪混乱和焦虑。因此，“不同发展阶段有着不同的脆弱性和能力，这些可能会影响儿童对照护体验的回应”（Paley，Lester，& Mogil，2013，p.254）。

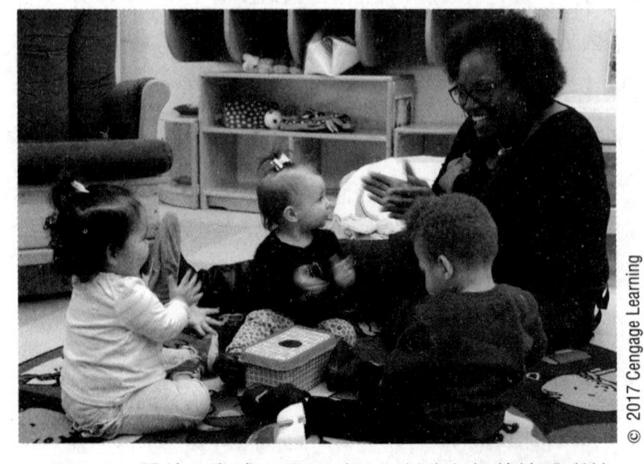

图1–5 婴幼儿和成人需要时间去创造积极的情感联结

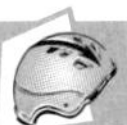

聚焦组织：韦斯特德（Wested）婴幼儿照护计划

韦斯特德是一个非营利机构，其目标是开展教育并与社区合作以做出卓越的成绩，实现公平，并改善儿童、青年和成人的学习。作为完成这个任务的一种途径，韦斯特德为婴幼儿教师创建了一个名为“婴幼儿照护计划”（PITC）的培训系列。这项计划提供持续的培训和专业发展机会，以确保美国婴幼儿获得健康、情绪安全以及早期智力发展的良好开端。

PITC 的研制基于当前对婴幼儿积极回应、尊重和以关系为基础的照护重要性的研究。目前，该机构正在进行一项研究，用来评估 PITC 教师照护策略的实施状况。换言之，他们正在试图了解强化培训是否对毕业生与婴幼儿建立关系，以及创造有意义环境具有积极影响。欲了解更多关于这个机构的信息，请查询婴幼儿照护计划的网站。

外层系统结构也体现在专业组织的游说和对优质照护服务工作的倡导中。许多地方、区域和国际组织都强调提倡更高标准的儿童照护，以及为社区中每个儿童提供教育。例如，NAEYC 制定了标准，定义了什么是高质量的早期教育计划。2014 年修订的认证程序是一种方案，表明他们正在为儿童提供特殊的保育和教育体验。因此，该组织虽然是外部系统的一部分，但可以直接影响教师在早期教育计划中的工作。此外，NAEYC 也与其他机构合作，倡导最佳实践。举例说明，2014 年 4 月，NAEYC 对国家科学教师协会（National Science Teachers Association，NSTA）关于儿童科学教育的立场声明表示赞成，支持从 3 岁到学前班应有适当科学经验的学习。NAEYC 也与教育工作者认证委员会（Council for the Accreditation of Educator Preparation，CAEP）保持持续的联系，为未来愿意成为专业型教师的人所准备的课程进行认证。

做一名倡导者似乎是一项艰巨的任务，但是每次与家人、同事和社区成员互动时，你都是教师领导者。当你致力于应用和分享专业知识和进行实践时，你就是儿童、家庭和早期教育专业领域的倡导者。

宏观系统的发展趋势

接下来我们转向宏观系统的趋势，这是布朗芬布伦纳的生态系统理论中最常见的系统。由于宏观系统是由社会系统（政府）制定的法律、习俗和一般政策组成的，因此孩子最终会受到这一层面因素的影响。宏观系统决定了资源（特别是经费）的用途。美国的宏观体系结构在过去的 10 到 20 年间已经发生了巨大变化。

早期开端计划（Early Head Start，EHS）始于 1994 年，是联邦政府针对低收入孕妇和婴幼儿家庭的一项资助计划。该计划从开端计划演变而来，并明确为有需要的儿童和家庭提供早期干预。2003 年，联邦政府为早期开端计划投入 6.537 亿美元预算，对超过 62 000 名 3 岁以下的婴幼儿实施了 700 多个干预项目（Mann, Bogle，& Parlakian，2004）。截至 2010 年，美国在 50 个州、哥伦比亚特区、波多黎各和美属维尔京群岛为超过 133 000 名 3 岁以下婴幼儿提供服务，服务项目数量增加到了 1 000 多个（Early Head Start Program Facts，2011）。然而，资金的增加是暂时的（如两年）。由于在 2009 年颁布了《美国复苏与再投资法案》（American Recovery and Reinvestment Act，ARRA），政府财政拨款 11 亿用于早期开端计划。但是，另一项法律于 2011 年通过，规定只能够延续一年部分资金的投入（Early Head Start Program Facts Sheets，2011）。虽然这些数字可能听起来令人印象深刻，但早期开端计划仍然仅服务了 4% 的婴幼儿和有资格获得服务的孕妇（Schmit，Matthews，Smith，& Robbins，2013）。国家层面有必要提供更多的资金来满足这一社区需求。

尽管这个重要项目服务的婴幼儿非常少，但所有参与的孩子在全部发展领域都取得了积极成果。例如，他们具有更高的免疫率、更好的社会性—情绪发展，表现出比同龄人更低的攻击率，并且在游戏时能够更快适应活动材料［National Head Start Association（NHSA），2014］。他们的早期阅读和数学成绩高于没有参与早期开端计划的同龄人（Lee，Zhai，Brooks-Gunn，Han，& Waldfogel，2014）。参加早期开端计划课程的非裔美国儿童有更好的认知结果（例如，增加接受性词汇和持续关注）和社会性发展（例如，在游戏期间增加与父母的接触，以及减少攻击性行为）（Harden，Sandstrom，& Chazan-Cohen，2012）。

此外，已有研究发现早期开端计划对父母有积极影响，如抑郁率下降，参与教育或职业培训的人数增加，以及就业率上升（NHSA，2014）。他们在养育支持方面得分更高（Harden et al., 2012），特别是对于初始依恋较少或依恋焦虑较少的母亲（Berlin，Whiteside-Mansell，Roggman，Green，Robinson，& Spieker，2011）。国家开端计划协会（NHSA，2014）的研究发现，参与早期开端计划的父母更有可能每天给孩子读故事。

这些积极的结果加剧了我们对当前社区其他非家庭照护质量的担忧。资金不足的儿童照护计划如何提供优质的保育和教育，充分补偿教师和管理者，并对家庭不断变化的需求做出回应？专业人员一直在努力提高婴幼儿教师的最低教育程度，要求他们的州和 / 或地方政府提高培训和照护标准。例如，NAEYC 提高了教师资格标准，同时保持了教师与儿童比例的高标准（NAEYC，2014）。总之，这些要求表明，优质、普惠的儿童照护不是一些家庭的奢侈或附带福利，而是下一代每个孩子必不可少的启智良品。

重视文化多样性

如前所述，儿童照护模式已经变得越来越多样化。我们不能忽视这些差异，而应该尊重、拥抱和重视它们。对于早期教育工作者来说，重要的是必须接受挑战，开发一个包含父母和孩子的多元文化课程，因为许多年轻家庭已经开始探索自己的文化背景。

多元文化课程是基于维果茨基的社会文化理论开发的。维果茨基认为，认知发展是一个社会中介过程，取决于成人和更成熟的同伴在孩子尝试新任务时提供的支持和指导（Berk，2012）。丰富的文化课程鼓励人们认识文化差异，并帮助年轻家庭把自己的文化和传统联系起来。

每一位早期教育工作者都会用自己的文化模式去表达他 / 她所在的特定社会和文化群体

中既相关又有意义的行为。照护者在与家庭沟通时可使用以及需要了解的知识主要来自两个方面：家庭的教育知识基础以及他们作为家庭成员和教育者的个人经历。因此，我们需要认识并不断重新审视我们将知识付诸实践的方式。我们需要开发脚本（scripts）[①]，使我们能够更多地了解有关育儿各方面的家庭文化信仰和价值观。换句话说，我们必须创建一种方法或一系列事件来了解每个家庭。这样，我们就能了解家庭的行为、态度和倾向，以及他们对孩子的期待和希望。

对文化模式的考虑可以帮助我们把收集到的与家庭有关的各种信息进行整合，并使我们对信息的解释变得有组织性。有组织且持续地思考父母传递给我们的教育策略，可以帮助我们发现他们的照护文化模式，然后我们可以将它与指导我们自身实践的文化模式进行比较（Finn, 2003）。

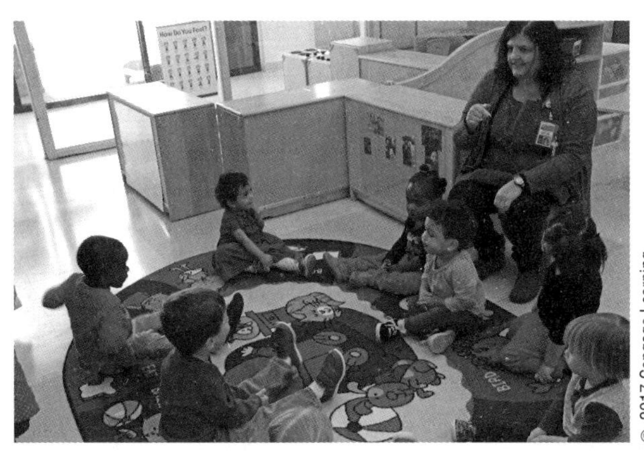
© 2017 Cengage Learning

图1-6　在早期教育计划中有越来越多拥有多样化背景的儿童

照护者必须认识到，我们在面对不同种族和文化群体的家庭工作时所拥有的丰富资源和机会（见图 1-6）。我们可以了解家庭在努力实现孩子快乐健康发展这一类似目标时，他们会为孩子提供不同的照护方式，这能够在家庭文化和更大的社区中成功发挥作用。我们可以通过这些知识构建一个文化回应式的实践，旨在支持家庭的照护并帮助他们实现促进孩子发展的目标（Finn，2003；Rothstein-Fisch，Trumbull，& Garcia，2009）。

布朗芬布伦纳的生态系统理论假设每个人与他人之间相互联系，并检验了一个系统影响另一个系统的方式。它认识到尊重个体独特性的重要性，并仔细考虑各个层面的影响因素。这一理论有助于我们理解无论周边环境发生了什么，儿童都不是被动接受者，而是非常积极地参与到对环境的影响和对自身发展的促进之中。对于主要照护者来说，重要的是去了解即使是新生儿也能参与其自身的成长和发展。我们必须尊重婴幼儿的需要、需求和愿望。

要把了解自身行为的力量及其对儿童当下和未来的影响作为个体的责任。当你看到早期教育工作者也会影响到家庭、社区和文化时，你就可以真正理解这一非洲古谚语："养一个孩子需要一个村庄。"理解这一常用语是理解布朗芬布伦纳理论的简单方法。布朗芬布伦纳的"双向"术语描述了影响孩子的相互关系（孩子与父亲、孩子和老师、孩子与学校），并解释了这种影响是双向的。

① 脚本：一种方法或一系列事件，以更多地了解每个家庭关于育儿各方面的文化信仰和价值观。

阅读检查站

在继续阅读之前，请确保你可以回答目前材料讨论的以下问题：

1. 解释至少四个关于当前早期照护和儿童发展的趋势。

2. 当今社会家庭的多样性是如何影响早期教育服务和教师的？

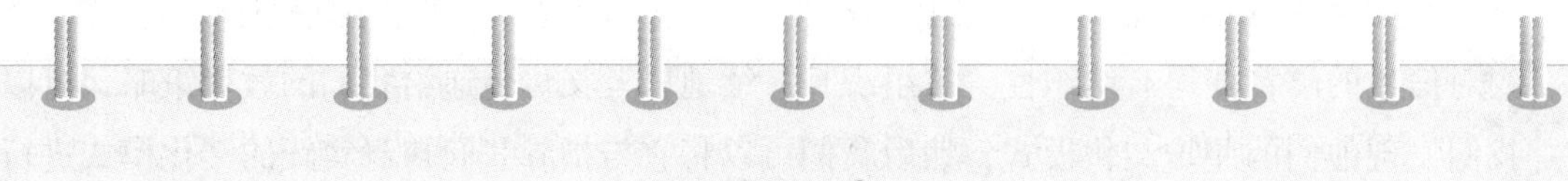

小 结

1. 确定评估的四个主要发展领域相互之间有何不同。

教育工作者必须了解四个主要领域的发展模式，即身体、情绪、社会性和认知 / 语言，这些对他们与儿童的工作是有用的。当与婴幼儿一起工作的教师持有发展的观点时，他们更容易在照护孩子中强调孩子能力的发展。其他成人和教师必须有意识地了解孩子在每个领域的进步，以创造有利于其发展的理想环境。

2. 解释儿童发展理论。

本章还概述了影响教师行为和课堂实践的主要的发展理论家和相关理论。一些理论家和理论被用来对关于婴幼儿过去的推理提供历史性的解释；另一些理论家和理论被用来概括对婴幼儿及其家庭的理解，以及环境对这两者的影响。

3. 说明布朗芬布伦纳的生态系统理论是如何解释当前发展和教育的趋势的。

布朗芬布伦纳理论提供了一个框架，其中包括了用来理解直接和间接影响儿童发展的一系列情境变量。

4. 认识到每个孩子的文化对课堂互动和课程的影响。

早期教育计划为来自不同背景的儿童提供服务。因此，关于如何在婴幼儿照护课程中创建具有文化回应能力的实践和材料，对教师教育的需求正在日益增加。

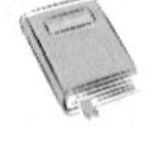

案例分析

特丽莎——应用布朗芬布伦纳的理论

特丽莎在“小伙伴”（Little Folks）托育中心担任助理教师，当时她在当地的社区学院学习，获得了早期教育大专文凭。她惊讶地发现她所在的中心正在使用家庭分组的方式，提供持续照护。虽然她早就知道会带同一批孩子，从入学时起直到他们 3 岁左右，但她并不知道这种安排背后蕴含着巨大的教育价值。目前，她协助园长照护八个年龄为 8 周到 17 个月不等的孩子。与其他机构情况一样，这群孩子有着多元化的文化背景。特丽莎与父母、同事以及婴幼儿相处并一起研究多元文化问题，她试图更多地了解教室里的每种文化，并将其作为课程的一部分。她开发了一个工具，用于收集有关育儿实践的信息，并将结果用于日常个别化的照护时间。

在学习了主要照护系统、认证标准、布朗芬布伦纳生态系统理论等新思想后，她在微观系统中扮演了更为积极的角色。她多次与园长和主班老师讨论将每间教室的婴幼儿人数减少到6人以及采用主要照护系统的必要性。虽然他们热衷于学习更多关于主要照护系统的知识，但由于经济方面的考虑，他们还没有认真考虑将每个班级规模都减少两个孩子。

1. 提供两个事例来证明特丽莎所做的努力，用她的话说即“在微观系统中扮演更积极的角色”。

2. 特丽莎在其他系统中有发挥作用吗？若有，请为你识别出的系统提供相应的示例。

3. 即使减少班额不可能实现，采用主要照护系统可能带来的好处有哪些？

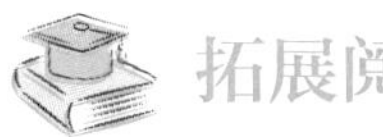

拓展阅读

Edwards, S . (2009). *Early childhood education and care: A sociocultural approach*. Castle Hill, NSW, Australia: Pademelon.

Hanson, M. J., & Lynch, E. W. (2013). *Understanding families: Supportive approaches to diversity, disability, and risk* (2nd ed.). Baltimore, MD: Paul H. Brookes.

Howes, C. (2010). *Culture and child development in early childhood programs: Practices for quality education and care*. New York: Teachers College Press.

Lally, J. R. (2013). *For our babies: Ending the invisible neglect of America's infants*. New York: Teachers College Press.

Leach, P. (2009). *Child care today: Getting it right for everyone*. New York: Alfred A. Knopf.

Lynch, E. W., & Hanson, M. J. (Eds.) (2011). *Developing cross-cultural competence: A guide for working with children and their families* (4th ed.). Baltimore, MD: Paul H. Brookes.

Mooney, C. G. (2010). *Theories of attachment: An introduction to Bowlby, Ainsworth, Gerber, Brazelton, Kennell and Klaus*. St. Paul. MN: Redleaf.

Raikes, H., & Edwards, C. P. (2009). *Extending the dance in infant and toddler caregiving: Enhancing attachment and relationships*. Baltimore, MD: Brookes.

第二章
身体和认知 / 语言发展

学习目标

阅读完本章，你应该能够：

1. 讨论发展与学习的区别。
2. 探讨从出生至 36 个月之间儿童的身体发育的典型模式。
3. 解析从出生至 36 个月之间儿童的认知 / 语言发展的典型模式。

本章涉及的标准

naeyc 全美幼教协会早期教育工作者专业准备标准

1. 促进儿童的发展和学习

DAP 发展适宜性实践指南

2. 通过教学促进儿童的发展和学习

此外，在 NAEYC 发展适宜性实践的标准中，包含了对婴幼儿照护至关重要的六大领域。本章重点讨论的内容是：政策。

© Cengage Learning

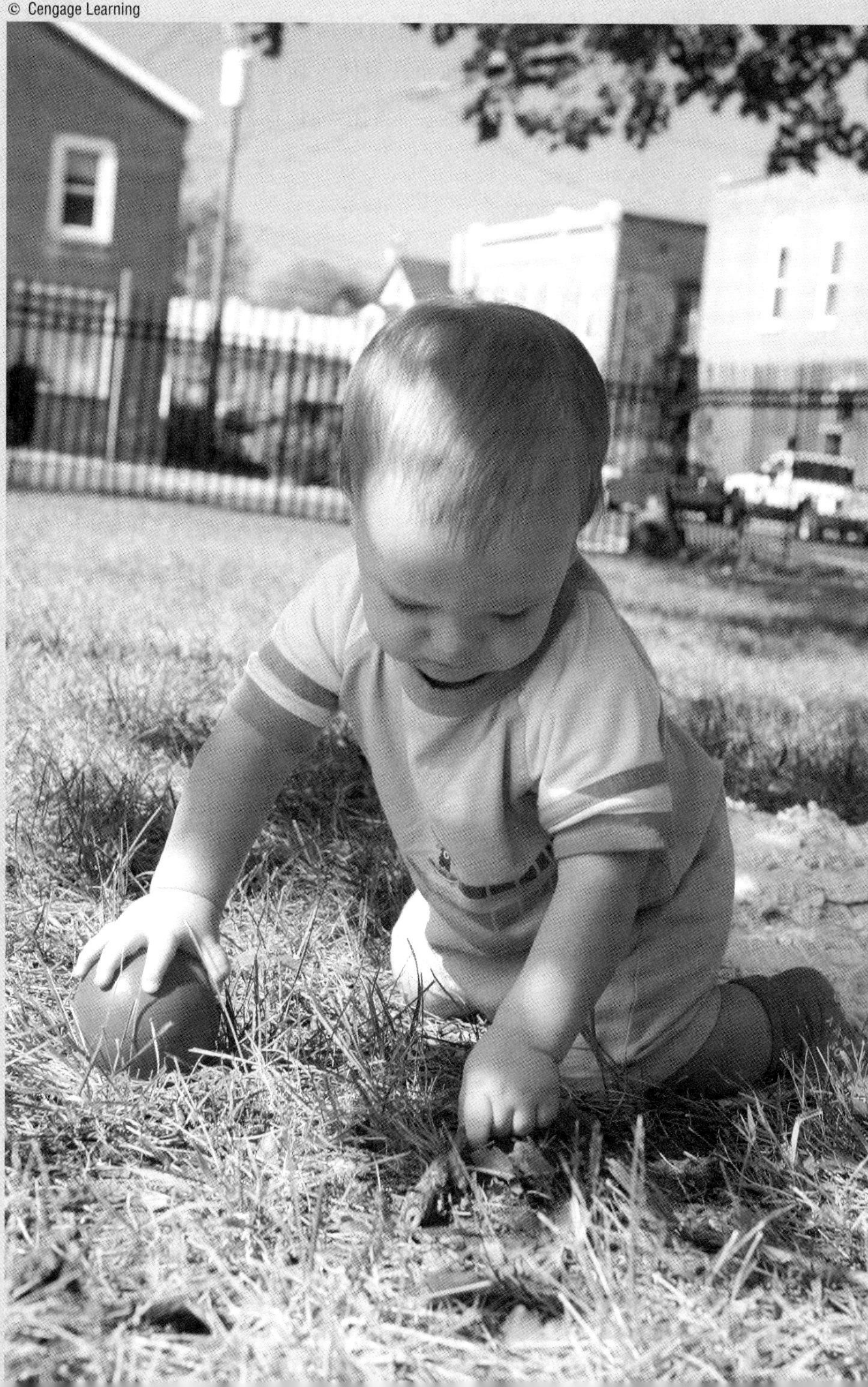

发展与学习的差异

正如第一章所提到的，各种发展理论存在诸多争议。第一章讨论了普遍和特殊的发展模式。在本章中，我们将简要地探讨先天与后天的对立。一些理论家认为，儿童的发展是遗传和生物进化的自然结果，在很大程度上不依赖于学习和经验（自然），而另一些理论家则认为，发展主要取决于学习（培养）（McDevitt & Ormrod，2013）。到目前为止最恰当的结论是，儿童发展是一个复杂的过程，它是通过自然序列和模式而发生的，这些自然序列和模式依赖于学习、经验及其他过程（McDevitt & Ormrod，2013）。

基于先天—后天培育的复杂性，本书将发展（development）[①] 定义为代表进步的累积序列和模式，推动儿童在身体、认知、语言、社会性和情绪方面发生从简单到复杂的成长、成熟的精细变化过程。人们已经认识到，虽然儿童在各发展领域以相同的序列和模式成长，但是每个儿童会受到不同社会、文化和环境的影响，儿童会按照发展序列以完全不同的速度发展。

A 单独概念

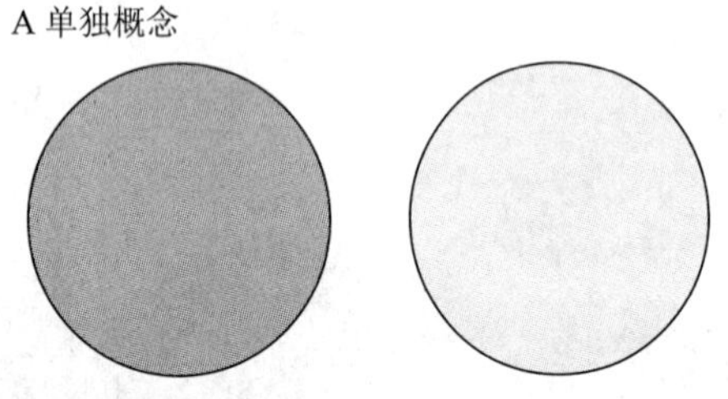

B 重叠概念

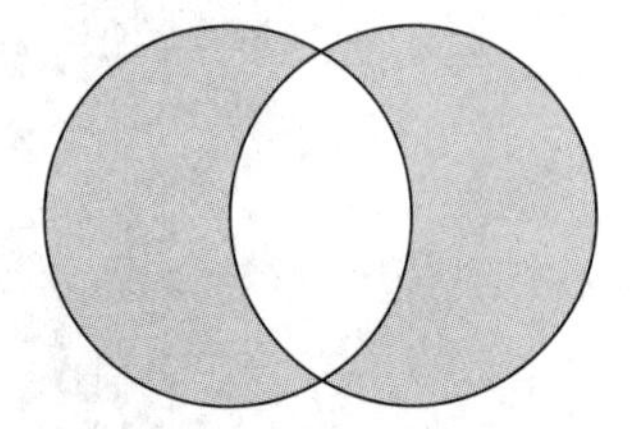

C 嵌套概念

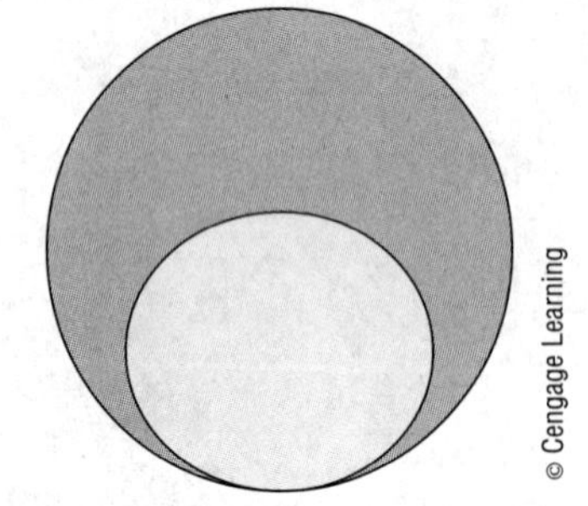

图2-1 发展和学习之间关系的几种可能的概念化

相反，学习（learning）[②] 的操作定义是指通过系统的学习、指导、实践和 / 或经验而获得知识和技能。因此，根据博勒（Boller）在一篇博客文章中所述的，学习应该是学习者的行动。“学习是指‘我’正在参与和做这项工作”（2012）。这一定义既考虑了学习者在回应中明显的行为变化，也考虑了由于自身实践或意识而引起的更多内部感知的变化，或者两者兼有。换句话说，对刺激反应的变化要么可以被另一个人观察到（外显的），要么可以在内部发生而没有产生明显的行为变化（内隐的）。外显学习和内隐学习都发生在生命的前 3 年。因此，照护者必须始终密切地观察孩子，以了解反应的变化是如何形成知觉、思想、信念、态度、感觉和行为的，这些构成了婴幼儿不断发展的世界地图。对早期教育专家来说，最大的挑战是理解每个孩子发展和学习的个人地图，因为没有任何两个个体是完全一样的。

图 2–1 表示了界定发展和学习之间关系的三种不同方法。每个方法被赋予了各自的定义，你认为哪种表述最合适，为什么？

---

① 发展：在操作上被定义为成长和成熟的一般序列和模式。

② 学习：通过经验、探索或与他人互动来获取新信息。

身体发育模式

身体发育包括脑发育、身体特征、感觉和动作。这些都会在下文逐一展开讨论。身体发育的其他方面，如出牙、睡眠模式和排便控制，将在之后的章节中讨论。

脑发育

神经系统负责身体各部分之间的交流，并与环境紧密相关。本节将对神经系统下定义并使读者熟悉神经系统的主要功能。神经系统是由脑、脊髓和神经细胞（神经元）组成的。新生儿的成长非常复杂，其生长发育与神经系统的健康和完整密切相关。

在妊娠的最后几周和生命的最初几年里，儿童的脑的发育尤为迅猛。这可以从颅周长和脑重量的非线性增长中看出。杜波依斯（Dubois）、德阿纳·兰贝茨（Dehaene-Lambertz）、库利科娃（Kulikova）、普蓬（Poupon）、胡皮（Huppi）、赫兹·帕尼耶（Hertz-Pannier）（2014）的研究表明，在儿童出生后的头两年里，颅周长大约增长了 14 厘米，随后直到成年才只增长了 7 厘米（分别为 5.52 英寸[①] 和 2.76 英寸）。出生时，婴儿脑的重量是成年人的 25%，到 24 个月时，婴儿脑的重量增加了两倍，大约是成年人的 80%。这两种变化都可以归因于脑白质的生长。具体来说，称为神经胶质的脑细胞被包裹在一种叫作髓鞘的脂肪鞘中。髓磷脂[②] 是一种保护、包裹和隔离神经元的物质，帮助神经元之间建立脉冲连接。这些脉冲是编码信息线，其功能就像绝缘电线一样，把重要的电流带到身体和脑所需要的地方。髓磷脂涂层促进信息从一个神经元传递到另一个神经元。然而，这一过程并不完全受遗传密码或生物驱动因素的控制，因为人在出生时脑并没有完全形成。这使得环境能够刺激并影响人脑的发育。

例如，在出生时，运动神经元通路明显期待特定的刺激，这些神经元被称为经验期待（experience-expectant）[③]，环境提供了预期的刺激。例如，母乳喂养期间的反射性吮吸是经验期待性的。婴儿的生存显然取决于经验期待的通路。另一组神经元通路，被称为经验依赖（experience-dependent）[④]，激活前似乎在等待新的体验。只有在环境刺激重复几次之后，特定的经验依赖细胞才能形成稳定运动模式的突触。当来自环境的刺激以一种一致的方式发生时，就会产生一个稳定的通路，这时神经系统便会发生物理变化。

正如第一章所提到的，科技的进步使人们更好地理解了脑的发育源于先天（基因组成）和后天养育（环境因素）之间复杂的相互作用。虽然基因最初负责人脑的基本连接，但在怀孕的第 8 周结束时，胎儿包括脑和神经系统在内的所有身体结构的基础，均会产生明显的发育变化。子宫内脑细胞的电活动改变了脑的物理结构，就像在出生后它会促进学习一样。

---

① 1 英寸约为 2.54 厘米。——译者注

② 髓磷脂是髓鞘的构成物。——译者注

③ 经验期待：运动神经元通路的类型，在出生时明显需要的特定刺激。

④ 经验依赖：在被激活之前等待环境经验的运动神经元通路的类型。

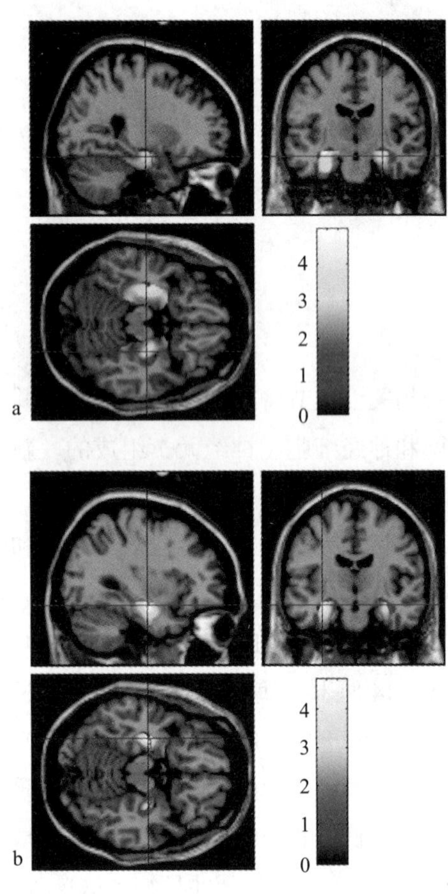

图2-2 核磁共振技术下海马体积的比较

使用核磁共振技术发现，出生时体重很轻的学步儿（18 ~ 22 个月）与足月大的婴儿相比，他们的大脑结构体积有所不同（见图 2-2）。有些结构更大，有些结构更小（即大脑和小脑白质、丘脑和海马）（Lowe，Duvall，MacLean，Caprihan，Ohls，Qualls，et al.，2011）。这项研究获得的重要结论是生物和环境因素以复杂的方式相互作用，最终导致不同的发展轨迹。

人脑由不同区域构成，各区域有着不同的特定功能。例如，所有的个体都有一个语言中枢和一个情绪中枢。然而，环境刺激会影响神经回路的激活及其使用的次数，进而影响语言中枢和情绪中枢的发展（Fox，Levitt，& Nelson，2010；Meyer，Wood，& Stanley，2013）。出生时，脑约有 1 000 亿个神经元，它们的工作是储存和传输信息。新生儿的脑利用所有现有的感官，不断地吸收环境中可用的信息。脑记录下这些信息，不管它们是情绪的、身体的（感觉的）、社会的还是认知的，这些信息都会影响神经元或脑细胞的形状和电路。获得的数据越多，神经元的连接和通路就越强。重复的行为或行为的一致性增加了通路变得强大的机会。

脑对环境输入有两种特定但不同的反应模式。首先，不连续使用的神经元通路将被消除或缩减（prune）[①]。脑中存在的神经通路会比实际有效的要多很多。当某些神经通路没有一致的刺激模式时，脑的工作就会切断连接该区域的回路。这个过程简化了儿童的神经加工，使剩余的通路工作更快且有效率（Zero to Three，2012）。第二种模式叫作脑可塑性（brain plasticity）[②]。这个概念指的是适应的过程；当脑的一部分受损时，脑的另一部分会接替受损区域的功能。这也意味着如果环境发生重大变化，婴儿可以形成新的神经通路来适应变化。通过对脑可塑性有更深入的了解，可以开发出更好的治疗方法来改善由脑瘫或童年时期中风引起的偏瘫（hemiparĕsis）[③]（Johnston，2009）。不幸的是，人脑没有无限的能力去改变，并不是所有的损伤都能得到补偿，也并非所有的神经通路都能被取代。对于我们这些照护者来说，这意味着婴幼儿正在形成神经通路，通过给他们提供适当的营养和体验，我们可以影响他们脑发育的质量。

神经系统是身体所有重要功能的“指挥中心”，神经元通路和神经元网络必须组织起来，将编码信息从脑传递到身体的各个部位，反之亦然。脑由复杂的系统组成，通过系统与系统之间、系统与身体其他部分之间的相互作用，以创造所有的思想、感觉、行动和反应（见图 2-3）。为了便于理解，我们将脑分为三个主要部分，每个部分被进一步划分为具有特定功能的专门

① 缩减：消除使用不一致的神经元通路。

② 脑可塑性：当脑的一部分受损时，其他部分会接替受损部位的功能。

③ 偏瘫：半边身体麻痹或无力。

区域（McDevitt & Ormrod，2013）。后脑（hindbrain）[①] 负责调节自动功能，如呼吸、消化、警觉和平衡，它还控制着小脑的运动协调和肌肉张力。这也是储存情绪知识的区域。脑的另一部分被称为中脑（midbrain）[②]，控制着视觉系统的反应（如眼动、瞳孔扩张）、听觉系统功能和自主运动功能。此外，中脑连接后脑和前脑，就像老式电话接线员的总机一样，会告诉前、后脑接收什么信息。前脑（forebrain）[③] 的存在区别了我们人类与其他物种，它所包含的大脑皮层能够产生我们所有复杂的思想、情绪反应、决策、推理和交流。

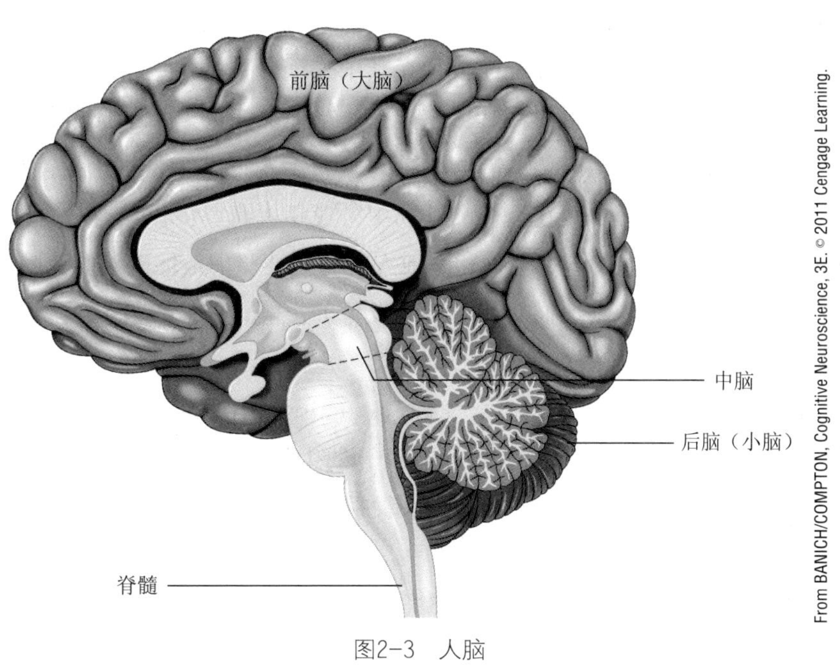

图2-3 人脑

与家庭和社区的联系

如前所述，大多数家庭成员并不总是能够意识到或理解脑发育在生命前三年的重要性。为了改变这种状况，你能为与你合作最密切的家庭做些什么呢？考虑一下你会分享哪些信息以及如何分享。

现在思考一下如何与更大的社区共享这些信息。你将如何着手促进婴幼儿脑的发育？你希望社区中的哪些人成为目标？比如，你想关注（外）祖父母还是企业主？你会和听众分享什么信息，你会如何分享？找到至少两个地方、州或国家组织，你可以与它们合作，将这些信息带到你的社区。

大脑皮层被认为是脑中最重要的部分，是发育最慢、最大的部分。大约 12 个月时，婴儿的大脑皮层开始组织和指定神经元活动的功能。脑的其他部分只能在第二年继续快速生长，而大脑皮层则一直生长到生命的第四个十年。

大脑皮层通过感官讯息接收刺激。思维过程与身体活动或经验之间形成联系。大脑皮层

① 后脑：负责调节自动功能和情绪知识的脑的部分，包含小脑，控制运动协调和肌肉张力。

② 中脑：控制视觉系统反应、听觉功能和自主运动功能的脑的部分，将后脑连接到前脑。

③ 前脑：包含大脑皮层的脑的部分，它产生我们所有复杂的思想、情绪反应、决策、推理和交流。

的特定区域控制着特殊的功能，如计划、解决问题和决策（额叶），视觉和颜色识别（枕叶），接收和处理感觉信息（顶叶），情绪反应、记忆和语言产生（颞叶）。这些特定区域的神经发育遵循着可预测的模式，由于不同部位的脑发育，推动了儿童发育的整体进展。

DP 若照护者能够适当参与婴幼儿的发展，将会在最大限度上促进其脑发育，特别是那些与婴幼儿建立起积极关系的发展实践。积极回应的成年人倾向于为婴儿提供适当的营养；保护他们免受伤害和过度压力；当他们苦恼时，抚慰他们；谈论能够吸引孩子注意力的物品、图案或人物（Prado & Dewey，2012；Shore，2003）。婴儿依靠成年人来帮助他们调整情绪，学步儿正在探索他们的新世界，而教师在其中扮演着关键角色，观察他们试图做什么，并找到方法在不打扰他们的前提下为其提供支持。当他们完成了一项任务，教师可为其更高水平的发展提供挑战。例如，当婴儿能够俯卧时，成年人可以让婴儿俯卧，并在婴儿的视线水平内放置有趣的玩具或镜子。在这样的互动中，成年人需要提供具有教育性、回应性和鼓励性的支持和指导。因此，父母、老师和其他人的回应性照护是促进婴幼儿脑发育的一个主要因素。有能力的照护者认识到他们对儿童神经发育的影响；他们在发起活动时会着重遵循婴幼儿各领域健康发展的自然顺序。成人的角色至关重要，因为早期经历会显著影响每个孩子的脑连接（Patterson & Vakili，2014；另参见 Fox et al.，2010，Meyer et al.，2013）。积极的社会性、情绪、认知、语言和身体经历都会与孩子的生物和基因组成一起来影响脑的健康发育。此外，正如你在接下来的探讨中会看到的那样，通过高质量的成人—儿童互动和健康的环境来预防发育和学习的问题总是比事后提供干预服务更为可取（Hyson & Biggar Tomlinson，2014）。

聚焦摇晃婴儿综合征：原因和影响

在美国，每年大约有 1 300 名婴儿由于错误的摇晃方式而遭受严重或致命的头部创伤（National Center on Shaken Baby Syndrome，nd）。摇晃婴儿综合征（shaken baby syndrome）[①]发生于婴儿或儿童被成年人或年长儿童剧烈地摇晃时。震动只持续几秒钟，就会造成损害。根据美国疾病控制与预防中心 [Centers for Disease Control and Prevention（CDC，nd）] 的数据，1 岁以下的儿童（尤其是 2 ~ 4 个月大的婴儿）最容易因摇晃而受伤。剧烈摇晃会引发“挥鞭”效应，导致内伤。婴儿的颈部肌肉不足以为头部提供足够的支撑；剧烈摇晃“使婴儿的脑在颅骨内来回摆动。有时会撕裂整个脑的血管和神经，撕裂脑组织。脑可能会撞击颅骨内部，导致脑挫伤和出血”（Kids Health，2014b，para.7）。

这种综合征可能导致死亡或严重且不可弥补的伤害。通常会产生以下几种后果。

- 失明
- 精神发育迟滞或发育迟缓（在身体、认知、行为、情绪和社会性发展等方面与正常孩子相比显著落后）和学习障碍
- 脑瘫
- 严重运动功能障碍（肌肉无力或瘫痪）

① 摇晃婴儿综合征：当婴儿或儿童被成年人或年长的儿童剧烈摇晃时所造成的伤害。

· 痉挛状态（在某种条件下，特定的肌肉不断萎缩，这种萎缩会引起肌肉发硬或发紧，这可能会干扰运动、讲话和走路的方式）

· 癫痫（CDC，nd）

一些初步证据表明，摇晃婴儿综合征可能会伴随其他结果产生（Alzahrani，Ratelle，Cavel，Laberge-Malo，& Saliba，2014），部分研究者已经开始研究与摇晃婴儿综合征相关的听力缺失，但由摇晃引起的听力缺失的患病率尚未确定。

摇晃婴儿综合征并不是由正常的亲子互动导致的，如将婴儿抛向空中或放在膝盖上上下颠动（CDC，nd；Kids Health，2014）或意外摔倒（Yamazaki，Yoshida，& Mizunuma，2014）。这是至少一次不正当的摇晃方式所导致的后果。

身体发育

人类的婴儿不同于其他任何物种。他们出生后不能立即站立，因此无法逃脱伤害。然而，就体重而言，婴儿在出生后的头 12 个月里，如果是健康、积极成长的婴儿，他们身体的发育速度是惊人的。身高通常与体重平行发展，所以在前 3 年体重增长缓慢的孩子，身高的增长也往往较慢。一般来说，婴儿在出生后的第一年平均身高会增加 10 英寸，体重会增加两倍（Kids Health，2014a）。在学步儿阶段，孩子的成长速度明显减慢，孩子的食欲也是常常如此。照护者应意识到，3 岁以下儿童的身体发育速度有很大的变化，身高、体重、活动水平等方面的生长突增以及突增后的停滞现象都是正常的。因此，照护者应该仔细记录观察到的身体发育情况，并定期与家长分享。

你已经观察到新生儿的头部是身体最大的部分，当比较婴儿头部和身体其他部分的大小时，看起来是不成比例的。虽然婴儿的头部很大，但还尚未发育完全。出生时，婴儿头部的骨头不是融合在一起的，而是头部前后有“软点”。几个月后，头后部的软点就会闭合，但前部的软点几乎会保持两年。如前所述，这些软点为脑的发育提供了空间（特别是髓鞘化过程）。成年人必须保护婴儿的头部不受碰撞和跌落的伤害，而且他们不能以任何理由摇晃婴儿。

几乎所有的婴儿出生时都有明确的反射（reflexes）[①]或自动反应。当婴儿面对特定的环境刺激时，这些反应是重要的，因为他们还不能思考，也无法协调做出反应。例如，如果明亮的光线照射在婴儿的眼睛上，他会自动闭上眼睛。或者，如果把一根手指放进他的嘴里，他会不假思索地开始吮吸。

一些反应开启了更复杂的行为。换句话说，随着时间的推移，他们从无意识的反应转变为有目的、有意图的行为，这些行为支持着正在成长的孩子。例如，刚开始进食时需要的长牙和吮吸反应，可以与将手放到嘴里的能力相结合，这样年长的婴儿就可以安慰自己。

人们对其他反应的目的了解较少。举例来说，脚底的抓握反射在触碰脚底导致脚趾弯曲

① 反射：出生时便有的自动反应。

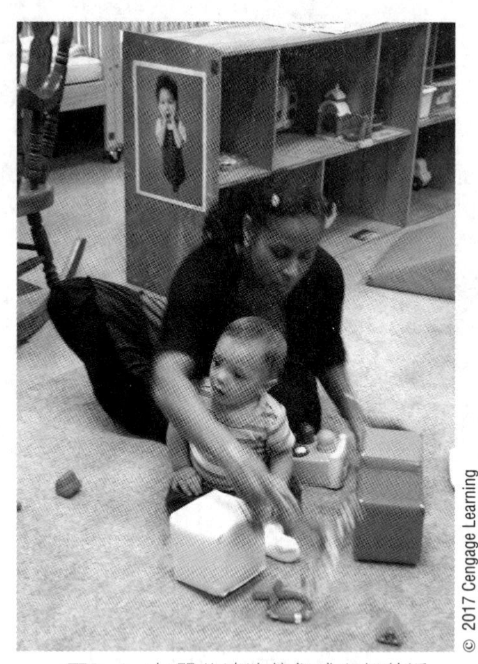

图2-4 与婴儿谈论他们感兴趣的话题，比如他们在看什么、听什么

时很明显，这种反射是如何帮助新生儿的目前还不清楚。然而，没有反射或反射较小可能是神经系统问题的征兆。

听觉和视觉的发展

新生儿对一系列的声音有反应。他们很容易被突然的巨响惊吓，在高分贝的噪声下变得烦躁不安。他们转过头来寻找声音，并对照护者的声音表现出兴趣（见图 2–4）。婴儿探索自己的声音，并用他们的身体和玩具去制造声音。后来人们发现有耳聋或听力、语言受损的婴儿都可在其最初几个月的发育模式中找到根源。随着有听力的儿童发音次数和变化性的增加，失聪或听力障碍儿童实际上减少了（Marschark，2007）。这就是为什么听力问题在 8 个月大之前很难被发现，即使是普通的新生儿听力筛查也是如此。对于那些接受过常规筛查（例如，出生后在医院或在婴儿健康检查站）的孩子，严重的听力缺失最早诊断时间为 6.8 个月，而没有进行这种筛查的孩子平均需要到 20.5 个月才能被诊断出来（Canale，Favero，Lacilla，Recchia，Schindler，Roggero，et al.，2006）。虽然早期筛查直到 6 个月后才能进行诊断似乎有悖常理，但重要的是，要考虑必须至少进行一次追踪评估才能确定听力损伤的类型和严重程度（Vos，Lagassea，& Levêquea，2014）。晚期诊断解释了早期干预策略对改善言语、语言和认知发展以及父母和婴儿生活质量方面（Canale et al.，2006；Lachowska，Surowiec，Morawski，Pierchala，& Niemczyk，2014；Vos et al.，2014）的重要影响。

聚焦研究：婴幼儿的视力

尽管婴幼儿的视力发展相对缓慢，但他们从出生起便开始使用眼睛。到第 4 个月时可以观察到双眼的协调。在呈现简单的黑白视觉后，4 个月大的婴儿会表现出与成人相似的视觉偏好（Chien，Palmer，& Teller，2005）。他们的双眼在 12 英寸的距离内聚焦得很好，这是母乳喂养的正常距离。到两岁时，儿童的视力大约是 20/80；要到入学年龄时才能完全达到 20/20 的敏锐度。

在迄今为止最全面的一项研究中，哈顿（Hatton）、艾薇（Ivy）和博耶（Boyer）调查了美国 5 931 名 3 岁及以下的儿童，他们患有严重的、不可矫正的视觉障碍（2013）。研究发现，最常见的三种视觉障碍是皮层视觉障碍、早产儿视网膜病变和视神经发育不全。那些众所周知处于失明状态的孩子中，60% 被认定为合法性失明。此外，他们发现视力障碍的诊断是在平均年龄为 4.9 个月时做出的。你可能还记得，这比一般的听力损害诊断要早两个月。然而与听力障碍相似的是，一般在婴幼儿 6 个月后才会开始进行专门的干预计划。

动作发展

根据动态系统理论中关于动作发展的预测，正在发育的婴幼儿，其个体行为与技能相结合，共同创造了一个更加有效和起作用的系统。如当使用勺子进食时，接近、抓住食物并将食物放入口中，每个新的技能都是通过练习、修正以及结合早期经验来获得的，以适应新的目标。因此，婴幼儿通常在同一时间以独特的方式达到动作发展的里程碑。

身体发育会以可预测的顺序发生，从头部和胸部开始并移到躯干和下肢。随着婴幼儿增加对头部、胸部、躯干进而腿部的控制去翻身时，很容易观察到这种定向发育。为了爬行，婴儿可以控制腰背部和腿部肌肉；走路时，婴幼儿可以控制颈部、肩部、背部、腿部、脚部和脚趾。婴幼儿控制他们的手臂运动从不稳定的挥动到准确的触摸。控制手部从偶然撞击和击打到有目的地触碰而得到发展。首先发生的是触觉，手打开进行抓握；然后手指发展，从有目的地捏、抓，有目的地释放到控制手的开合。

身体发育涉及大运动或粗大动作控制（gross motor control）[①] 和小肌肉活动或精细动作控制（fine motor control）[②]。粗大动作的发展里程碑涉及大运动，例如爬行、站立、行走和投掷。精细动作的发展里程碑涉及更小、更精致的动作，例如抓握和点指。前 3 年发展的三个运动领域是：（1）稳定性；（2）移动；（3）操纵。稳定性指坐直立；移动是指爬行、行走和跑步；操纵包括伸手、抓握、释放和投掷。

发展里程碑对于教师来说至关重要，因为尽管动作发展的进程非常一致，但儿童在发展粗大动作和精细动作技能的年龄上，在不同文化内部和文化之间会有所不同。附录 A 概述了 3 岁以下婴幼儿动作技能发展的里程碑。在大约 6 周龄时，婴儿开始保持头部稳定和直立。到 2 个月时，他们借助手臂力量抬起上身，可以从一侧向另一侧滚动。从 3 个月到 4 个月，婴儿开始抓住手掌大小的物体，可以从后向侧滚动。从 6 个月到 8 个月，他们可以独自坐着，开始爬行。8 个月到 10 个月之间，婴儿会站起来，或许会玩杯子蛋糕。这时他们开始独自站立，然后开始走路。从 13 个月到 16 个月，孩子们可以建造一个由两个立方体连成的塔，用大蜡笔大力涂鸦，并在他人的帮助下开始走上楼梯。在 20 个月到 24 个月时，儿童开始跳跃并可以踢物体。从 26 个月到 30 个月，孩子们开始攀爬，一只脚站立，并对如厕学习有兴趣。通常在 36 个月左右，孩子们可以跳跃并独立如厕。

正如这一概要所表明的，粗大动作发展确实支持了前面描述的动态系统理论。儿童从一个里程碑式的行为发展到下一个里程碑式的行为，基于婴儿将之前的行为和在环境中获取的经验与神经发展成熟的成功整合。一般情况下，儿童不一定会经历所有的发展里程碑，也不一定会按照特定顺序发展，因为在技能发展过程中会有一段时间的退化现象（Gershkoff-Stowe & Thelen，2004）。据推测，这些退化的发生是因为孩子们能独特地将新旧技能结合在一起，从而可能导致他们的行为在一种环境下比在另一种环境下发展得更慢（Gershkoff-Stowe & Thelen，2004）。

① 粗大动作控制：大肌肉控制的能力。

② 精细动作控制：控制手部和手指等小肌肉的能力。

DAP

我们将暂时从动态系统理论转移开，考虑环境对身体发育的影响。汉弗莱和奥利维尔（Humphrey & Olivier）调查了青少年导师在为选定的学步儿或学龄前儿童进行每周工作 1.5 小时，共为期 18 周的一对一照护后，对其七个发展领域的影响（2014）。他们发现，与对照组相比，与导师配对的儿童身体发育水平显著提高。这项研究表明，一对一辅导可以积极影响身体技能的获得并促进身体发育。

在一项研究述评中，卡登·克雷默、德布尔多惠和维劳真（Cardon Craemer，De Bourdeaudhuij & Verloigne）探讨了干预项目对家长、教师和学校的影响，特别是那些侧重于创造促进健康行为的环境的项目（2014）。当父母参加干预研究时，会为他们提供有关课余时间进行体育活动重要性的信息。当学前班和小学改变他们的户外学习环境以增加游戏空间时，儿童的身体活动水平也会提高。参与有关久坐行为干预研究的教师，对儿童身体活动水平的促进作用不大。作者假设教师的个人信念和观念可能阻碍新实践的应用。因此，从该研究中可以清楚地看出，儿童经历的生态（如环境）可以对他们的身体发育水平产生积极或消极的影响。

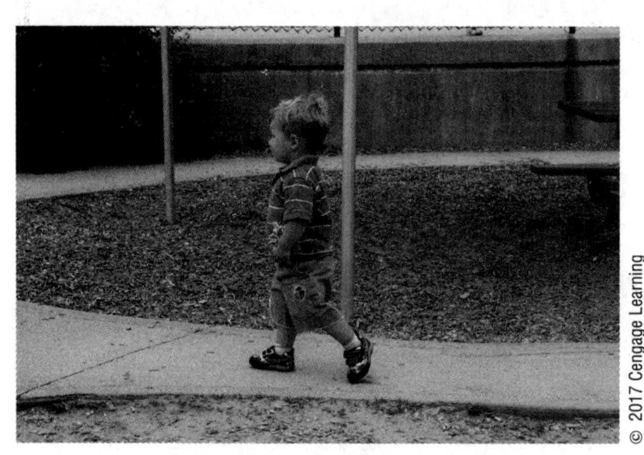

© 2017 Cengage Learning

图2-5　步行是身体发育的里程碑

无论身体技能是系统整合还是环境影响的结果，早期教育工作者面临的挑战是观察身体技能和发展的里程碑，并确定个别儿童在动作发展上的总体水平（见图 2–5）。通过定期进行评估，照护者可以确定动作发展的某个领域是否需要用具体的任务和经验来促进发展，以及是否有一些领域是儿童在动作技能方面发展比较突出的。

阅读检查站

在继续阅读之前，请确保你可以回答目前材料讨论的以下问题：

1. 如果要求你讨论发展与学习之间的关系，你将采取什么立场？为什么？
2. 解释脑的生长如何证明先天（即遗传学或生物学）与后天培育（即环境因素）之间相互作用的复杂性。
3. 描述出生时如唇裂 / 腭裂等身体畸形不仅会影响身体发育，而且会影响社会性和情绪发展。
4. 确定从出生到3岁的动作发展的主要里程碑，并选择两个例子（尚未提供的）来解释动态系统理论。

认知和语言发展模式

如第一章所述，最广泛应用的认知理论是皮亚杰的认知发展理论和维果茨基的社会文化理论。后面的章节详细介绍了这些理论在教育环境中的几个应用，但是在我们进入学习语言发展之前，首先将讨论每个理论的主要原则。

认知发展：皮亚杰的推理理论

新生儿用他们所有的感官，即听、看、品尝、抚摸和闻来了解他们的世界。这导致婴幼儿与成年人的思维方式不同。成年人是逻辑思维者：他们考虑事实，分析关系并得出结论。婴幼儿是前逻辑思维者：他们的结论是基于他们与环境中的材料和人的互动，也可能是对他们经历的不完整或不准确的理解。例如，两岁半的伊万搭的积木已经倾斜了。当他将一辆小型玩具汽车放在积木顶部时，积木塌了，于是伊万告诉杨太太是汽车撞坏了积木。伊万基于他与材料的相互作用构建了他的理解。他还不了解重力，也不知道需要将积木垂直叠加而不是倾斜，同时他不清楚汽车滚轮带来的影响。在搭建的积木倒塌之前，伊万放在积木上的物体是汽车，所以对伊万而言，是汽车破坏了积木。

皮亚杰的研究为丰富儿童认知发展方面的知识做出了重要贡献。皮亚杰是一位才华横溢的科学家，他起初是以生物学家的身份进行研究的。后来，在听儿童回答关于智力测试的问题时，他对儿童不正确的反应和他们的口头推理模式感到好奇。结合他的科学定位、生物学知识，以及他关于孩子不正确的反应模式的经验，皮亚杰开始研究儿童的认知发展。皮亚杰的临床观察方法包括对他自己的 3 个孩子以及其后的众多研究中对许多其他儿童进行的密切观察。他观察了孩子的所作所为，并撰写了叙事记录。后来，通过分析这些详细的观察，他提出了认知发展理论。皮亚杰（1952）的方法是认知理论学派的核心，被称为认知建构主义（cognitive constructivism）[①]，因为儿童积极地建构关于自己和他们的世界的知识。他们与环境中的材料互动，构建自己对事件的理解和意义。他们的每一个动作和解释都是独一无二的。儿童通过思维组织他们经历的信息，以便建立自己的理解。

然而，皮亚杰理论的核心是认知发展存在多个阶段，也就是说，4 个月大的孩子在认知上与 24 个月大的孩子不同。皮亚杰认为，所有儿童的发展顺序都是一样的。但是，它的发生年龄和发生率因个体而异。儿童通过 4 个阶段系统地发展更高的认知技能：（1）感知运动阶段；（2）前运算阶段；（3）具体运算阶段；（4）形式运算阶段。在每个阶段，类似的智力结构用于学习：适应、组织和图式。

适应（adaptation）[②] 涉及使用与环境直接产生交互作用的图式，例如，一遍又一遍地抓取和扔掉物品。顺应(accommodation)[③] 涉及改变图式，以更好地适应新任务或新信息的要求。因此，孩子将改变或更改他的策略以适应任务的要求。例如，敲打硬玩具会产生噪声。然而，当面对一个柔软的玩具时，孩子发现敲打不足以产生反应，可能会尝试挤压。当孩子处于熟

---

① 认知建构主义：将学习描述为积极建构知识的理论。人类组织有关其经历的信息，进而基于他们与环境中的材料和人的互动来构建理解。这也被称为个人建构主义。

② 适应：通过改变行为以帮助孩子在环境中更好地生存，皮亚杰将其描述为一种认知技能。

③ 顺应：皮亚杰理论中改变或更改技能以更好地适应任务要求的过程。

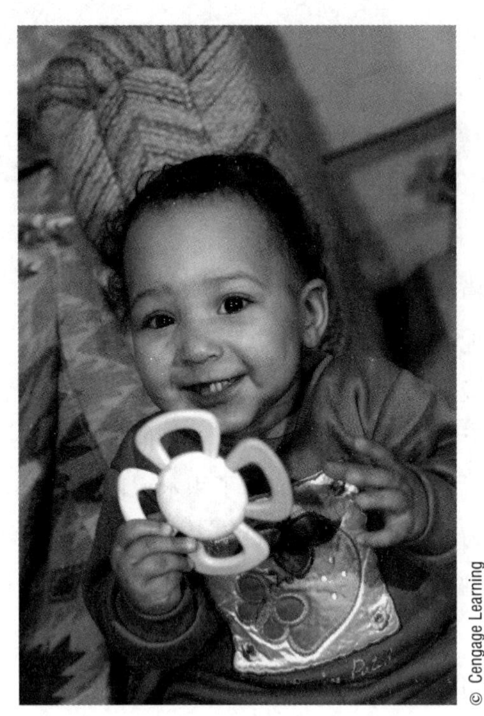

图2-6 硬摇铃很适合咀嚼！根据皮亚杰的说法，该婴儿在探索环境的过程中通过同化和顺应的过程学会了这一点

悉的状态时，他们通过同化（assimilation）[①]来发挥作用，这涉及用与现有图式一致的方式处理对象或事情（McDevitt & Ormrod，2013）（见图 2-6）。当儿童处于这种情境时，他们被认为处于所谓的平衡（equilibrium）[②]的内部状态。他们当前的认知图式有助于他们对所处的环境进行解释。然而，当面对与他们当前的图式和理解相反的信息或处于不熟悉的情境时，他们会遭遇不平衡（disequilibrium）[③]。这种内在的精神状态提供了学习的动力，因为孩子们感到不适应并且想要理解他们观察或体验过的东西。从平衡到不平衡并再次回到平衡的过程被称为稳定的平衡（equilibration）[④]。平衡和儿童实现平衡的内在愿望将推动发展转向更加复杂的思想和知识（McDevitt & Ormrod，2013）。

另一种改变图式的认知功能叫作组织，它发生在内部。组织（organization）[⑤]是对新的行为模式进行重新调整，并将其与其他模式联系起来形成认知系统的过程。例如，一个婴儿最终会将吸吮、掉落和投掷的动作与新的且更复杂的关于远近的想法联系起来。可以想象，这些更复杂的想法是实际的认知概念或图式（schema）[⑥]，用于组织孩子对世界的理解。

当沙恩看到、触摸、抓握并舔舐球时，关于球的图式被构建起来。当面对新的信息时，例如，当他第一次看到球反弹时，这不符合他关于"球状"的图式。他继续通过重新组织他的图式来构建他对球的知识，以便现在弹跳也被纳入他对球的认知中。沙恩昨天没有注意到球弹跳时，他关于球的图式与今天是不同的。个体的经历和行为带来了图式的变化。

尽管在之后出现的一些研究中表明，皮亚杰理论中的一些理论在假设婴幼儿的认知技能时是被严重低估的（Bergin & Bergin，2012；Newcombe，2013），但这些来自皮亚杰一派的观点对结果的解释，在该领域仍然存在争议（Bibace，2012；Kagan，2008）。然而，笔者认为，皮亚杰定义的原则和阶段对照护者支持儿童认知发展方面具有重要价值。因此，我们的讨论将转向他的认知发展阶段。

皮亚杰认知发展的前两个阶段涉及从出生至 3 岁大的婴幼儿，即感知运动阶段和前

---

① 同化：皮亚杰解释儿童如何将认知结构提炼成图式的方法。

② 平衡：一种内稳态或平衡状态，反映婴儿或学步儿当前的认知图式是如何解释其所处环境的。

③ 不平衡：一种激发学习的内在心理状态，因为孩子不适应，并试图理解他或她所观察或体验过的东西而产生。

④ 稳定的平衡：从平衡到不平衡并再次回到平衡的过程。

⑤ 组织：重新调整新信息（图式）并将它们与其他既定图式联系起来的过程，从而拓宽认知系统。

⑥ 图式：皮亚杰用来解释学习新信息的认知行为模式。

运算阶段，这是与婴幼儿课程相关的认知发展的重要方面。感知运动阶段（sensorimotor stage）[①] 从出生时婴儿开始探索自我和环境便开始了。感知运动的发展涉及婴儿了解他的身体以及他与环境中其他事物的关系（Piaget & Inhelder，1969）。然而，对于婴儿如何探索物体的认识是随着时间的推移而不断变化的。

最近的一项纵向研究对 4 ~ 12 个月的母婴互动进行了 4 次录像，以研究婴儿对物体的探索。研究者发现，在 4 个月时，婴儿将所有感觉通道集中在母亲介绍的物体上（de Barbaro，Johnson，& Deák，2013）。之后，在 6 ~ 12 个月时，婴儿开始将他们的感知运动探索分开，以便他们的眼睛和手做不同的事情。例如，婴儿可以一只手握住玩具，另一只手探索玩具，同时看家人。这种结果被称为三元关注（triadic attention）（婴儿、家庭成员和物体），三元关注允许婴儿增加交谈以及与周围物体的互动。之前有研究人员得出结论，三元关注是一种新的社会认知功能，大约在 12 个月内出现（参见 de Barbaro et al.，2013）。然而，这项研究清楚地表明，每个阶段的行动建立在前一个阶段观察到的行动之上。作者得出结论，三元关注基于“参与者活动的持续变化，而不是内部结构的简单转变”（de Barbaro et al.，2013，p.246）。换句话说，随着时间的推移，婴儿技能的逐渐提高引发了母亲的新行为，为三元关注提供了新的素材。

如你所见，最早的思维形式发生在感知运动阶段。发展的三个关键方面发生在这一早期阶段：（1）婴儿在自身发展中发挥主导作用；（2）他们的知识是通过自身在环境中的行为获得的；（3）婴儿需要通过成人提供适度的挑战和材料来掌握环境，对于照护者而言，应该为他们提供一些富有挑战性但不超出婴儿能力范围的任务。

感知运动阶段

认知发展的感知运动阶段是从出生到 2 岁左右。皮亚杰确定了六个阶段。

第一阶段 （出生到约 1 个月）	反射 反射行为变得更有条理 出现了定向行为
第二阶段 （1 ~ 4 个月）	区别 重复自己的动作 开始协调动作，如听和看
第三阶段 （4 ~ 8 个月）	再生产 故意重复有趣的动作
第四阶段 （8 ~ 12 个月）	协调 故意有意识地做动作以达到目的 形成客体永久性的概念（即使婴儿看不到物体，也认为物体存在）

① 感知运动阶段：皮亚杰认知发展的第一阶段，其重点是运动活动和动作协调。

续 表

第五阶段 （12 ~ 18 个月）	实验 反复试误 寻找新体验
第六阶段 （18 ~ 24 个月）	表示 进行心理试误 发展符号概念

前运算阶段

前运算阶段的早期被称为前概念阶段，发生在 2 ~ 4 岁时。在这一时期，孩子可以从心理上对事件和物体进行分类。随着客体永久性的发展，孩子不必依赖实际的感觉经验就能以他或她的思维方式来表征物体和行为。这些心理表征的发展和结构化是在认知发展前运算阶段进行的任务。考恩（Cowan）对前运算阶段进行了如下概述（1978）。

前概念阶段

使用意象区分物体和动作。

心理符号可以部分脱离经验。

非语言分类

以图表方式组织对象。

关注比喻的性质。

形成自己的解释。

口语前概念

单词的含义不固定，并且对于孩子来说不总是相同的。

单词的含义是私人的，且基于个体经验。

单词名称和标签可绑定为一类。

单词一次关注一个属性。

口头推理

直接推理，从特定到特定。

如果一个动作很像另一个动作，那么这两个动作在某种程度上是相似的。

概括一种情况以适用于所有情况。

推理有时是反向的，从效果到原因。

推理侧重于一个维度。

数量

多少？

一些，更多，消失，大。

数

多少？

更多，更少。

空间

哪里？

使用猜测和视觉比较。

上，下，后，底部，外部。

时间

记住一系列生活事件的顺序。

现在，很快，之前，之后。

皮亚杰在他的四个阶段之外确定了三种知识的重要性以及游戏对构建知识的积极影响。

知识类型

物理知识是孩子们在周围世界发现的知识。当 25 个月大的汤米走进游戏场时，他踢到了一根松针。他拿起松针，抛出它，然后再把它捡起来。他把它放在盛有水的浅盒中，捡起来，然后在水里拉着它。汤米发现了松针的一些特点，他通过动作，并观察他的动作对松针产生的影响来构建他对松针的物理知识。

凯米和德弗里斯（Kamii & DeVries，1978）已经确定了两种涉及物理知识的活动：物体的移动和物体的变化。物体的移动所涉及的动作包括“拉、推、滚、踢、跳、吹、吸、投掷、摆动、旋转、平衡和掉落”。孩子使物体移动并观察它的滚动、弹跳、破裂等。凯米和德弗里斯（1978）提出了选择移动物体活动的四个标准。

1. 孩子必须能够通过自己的动作产生移动。

2. 孩子必须能够改变自己的动作。

3. 必须能够观察到物体的反应。

4. 对象的反应必须是即时的。

第二种活动涉及物体的变化。与踢动的球相比，球会移动但仍然保持球状，一些物体会发生变化。当儿童果汁粉被放入水中时，它会发生变化。安看到干的儿童果汁粉并观察到当它加入水时会发生一些变化：她再也看不到任何干的儿童果汁粉了，她看到水的变色，并且可以在没有儿童果汁粉的水和含有儿童果汁粉的水之间品尝出不同。她的观察技巧（观察和品尝）对她提供的所发生变化的反馈而言非常重要。

逻辑数理知识由儿童构建，包含了识别对象之间的关系。安德烈娅正在沙盒中玩两把勺子：一把茶勺和一把公用勺。她注意到勺子是不同的。虽然它们符合她关于勺子的图式，但她注意到尺寸的差异。因此，她知道在尺寸上，它们是不同的。有一段时间，有人会将这些差异标记为不同，或者比另一个更大或更小，但这些词语对于她构建尺寸概念并不是必需的。

社会专用知识是孩子自己无法学习的知识。它已由人群建立并达成一致（Branscombe，Castle，Dorsey，Surbeck，& Taylor，2003）。这种类型的知识通过社交互动传递或由一个人

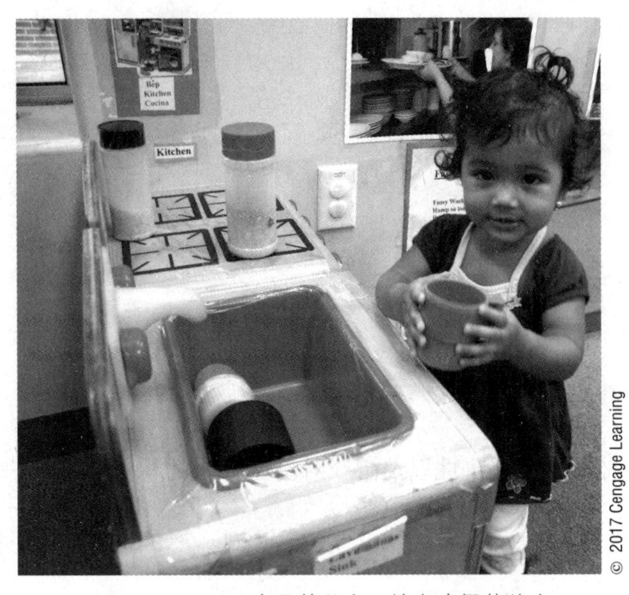

图2-7 18～24个月的儿童开始喜欢假装游戏

传递给另一个人。“语言、价值观、规则、道德和符号系统是社会专用知识的例子”（Wadsworth，1978，p.52）。

查德正在吃香蕉。他咬、吮吸、吞咽，然后看着剩下的香蕉，并挤压它。所有这些都是帮助他构建自己对这个物体的物理知识的具体动作，然后有人告诉他这个物体是香蕉，香蕉这个名字是社会专用知识。它可能被称为“ningina”或“lalisa”，但使用英语的每个人都使用“banana”来为它命名。

在社会专用知识的另一个例子中，库尔特跟随韦斯利太太进入储藏室。她看见他，说道：“库尔特，现在回到我们的房间。你不应该在这个房间里。”并不是库尔特做出自己不允许进入储藏室的决定，而是其他人决定并告诉他规则。

游　戏

游戏是孩子认知试误的实验室，是在为现实生活问题的解决进行演练。孩子们在 18 ~ 24 个月时开始进行积极的假装游戏（见图 2-7）。当他们的象征和解释能力迅速发展，并能够进行言语推理时，他们会开始进行复杂的游戏。例如，2 岁的孩子可能会玩“烹饪”，用积木和木棍当食物和器具。从基本主题出发，儿童可以制定更复杂的策略，可能会使用水和沙子来探索测量，同时了解纹理、温度、气味和流动性。表 2-1 显示了儿童的探索和假装游戏的水平。游戏从简单的随意说话和触摸物体发展到极其抽象的活动，其中材料被替换和转换，构成了一个有开头、中间和结尾的完整的故事。

表 2-1　儿童的探索和假装游戏的水平

1. 随意说话：随意乱说
2. 简单操作：视觉引导操作（不包括不加区分的砰砰声和晃动），持续时间至少 5 秒，不能在任何其他类别中编码（例如，翻转对象、触摸和查看对象）
3. 功能：视觉引导操作，特别适用于某一物体，涉及有意提取某一特定信息（例如，转动玩具电话的拨盘，挤压一块泡沫橡胶，旋转车上的轮子，滚动带轮的小车等）
4. 关系：以一种不合适的方式将两种或两种以上的材料放在一起并整合成一个物体，也就是说，以一种制造商最初并不打算采用的方式（例如，将摇篮放在电话上，将勺子搭在棍子上）
5. 功能关系：以合适的方式，也就是制造商希望的方式，将两个物体组合并使其成为一体（例如，将杯子放在茶托上，将钉子钉在钉板孔上，将线轴安装在小车轴上）
6. 主动命名：近似于假装活动，但无确定行为的证据（例如，用杯子触碰嘴唇而不发出说话的声音，将刷子搭在娃娃的头发上而不做梳理动作）

续 表

7. 假装自我：一种以自我为中心的明显的假装行为（例如，举杯至唇，倾斜杯子，发出喝饮料的声音，或倾斜头部，抚摸自己的头发）
8. 假装他物：假装行为从儿童转向其他物品（例如，用勺子、瓶子或杯子喂娃娃；梳理娃娃的头发；把车推到地板上，制造汽车噪声）
9. 替代：以创造性或想象的方式使用“无意义”的对象（例如，用海螺饮水，用木棍当“奶瓶”喂宝宝）或以一种不同于以前的方式在假装行为中使用一个物品（例如，用梳子刷牙后，把它当作梳子用在自己或别人身上）
10. 序列假装：重复单个假装动作，略有变化（例如，从瓶子里喝，给娃娃喝，倒进杯子里，倒进盘子里）或将不同的假装方案连接在一起（例如，在杯子里搅拌，然后喝；把娃娃放在摇篮里，然后亲吻晚安）
11. 序列假装替代：与序列假装相同，只是在序列中使用了对象替换（例如，把娃娃放在摇篮里，用绿色毡片盖住作为“毯子”；用勺子喂自己，然后用棍子喂自己）
12. 双重替代：将两种材料在一次行为中转化为现实中的东西的假装游戏（例如，将挂钩当作玩偶和一块绿色毛毡作为毯子，用毛毡覆盖挂钩并说“晚安”；把棍子当作人，海螺作为杯子，并给棍子喝一杯水）

资料来源：J.Belsky & R.K. Most. (1981). From exploration to play：A cross-sectional study of infant free play behavior. *Developmental psychology*，17，630-639.

认知发展：维果茨基的社会文化理论

维果茨基将认知发展视为儿童与其社会环境之间的互动。对于维果茨基来说，知识是通过社会互动共同构建的。当一个成人让孩子接触的问题远远超出他独立解决问题的能力时，表明成人对儿童正在出现但尚未完全成熟的智力功能给予了支持（Christy，2013；Gredler，2012）。文化工具调解并促进这种知识共同建构；人类最重要的工具是语言，因为“语言是思维；语言是文化；语言是身份……否定语言就是拒绝思维”（Wink & Putney，2002，p.54）。用维果茨基自己的话说：

> 思维不仅仅用文字表达，思维通过语言存在。每一个想法都倾向于将某些东西与其他东西联系起来，建立事物之间的关系。每个思维都会移动、成长和发展，实现一个功能，解决一个问题。（1934/1986，p.218）

言语由三种截然不同但又相互关联的类型组成：外部言语、自言自语和内部言语。虽然言语内化的连续性（即从外部言语到自言自语再到内部言语）并没有被清楚地理解，但它清楚地代表了“已经进化的、正在进化的和即将进化的一连串言语类型之间的结构和功能的转变”（Damianova & Sullivan，2011，P.346）。维果茨基认为，在外部言语发展之后，孩子们会发展出**自言自语（private speech）**[①]。自言自语的重要性在于，孩子们用这种对话作为自我引导和指导的手段（Vygotsky，1934/1986），使用外部言语中获得的词语作为概念的表征

① 自言自语：维果茨基的术语，指儿童用来自我引导和理解的内部对话。

（Damianova & Sullivan，2011）。

使用更多自言自语的儿童在完成艰巨任务上表现出的自我提升更大（Berk Spuhl，1995；Winsler，Naglieri，& Manfra，2006），并且比没有自言自语的孩子更具创造性（Daugherty & White，2008）。此外，随着任务变得更加困难，儿童使用自言自语的次数会更多（Berk，1994；Winsler，Abar，Feder，Schunn，& Rubio，2007），有学习/行为问题的儿童使用自言自语时，他们更倾向于能成功完成任务（Winsler，Abar，et al.，2007；Winsler，Manfra，Diaz，2007）。对年龄较大的儿童的研究表明，在某些群体问题解决的情境下，孩子进行自言自语不仅仅具有认知功能（Zahner & Moschkovich，2010），实际上可能还具有社会功能（例如，影响他人的思维和行为）。

维果茨基假设高级认知过程是从言语和非言语社交互动中发展起来的。当更成熟的个体在最近发展区（zone of proximal development）① 内指导不太成熟的个体时，就可以实现这一目标（Wink & Putney，2002）。最近发展区指的是儿童能够在知识渊博的他人（例如，同伴或成人）的帮助下学习的一系列任务。通过评估儿童的个人表现水平和儿童在成人辅助下的表现水平来建立最近发展区。这两个层面之间的差距被认为是“区”（Wink & Putney，2002）。当孩子能够在辅助水平上独立掌握一些技能时，发展区会向上转移到下一个需要掌握的技能。然而，这一过程并不总是朝上升的方向发展。楚尔和兰伯特（Tzur & Lambert，2011）发现，在他们的研究中，当孩子们在一次测试中面对不同的数学问题时，他们的计算技能会出现暂时的退化；有时他们使用更高级的计数策略，有时他们使用不太高级的策略。作者解释了这一现象，他们指出，在最近发展区内，必须考虑任务特征、师生互动的综合因素，以及任务如何与学生当前的图式相适应（Tzur & Lambert，2011）。孩子们在自己的言语中使用了知识更渊博的他人的对话和示范性的语言和行为，然后用这些来指导和规范自己的行为，但这并不总是一个简单的过程。在下面，我们将探讨这个过程的另外两个方面：主体间性和支架。

主体间性（intersubjectivity）② 指的是儿童和成人如何通过调整他们的观点和视角来适应对方，从而相互理解。成人必须投入精力来确定孩子如何完成或思考特定任务，并以最有效的方式帮助孩子获得新技能或提高理解能力。支架（scaffolding）③ 涉及教授技能或概念的过程中改变对学习者的支持（Berk & Winsler，1995；Bodrova & Leong，2007；Wink & Putney，2002）。知识渊博的他人可以在新的、具有挑战性的或复杂的任务中使用许多教学策略来支架学习。如口头鼓励，物质支持，辅导，提供提示、线索或暗示，提问，并且将任务分解为可管理的步骤（不失去任务的完整性），这些都是能帮助学习者完成给定任务的策略。当学习者开始掌握新技能时，知识渊博的成人会撤回指导和鼓励，直接回应学习者顺利完成任务的能力。有效学习使用主体间性和支架的照护者有助于促进儿童的发展，因为儿童学会了使用积极的自言自语，并更容易取得成功（Behrend，Rosengran & Perlmutter，1992）。

---

① 最近发展区：维果茨基提出的术语，指孩子在发展水平上已经做好学习准备时所提供的一系列任务。

② 主体间性：维果茨基提出的术语，解释了儿童和成人如何通过调整感知来适应对方，从而理解对方。

③ 支架：描述从简单到复杂的学习和发展过程中的渐进步骤的术语。

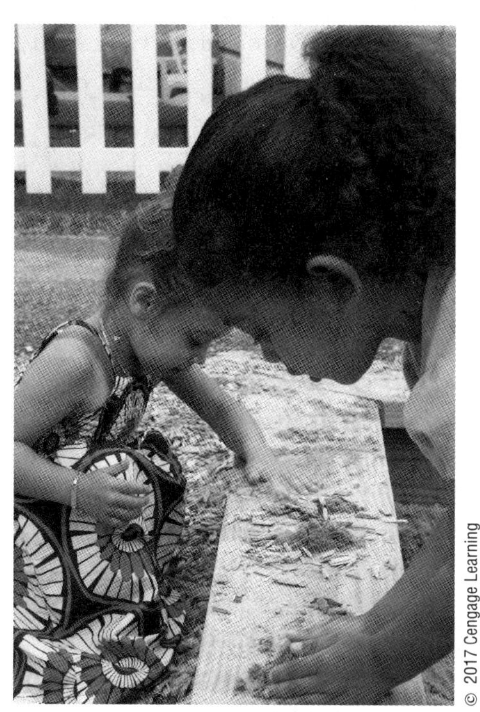

图2-8　假装游戏几乎可以发生在任何学习区域内和区域外

维果茨基理论的最后一个方面涉及在更高的认知发展中使用假装游戏。维果茨基认为，参与假装游戏（make-believe play）[①] 的孩子利用想象力来表达关于世界如何运转的内在理解，并设定游戏的规则，这有助于他们在行动前学会思考（Berk & Winsler，1995）（见图 2-8）。因此，语言对于有组织的假装游戏的发展至关重要，因为元认知、自我控制和自我监控行为在很大程度上是通过语言发展起来的（Berk，Mann，& Ogan，2006）。组织或设计高水平的假装游戏似乎取决于孩子三个不同但相互关联的语用能力：（1）反思过去的经验；（2）预测未来的经历；（3）思考过去和未来之间的关系事件（Westby & Wilson，2007）。研究人员发现，词汇量大的孩子更容易理解其他孩子的意图（例如，他们的观点和愿望）（Jarrold，Mansergh，& Whiting，2010），这反过来又能促进更高水平的假装游戏（Peterson & Wellman，2009）。相比之下，对受虐待的婴幼儿游戏水平的期望值较低，因为父母在影响支持社会性行为的游戏方面扮演着关键角色。在一项关于低收入家庭受虐待和未受虐待的孩子的纵向研究中（对孩子们在 12 ~ 24 个月大的时候和母亲一起玩耍进行观察），只有 51% 的孩子表现出复杂的假装游戏行为（Valentino，Cicchetti，Toth，& Rogosch，2011）。这明显低于之前对低收入家庭儿童游戏行为的研究（参见 Belsky Mast，1981）所得出的数据。考虑到假装游戏对其他发展领域的重要性，这一结果可能表明，有必要采取干预措施，帮助有虐待倾向的母亲学会为孩子的假装游戏提供支架。

语言发展

前述讨论可以看出，从维果茨基的角度来看，语言在认知发展中起着关键作用，语言是一种思维工具（Bodrova & Leong，2007；McDevitt & Ormrod，2013）。孩子们如何获得思考和交流的语言技能？最简单的答案当然是通过与他人的对话。

当成人和儿童与婴幼儿对话时，他们提供了语言的四个基本组成成分的例子：音韵（phonology）[②]，语言的基本发音以及它们是如何组合成词的；语义（semantics）[③]，词的意思是什么；句法（syntax）[④]，如何把词组合成可理解的短语和句子；以及语用

---

① 假装游戏：维果茨基提出的术语，指运用想象力，将世界如何运转、规则如何形成的内在理解用行动表现出来。

② 音韵：理解语言的基本发音以及它们是如何组合成单词的。

③ 语义：研究语言中的意义，包括概念。

④ 句法：如何将单词组合成可理解的短语和句子。

（pragmatics）[①]，如何与他人进行社会认可的和有效的交流（Meldwitt & Ormrod，2013）。然而，这些对话必须是有回应性的，因为回应性支持了一种日益增长的理解，即语言是一种工具，孩子们被允许在社交中分享兴趣、想法、需求和愿望（Tamis - LeMonda，Kuchirko，& Song，2014）。

然而，简单的答案并不总是最好的答案。关于语言和单词习得，已经形成了复杂且有争议的理论。布思和韦克斯曼（Booth & Waxman，2008）认为"婴幼儿利用他们的语言、概念和感知能力以及相互之间的关系来建立词义"（p.189）。从这个角度来看，语言习得不仅仅是新词汇的增加，还涉及通过语法功能（例如名词）或概念维度（例如形状、大小、真实或假装）来组织单词的认知功能。在他们的研究中，儿童基于在小插图中提供给他们的概念信息，系统地扩展了新名词的使用（Booth & Waxman，2008），塔米斯·莱蒙达（Tamis-LeMonda，2014）推测出回应能帮助婴儿将词汇映射到他们的指示物中，这加深了我们对成人在婴幼儿词汇发展中作用的认识。

相比之下，纽曼（Newman，2008）认为语言习得是为了学会存储信息以供日后检索。她建议婴儿必须储存足够多的信息，这样新单词才能和旧单词区分开来。婴儿起初就储存了不少信息，例如，婴儿可能会储存一些关于说了什么、谁说的，以及他们是怎么说的（如音调）这样的信息。

为了充分理解语言，婴儿必须学会忽视可感知但无关紧要的信息，如语调和识别各种人所说的话语。输入的可变性有助于婴儿识别哪些声学特性是重要的，哪些是可以忽略的。当婴儿熟悉仅有某个特定说话者会使用特定的语音说出某个单词时，表示该单词与该说话者/语调相关联。然而，如果婴儿听到多个讲话者以多种语调说出的同一个单词，婴儿就会知道这些其他因素是不相关的，并且表示与这些细节的联系变得更少。跨越一系列语言领域，当婴儿的接触更加多样化时，他们更少关注输入的具体细节，而是开始对范例进行抽象化，重点关注共性内容（Newman，2008，p.231）。

因此，从这个角度来看，为婴儿提供语言丰富的环境包括让婴儿接触许多不同的讲话者，共性就能被揭示出来。如你所见，学习沟通是一项复杂的任务，涉及多种不同但相关的技能。

婴儿必须掌握策略，将口头和非口头信息传递给他人。新生儿通过眼神接触开启互动，到4个月大时，他们注视的方向与照护者所在的方位相同（Tomasello，1999）。大约在同一时间，当他们发出咕咕声（coo）[②]（或发出重复的元音）时，他们也开始进行口头交流。婴儿能够筛选出许多声音，这些声音在6个月之后对理解他们的母语不起作用（Polka & Werker，1994）。成人与婴儿交谈的方式会影响语言习得。例如，辛格、内斯特、帕里克和尤尔（Singh，Nestor，Parikh，& Yull，2009）发现，早在7个月大时，当一个使用婴儿导向言语（infant-directed speech）[③]（有时称为妈妈语）讲话的成人引入一个新词时，婴儿表现出更高的单词识别能力。

---

① 语用：理解如何与他人进行社会可接受的和有效的沟通。

② 咕咕声：婴儿从出生到4个月大时发出的类似元音的声音。

③ 婴儿导向言语：对婴儿说话时使用夸张的语调、降低的语速和说话持续时间缩短。在过去，用来描述相同言语模式的其他术语有儿童导向言语、妈妈语或父母语。

婴儿导向言语、夸张语调、语速降低和话语持续时间缩短的特征似乎与婴儿学习语言的方式相匹配。此外，在 11 个月和 14 个月时，在一对一的亲子互动中使用婴儿导向言语与 24 个月时的并发言语话语和单词生成呈正相关（Ramírez-Esparza，García-sierra，& Kuhl，2014）。在一系列实验中，听到婴儿导向言语，包括更高音调、更大音调变化和更长持续时间的婴儿比使用成人导向言语呈现这些单词的婴儿更容易获得单词的命名和含义（Estes & Hurley，2013）。这些研究结果表明，婴儿在 9 个月大之前就开始区别、联想和分析单词和句子的结构。这些技能对于通过母语获得高效的语言技能至关重要。

在 6 个月或 7 个月大的时候，婴儿开始使用母语发出咿呀声（babble）[①]（或产生类似 ba、ra 等语音的音节）。第一个“真实”单词通常在第一个生日前后讲出来。有一段时间，儿童会将咿呀声与真正的单词混合在一起，称之为行话（jargon）[②]。为了解释说明，一名婴儿在玩耍时说“tatata car bebe”。教师可能会回答说：“你把车挪走了。你推了它。它再见了。”在这种情况下，成人提供有助于解释孩子正在经历的话语，从而鼓励他们学会其他新的单词，便于将两个或三个“真实”单词连接成句子或电报语（telegraphic speech）[③]。正如电报信息省略了文字一样，电报语仅包括对儿童试图传达的意思至关重要的词语。到 36 个月大时，大多数儿童能够清楚有效地表达他们的想法、需求和主意。

成人在与婴儿沟通时综合使用手势和语言。研究表明，这对于儿童如何学习语言（标签、类别）、创造意义（符号理解）和理解信息非常重要。在一项实验研究中，格雷厄姆和基尔布雷斯（Graham & Kilbreath，2007）发现，儿童在 14 个月大时比在 22 个月大时具有更广泛的符号系统。在发育早期，婴儿使用语言和手势来描绘对象类别并指导其归纳推理。在 22 个月大时，他们只依靠语言。在另一项研究中，给儿童（13 个月大）呈现一段视频，视频中一位女演员指向隐藏物体的位置并讲了出来。当物体被展示出来时，儿童对一个未被手势指示的位置关注时间更长（Gliga & Csibra，2009）。这表明非常年幼的儿童期望指向某一物体时，同时发生的语言和手势传递着同样的信息。

就像成年人用手势交流一样，婴儿用手势语来表达他们想要的东西。早期，婴儿将多种模式（语言、手势和情感）的行为结合起来，以高于预期的水平偶然地传递信息（Parladé & Iverson，2011）。通过使用父母日记，J.I.M 卡本德尔和 A.B. 卡本德尔（Carpendale & Carpendale，2010）得出结论，指示手势是从获得父母回应的个体指尖探索演变而来的。婴儿触摸物体，照护者会注意到并给予关注，婴儿还会进一步指导照护者按照指示或手势做事。指向行为由个体的探索行为转变为成人与儿童之间的社会行为。随着孩子的成长并获得更多的语言，手势也会发生变化。例如，当经历语言爆炸（词汇量迅速增加）时，语言、手势和情感的交际系统被破坏（Parladé & Iverson，2011），协调一致的词汇数量减少。其他研究则发现，随着儿童脑的发育，他们对语言和手势的处理方式也有所不同。例如，有证据表明，在 18 个月大时，儿童在注意到信息不匹配时，会同时注意手势和语言，而在 26 个月大

① 咿呀声：婴儿探索各种声音的前语言言语。

② 行话：语言术语，指的是将一个真实单词与咿呀声串混合在一起。

③ 电报语：婴幼儿将两个或三个单词组合成一个只包括关键词的句子（例如，“走，爸爸”）。

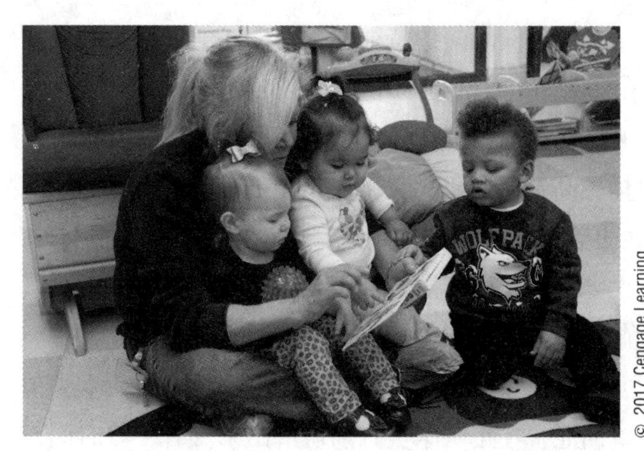

图2-9 成人需要学习理解婴儿的手势，就像婴儿需要理解成人的手势一样

时，他们只注意语言（Sheehan，Namy & Mills，2007）。此外，随着儿童词汇量的增加和描述能力的增强，手势的使用也会减少。综上所述，这些结果表明，儿童在生命的前 3 年经历了可识别的交际重组时期。

然而，成人必须学会理解婴儿的手势，婴儿也必须学会理解成人的手势（见图 2-9）。这项任务可能更具挑战性，因为婴儿必须了解自己注意的对象（例如，指称意图）以及为什么注意力被引导到那里（例如，社交意图）。利贝尔、贝内、卡本特和托马塞洛（Liebel，Behne，Carpenter，& Tomasello，2009）发现，早在 14 个月大的时候，儿童对他们与成人共同经历的手势反应更强烈。换言之，儿童使用共同的经验来识别参照物和推断社会意图，“因此表现出非常灵活地利用共同的经验来解释他人的交际行为”。

D P 手势和指示不仅对儿童传达需求很重要，而且还有助于成人重新思考儿童的能力：通过“聆听”他们的手势，成人可以深入了解婴儿个体的能力并尊重儿童前口头的能力（Vallotton，2011），以及顺应他们非语言的暗示（Kirk，Howlett，Pine，& Fletcher，2013）。当成人认真把儿童的前口头发声、手势和语言视为重要的交流形式时，他们可能会在很大程度上促进儿童的语言发展。

在事件发生时参与对话有助于语言的发展。然而，人们发现这还不够。如前所述，婴儿导向言语促进其语言发展，因为当成人调整语气、音量和说话模式时，会捕捉并维持婴儿的注意力。此外，照护者应标记和描述婴儿视觉上所关注的事物。多米尼和多达纳（Dominey & Dodane，2004）的理论认为，当成人同时使用婴儿导向言语并且集中注意力（即关注孩子正在看的东西）时，婴儿能够更好地利用一般学习机制来获得语法结构知识。为了解释这一点，当照护者学习或模仿婴儿的发声时，婴儿可以听到照护者发出的声音并参与轮流发声：婴儿发出声音，照护者给出反馈并等待回应，然后继续对话。像帕蒂蛋糕这样的游戏可以帮助婴儿积极互动，甚至开始轮流互动。

这些互动表明照护者和某个特定婴儿之间的关系。人们发现，成人在面对不同性别的婴儿时使用的婴儿导向言语会有所不同，但这些差异在 3 岁以前的儿童身上似乎并没有表现出来（Foulkes，Docherty，& Watt，2005）。如果一个人在这段关系中不能很好地发挥作用，那么这段关系和孩子的发展结果就会发生巨大的变化。例如，照护者打断或干预婴儿集中注意力和活动，就会妨碍婴儿的语言发展（Carpenter，Nagell，& Tomasello，1998）。另一个例子是长时间哭泣或经常感到痛苦的婴儿可能是由于与父母或照护者的积极互动较少，从而阻碍了婴儿典型模式的语言发展（Locke，2006）。随着时间的推移，语言关系不会保持不变，而是会对婴儿日益增长的能力做出回应。一旦婴儿开始使用“真实”的语言，照护者的语言就会转变为带更多的信息语句、指导语以及问题，而不仅仅是婴儿导向言语（Murry，Johnson，

& Peters，1990）。

婴儿手语是一种已经被研究过的技术，它帮助孩子们应对交流方面的挑战，被许多人认为是一种提高学习能力的方法。对学习婴儿手语的儿童进行的一项后续研究表明，这些儿童接受了一项名为 WISC Ⅲ的测试，这是一种衡量语言水平的通用测试（Acredolo，Goodwyn，& Abrams，2009）。然而，最近的一项研究对婴儿手语对语言的效果提出了质疑。

柯克（Kirk）等人发现，在父母使用手势或手势结合语言交流的情况下，在五种接受性和应用性语言的测量中没有发现任何显著差异（2013）。有趣的是，虽然婴儿在开始说话前确实习得并使用了与目标词相关的手势，但“这并没有促进这些目标词的习得，也没有提高婴儿的语言能力”（Kik et al.，2013，p. 580）。因此，对于这个样本中的孩子而言，鼓励使用手势并没有在任何语言测试中得到更高的分数。

正如你现在所理解的，学习如何接收及应用语言和非语言是一个非常复杂的过程，理论家和研究人员观点并不一致，全面研究语言发展的各个方面超出了本书的范围。必须说明的是，儿童很快就学会并掌握了母语的语言规则，而且大多数儿童在 6 岁左右就能熟练地使用语言。教师和家长通过记录、描述、反映和积极参与孩子的对话来促进孩子的语言发展。

阅读检查站

在继续阅读之前，请确保你可以回答目前材料讨论的以下问题：

1. 讨论皮亚杰的认知发展阶段 2 岁儿童的学习经验。在你的回答中应包括同化、适应和平衡等概念。
2. 提供皮亚杰每个知识类型的具体示例。
3. 使用维果茨基的理论来解释你将如何为一个学步儿学会穿衣提供支架，并且解释自言自语的概念。
4. 解释语言发展的典型模式和成人在此过程中扮演的角色。

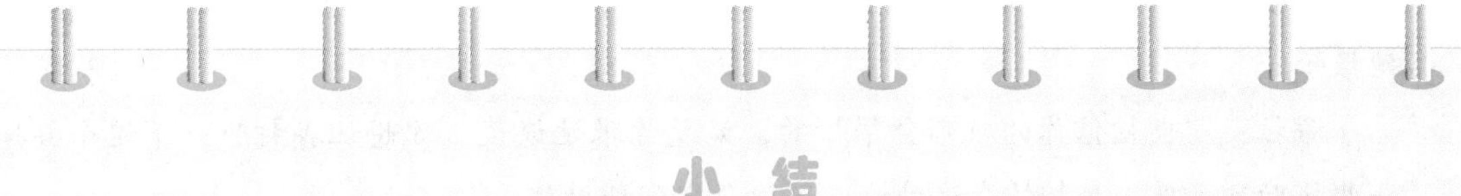

小　结

1. 讨论发展与学习的区别。

发展和学习不是同义词。它们有精确的定义，需要理解并应用于你对儿童的观察。

2. 调查出生至 36 个月儿童身体发育的典型模式。

研究了出生至 3 岁儿童身体发育的典型模式。重点放在了解脑发育、身体生长模式、听觉和视觉的影响以及动作发展的里程碑。

3. 解构出生至 36 个月儿童认知 / 语言发展的典型模式。

本章通过两位理论家，即皮亚杰和维果茨基的理论来探讨年幼儿童的认知是如何发展的。虽然两位理论家有一些共同点，但他们在重要观点上存在差异。本章根据语言和非语言交流的里程碑对语言的发展进行调查研究。此外，在现有研究的基础上，还考虑了婴儿手语教学的价值。

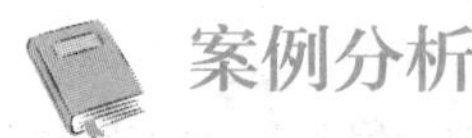

案例分析

阿曼达——家庭压力的影响

阿曼达·哈莎是一个9个月大的女孩，在过去的3个月里一直在托育中心。最近，她的主要照护者希拉，注意到阿曼达的体重没有增加，看起来很疲劳，睡眠不好，经常哭泣。希拉在她的教室里与主管和其他照护者会面，分享她的担忧，听取他们的意见。在所有人都确认了希拉所观察到的现象后，大家建议召开一次家庭会议。希拉随后与哈莎夫人安排了一次会议，讨论阿曼达的问题。

希拉在会议开始时描述了她所观察到的现象。她告诉哈莎夫人，其他人也观察到了同样的现象，并告诉她采取了哪些措施来安慰阿曼达。希拉接着问哈莎夫人她在家里观察到了什么，并听她说了些什么。

哈莎夫人说："我最近遇到了很多问题，我相信这些问题影响了阿曼达。她父亲出了车祸，住院了，所以我一有机会就去看他。"

希拉："我的天！听起来你最近压力很大，也一定很担心。"

哈莎夫人："我就是不知道该怎么办。身边没有人能帮上忙，所以尽管阿曼达的姐姐只有8岁，但有时我会让姐姐照看她。"

希拉："所以，除了你的大女儿，你没有得到任何帮助。这听起来会把人压垮的。"

哈莎夫人："是的，的确是！我希望我能知道如何能让孩子们得到照顾，这样我就可以经常去医院了。"

希拉："听起来你真的需要有人帮忙照顾孩子，这样你就可以多帮助你的丈夫。"

哈莎夫人："没错。你知道谁可以帮助我吗？"

希拉："我知道社区里有很多可以提供帮助的资源。你想过去医院、教堂或学校问问吗？"

哈莎夫人："这是个好主意。我们的教堂有一个志愿者计划，但我不想给我们的牧师压力。她很忙。"

希拉："我相信你的牧师会帮忙的，只要你跟她谈谈。你想让我打听一下这个县提供的一些援助项目吗？我相信在这种情况下你会得到帮助的。"

哈莎夫人："是的。非常感谢。我也会去教堂问一下。我知道如果阿曼达在我不在的时候，有个大人照顾她，她会好起来的。"

一个星期内，哈莎夫人的教堂有志愿者帮忙照顾孩子们。阿曼达已经从压力重重的状态转变到平静而快乐的状态。她在学校的饮食情况已经开始变好了，体重也有了小幅增加。通过家庭会议，希拉和哈莎夫人分享了哈莎夫人的问题，并找到改善阿曼达健康和促进她发展的方法。

1. 讨论希拉在阿曼达的行为中注意到的"警示信号"，你会根据这些信息采取什么行动？为什么？

2. 希拉是怎样利用她的人际关系（同事和孩子的家庭）来支持和推动关于阿曼达的工作的？

3. 想象一下希拉在和哈莎夫人的谈话中说："你把阿曼达留给你 8 岁大的女儿照看。你知道那有多危险吗？"谈话的结果会受到怎样的影响？为什么？

课程计划

标题：外面是谁？

儿童观察：

塞伦（14 个月大）蹒跚地走到窗前，开始用手敲打窗户。在外面学习的 3 岁孩子转身看着他。她跑过去，把鼻子贴在窗户上。塞伦往后退了退，然后开始咯咯地笑。

儿童发展目标：

培养接受性语言能力。

作为对话的一部分参与轮流发言。

材料：无

准备工作：无

学习环境：

1. 当你在窗户附近注意到窗边的塞伦时，过去陪他。

2. 在与他一起看向窗外的同时，使用描述性语言讨论你注意到的事情。举例来说，你可以说：

"学前班的孩子们今天在外面很开心。他们正在草地上奔跑。我认为他们可能正在玩追逐游戏。索菲娅边跑边笑。"

3. 通过给出提示或开放式问题邀请孩子参与对话，例如：

（1）我想知道为什么她笑得那么开心。

（2）你认为她接下来会做什么？

4. 接受并详细解释儿童的答案。例如，如果孩子说"唱歌"，你可能会说："她在荡秋千。她一定很开心。我们一会儿出去的时候你想荡秋千吗？"

指导思考：

如果塞伦变得兴奋并且敲打窗户，引导他轻轻敲打窗户。如果他变得太兴奋或行为粗暴，可以让他从其他两种活动中进行选择。例如，你可以让他画出透过窗户看到的东西或伴着音乐戴着围巾跳舞（或两种他最喜欢的活动）。

变化：

创编一个关于"你正在向外看什么"的故事。可以为故事添加细节，邀请儿童回答问题。

拓展阅读

Gallahue, D. Ozmun, J., & Goodway, J. (2012). *Understanding motor development: Infants, children, adolescents, adults* (7th ed.). New York: McGraw-Hill Humanities/Social Sciences/Languages.

Justice, L. M., & Redle, E. E. (2014). *Communication sciences and disorders: A clinical evidence-*

based approach (3rd ed.). Upper Saddle River, NJ: Pearson Prentice Hall.

Pica, R. (2014). *Toddlers moving and learning: A physical education curriculum*. Minneapolis MN: Redleaf Press.

Stamm, J. (2008). *Bright from the start: The simple, science-backed way to nurture your child's developing mind from birth to age 3* (reprint). New York: Gotham.

第三章
情绪与社会性发展

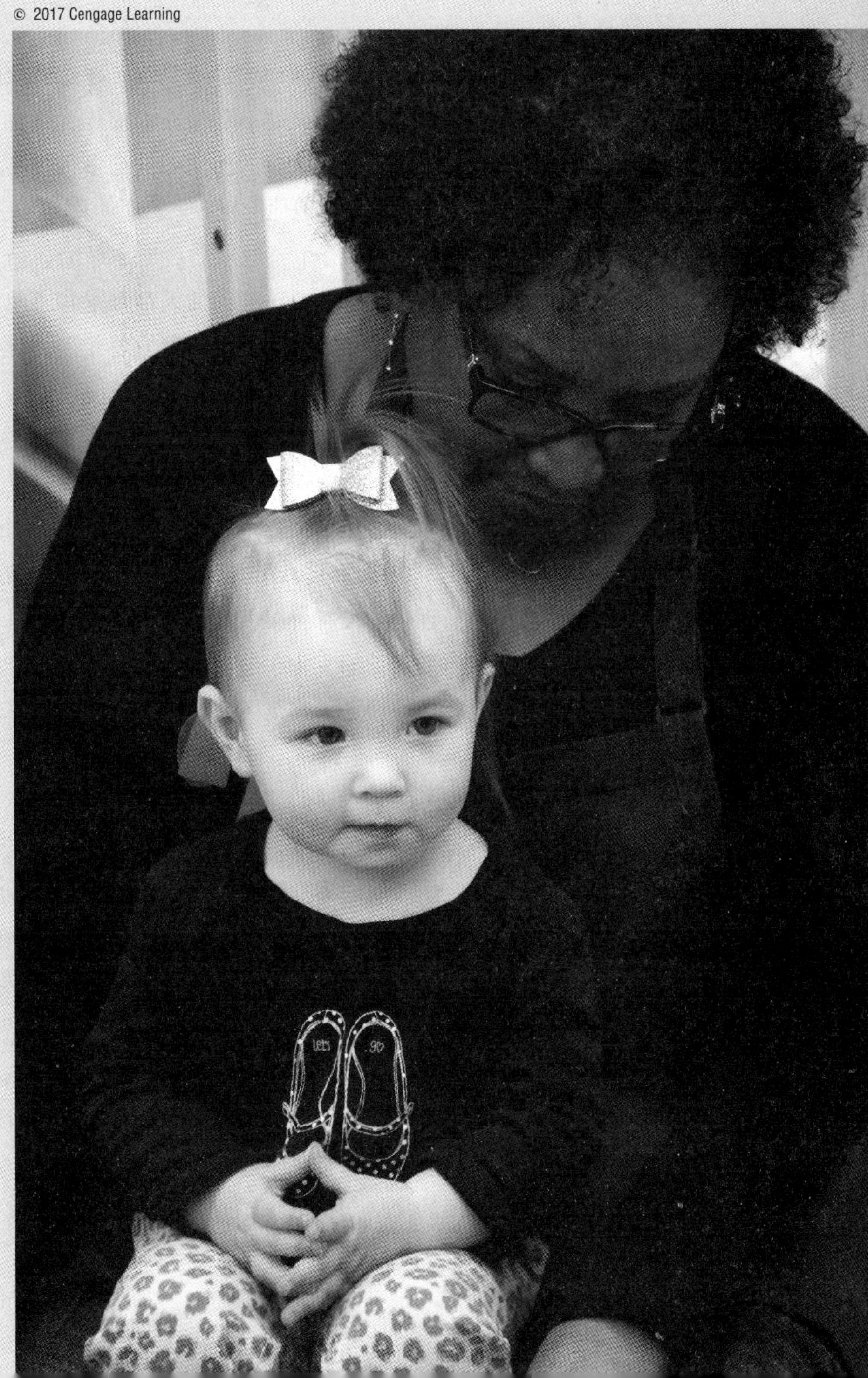

学习目标

阅读完本章，你应该能够：

1. 判别 0 ~ 3 岁婴幼儿情绪发展的典型模式。
2. 依序指出 0 ~ 3 岁婴幼儿社会性发展的典型模式。

本章涉及的标准

naeyc 全美幼教协会早期教育工作者专业准备标准

1. 促进儿童的发展和学习

DAP 发展适宜性实践指南

2. 通过教学促进儿童的发展和学习

此外，在 NAEYC 发展适宜性实践的标准中，包含了对婴幼儿照护至关重要的六大领域。本章重点讨论的内容是：策略。

情绪发展模式

不同于其他的恒温动物，人类的婴儿完全依赖环境来满足他们最基本的需求。为了能独立生存，在出生后 9 个月的时间里，儿童需要在他人的帮助下学会独自爬行和移动。因此，照护者需要为婴幼儿的身体和情绪创造一个安全的空间。儿童应受到有意识的照护和不松懈的关注以及长期的哺育，他们承受的压力要处于理想状态，照护者要用尊重的方式回应他们的需求。对于非常幼小的婴儿，需要将他们抱在怀里亲密抚摸、同他们讲话、一边播放舒缓的音乐一边轻轻摇晃他们。将宝宝从一个地方移到另一个地方时，应当采用恰当而安全的转移方式。

高质量的托育中心营造了积极的学习氛围。在这种氛围中，孩子们会基于兴趣和好奇心对环境做出反应，从而获得安全感。婴幼儿不应该受到批评，因为他们正在学习社会认可的情绪反应，这个过程需要花费大量的时间——很多很多年来完成。当儿童的情绪需求得到满足时，他会感受到一个积极拥抱他的世界。

身体最基本的感受是快乐和痛苦。曾经有人认为，新生儿只能体会到这两种一般的感觉状态。然而，任何有过婴幼儿照护经验的人都普遍知道他们其实能够体会并表达从狂喜到深悲的全部人类情绪。通过对环境的积极体验，婴儿很快就会学会重复那些产生愉悦体验的行为，并尽可能避免导致痛苦的行为。但行为—反应模式远不能阐释这种对重复愉悦或避免痛苦的渴望；它仅仅反映了脑的连接方式（见第二章）。生命早期的重复经历和情绪剥夺会使脑重新焕发活力。

无论我们多么敏感、多么关心他人，都不可能保护婴幼儿免受身体和情绪上的痛苦。痛苦是一种自然且正常的生活体验，对于我们的生存能力和从经历中学习的能力来说是极其宝贵的。就像运动员理解“没有付出就没有收获”这句话一样，因为肌肉在负重的情况下才会变得更强壮，大多数成长的变化在带来快乐的同时也会带来痛苦。成人应该帮助孩子学会在感到痛苦的时刻如何应对。那些试图保护孩子远离所有痛苦并让他们一直处于快乐状态的照护者，对自己和孩子的期望都是不切实际的。

然而，应该注意的是，婴幼儿特别容易遭受痛苦的经历，因为他们缺乏自我保护能力。当儿童无法摆脱长期的痛苦情绪，如遗弃、拒绝和来自成人的愤怒，或肉体上的痛苦，如躯体虐待或性虐待，情绪的健康发展就会受到危害。在这种情况下，孩子们会发现自己的感受或他人的感受并不重要，从而导致他们缺乏自我意识并对他人不敏感。

婴儿仿佛比较自私，因为他们只关心自己的需求，但要婴儿变得“不自私”是不可能的，因为婴儿不能很好地理解自己的行为对他人的影响。例如，当一个 3 个月大的婴儿在半夜饿醒时，她不会意识到她的饥饿会给身旁熟睡的照护者带来不便。然而，当孩子的基本需求得到满足时，她就会变得好奇、敏感，并能意识到其他人的存在。从这个基本层面上讲，孩子们逐渐学会了平衡自己与他人的情绪和需求，并能够以平等的给予和索取来建立亲密的关系。

有时，小孩子的情绪变化很快。一个蹒跚学步的小孩儿可能前一分钟还在尖叫，下一分钟就跳到你的怀里拥抱你。随着年龄的增长，孩子的认知和语言技能也在不断提高，他们可以更好地用语言来详细地描述不同的感觉状态。在 5 或 6 岁的时候，那些经历过高质量照护的孩子能够在思想、情绪和行为上对自己和他人进行复杂地、有意识地区分。

在生命的前 3 年里，出生时的特征，包括体型、健康状态和气质，与环境中愉快和痛苦的经历是相互影响的，共同形成了成长中的孩子的认知（例如，孩子对自我、他人和世界的看法）。下一节将介绍与婴幼儿相关的身份发展理论。这里讨论的理论展示了儿童如何通过一个复杂的过程来创建世界模型，通过与成人和其他儿童的互动来影响和塑造他们的特征。这些世界模型成为人们一生中持久的反应和模式的基础，我们称这种反应和模式为人格。

埃里克森的心理社会理论

埃里克森的生命周期理论（1950）加深了我们对儿童如何通过应对生活中的挑战来发展情绪的理解。他将这一理论命名为心理社会理论，因为各种各样的挑战都归结于同时关注自己（心理）和与他人（社会）的关系（McDevitt & Ormrod，2013）。他认为，儿童在从婴儿期到老年的发展过程中，必须解决八个危机或经历八个阶段。每一次危机都被视为一个转折点，在这个转折点上，发展可以向成功的方向推进，也可以向更消极的方向转变。虽然他认为前一个阶段危机的解决会影响未来阶段的结果，但他也认为人们可以在后续发展过程中重新审视未解决的危机（或危机的解决朝着负面结果发展）。在这八个阶段中，前三个阶段对婴幼儿的发展非常重要。

1. 基本的信任与不信任

在婴儿时期，孩子们学会了信任或不信任自己和这个世界，这取决于他们是否被给予温暖和敏感的关怀。信任是通过照护者一致的、回应性的和恰当的行为建立的。在这种情况下，婴儿认识到他们的需求是重要的，他们相信别人会回应自己的信号并满足自己的需求，当婴儿需要等很久才能得到安抚，当成人的应对方式很粗暴、迟钝，又或者成人的应对方式不一致时，婴儿就会对自己和他人产生基本的不信任。当成人完全担负起恰当回应的责任时，孩子也会在互动中扮演积极的角色。当婴儿难以安抚时，会令人感到沮丧，沮丧程度还会不断上升。因此，即使成人一开始很平静、很敏感，但当问题难以解决时，负面情绪也会掺入。

2. 自主与羞愧、怀疑

婴儿能够移动后，分离和个性化的过程就开始了，最终结果是自主。孩子们需要自己做出选择和决定。照护者若能允许孩子合理地自由选择，不强迫或羞辱孩子，就能够培养孩子的自主和自信。如果照护者对孩子的行为进行诸多限制，或者不断地限制他们的选择，孩子就会形成依赖，对自己的决策能力缺乏信心。因此，家长和教师必须在支持、鼓励与保护、指导之间取得平衡（Graves & Larkin，2006）。

3. 主动与内疚

当照护者支持孩子建立对目标和方向的认知时，他们的主动性会通过进取心和责任感的表现形式被开发出来。当照护者过度要求孩子们进行自我控制或承担不符合年龄的责任时，孩子们会感到被过度控制或内疚，或者两者兼而有之。

埃里克森的成长阶段揭示了孩子们是如何养成这些品质从而获得幸福而有意义的人生的。正如第一阶段所表明的那样，在人生的第一年培养出的信任感可以让婴幼儿产生积极的、持久的个性，这些个性可以影响孩子的未来。作为照护者，我们对婴幼儿基本需求的不间断的回应所产生的影响是无法估量的。此外，最近的研究表明，12个月大的婴儿会信任表现得像专家一样的成人（Stenberg，2013）。例如，当专家用适当的语言描述玩具（如颜色、形状）并成功地使用玩具时，婴儿会关注专家，花更多的时间玩玩具（与非专家相比）。作者的结论是："从社会性参照的角度来看，这些发现可以理解为婴儿对从可靠的信息源中寻找信息的兴趣更大，并且比从不那么可靠的信息源中使用信息的动机更大。"（pp.898-899）因此，当与婴儿建立信任（这种情况下要基于专业知识）时，他会将这个人作为信息来源或行为参照。

发展信任感

信任和安全主要来自成人自身值得信赖的行为。成人在接受和欣赏的氛围中始终如一地回应孩子的暗示或行为，这对于建立信任非常重要。确保对儿童实施一致和适当的照护者行为的一些方法包括：建立一致的常规并能提供大量的三"A"照护，即关注（Attention）、认可（Approval）和协调（Attunement）（见第四章）。始终以温暖和尊重的态度回应孩子的需求将有助于他发展安全感和信任感。领悟儿童的暗示并能够从他的角度看待事物是回应性照护的必要组成部分（Oppenheim & Koren-Karie，2002）。在与儿童讨论潜在的情绪困扰话题时，回应性照护者也会提供敏感的指导（Koren-Karie，Oppenheim，Yuval-Adler，& Mor，2013）。当确保最低师幼比的照护政策执行到位时，早期教育工作者可以满足每个儿童的诸多情绪需求（见图3-1）。

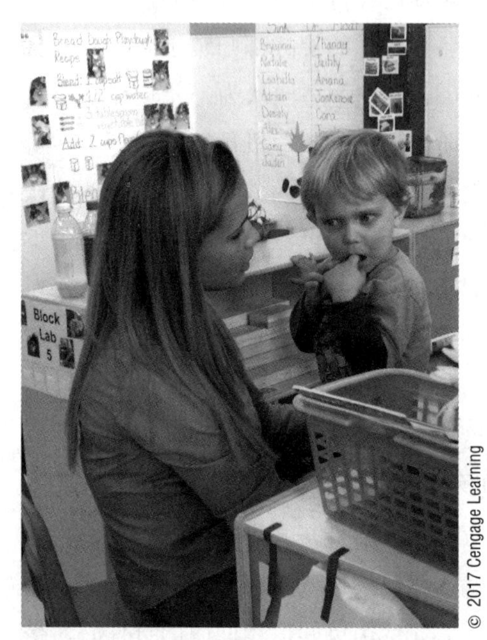

图3-1 儿童在学习调节情绪时需要成人的帮助

发展自主性

正如前面提到的，学步儿要在自主与羞愧和怀疑之间找到平衡。坂上（Sakagami，2010）认为，反抗和服从都是自主的例子，尽管形式不同。当成人施加过多的控制时，儿童会感到愤怒，抗拒被控制，并被成人视为叛逆。因此，"叛逆"的行为是自主的表现。当孩子们急切地承诺并遵守父母或大人的日程安排时，他们也表现出了自主。

支持主动性

因此，坂上（2010）同意埃里克森的建议，儿童在反抗最小化、顺从最大化的学步儿进程中，需要合理的自由和期望。为了实现这些自由和期望，你需要知道：（1）发展常规模式；（2）每个孩子的个体发展模式。因为孩子们的发展顺序是相似的，所以你对孩子的期望是有参考的。照护者需要知道每个孩子在发展区间内的定位。如果你期望孩子在成长过程中完成不符合他们发展阶段的事情，你就会面临过大的压力。例如，你可以期望 30 个月大的马克想要自己吃饭，因为他能够用勺子盛满食物送到嘴里。而期望 9 个月大的娜奥米拥有那样的肌肉协调能力或表现出那样的主动性是不合理的。附录 A 中的发展里程碑可以帮助你记录观察结果，评估发展水平，并利用这些信息在与儿童互动时做出明智的决定。理解发展里程碑有助于建立安全感和信任，因为孩子们的经历应当伴随着成功、精通、三个“*A*”，而不是压力、挫折和拒绝。

分离和共处

两种相互矛盾的理论都试图阐释婴儿发展自我意识的过程。二者具备许多相同的观点，但从相对的角度考察了这个过程。来自维也纳的儿科医生玛格丽特·马勒（Margaret Mahler）撰写了大量关于父母和孩子之间联系的重要性的文章，这个过程被称为分离个性化（separation-individuation）[①]（Greenberg & Mitchell，1983）。马勒认为，孩子们从一开始就认为自己是母亲的一部分，或者身体是母亲的一部分。在最初的几个月和几年里，他们必须成为一个独立的人。在婴儿出生到 4 个月大的时候，婴儿慢慢地对外部世界越来越敏感，并开始意识到他们的主要照护者是一个外部对象。马勒提出的分离个性化的四个子阶段开始于 4 个月左右，如下：

子阶段	年　龄
1. 分化	4 ~ 10 个月
2. 练习	10 ~ 15 个月
3. 调节	15 ~ 36 个月
4. 本能的客体永久性	36 个月至整个童年阶段

分　化

从 4 个月到 10 个月为“分化”阶段，婴儿开始以更自主的方式行动，探索照护者（例如，拉扯头发，穿衣服）。婴儿还审视世界，并来回检查以区别“照护者”和“其他人”。婴儿在辨别外部和内部感觉方面也有一定的能力，这种辨别能力形成了自我意识（自我概念）的基础。

练　习

当宝宝能够移动后，练习阶段就开始了。因为婴儿现在可以离开照护者，不断提高的身

① 分离个性化：将自我定义为与他人分离的过程，从婴儿期开始，持续整个童年期。

体辨别能力和与他人分离的意识都得到了体现。孩子开始将照护者作为情绪和身体上的“加油站”——移动很短距离，然后返回来获取情绪营养。孩子也专注于自己的而非从照护者那里得来的能力，变得无所不能（omnipotent）[①]（意识不到任何身体上的限制）。根据马勒、派因（Pine）和伯格曼（Bergman）（1975）的说法，如果孩子想要建立强烈的认同感，照护者必须在这一阶段允许身体和心理上的分离。

调　节

在 15 ~ 18 个月，婴幼儿进入了调节阶段，在这个阶段，全能（没有限制）的感觉被打破了。婴幼儿不能马上得到自己想要的东西，所以会经历挫折、分离焦虑，并意识到照护者并不是总以肯定态度回应他们的独立的人。通常情况下，由于相互冲突的依赖和独立需求，孩子们会在依赖需求和与照护者激烈斗争之间徘徊。由于这一时期语言的迅速发展，孩子们纠结于性别认同、接受“不”、信念与态度的发展以及在已经形成的自我概念基础上增加的价值。

本能的客体永久性

马勒的最后一个阶段客体永久性大约从 36 个月开始，包括发展稳定的自我概念（固定不变的）和稳定的对他人、地点和事物的概念。自我恒常性和客体永久性是必要的，这样儿童就能发展出一种一致的自我意识（例如，同一性）。在这一阶段，至关重要的是，照护者要在孩子和世界之间起到缓冲作用，同时支持和尊重成长中孩子的能力，使他们在没有焦虑或恐惧的情况下实现分离和个性化。

斯特恩的理论

丹尼尔·斯特恩（Daniel Stern）虽然使用了同样的结合和分离的概念，但在他的理论下，这个过程与马勒的推理相反。斯特恩认为，婴儿是“孤独”地出生的，必须学会与他人相处（Galinsky，2010）。斯特恩利用亲子互动的视频，逐帧分析了成人和孩子对彼此的反应。他发现婴儿同步模仿了母亲的行为（Stern，1985）。例如，当母亲举起她的手臂时，婴儿也举起了她的手臂。婴儿的行为必须发生在能够给他们记忆能力的某一短暂时空中（Stern，2000）。换句话说，他们获取、存储、处理视觉信息和创造有意识反应的能力是有限的。这些结果引出了一个问题：如果婴儿相信自己是母亲的一部分，他们如何能以这种方式做出反应？斯特恩（2008）认为，婴儿在出生时就一定具备“某种初级的主体间性能力”（p.181），或“以某种方式参与和了解他人的经验”的能力（p.182）。主体间性是存在的，但在出生时并没有完全形成，然后随着时间的推移而进一步发展。一项研究（参见 Stern，2008）表明，婴儿很快就能学会理解他人的意图，而不仅仅是他们的行为。从这个角度来看，婴儿面临的挑战不是与重要的成人分离，而是找到把自己的意图与成人进行

---

① 无所不能：意识不到任何身体限制以及感受高于物理法则的体验。

结合的方法。

皮亚杰、马勒和斯特恩的三个理论观点虽然是以不同的方式展现的，但都证明了人生前 3 年对自我同一性和人格形成的重要作用。鉴于在所有这些理论中儿童个体特征的重要性，下面我们将讨论情绪发展的另外三个因素：气质、情绪智力和自尊。

气 质

气质（temperament）[①] 被定义为“表征一个人行为的基本风格”（Chess，Thomas，& Birch，1976）。所有的孩子生来都有特定的气质。气质会影响婴幼儿做什么、学什么，他们对自己和他人的感觉，以及他们与人和事物的互动类型。

早期的研究表明气质是稳定的，不会因为环境的影响而改变（Caspi & Silva，1995）。近期的研究支持从婴儿期到学步儿期再到 3 岁（Losonczy-Marchall，2014）或 4 岁（Carranza González-Salinas，& Ato，2013）时，气质的连续性。然而，大量的研究表明，在最初的 3 年里，养育孩子的行为和其他环境因素会显著影响儿童的气质（Gunnar，1998；Worobey & Islas-Lopez，2009）。更具体地说，詹森（Jansen）和他的同事们发现，低收入家庭的婴儿更有可能被认为有一种难以相处的性格，而这种联系在一定程度上可以用家庭压力和母亲心理健康程度来解释（Jansen，Raat，Mackenbach，Jaddoe，Hofman，Verhulst，et al.，2009）。这就引出了一个问题，即儿童气质是特定环境影响的原因或结果，因为其他研究发现，随着婴儿气质的各个方面变得越来越消极，养育子女的过程也会变得越来越消极（Bridgett，Gartstein，Putnam，McKay，Iddins，Robertson，et al.，2009；Davis，Schoppe-Sullivan，Mangelsdorf，& Brown，2009）或母亲会报告更高水平的育儿压力（Oddi，Murdock，Vadnais，Bridgett，& Gartstein，2013；Siqveland，Olafsen，& Moe，2013）。这些结果表明，婴儿在塑造他们自己的发展以及发展发生的环境中扮演着重要的角色。

切斯（Chess）等研究了数百名儿童和他们的父母，以调查婴儿在行为方式上的差异（1976）。对观察和访谈的分析揭示了九种行为模式。在每种模式中，他们发现了一系列的行为。表 3-1 列出了这九种行为类别和每种类别中观察到的极端行为表现，大多数婴儿的行为介于高、低极端行为之间。切斯和她的同事们进一步将这九种模式分解为三种基本的气质类型：灵活轻松型、慢热型和困难型。

表 3-1 气质的行为分类

行为类别	极端行为	
	更 高	更 低
（1）活动水平	极度活跃——不能安静坐着	昏昏欲睡——稳重的、被动的
（2）规律性	刚性和不灵活的模式	不可预测和不一致的模式

① 气质：身体、情绪和社会性方面的人格特质和特征。

续 表

行为类别	极端行为	
	更 高	更 低
（3）回应新环境	外向的，积极的，接近的	退缩的，胆小的，高度谨慎的
（4）适应性	喜欢惊喜，反抗常规日程，不喜欢结构化活动	不喜欢变化，喜欢常规日程，需要结构化活动
（5）感觉阈限	意识不到光、声音、气味的变化	对光、声音、气味的变化高度敏感
（6）积极和消极情绪	感到乐观	感到消极；拒绝积极
（7）反应强度	声音非常响亮，充满活力，精力充沛	非常安静和柔软；低能量的
（8）注意力分散程度	对外界的视觉和听觉刺激不敏感	不能集中注意力，对视觉和听觉刺激高度敏感
（9）持久性	持续到任务完成	轻易放弃，不尝试新事物

最新研究表明，考虑孩子们对新经历的反应会比试图根据各种不同的行为将他们划分为不同的模式更有帮助。有些孩子对新奇的或不熟悉的情况会表现出高兴或兴奋的情绪，或者他们很容易与物体或人互动（例如，过度表现）；其他的孩子对同样的情况的反应是高度警惕，用运动反应、哭和其他的方式来表达消极的情绪（Fox，Henderson，Rubin，Calkins，& Schmidt，2001；Hane，Fox，Henderson，& Marshall，2008）。卡根（Kagan）和他的同事们发现，4 个月大时婴幼儿的哭泣（非运动反应）与出生后第二年的行为抑制有关（Moehler，Kagan，Oelkers-Ax，Brunner，Poustka，Haffner，et al.，2008）。这一结果使研究人员对运动反应性在发育早期所起的作用产生了疑问；这一点很重要，因为行为抑制与短期和长期的社会适应问题都有关联。在婴儿期或学步儿期行为抑制程度越高的学龄前儿童和青少年在社交方面就越孤僻（Pérez-Edgar，Bar-Haim，McDermott，Chronis-Tuscano，Pine，& Fox，2010；Pérez-Edgar，Reeb-Sutherland，McDermott，White，Henderson，Degnan，et al.，2011；Pérez-Edgar，Schmidt，Henderson，Schulkin，& Fox，2008）。

下面的描述说明了在课堂情境下你会如何注意到气质（活跃或行为抑制）。

贾默尔每天早晨躲在母亲后面走进房间。每当有生人来访，他就躲在照护者身后。当别人在玩新的皮球时，他站在墙边看着。不认识的食物他一口也不吃，而是留在盘子里。贾默尔需要时间来适应新环境。强行让贾默尔参与新活动会让他很焦虑。告诉他一个新的球不会伤害他或者不熟悉的食物对他有好处，并不能说服他。当他心情愉悦时，他才会玩新球。尽管他已经熟悉了环境，他仍然需要个人时间和空间。在他最终尝试新食物之前，要多为他提供几次食物。

清晨，保罗来到房间里，满脸笑容。她环顾四周，发现桌子上有一副新的拼图。她冲过去，一边问照护者关于拼图的事，一边看着图案笑。她把拼图拿出来，拼装了一部分，然后请求照护者和她一起拼。保罗对新环境感到很兴奋，渴望尝试新体验。

拟合优度（goodness-of-fit）[①] 模型

托马斯和切斯（1977）认为，孩子和照护者之间气质匹配比孩子自身的气质类型对其整体功能的发展更加重要。成人—儿童拟合优度模型得到了家庭研究（Karreman，de Haas，van Tuijl，Van Aken，& Deković，2010；Schoppe-Sullivan，Mangelsdorf，Brown，& Szewczyk Sokolowski，2007；Van Aken，Junger，Verhoeven，Van Aken，& Deković，2007）和早期教育工作者（Churchill，2003；De Schipper，Tavecchio，Van IJzendoorn，& Van Zeijl，2004；LaBilloisa & Lagacé-Séguin，2009；Rudasill，2011）的重视。

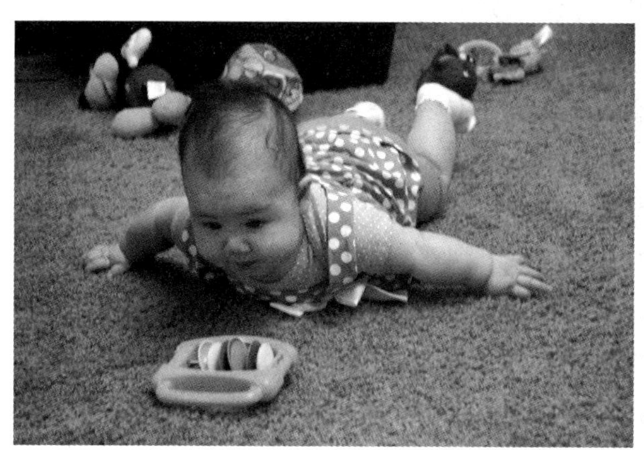

图3-2 这个执着的婴儿可能在想："我能行。我知道我能够到那个玩具！"

了解每个孩子的气质以及你自身的气质将帮助你更好地成为一个有效的照护者（见图3-2）。弗拉纽和希森发现，专为早期教育教师设计的气质工作坊使他们获得了关于气质概念的重要知识（1999）。然而，没有证据表明这些工作坊能显著地提高照护者对儿童行为和情绪的接受程度。认真反思你自己和孩子的气质，通过确定策略来回应并尊重与你气质不同的孩子的需要，这样可以帮你创造"拟合优度"。

思考下面的例子：

> 奥拉夫在玩积木。他建的"高烟囱"倒了，一块积木重重地砸在他的手上。他大声喊叫。雷正在附近玩耍，也被一块倒下的积木砸到。他惊讶地抬头看了看，但什么也没说。

作为照护者，你会怎么做？你会说什么？响亮的声音对你来说意味着什么？什么是你可以接受的？为什么某种行为对你来说是可接受的或不可接受的？你认为雷比奥拉夫优秀是因为他没有大声喊叫吗？你对奥拉夫的所作所为，反映了你对他这个人的认可与否，反映了你是否能够帮助他适应环境，也反映了你适应孩子的能力。

情绪智力和脑

情绪能力是情绪激发社会交往中自我效能感的体现。换句话说，婴幼儿必须学会了解情绪，例如，婴幼儿不仅要知道什么时候需要控制情绪，而且要知道在特定的情况下如何调节情绪。通过展示情绪能力来应用情绪智力是一项终身任务，它从生命早期开始，并受到脑的特定区域发展的显著影响。

---

① 拟合优度：儿童和他们的照护者之间的气质匹配。

在第二章中讨论的脑的三个部分之间的边缘系统（limbic system）[①] 负责情绪控制，情绪反应，荷尔蒙分泌，心情，动机和疼痛 / 愉悦的感觉（见图 3–3）。这个系统包括但不限于脑的以下部分：杏仁核、海马体、丘脑和下丘脑。这些结构帮助婴儿产生基本的情绪（如恐惧、喜悦、愤怒），产生身体对情绪的反应，如面部表情（如皱眉）和生理变化（如心跳加快），并在积极的环境支持下，为儿童学习适当地表达和控制自己的情绪提供帮助。

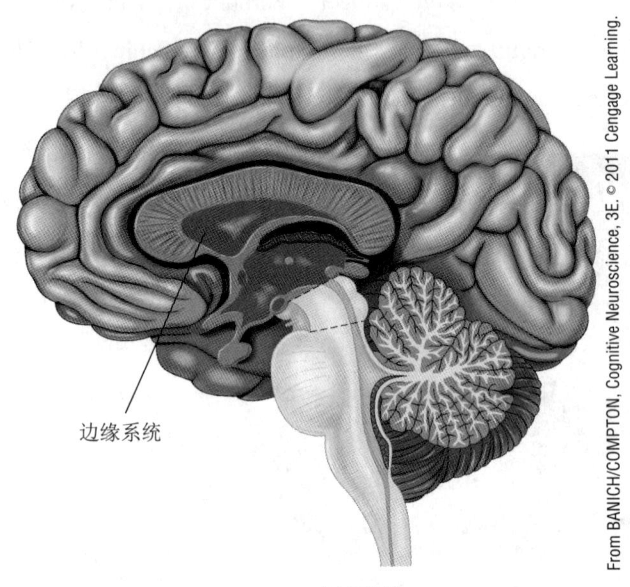

图3–3 边缘系统

丘脑和杏仁核在情绪调节中起着特别重要的作用。当感知到威胁时，丘脑向皮质发送感觉信号，皮质负责处理信息，并在必要时向杏仁核发送信息以做出反应。杏仁核通过释放肾上腺素和其他应激激素（如皮质醇），向身体其他部位发出信号，让身体做好应对准备。这些激素会增加心跳和呼吸频率，使受到威胁的人更专注于“战斗还是逃跑”。这些激素的释放会导致身体从不必要的功能转移到生存的功能上，如生长、繁殖和抵御细菌或疾病（如免疫系统功能下降）。然而，当一个人被“情绪劫持”时，这条通路就会被破坏，信息会绕过脑皮层（“思考”脑），立即进入杏仁核，杏仁核会产生强烈的、有时甚至是非理性或破坏性的反应。

鉴于处于困境状态对总体生长、健康和发展的潜在短期和长期影响，研究人员对皮质醇水平相关的变量进行了广泛的研究。研究的变量包括母亲的产前皮质醇水平、父母和 / 或教师的行为以及家庭外体验质量指标。

皮质醇水平的影响

母亲孕期的较高皮质醇水平与婴儿出生后第二年的认知能力呈负相关（Bergman，Sarkar，Glover，& O’connor，2010）。换句话说，母体的皮质醇水平越高，婴儿的认知能力

① 边缘系统：负责情绪控制，情绪反应，荷尔蒙分泌，心情，动机和疼痛 / 愉悦感觉的系统。

就越低。这项研究进一步揭示了母子关系类型对这种关系的调节作用。对母亲表现出不安全依恋的儿童呈现出这种消极的联系，而安全依恋的儿童则没有这种表现（Bergman et al.，2010）。

其他研究人员研究了育儿行为与皮质醇水平之间的关系。在一项研究中，皮质醇水平较低的母亲与婴儿的交流更具破坏性（Crockett，Holmes，Granger，& Lyons-Ruth，2013）。换句话说，皮质醇水平低的母亲很难以一种移情的且不中断的方式与婴儿互动。与此相反，另有研究人员发现，睡前情绪比较好的母亲的婴儿晚上分泌的皮质醇水平比情绪较差的母亲的婴儿更低（Philbrook，Hozella，Kim，Jian，Shimizu，& Teti，2014）。综上所述，这些结果表明亲子关系的质量会受到成人和婴儿皮质醇分泌的影响。

布根塔尔（Bugental）、施瓦茨（Schwartz）和林奇（Lynch）（2010）研究了皮质醇水平、养育行为和儿童记忆能力之间的关系。他们发现，当母亲们参加一项干预项目，该项目的重点是“对照护问题挑战进行建设性的重新解释，以及提升她们解决这些挑战的感知能力”时，孩子的皮质醇水平会下降（p.161）。然而，当母亲在与婴儿发生冲突时采取回避/撤退行为时，婴儿的皮质醇水平则会升高。作者推测，父母未能对婴儿的痛苦做出反应可能会导致儿童情绪调节方面出现问题。3岁时的短期记忆功能与1年随访期间测量的皮质醇水平相关（Bugental et al.，2010），这进一步证明早期经验可能对后期发展产生长期影响。

其他研究团队调查了特定的育儿行为对皮质醇水平的影响，贝杰斯（Beijers）、瑞克森-瓦雷文（Riksen-Walraven）和德维思（de Weerth）（2013）发现，婴儿与父母同睡的时间越长（即与婴儿同床或同屋睡觉），在压力状态下的皮质醇反应活性越低。此外，母乳喂养时间较长的婴儿在压力大的情况下，皮质醇水平上升后回落较快。

其他环境，尤其是非家庭照护，对皮质醇水平的影响也得到了广泛的研究。研究发现，照护对低风险儿童和高风险（包括低收入家庭）儿童的影响是不同的。更具体地说，对于中产阶级的孩子来说，从上午10点左右到晚上10点左右与家人在一起时，他们的皮质醇水平没有显著变化，但他们在家庭式托育中心时，皮质醇水平显著上升（Gunnar，Kryzer，Van Ryzin，& Phillips，2010）。事实上，对于低风险儿童，接受照护的时间越多，就能预测他们的皮质醇处于较高水平（Berry，Blair，Ursache，Willoughby，Garrett-Peters，Vernon-Feagans，et al.，2014）。对于生活贫困或受多种危险因素影响的儿童样本，在托育机构待一上午后，他们的皮质醇水平会有所下降（Rappolt-Schlichtmann，Willette，Ayoub，Lindsley，Hulette，& Fischer，2009），而且时间越长，下降得越多（Berry et al.，2014）。

在照护服务项目中，哪些变量与儿童皮质醇水平的上升或下降有关？研究发现，照护质量测量与儿童的皮质醇水平有关。例如，萨亚尼米（Sajaniemi）、苏霍宁（Suhonen）、孔图尔（Kontu）、兰塔宁（Rantanen）、林霍尔姆（Lindholm）和许蒂宁（Hyttinen）等人（2011）发现，课堂安排和团队计划的质量指标得分低，这与皮质醇水平升高以及全天的皮质醇水平增加有关。关于师生关系，利桑比（Lisonbee）、迈兹（Mize）、佩恩（Payne）和格兰格（Granger）（2008）发现，当儿童与教师冲突较多或儿童依赖程度较高时，儿童的皮质醇水平较高。相反，当儿童与提供更多情绪支持的教师在教室时（Hatfield，Hestenes，Kintner-

Duffy，& O'Brien，2013），或者当儿童与教师有更安全的依恋关系时（Badanes，Dmitrieva，& Watamura，2012），他们的皮质醇水平从早上到下午有更显著的下降。相对的，拉普特 - 施利赫特曼（Rappolt-Schlichtmann）等人（2009）在调查集体教学与小组教学的影响时发现，当从集体环境转移到小组环境时，儿童的皮质醇水平会下降；在这一变化中，那些与教师发生更多冲突的孩子（根据教师的报告）皮质醇水平降低较少。对教师行为的观察也得到了类似的结果。在干预 / 过度控制照护方面得分较高的教师与儿童从上午中段至下午中段皮质醇水平上升有关（Gunnar et al.，2010）。

正如该研究所表明的，迟钝的、有害的、有压力的或者疏忽的照护行为会对脑的发育产生负面影响。研究发现，无论是在家里还是在托育机构中，如果儿童受到较大压力或未得到回应，其皮质醇水平都有所上升（参见 Gunnar & Cheatham，2003）。监测儿童皮质醇水平可能有助于创建干预条件，避免皮质醇水平过高对成年后带来的负面结果，如抑郁和焦虑（Engert，Efanov，Dedovic，Dagher，& Pruessner，2011），创伤后应激障碍（Lopez & Seng，2014），心脏病（Seldenrijk，Hamer，Lahiri，Penninx，& Steptoe，2012），以及青春期皮质醇水平低度唤醒（Roisman，Susman，Barnett-Walker，Booth-LaForce，Owen，Belsky，et al.，2009）或高度唤醒（Nelemans，Hale，Branje，Lier，Jansen，Platje，et al.，2014）。

情绪智力

丹尼尔·戈尔曼（Daniel Goleman）在他的著作《情绪智力》（*Emotional Intelligence*，1996）和《社交智力》（*Social Intelligence*，2006）中提出了一个简明而全面的观点，说明如何把脑的发育与健康的社会性和情绪发展所必需的技能联系起来。据戈尔曼在书中所述，人们通常认为的智力只由认知能力组成的观点是不完整的，生活成功所需的技能有 80% 是由他所谓的**情绪智力（emotional intelligence）**[①] 决定的（Goleman，1996）。健康的情绪发展包括帮助儿童认识自己的感受，体验对他人的安全感和信任，建立健康的依恋关系，还要在“情绪引发的社会交易”中获得特定的技能和自我效能感（Saarni，Campos，Camras，& Witherington，2006，p. 250）。戈尔曼定义了在生命早期掌握的五个领域，它们对于高情绪智力和健康的同一性发展是必要的（见图 3–4）。

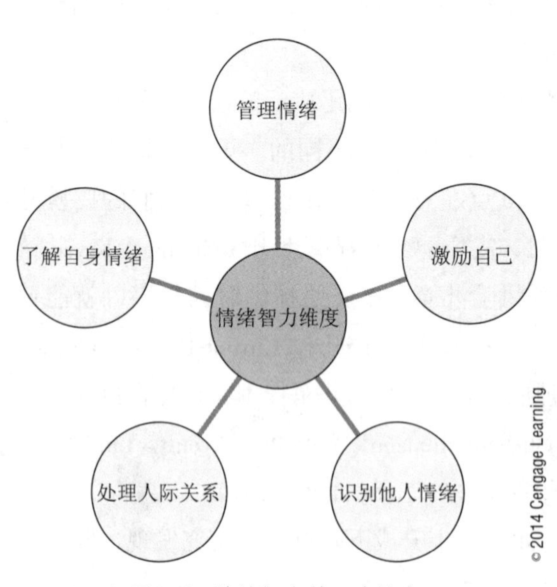

图3–4 情绪智力的五个维度

① 情绪智力：在生命早期学到的技能，对健康的情绪发展、良好的人际关系和充实的生活经历而言是必需的。

1. 了解自身情绪

识别一种正在发生的感觉，或自我意识（self-awareness）[①]，是情绪智力的基石。照护者应该帮助刚出生的孩子以健康的方式认识、体验、标记和表达他们的感受。对母亲情绪相关的社会化行为（如报告的情绪表现力、对儿童情绪的反应、观察的情绪谈话）的研究发现，这些行为可以预测一年后孩子的情绪自我意识技能（Warren & Stifter，2008）。具体来说，他们发现，做出更多与支持性情绪相关的社会化行为的母亲，其学龄前孩子对幸福的自我意识水平更高，而做出较少与支持性情绪相关的社会化行为的母亲，其学龄前孩子的悲伤自我意识水平较低（Warren & Stifter，2008）。

家长和早期教育工作者可以帮助儿童发展认知技能，了解自己的想法、感受和行为。照护者描述他们所观察到的（例如，“你的脸是红的，你一定生气了。”），对正在经历的情绪给出反馈（例如，“独自待在梯子上是很可怕的。”），并就儿童的想法、感受和行为提出问题（例如，“你感到悲伤或尴尬吗？”），帮助儿童发展与情绪有关的认知技能。从维果茨基的观点来看，这些策略在儿童时期尤其有价值，因为儿童会将刚刚萌芽的语言技能作为一种心理工具来控制自己的情绪和行为。研究发现，词汇量较大的儿童能够更好地使用语言来进行行为的自我调节（Vallotto & Ayoub，2011）。

2. 管理情绪

以一种适合情境的方式处理感受，是一种建立在自我意识基础上的技能。自我安慰的技巧以及在思想、感觉和行为之间保持平衡的技巧是管理情绪所必需的。照护者需要通过提供一个平衡理性行为和情绪表达的模型来帮助儿童完成这一自我调节（self-regulation）[②]过程。刚学会走路的孩子，虽然不能一直控制自己的情绪，但应该在他人的帮助下进行“努力控制”。根据鲁埃达（Rueda）、波斯纳（Posner）和罗特巴特（Rothbart）（2005）的研究，努力控制是一组自我调节的技能，包括注意力调节、反应抑制、坚持和延迟满足。表现出高水平努力控制的儿童在外化行为方面的水平较低，而在社交能力方面的水平较高（Spinrad，Eisenberg，Gaertner，Popp，Smith，Kupfer，et al.，2007）。因此，能够控制自己情绪的儿童似乎能够更好地与其他同龄的伙伴相处。参见“聚焦努力控制”获取更多信息。

作为照护者帮助婴儿调节情绪，有助于养成孩子情绪自我调节的风格。例如，父母等照护者在婴儿变得极度焦虑时才进行干预，会使婴儿的压力迅速上升到强烈的程度（Thompson，1988），使父母在未来更难安抚婴儿，也更难让婴儿学会自我安慰。那些当他们的孩子完成一项任务时表现出消极情绪的父母与那些注意力不那么集中的孩子有关联（Gaertner，Spinrad，& Eisenberg，2008）。因此，成人的消极情绪实际上可能会降低孩子在表达消极情绪时的注意力。另一方面，当照护者支持和帮助儿童满足通过感觉去表达的需要，并以此来确认儿童的需要时，儿童会将其内化为一种积极的方式来管理情绪、调节消极行为以及与他人的互动（Gaertner et al.，2008；Spinrad et al.，2007）。相比之下，当父亲在吓唬孩子（例如，

① 自我意识：关于一个人存在的基于感官的信息；一个人在与自我有关的身体里看到的、听到的和感觉到的信息。

② 自我调节：指导和控制一个人在社交和文化上适当的行为所必需的技能。

威胁身体和 / 或言语行为）和麻木不仁的养育行为上都处于高水平时，他们的孩子在 24 个月时的情绪调节不足程度要高于那些可怕且敏感的父亲的孩子（Hazen，McFarland，Jacobvitz，& Boyd-Soisson，2010）。这些研究人员得出的结论是，令人害怕的行为本身可能不是问题，

聚焦努力控制：它是什么，为什么如此重要?

努力控制是儿童发展文献中的一个新概念，在过去的5年里备受关注。因为它是一个较新的概念，理解努力控制以及影响其发展的因素吸引着研究者的兴趣。研究人员调查了人生最初3年努力控制的稳定性，发现它是稳定的。例如，从婴儿期（12个月）到学步儿期（24个月），努力控制的测量表现出连续性（Li，Pawan，& Stansbury，2014）。艾森伯格（Eisenberg）、爱德华兹（Edwards）、斯普拉德（Spinrad）、萨尔奎斯特（Sallquist）、埃格姆（Eggum）和赖泽（Reiser）（2013）采用了不同的方法，他们想知道在30 ~ 54个月大的孩子中，努力控制、反应性控制不足（冲动）和反应性控制过度（抑制新奇事物）是否是三个不同的结构。他们发现孩子在30个月时，努力控制与反应性控制（冲动和抑制的结合）是分开的，而在42个月和54个月时，这三个都是独立的结构。研究者的结论是，这种模式证明了努力控制和反应性控制是气质的两个不同方面，"随着年龄的增长，作为脑发育的功能，这两个方面的差异越来越大"（p. 2092）。

研究者研究了父母和儿童的特征等因素对努力控制能力发展的影响。在一项研究中，在外向性测量中得分较高的母亲，其儿童表现出的努力控制能力更强，而在教养压力较高的母亲中，儿童的努力控制能力较差（Gartstein，Bridgett，Young，Panksepp，& Power，2013）。对于"精力旺盛"的儿童（例如，积极的），父母行为和情绪基调的结合与努力控制相关联。特别是那些在与孩子互动时使用积极情绪基调讲出命令性和禁止性话语的母亲，在孩子上小学之前，会预示出更高水平的努力控制能力（Cipriano & Stifter，2010）。

研究还发现父母的行为（例如，支持、敏感和温暖）也会影响孩子努力控制能力的发展。在一项研究中，研究人员想知道努力控制的技能是否与母亲敏感性和孩子从挑战性任务中恢复的能力相关。他们发现，正如假设的那样，当孩子处于婴儿期时，母亲的敏感性预示着孩子能否拥有更好的控制力，反过来，孩子在33个月时的挑战性任务之后产生积极情绪的时间会更短（Conway，McDonough，Mackenzie，Miller，Dayton，Rosenblum，et al.，2014）。与此相关的是，婴儿在12个月时的努力控制预示了母亲在孩子24个月时对他们的安慰和认知促进（Li，Pawan，& Stansbury，2014）。换句话说，更敏感的母亲考虑到了她们对孩子监管能力的先前知识；展示了婴儿特征如何影响母亲的情绪指导行为。艾登（Eiden）、爱德华兹和伦纳德（Leonard）（2007）研究了父母的温情在酗酒家庭中的作用。当孩子24个月大的时候，母亲在温情方面得分较低，这与一年后（36个月）孩子表现出较少的努力控制有关。

为什么研究人员要把大量的时间和精力投入到努力控制的研究中呢？如前所述，努力控制水平越高，表现出的外化行为越少，而社交能力水平越高（Spinrad et al.，2007）。因此，努力控制能力强的孩子更容易与同龄人进行积极的互动。此外，在我们的社会中非常强调入学准备技能，所以努力控制可能发挥重要作用。具体来说，包括努力控制在内的特定认知和社会性—情绪技能对儿童如何获得早期学术知识的影响，是一个新的探究方向。梅尔兹（Merz）、兰德里（Landry）、威廉姆斯（Williams）、巴尔内斯（Barnes）、艾森伯格和斯普拉德等人（2014）研究了努力控制是否是一种可以解释学步儿和学龄前儿童（如2 ~ 4岁儿童）的背景因素和早期学术知识之间联系的发展技能。他们发现，努力控制的程度确实在父母教育、家庭环境和早期学术知识（如早期读写能力和生成性数学）之间起到了调节作用。例如，在高质量家庭环境生活过的儿童具有更高的努力控制能力，努力控制水平调节了家庭质量与早期读写能力之间的关系（Merz et al.，2014）。由于努力控制是儿童的一项主要发展任务，而这些技能的发展是在家庭中父母与孩子累积互动的结果，因此理解这些结果尤为重要。

因为“父亲在保持婴儿高度刺激的同时保持敏感，在可怕和乐趣之间徘徊，实际上可能正在构建他们的孩子以后发展调节强烈情绪和应对过度刺激的能力”（p. 64）。

3. 激励自己

在实现目标的过程中引导情绪对于培养注意力、掌握力和创造力至关重要，一种乐观主义（相信成功是可能的）和自我负责的基本态度是形成技能的基础（Csikszentmihalyi，1990）。婴幼儿的照护者可以观察他们的心理活动情况。例如，当一个婴儿全神贯注地探索他的手或照护者的脸时，你可以看到他的认知、感知、情绪和行为在他快乐的探索中都非常集中且协调。

许多动机研究者认为好奇心是人类的主要动力。婴幼儿自然充满了好奇心和探索的欲望。当照护者帮助孩子满足适当的身体和安全水平的基本需求，并尊重孩子作为独立的个体，能够为自己的经历承担一些责任时，孩子们就会感到安全，并能够进入探索内部和外部世界的美妙环节。

4. 识别他人情绪

移情（empathy）①（对他人需要或需求的敏感度）是一项基本关系技能。有关婴儿发育的研究表明，新生儿在出生后的前几个月内表现出同情心。最近的研究提供了证据，证明婴儿对其母亲和同伴的痛苦表现出了同情心，并且在生命的前两年变得更有同情心（Geangu，Benga，Stahl，& Striano，2011；Roth-Hanania，Davidov，& Zahn-Waxler，2011）。如果出生时同理心便存在，那么不敏感则是从后天环境中习得的。随着孩子的成长，照护风格对情绪自我调节和同理心产生深远的影响。看到成人的示范同情和挫折忍耐的孩子更有可能发展这些品质（Eisenberg，Fabes，& Spinrad，2006）。同样，当父母对学步儿情绪表达做出适当和敏感的反应时，学步儿表现出更多的共情行为（Emery，McElwain，Groh，Haydon，& Roisman，2014；Tong，Shinohara，Sugisawa，Tanaka，Yato，Yamakawa，et al.，2012）。另一方面，当婴幼儿受到虐待时，他们在情绪调节方面得分显著较低，并且比同龄人表现出更多的外化行为（例如，攻击）（Kim & Cicchetti，2010）。此外，似乎在早期阶段缺乏适当的照护（例如，被忽视），儿童的情绪智力会受到负面影响。沙利文（Sullivan）和他的同事们发现，在情绪知识方面，被忽视的4岁儿童比同龄人得分更低（Sullivan，Bennett，Carpenter，& Lewis，2008）。教师必须特别注意为缺乏情绪稳定性和同情心的儿童创造一个积极的学习环境，以提升其情绪的稳定性，培养其同情心。

DP 这项研究对照护者的影响应该是显而易见的：针对婴幼儿的不敏感、消极或攻击性会导致儿童对待自己和他人时表现出这些品质。如果照护是敏感的、积极的、有教养的，它会使儿童在成长过程中也表现出这些品质。尽管许多技能需要鼓励和模仿，但教师应该有意识地实施“以情绪为中心的课程”，以促进儿童发展适当的情绪反应、情绪调节和表达方式（Hyson，2004）。

5. 处理人际关系

情绪智力的最后一个领域包括流畅的互动和展示与他人和睦相处所必需的技能。虽然

---

① 移情：对他人的感受、需求或需要的敏感性；这是与生俱来的基本人际关系技能。

最初提出婴幼儿能够管理自己与他人的关系看起来有些奇怪，但研究表明，4 周大的婴儿就能通过哭闹传染察觉到他人的情绪；研究对此提供了强有力的证据，表明对哭泣的反应是有价值的（Saarni et al.，2006）。在测试 1 个月、3 个月、6 个月和 9 个月大的婴儿时，59% ~ 79% 的婴儿对痛苦的哭声的反应是声部和面部表情的痛苦增加（Geangu，Benga，Stahl，& Striano，2010）。婴儿对其他新生儿哭泣的反应很明显是哭。戈尔曼（2006）解释说，婴儿和其他人通过一个叫作情绪感染（emotional contagion）[①] 的过程，从他们周围的人那里"捕捉"情绪［参见 Yong & Ruffman （2014）对狗的情绪传染的研究］。"我们'感染'强烈的情绪，就像我们感染鼻病毒一样，因此可以缓解情绪上的感冒"（p. 22）。这种捕捉情绪的过程是无意识的，发生在杏仁核中，杏仁核是中脑中一个杏仁形状的区域，它会触发对危险信号的反应。

婴儿在头 3 个月内也会模仿他人的行为和表情。毫无疑问，婴儿的行为会引起照护者的反应。许多家庭甚至会庆祝孩子的第一次微笑、迈出的第一步、说的第一个词等。因此，即使"当我做 A 的时候，妈妈做 B"这种意识直到第一年结束才出现，但是孩子们却在很小的时候就知道他们的行为会影响他人。与他人合作的具体技能将在本书后面详细说明，但重要的是要理解，这些人际交往技能的发展发生在生命的最初几年，是与主要照护者关系的一部分。

交互同步

与如何培养儿童对他人情绪的管理能力相关的研究很少。关于婴儿对其主要关系的贡献的研究涉及先前讨论的气质研究和交互同步（interactional synchrony）[②]（Isabella & Belsky，1991）。交互同步最好被描述为一种敏感调整的"情绪舞蹈"，在这种情绪舞蹈中，照护者和婴儿间的互动是相互影响的（见图 3–5）。两者共享着积极的情绪状态，在情绪舞蹈的不同阶段，照护者和婴儿必要时会转换"跟随"和"引导"的角色（Goldsmith，2010）。根据费尔德曼（Feldman，2007）的理论，交互同步"为孩子后来的亲密关系、符号使用、同理心和阅读他人意图的能力提供了基础"（p. 330）。然而，参与交互同步不仅对婴儿有情绪上的益处，而且还与他们较低的生理困扰程度有关（Moore & Calkins，2004）。尽管有一些特定的文化行为和成人与婴儿的互动方式有关，但研究表明，它们之间存在更多的共同点而非差异。例如，最近从法国和印度移民到美国的母亲和婴儿表现出了类似的交互同步，但其频率低于非移民组（Gratier，2003）。同样，母亲和父亲

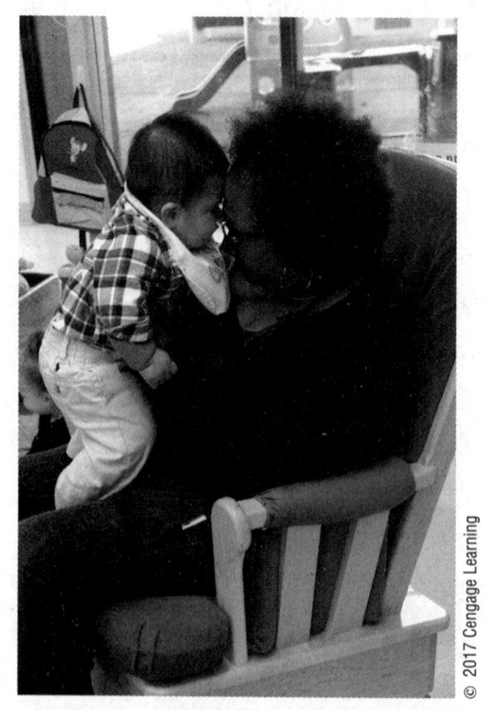

图3–5 交互同步是健康关系的基础

① 情绪感染：婴儿和其他人"捕捉"身边人的情绪的过程。

② 交互同步：一种敏感调整的"情绪舞蹈"，在这个互动过程中对照护者和婴儿都有好处。

在游戏互动中与儿童同步的能力没有差异（de Mendonça，Cossette，Strayer，& Gravel，2011；Feldman，2007）。然而，听力严重受损的婴儿与母亲的发音重叠较正常婴儿更多，表现出较弱的交互同步（Fagan，Bergeson，& Morris，2014）。然而，在婴儿接受人工耳蜗植入后的7个月内，交互同步得到增强。

综合来看，研究表明，照护者需要学习如何与婴幼儿建立融洽的关系，并与婴幼儿发展交互同步，以促进他们的情绪发展，并帮助他们学会管理关系。但是，不要强迫自己始终与婴幼儿保持同步，这种想法不切实际（Tronick & Cohn，1989）。

总而言之，健康的情绪发展包括识别自己和他人的感受，在与照护者的关系中形成信任感和独立性，支持气质特征，并在结合和分离—个性化之间保持健康的平衡。此外，照护者应该了解脑发育影响情绪发展的方式、情绪智力的五个领域，以及如何运用策略来强化两者。麦克劳林（McLaughlin，2008）在她对情绪智力的批判性反思中指出，虽然技能存在于某个特定的个体中，但必须通过强调特定关系和社区建设来传授这些技能。换句话说，虽然情绪智力可以归结为一系列需要学习的有意义且有用的技能，但这些技能必须在实际的、面对面的互动中有意识地使用和传授。

阅读检查站

在继续阅读之前，请确保你可以回答目前材料讨论的以下问题：

1. 根据埃里克森、马勒和斯特恩的观点，亲子互动是如何影响健康的个性发展的？
2. 什么因素会影响教师在照护孩子时运用“拟合优度”概念的方式？为什么在每个孩子身上实现这个概念很重要？
3. 孩子的脑发育和情绪智力技能是如何影响他们与他人的关系的？
4. 解释为什么照护者应该与孩子建立交互同步。

社会性发展模式

社会性发展的正常模式是我们与主要照护者之间所有重要关系的结果。“关系”这个词意味着两个实体——一个人与另一个人——相联系。在婴幼儿时期，尊重孩子的身体和心理界限对其健康的社会性发展至关重要，因为婴儿在出生时无法照顾自己，所以照护者有必要“侵犯”他们的身体界限以提供照护。“侵犯”这个词是有意选择的，因为婴儿无法选择照护者对待他或她的身体的方式。当照护者尊重婴儿的身体时，婴儿会感到安全和爱。然而，当照护者不尊重婴儿的身体，粗暴或麻木不仁地对待他们时，会引起他们的不安全感和身体的疼痛。身体和心理界限得到尊重的孩子也会学会尊重他人的感受。这些孩子能够在敏感地对待他人的同时，重视自己的需求，因此能够与他人建立健康的关系，而且能够管理和维持这种关系。

依恋理论

婴儿在 1 岁时会致力于建立与照护者间的强烈情感联系（Bowlby，1969/2000）。虽然母子依恋的研究先于父子依恋的研究，但不可否认孩子与父母双方发展牢固且安全的关系的重要性（Bretherton，2010）。根据鲍尔比的依恋行为学理论，婴儿与父母的关系从一组使照护者与孩子保持亲密的先天信号开始，经历了四个阶段：

（1）“前依恋阶段”（出生到 6 周）：发生在婴儿抓握、哭泣、微笑和注视时，以保持照护者的专注。

（2）“依恋形成阶段”（6 周到 8 个月）：包括婴儿对熟悉和陌生的照护者的反应之间的区别。面对面的交流可以缓解压力，当信号发出时，婴儿希望照护者会做出回应。

（3）“明确的依恋阶段”（8 个月到 2 岁）：是指孩子表现出分离焦虑，抗拒照护者离开，并故意吸引照护者的注意力。

（4）“互惠关系阶段”（18 个月及以后）：当孩子与照护者协商并愿意在关系中付出和获得时，就形成了。

研究人员使用一种名为“奇怪情境”的实验设计来评估儿童的依恋史。这个实验涉及一系列的分离和相聚，将依恋分为四种模式：安全、矛盾 / 不安全、回避 / 不安全（Ainsworth，1967，1973）和混乱 / 不安全（Hesse & Main，2000；Main & Solomon，1990）（更多信息见第四章）。研究已经发现这些依恋模式会受到照护者的行为和信念的影响，且这些模式对学步儿、学龄前儿童和学龄儿童有着不同的社会影响（见下一节）。

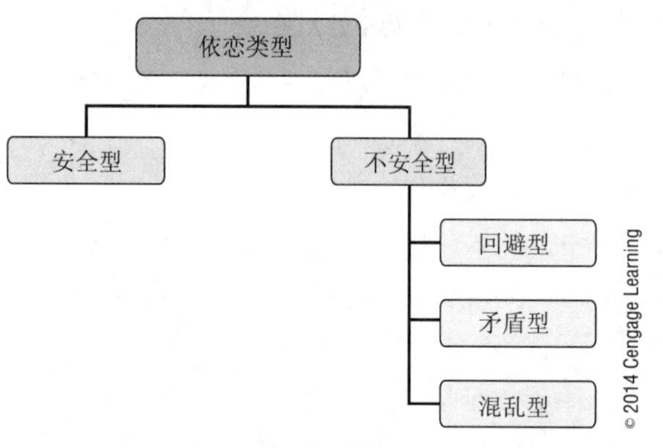

图3-6　依恋类型划分

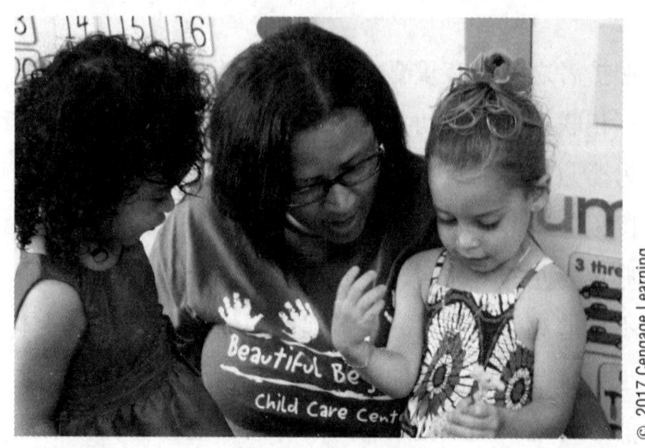

图3-7　健康的人际关系是从积极的关注、认可和协调中发展起来的

安全依恋的婴儿

婴儿的依恋类型（见图 3–6）与照护者的行为关系密切。在安全依恋方面，婴儿和照护者会有微妙的协调、同步，成人会仔细领会婴儿的暗示，从婴儿的角度看待事物，并做出回应（Isabella & Belsky，1991；NICHD Early Child Care Research Network，1997；Oppenheim & Koren-Karie，2002）（见图 3–7）。更具体地说，被归类为安全型依恋的婴儿，他们的照护者通常有如下特质。

- 连贯地回应婴儿的需求
- 能敏感地领会婴儿的情绪信号
- 有规律地表达情绪
- 允许婴儿影响互动的节奏和方向（参见

Honig，2002；Mcdevitt & Ormrod，2013）

不安全依恋的婴儿

相比之下，照顾不安全依恋的婴儿往往很困难（例如，他们不喜欢身体接触、反复无常、感觉迟钝、有侵犯性），或者其照护者不愿在关系中投入精力（Belsky，Rovine，& Taylor，1984；Isabella，1993；Thompson，1998）。他们可能还会在互动时产生紊乱（即缺乏前面描述的同步），特别是与领养的孩子进行互动时（Honig，2014）。乔治（George）、卡明斯（Cummings）和戴维斯（Davies）（2010）发现，父子和母子依恋关系可以分别通过父亲和母亲对儿童情绪困扰的反应来预测。对父母来说，给孩子较弱的情感回应与孩子表现出更多的不安全依恋相关。同样地，对孩子支持度较低的母亲会报告出更强的依恋回避行为个人水平（Berlin，Whiteside-Mansell，Roggman，Green，Robinson，& Spieker，2011）。当承担养育责任的家长报告了更多的压力和更少的支持时，其孩子的依恋更不安全（Gabler，Bovenschen，Lang，Zimmermann，Nowacki，Kliewer，et al.，2014）。对于极其没有安全感（即混乱型）的儿童而言，其照护者可能吸毒或酗酒，或患有严重抑郁症或精神疾病；他们无法照顾自己，更不用说顾及孩子的需要。在一些研究中，发现这些照护者在儿时经历过与依恋相关的创伤（Behrens，Hesse，& Main，2007；Hesse & Main，2000；Madigan，Moran，Schuengel，Pederson，& Otten，2007）。这一系列研究证明，父母的信念、行为及依恋史和照护者与婴儿互动及照顾婴儿的方式有关。

婴儿行为与特点

然而，重要的是要认识到依恋安全不仅仅是成人行为的作用。因为这是一种关系，所以还必须考虑婴儿的行为和特点。研究人员一直热衷于探究收养行为对依恋安全的影响。在一项研究中，被收养的学步儿在婴儿时期就经历了机构化，那些在被收养前遭受更多磨难的学步儿则需要更长的时间才能与他们的养父母形成依恋关系（Carlson，Hostinar，Mliner，& Gunnar，2014）。尽管花的时间更长，但最终 90% 的儿童在所使用的依恋量表上达到了较高的水平，这与研究中未被收养的儿童没有区别。然而，被评估为更不安全的学步儿比未被收养的儿童更有可能出现依恋模式上的紊乱。

与教师的关系

儿童教师也会与儿童建立持续性的关系。第一章中所讨论的主要照护系统已被发现可以支撑安全的师生依恋（Ebbeck，Phoon，Tan-Chong，Tan，& Goh，2014）。与此相关的是，埃贝克（Ebbeck）和依姆（Yim）（2009）在对教师进行采访时发现，教师们觉得"在面对婴幼儿时，反应灵敏、情绪活跃是加快建立与他们关系的最重要且最直接的方法"（p.902）。举个例子，14 个月大的路易丝手里拿着一辆玩具小卡车在院子里散步。当她看到她的照护者兰迪的时候，她兴奋地尖叫，咯咯笑着冲向兰迪。她举起双臂，对兰迪露出灿烂的笑容。兰迪会把她紧紧地抱在怀里，和路易丝亲切地说话。

家庭和照护者与年幼的孩子间形成的关系有助于确定孩子们以后会形成什么样的关系。强烈而敏感的依恋会对孩子的自信心、自我概念和往后的社会交往模式产生积极影响。虽然大多数关于照护者与孩子关系的研究已经在婴儿与他们的父母间得到验证，但这一研究的结果同样适用于婴儿—照护者关系。

DP 然而，作为一名敏锐的照护者，不仅仅需要检查自己的行为和与孩子的互动。教师还必须从孩子和家庭成员的角度来理解依恋关系。在这两种情况下，与他人的相处经历都为以后的关系奠定了基础。孩子们利用与家人的关系来指导他们与同龄人互动的方式，而成人（教师和父母）则利用过去的关系（与自己父母的关系和 / 或浪漫关系）来选择他们如何与孩子互动。伯林（Berlin）等人（2011）认为，一些家长受到他们的依恋史的影响，可能会拒绝与照护者建立合作关系。因此，早期教育工作者可能需要采取多样化的方式，与一些家庭成员建立牢固的关系。下面探讨影响儿童健康发展的途径。

（1）婴儿需要与照护者建立情感联系。这种依恋是通过满足婴儿基本需求的日常活动发展起来的，如喂食和换尿布。然而，照护者应该利用敏感的身体接触，如拥抱和触摸，来激励互动并使互动更舒适。当照护者了解了孩子的需要、日程安排、喜好、忌讳以及气质类型，然后对孩子的偏好做出反应时，孩子会认为他或她是一个重要的人。

正如第一章所讨论的，当一个以上的照护者对一组儿童负责时，可以使用主要照护系统来划分工作，这样能最好地满足儿童的需要。主要照护者与家庭成员密切合作，建立一致的日常习惯和策略，以满足婴儿的需要。她可以共享她对孩子的需求和喜好的了解，这样其他照护者就可以调整他们的照护方式来与孩子相匹配，其他的照护者应该将孩子的行为观察报告反馈给主要照护者。因此，主要照护者有两项重要责任：与儿童建立特殊的依恋关系，并与其他照护者和家庭收集、协调和共享有关儿童的信息。

每个孩子都需要有一个照护者，来对哭声和痛苦的暗示做出敏感而一致性的反应。然后孩子就会学着信任照护者。当哭闹的婴儿在照护者回应之前被单独冷落了几分钟，或者当照护者有时反应迅速，有时又让他们独处时，孩子们就会感到困惑，从而难以建立一种强烈的依恋关系，因为他们无法对照护者产生足够的信任感。迅速回应婴幼儿的需求并不会宠坏孩子。它所传达的信息是，你懂得他们，而且你重视他们，会为此做出反应。你的反应应该是迅速的，而不是急躁的。

思考下面的例子。当卡罗拉从午睡中醒来时，南希正在哄着阿尔维罗。南希对卡罗拉说："看谁醒了呀！我正在哄阿尔维罗，他就要睡着了，我把他放到婴儿床里就抱你。"正如这个例子所表现的，南希在离开婴儿床边之前就明白卡罗拉的需要，而且用温柔的声音安抚哭泣的卡罗拉。虽然有些读者可能会对卡罗拉的语言量提出质疑，但他们应该知道，接受性语言先于生产性语言的发展，语言不仅具有沟通功能，而且是一种调节强烈情绪的工具。记住，对婴幼儿来说，最重要的任务是建立信任和对照护者的安全依恋。要做到这一点，照护者必须对孩子的需要做出连贯且敏锐的反应。

（2）每个孩子和他或她的主要照护者都需要特殊的时间在一起。这段“认识你”和“让我们享受彼此”的时间应该是一段平静、有趣的时光，用来放松、看、摸、咯咯笑、拥抱、抚摸、轻抚、交谈、低语、唱歌、做鬼脸以及建立交互同步的美妙舞蹈。有时它可以是一段活跃的时间，

聚焦研究：父子互动与发展结果

关于母子互动对儿童发展结果的影响已经进行了大量研究。长期以来，人们一直认为，父亲与子女之间的互动程度和类型对儿童的发展至关重要。然而，直到最近人们才对这一话题有了更深入的了解。

基于从全国5 000多名父亲中抽取的样本，卡布雷拉（Cabrera）、霍弗斯（Hofferth）和启（Chae）（2011）调查了父亲是否参与了因种族而异的三个任务（语言刺激、照护和体育游戏）。在控制父亲受教育程度、抑郁症状和家庭关系质量等变量后，非裔和拉丁裔父亲比白种人父亲更多地参与照护活动和体育游戏活动，而三组父亲在语言刺激活动方面没有差异。根据研究报告，与伴侣发生冲突程度较高的父亲在孩子的照护和游戏方面投入较少。

尽管了解父亲参与活动的次数和类型很重要，但研究人员同样关注父亲在孩子的发展结果中如何发挥着不同的重要作用。通过一项对24份出版物的元分析发现，其中22份出版物表示，尽管未表明某一具体的参与形式相比之下能产生更好的结果，但父亲参与（即与儿童的直接互动）与一系列积极成果具有相关性（Sarkadi, Kristiansson, Oberklaid, & Bremberg, 2008）。例如，“有证据表明，父亲的参与对孩子的社交、行为、心理和认知结果有积极影响”（Sarkadi et al., 2008, p. 155, 原文强调）。

在孩子们学习控制情绪的过程中，父亲似乎提供了重要的学习环境。数据表明，低收入家庭的父亲在帮助年幼的孩子控制强烈情绪方面尤为重要。和生父住在一起的孩子更能具备最优调节情绪能力（Bocknek, Brophy-Herb, Fitzgerald, Schiffman, & Vogel, 2014），行为问题较少（Choi, Palmer, & Pyunas, 2014），和那些与父亲关系不稳定的孩子相比，他们的自我监管程度更高，而攻击性更弱（Vogel, Bradley, Raikes, Boller, & Shears, 2006）。因此研究人员得出结论，“在某种程度上，与亲生父亲生活在一起的孩子似乎发展得更好，主要是在自我调节和行为领域”（Vogel et al., 2006, p.204），因为这种关系在父子互动中具有更高的稳定性和可预测性（Bocknek et al., 2014）。当孩子们能够更好地管理自己的情绪时，他们就不会频繁地进行带有攻击性或危害性的行为。之前描述的分析也发现，父亲的抚养参与与男孩攻击性行为的减少有关（Sarkadi et al., 2008）。虽然这些积极的行为是最重要的发展结果，但这一途径的源头仍不明确，但减少攻击性的结果可能与情绪调节技能的提高有关。尚需要更多的研究来确定父亲参与和儿童发展轨迹之间的复杂关系。

其他研究也表明了亲子互动对认知发展的积极影响。费尔德曼（2007）发现，父亲与孩子在5个月大时的同步性与孩子3岁时复杂符号的使用以及符号游戏的顺序有关。此外，勃朗特-廷克（Bronte-Tinkew）、卡拉诺（Carano）、霍罗威茨（Horowitz）和绢川（Kinukawa）（2008）发现，多方面的父亲参与（认知刺激活动、身体护理、父亲的温暖和照料活动）与更广泛的儿童语言学习和目的明确的物体探索有关，而且婴儿产生认知延迟的可能性更低。与学步儿一起阅读的父亲，其子女学龄前阶段在阅读、数学和社会性—情绪结果的评估上表现更出色（Baker, 2013）。

另一项研究比较了参加早期开端计划（EHS）的家庭与未参加该计划的家庭父子玩玩具的情况。研究人员发现，参加过EHS的父亲在与孩子玩耍时表现出了更高的复杂性（Roggman, Boyce, Cook, Christiansen, & Jones, 2004）。对儿童来说，这种复杂的游戏与更好的认知性和社会性结果有关；特别地，孩子们在认知能力、语言学习和情绪调节测试中得分更高。

DP 该研究明确表明，教育工作者需要制定合理的政策，并积极地参与实践，鼓励父亲参与到婴幼儿的保育和教育中来，因为这与更好的发展结果（例如，认知、社会性和情绪）具有相关性。我们需要:（1）帮助家庭理解“在

这些关键的早期阶段，父亲积极参与孩子生活的潜在价值”（Roggman et al.，2004，p. 103）；（2）让父亲和母亲一样参与日常保育和教育决策。许多教育工作者和非专业人员一样，仍然把母亲看作主要的照护者。这意味着我们更倾向于与母亲们而不是父亲们沟通。随着对父亲期望的改变，许多人往往不知道如何履行这些新的责任。教育工作者可以向家庭提供有关父亲在促进儿童发展方面发挥的重要作用的信息，并在父亲获取积极参与和/或使用复杂玩具所需的技能时予以指导。

包括在你说话和咯咯笑的时候把婴儿举到空中，然后再抱住婴儿。其他时候可以进行非常安静的活动，如轻摇、拥抱和温柔地爱抚。

（3）照护者必须把每个孩子当作一个特殊的、重要的人来对待。婴儿不是被控制的对象，而是有价值的个体，应该与他们建立相互尊重、积极的情感关系，同时满足他们的生理、认知、社交、情绪和学习的需求。第九章将提供更多关于如何建立尊重、回应和促进发展的课程信息。

总之，照护者应该非常清楚影响儿童依恋安全性的因素。对儿童发出的信号和需要做出适当反应，这种敏感照护是支持儿童发展的最重要因素。许多研究的结果明确表明，安全型依恋的婴儿需要有主要照护者，他们能对信号做出迅速的反应，表达积极的情感，并且以温柔而敏锐的态度对待婴儿。婴幼儿社会性发展的最佳原则可能是，成人不能太“合拍”或不能给予太多的肯定和爱；小孩子是不能过分宠溺的。敏感的照护会为他们未来的关系奠定基础。

同伴关系

在与成人建立关系的同时，孩子们会总结他们在与同龄人的关系中获得的知识（Bowlby，1969/2000）。婴儿在出生后的第一年会表现出更强烈的与同龄人进行社交互动的渴望。研究表明，“在出生的第二年，学步儿确实表现出适度复杂的社交技能”，因为他们在发展友谊并且开始协商冲突（Rubin，Bukowski，& Parker，2006，p. 587）。这种复杂性可以从学步儿时期他们与同龄人的关系质量和深度中体现出来。例如，研究发现学步儿之间存在互惠关系，这种关系“不仅基于他们积极主动的相互交流，而且还基于竞争性的互动”（Rubin et al.，2006，p. 588）。换句话说，当他们学会与同伴密切合作时，他们的关系可以表现为既温情又有竞争的互动。学步儿倾向于对熟悉的哭泣着的同伴做出反应，而忽视不熟悉的同伴（Kato，Onishi，Kanazawa，Hmobayashi，& Minami，2012），这表明，甚至学步儿也会使用关系知识来指导社交反应。如该研究所示，在孩子出生后的前两年，社交技能迅速发展，从最初的基本互动发展到与他人建立互惠关系。其他的发展里程碑也促进了同伴之间的互动和关系。例如，儿童在 24 ~ 36 个月大的时候，语言的快速发展为其能理解他人的感受、使用恰当的语言表达感受和积极地管理关系奠定了基础。随着语言的发展，儿童对社交世界的理解也在不断完善。手势、健谈和词汇是“在社会性—情绪世界中进行交流和表达的工具……（而且）实际上可能有助于这些年幼的儿童建立他们对社会性—情绪世界的概念”（Vallotton Ayoub，

2010，p. 620）。此外，积极的自我对话，角色模仿游戏，对自我、对世界（包括对他人）、对自我与他人的关系的信念都会在这一时期得以展现。当孩子到了上学年龄时，他们已经建立了一个包括自我概念、对世界（包括他人）的信念以及一种能够影响到孩子如何管理与他人关系的沟通模式的世界模型。

这种基于孩子与父母的依恋史的世界模型，已被证明与同龄人的关系质量有关。和不安全依恋儿童相比，安全依恋儿童更独立、更有同情心、更有社交能力（DeMulder，Denham，Schmidt，& Mitchell，2000；Kim，2010；Rydell，Bohlin，& Thorell，2005）。当学步儿对父亲有一种安全的依恋时，他们在学龄前更有可能拥有更多的互惠友谊（Verí ssimo，Santos，Vaughn，Torres，Monteiro，& Santos，2011）。婴儿安全依恋分类的影响也与学龄前儿童（Veríssimo，Santos，Fernandes，Shin，& Vaughn，2014）以及学龄儿童和青少年（Abraham & Kerns，2013；Booth-LaForce & Oxford，2008；Chen，Liu，& Liu，2013；Eceiza，Ortiz，& Apodaca，2011；Feeney，Cassidy，& Ramos- Marcuse，2008；Yoon，Ang，Fung，Wong，& Yiming，2006）社交能力的各个方面有关，而不安全依恋与诸如欺凌等不良行为有关（Eliot & Cornell，2009）。

社会学习理论

诸多社会学习理论家的贡献可以帮助我们理解婴幼儿是如何发展人际关系的。在这个世界上，我们与父母和照护者的第一种关系是自我的形成，这是未来关系的基础。通过这些关系，年幼的孩子开始理解如何与他人分离［例如，自我认知（self-recognition）①］，如何产生反应以及如何对他人的行为做出回应（例如，代理意识）。9 个月大的婴儿就可以表现出自我认知；而大多数 18 ~ 24 个月大的学步儿都会出现这种情况（Nielsen，Suddendorf，& Slaughter，2006）。

自我认知是通过在婴儿的脸上［通常是鼻子，但尼尔森（Nielsen）等人在 2006 年研究了双腿和面部］画上一个标记，并让他照镜子来评估的。表现出自我认知的婴儿会擦去鼻子上的印记；如果婴儿嘲笑镜子里的影像，或者用手去擦镜子上的印记，表明他还不能够自我认知。虽然自我认知似乎是一个容易掌握的简单概念，但它实际上是一项复杂的发展任务，它不仅代表着社会性发展，而且还代表着脑以象征和精神方式表达这一概念的能力（Bard，Todd，Bernier，Love，& Leavens，2006；Sugiura，Sassa，Jeong，Horie，Sato，& Kawashima，2008）。事实上，镜子中的视觉自我认知先于人称代词和照片识别这两个自我认知指标的使用而出现（Courage，Edison，& Howe，2004）。当 18 个月大的孩子表现出自我认知时，他们也会更完整地模仿一种行为（Zmyj，Prinz，& Daum，2013）。换句话说，这些初学走路的孩子既能模仿动作，又能在适当的位置模仿动作。作者的结论是，准确再现观察到的他人的行为，与一个人将自己的行为与相应的视觉反馈联系起来的能力的强化有关。

---

① 自我认知：意识到自己区别于他人和周围环境；通常在 9 ~ 15 个月大时产生。

自 尊

自尊（self-esteem）[①] 可以定义为：个体对自己所做的评价和习惯上保持的评价；它表达了一种赞成或反对的态度，并表示个体认为自己有能力、有意义、能成功和有价值的程度。简而言之，自尊是个体对自身价值的判断，表现在个体对自身的态度上（Coopersmith，1967，pp. 4-5）。有关自尊的信息是通过与他人的关系和与物质的相互作用而获得的。

库珀史密斯（Coopersmith）总结了关于童年经历有助于自尊发展的资料，他写道："关于自尊的前因，最普遍的说法可以从三个方面给出：父母完全或几乎完全接受孩子；明确界定和执行的限制；在限定范围内对个体行为的包容度。"（1967，p. 236）对 10 ~ 13 岁患有社交焦虑的青春期前孩子（他们对负面评价的恐惧程度较高）进行的研究表明，正面的同伴反馈会引起自尊更显著的提升，而负面的同伴反馈会引起自尊更大幅度的降低（Reijntjes，Thomaes，Boelen，van der Schoot，de Castro，& Telch，2011）。因此，患有社交焦虑的孩子似乎对他人的反馈反应剧烈。令人遗憾的是，许多成人认为，不管孩子的其他特征（如社交焦虑的存在）如何，经常表扬都会增强孩子的自尊心。虽然让孩子们意识到自己有价值是很重要的，但是他们必须从掌握知识和获得能力的经历中来产生这种意识，而这些经历往往伴随着斗争和不适（Pawl，2012）。培养自尊的条件——接受、限制、尊重——为照护者提供了指南，第六章将对此进行更深入的讨论。

总的来说，自尊方面的研究发现，发展出良好自尊的人已经学会并表现出三种特定的技能：自我责任、开明的利己主义和积极的态度。

（1）自尊心强的人会对自己的思想、感情和行为负责。自我责任（self-responsibility）[②] 是独立的基石。准确地说，儿童照护中最重要的任务是使儿童做好准备，使其成为能够以社会所接受的方式满足其需要的健康而自主的个体。照护者应帮助儿童在适合其发展水平的情况下，对自己的需求和需要负起责任，同时允许他们在尚不能养活自己的领域产生依赖。例如，学会在个人需求不能立即得到满足时管理自己的情绪并使用非攻击性策略做出反应，这是儿童早期面临的发展性挑战（Fuller，2001）。帮助孩子在适当的年龄承担尽可能多的责任，可以给孩子一种掌控感以及全面而成功的情绪发展（见第六章）。

（2）自尊心强的人在满足自己欲望的同时，会对他人很敏感、很友好。在一项研究中，研究人员观察了学步儿在自己家里与熟悉的同龄人互动的情况。研究发现，被观察者给他们的玩伴造成痛苦时，其反应比他们仅仅目睹痛苦时的反应更为积极（Demetriou & Hay，2004）。因此，当学步儿要为他们玩伴的痛苦负责时，他们会更具敏感性和回应性。

学会平衡自己的需要和别人的需要不是一件小事。有趣的是，纵览英文，没有一个词能描述一个人在满足自己的需求和欲望方面的健康的自我利益。相反，有很多词可以用来描述缺乏自我利益（如"无私"）、过多的自我利益（如"自私"）以及对他人缺乏兴趣（如"麻木不仁""自我中心""自恋""孤僻"）。因为积极自尊和情绪智力所必需的技能需要在

① 自尊：价值的个人判断，基于对具有或不具有特定价值特征或能力的评价。

② 自我责任：对满足自己的一些需要负责。

对自己需求的认识和对他人感受的敏感之间取得平衡，所以需要一个准确地表示自我利益的健康程度的术语。开明的利己主义（enlightened self-interest）[①]将被用来描述一种平衡自己和他人需要及感受的见识能力。

虽然在出生时存在个体差异，但儿童在以后的生活中对他人表现出的敏感性显然与照护者在生命最初几年所表现出的敏感性、善意和尊重程度有关（Lawrence，2006；Farrant，Devine，Maybery，& Fletcher，2012）。然而，考虑环境变量的影响并不总是那么简单明了的。德米特里（Demetrious）和哈伊（Hay）（2004）发现，有哥哥姐姐的孩子比其他目标儿童更有可能对玩伴的痛苦做出消极反应。因此，对于如何对他人的痛苦做出敏感的反应，成人和兄弟姐妹可能会提供相互矛盾的模型，从而以不同的方式影响自尊的发展。

（3）自尊心强的人对自己有积极态度（positive attitude）[②]。换句话说，他们对自己的价值和自我价值做出有意识的积极陈述（Kocovski & Endler，2000）。婴幼儿会将人们在其环境中的道德价值、信仰和态度内化。这成为他们性格的一部分。婴幼儿会接受他们的照护者对他们的态度、陈述以及感受。当照护者始终如一地对儿童表达爱、积极的关注、肯定以及尊重时，他们会感到有价值、有用和自豪。然而，当照护者对儿童挑剔、愤怒、苛求或者批判时，他们会感到内疚、焦虑、羞愧和自我怀疑。

亲社会行为

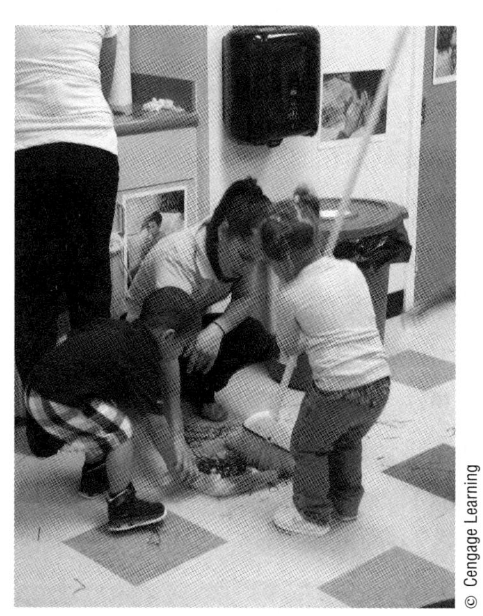

图3-8 为儿童提供清理的选择有助于发展责任心和内部控制点

儿童亲社会行为在生命的第二年显著增加（Brownell，2013）。拥有健康的内部控制点的儿童知道他们的行为会影响周围的人（见图3-8）。然而，这并不是确保儿童利用个人权利造福他人的充分条件。人们已经发现，当父母采用特定的指导策略（如归纳——一种语言规则，在这种规则中，成人就为什么孩子应该改变他的行为给出解释或理由），他们的孩子往往更易具备社交能力（Kwon，Jeon，& Elicker，2013）和表现出更多的亲社会行为（参见Eisenberg et al.，2006）。同样的，当父母被教导要避免更放纵的育儿行为时，他们的孩子在同龄人中表现出更强的社交能力（较少言语攻击）（Christopher，Saunders，Jacobvitz，Burton，& Hazen，2013）。因此，那些对恰当的、有益的行为提供反馈的成人，在强调孩子的行为对另一个人的影响时，这些成人往往会与那些进行更多亲社会行为的孩子联系在一起。

① 开明的利己主义：平衡自己的需要和感受其他人的需要、感觉的意识能力。

② 积极态度：自尊的一个方面，儿童对自我价值做出有意识的积极陈述。

情绪谈话

DP 为了进一步阐述，布劳内尔（Brownell）、斯维托洛娃（Svetlova）、安德森（Anderson）、尼科尔斯（Nichols）和德拉蒙德（Drummond）（2013）调查了阅读书籍对儿童亲社会行为的影响，这些书鼓励人们情绪化地谈论他人的感受。他们发现，如果父母要求孩子给自己的情绪贴上标签并解释，从而诱导其更多的情绪交流，那么他们的孩子就会更快、更频繁地分享自己的情绪。该研究重点强调的是，对亲社会行为影响最大的是父母对儿童情绪谈话的引导，而不是他们自己的情绪谈话。同样，当父母鼓励学龄前儿童从他人的角度看问题时，孩子会表现出更多的亲社会行为（Farrant et al.，2012）。这些作者的结论是，虽然婴儿期的亲子互动在亲社会行为的发展中起着至关重要的作用，但在儿童期的后期（3 ~ 8 岁），父母必须继续促进亲社会行为的发展。

与家庭和社区的联系

想象一下，你在一个照护教室里持续照顾 8 个婴幼儿。因为他们处于不同的年龄段，其家人往往会注意到孩子进行的不同社交行为。一个孩子的家人问你如何帮助他的孩子在家时变得更“乐于助人”。在回答他的问题之前，你有没有想问的问题？先列出你的团队具有的五种对这个家庭有益的资源。然后，再决定如何与他分享这些信息。

内在动机

根据海帕赫（Hepach）、瓦伊什（Vaish）和托马塞洛（Tomasello）（2013）的研究，非常年幼的儿童之所以会做出亲社会行为，是因为他们的动机是内在的，而不是外在的奖励，他们更倾向于帮助那些他们同情的人。例如，当学步儿因进行亲社会行为而获得奖励（实物）时，他们帮助有需要的成人的可能性要小于给予口头奖励（赞扬）或完全没有奖励的儿童（Hepach et al.，2013）。这项关于表扬影响的研究与之前的研究有所不同。其他研究发现，对亲社会行为进行口头表扬实际上会损害儿童的发展（Grusec，1991）。似乎外部奖励（口头或具体的）会削弱做一件好事的内在动力，因为成人更注重得到一些东西。换句话说，这种成人行为通过教导孩子只有在有利于自己的情况下才应该做出亲社会行为，进而破坏了孩子对亲社会行为的自然倾向（Warneken & Tomasello，2008）。

同　情

如前所述，学步儿在同情需要帮助的人时，会做出亲社会行为。最近的两项研究发现，学步儿通过表现出乐于助人或亲社会的行为，准确地对他人的痛苦表现做出反应（Hepach et al.，2013；Williamson，Donohue，& Tully，2013）。下面我们对其中一项研究做更深入的讨论，以说明学步儿同情心的重要性。在一个实验情境中，学步儿参与了两种情况中的一种。在存在伤害的情况下，当一个成人拿走或毁坏另一个成人（接受者）的物品时，学步儿在场；

而在对照组中，当一个成人拿走或毁坏不属于接受者的物品时，学步儿在场。接着，实验人员给接受者一个气球，给学步儿两个气球，而后成人“意外地”丢失了她的气球，无法找回，并表现出明显的悲伤。学步儿在看到伤害情况下的亲社会行为明显多于对照组（Hepach et al.，2013）。此外，学步儿在看到伤害情况时表现出的关注程度与他们表现出的亲社会行为呈正相关。换句话说，表现出更多关注的儿童会参与更多的亲社会行为。由此可见，儿童特征（如对他人需求的关注）能影响亲社会行为的发展和表现。

气 质

一些孩子可能更倾向基于气质而做出亲社会行为。如前所述，气质反映了一个人的典型行为。一个研究小组调查了气质与亲社会行为之间的关系。他们发现，在学龄前、一年级和三年级，自我调节程度从高到中等、消极情绪程度从低到中等的学龄前儿童，其亲社会行为更多（Laible，Carlo，Murphy，Augustine，& Roesch，2014），相反的关系也成立。具体来说，学龄前儿童自我调节能力较低，消极情绪，尤其是愤怒情绪的表现较强烈，则在同一时期内亲社会行为较少。作者的结论是“气质的维度以复杂的方式预测社交行为”（p. 749）。

综上所述，健康的社会性发展似乎与对主要照护者的安全依恋和信任、健康的身份发展以及照护者对儿童身体和心理边界的尊重和敏感性有关。健康的社会性发展包括儿童意识到自己和他人的需要和欲望，以及以与他人建立交互同步的方式进行口头和非口头交流。表 3–2 列出了婴幼儿从出生到 36 个月的社会性发展的一些主要里程碑，当儿童没有达到发展里程碑或以其他方式显示出不健康的社会性发展时，照护者可以提出有关的儿童心理健康问题。第十章将进一步探讨婴幼儿心理健康问题。

表 3–2 社会性发展里程碑：出生至 36 个月

年 龄	活 动
0 ~ 6 个月	与母亲的融合演变为基本的自我辨别力 配合照护者的情绪和语调 表现出同情心 展示交互同步 展示社交性微笑 对熟悉的面孔表现出快乐 有意地引起照护者的注意
7 ~ 12 个月	表现出自我认同，能辨别他人 寻求行动上的独立 使家人或照护者在视线范围内 开始模仿游戏
12 ~ 24 个月	表现出占有欲 对不同的人表现出不同的行为 通常表现出对陌生人的焦虑 开始平行游戏 表现出强烈的所有权

续 表

年 龄	活 动
24 ~ 36 个月	分享，但并不始终如一 认识到“我”和“你”的不同 理解他人的观点 帮助别人 开始合作游戏

阅读检查站

在继续阅读之前，请确保你可以回答目前材料讨论的以下问题：

1. 对于一个孩子来说，安全依恋意味着什么？不安全依恋意味着什么？为什么照护者与他们照护的婴幼儿建立安全关系很重要？
2. 设限和强制设限对健康自尊的发展有什么作用？为什么？
3. 提供并分析一个教师促进学步儿亲社会行为发展的例子。

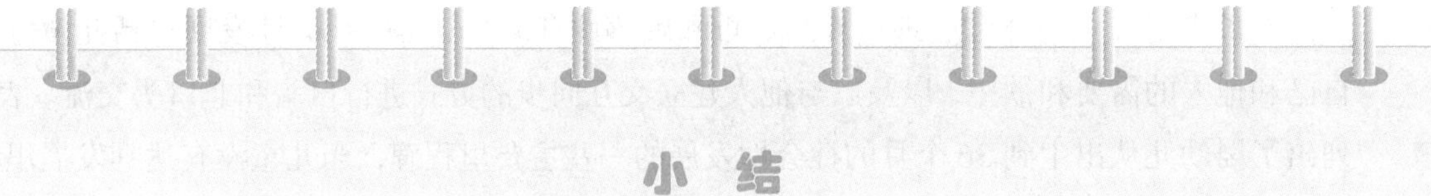

小 结

1. 判别 0~3 岁婴幼儿情绪发展的典型模式。

本章讨论了与情绪发展相关的四个不同概念：埃里克森的心理社会理论、分离与共处、气质以及情绪智力。最近的研究，包括对脑发育的研究，表明生物和环境的影响以复杂的方式作用于儿童，导致其具备（或不具备）情绪能力。

2. 依序指出 0~3 岁婴幼儿社会性发展的典型模式。

成人必须承担起支持和促进非常年幼的儿童社会性发展的责任。促进这种能力发展的主要工具之一是成人与儿童的关系。在交互同步中提供给儿童的回应、协调的照护为儿童的安全依恋、同伴关系、自尊和亲社会行为提供了坚实的基础。

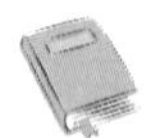

案例分析

马库斯——评估发展

你现在应该对这四个领域中 36 个月以下儿童的正常发展模式有了实际的了解。下面将测试你对第二章和第三章内容的理解，请在后面的评估摘要中判断马库斯的发展是超前的、落后的还是适龄的。

马库斯，24个月大，从早上7点半到下午4点在托育机构，一周5天。他和他的母亲及外祖父住在一套有3间卧室的复式公寓里。对他在四个主要领域的发展情况进行的评价显示出以下意见：

身体因素。马库斯身高34英寸，体重35磅①，视力20/20，能够流畅地聚焦和跟踪一行字母。他有20颗乳牙，能单脚站立和跳跃，对如厕学习很感兴趣。他可以用双手各丢一球，并用叉子吃东西。

情绪因素。在照护者离开的时候，马库斯会紧紧抓住他的照护者。他在陌生人面前表现出焦虑。当他感到安全时，他会顺从，听从指示，但当他需要更多个性化关注时，他会发牢骚。他很难理解自己的感受或使自己平静下来。当没有跟照护者或其他孩子在一起时，马库斯往往会在房间里闲逛。

社会性因素。马库斯在决定自己的事情上也有同样的困难，当他受到照护者的全部关注时，他就会和其他孩子合作。他很容易被其他孩子伤害，当别人抢走他正在玩的玩具时，他不会反抗。他习惯性地关注自己的需要，难以理解其他孩子的感受。虽然马库斯的语言能力已经很好了，但当他的同伴打扰他时，他一般会尖叫，而不是使用语言。

认知因素。当他感到安全的时候，马库斯会好奇地探索环境，并获得了很多物理知识。尽管他在与同伴互动方面有些困难，但他能积极地参与富有创造性的角色扮演游戏，并在自己编的故事中表达出逻辑顺序。他在游戏中使用了双替代，并且能理解四五个方向的序列。

1. 使用附录A中提供的发展里程碑来确定马库斯在各领域的发展是超前的、落后的还是适龄的。说明你是如何得出每个结论的。

2. 在评价他的发展时应该考虑哪些环境因素，为什么？

3. 在这四个领域中，哪一个对你来说是最难评估的马库斯发展水平？你还需要什么信息？为什么？

课程计划

标题："一团糟"

儿童观察：

约齐（22个月大）摇摇晃晃地走到艺术架前。她抓起一大张纸，把它拿到桌子上。然后，她回到架子边，取了记号笔。她花了5分钟在纸上做了记号。在这个过程中，我注意到她在看自己的手；她左手手掌的淡红色印迹是做记号时蹭上的。她注视着我，我说："没关系。等你画完画的时候，你可以把它洗掉。"

儿童发展目标：

对他人的情绪表达做出回应（尤指悲伤）。

儿童能在脏乱体验后帮助清理东西。

材料：两种颜色的手指画颜料，浅托盘，每个托盘一个勺子，手指画纸，画画衣，两块

① 1磅约为0.45千克。——译者注

湿海绵。

准备工作：为这次体验整理出一张桌子。在每张椅子前放一张手指画纸，为 2 或 3 个孩子创造一个独立的工作空间。然后，把手指画颜料转移到浅托盘上，放在桌子上便于每个孩子都可以轻易地拿到。在每张椅子后面放一件画画衣，提醒孩子们画画时穿上。把海绵弄湿并放在旁边，在清理的时候使用。

学习环境：

1. 当你看到手指画桌旁边的孩子时，加入他们。

2. 鼓励孩子邀请朋友一起画画或自己画。

3. 在帮助孩子们穿上画画衣的同时，讨论一下这次体验跟新型颜料有什么关系，以及为什么你不像在画架上绘画那样使用画笔。为了解释这一点，你可以说："这叫作手指画，你用勺子舀一勺颜料放在纸上，然后用手指在纸上画画。"

4. 在孩子们画手指画的同时观察并记录他们的动作，拍摄他们的绘画过程。

5. 如果约齐或其他孩子过于兴奋，在桌子上画画，那就使用重定向来使其专注于"在纸上画画"。任何时候如果颜料落在地板上，鼓励孩子用海绵清理干净。提醒他们："颜料很滑，我们不想让任何人跌倒受伤。"

6. 通过给出提示或提出开放式问题，邀请孩子们参与对话，例如：

（1）我听到了很多喜悦的惊叫。手指画有什么了不起的地方？

（2）安东尼脸上显露出害怕。我不知道出了什么事，我们可以怎么帮他？

7. 接受并详细说明孩子的答案。例如，如果孩子说"安东尼需要拥抱"，你可能会回答："你认为拥抱安东尼能够使他感觉好一些吗？这或许是有用的，因为拥抱可以帮助你感觉更好。你想给安东尼一个拥抱吗？"

8. 当孩子画完画的时候，鼓励他 / 她清理活动区域。一次给一个或两个指令以培养他们的依从。为了说明你的指示，你可以告诉孩子：

"你必须清理好你的活动区域。我帮你把画放在架子上。然后，我们要用海绵擦桌子。完成后，你和其他孩子一起去水槽协助其洗手 / 胳膊 / 画画衣。"

9. 感谢孩子帮助清理他或她的活动区域。你可以说：

"谢谢你把活动区域清理干净，一起保持房间清洁是非常重要的。"

指导思考：

有些孩子不喜欢穿画画衣。为他们提供选择，他们可以选择穿画画衣或可重复使用的后背按钮式衬衫。如果他们拒绝穿，与孩子的家人讨论如何处理这种情况，以免孩子错过这种学习经历。一些家庭会在孩子们绘画结束后为孩子换上另一套衣服，并在一天结束时对粘有颜料的衣服进行清洗。

变化：

邀请孩子们站起来，把手指画放在桌子上。这可以让孩子们以不同的视角观察他们的作品。继续留在绘画区对孩子来说也是一种挑战，所以要做好限制环境和选择等指导策略的准备。

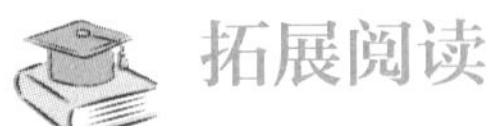

拓展阅读

Center on the Developing Child at Harvard University. (2011). *Building the brain's "air traffic control" system: How early experiences shape the development of executive function: Working Paper No.11*, http: //www.developingchild.harvard.edu.

Nelson, K. (2010). *Young minds in social worlds: Experience, meaning, and memory*. Cambridge, MA: Harvard University Press.

Odom, S. L., Pungello, E. P., & Gardner-Neblett, N. (Eds.) (2012). *Infants, toddlers, and families in poverty: Research implications for early child care*. New York: Guilford Press.

Schutt, R. K., Seidman, L. J., & Keshavan, M. S. (2015). *Social neuroscience: Brain, mind, and society*. Cambridge, MA: Harvard University Press.

Underwood, M. K., & Rosen, L. H. (Eds.) (2013). *Social development: Relationships in infancy, childhood, and adolescence.* New York: Guilford Press.

第四章
依恋和三个“A”

学习目标

阅读完本章，你应该能够：

1. 解释早期教育工作者在依恋方面的角色变化。
2. 理解三个“A”以及如何在与儿童的互动中使用它们。

本章涉及的标准

naeyc 全美幼教协会早期教育工作者专业准备标准

1. 促进儿童的发展与学习
4. 使用有效的发展方法与儿童和家庭建立联系

DAP 发展适宜性实践指南

2. 通过教学促进儿童的发展与学习

此外，在 NAEYC 发展适宜性实践的标准中，包含了对婴幼儿照护至关重要的六大领域。本章重点讨论的内容是：照护者与儿童的关系。

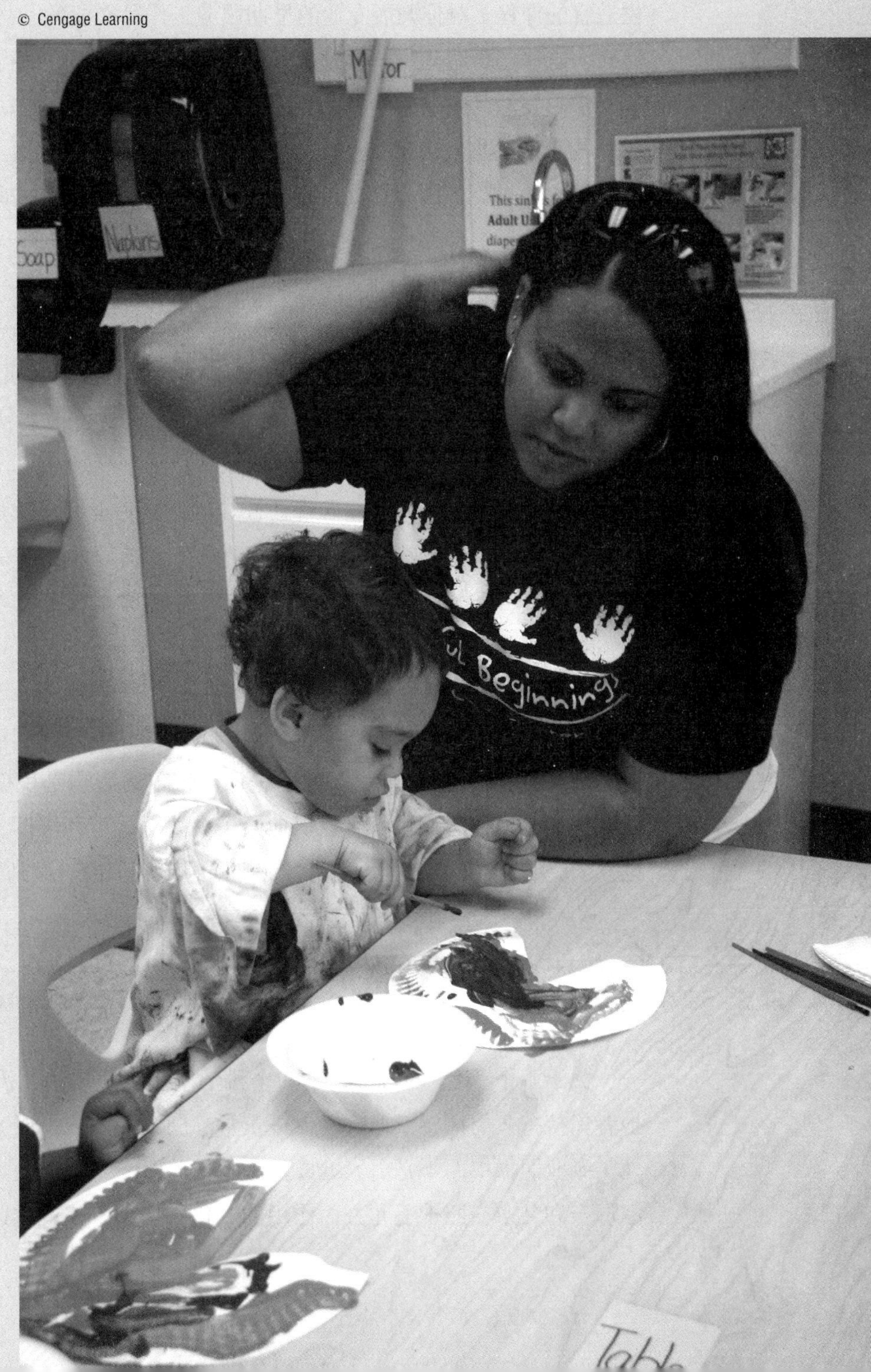

长期以来，儿童发展与早期教育专家一直认为，积极的、一致的、有意识的照护对婴幼儿产生的影响是终身的。本书的一个有效前提是，你对孩子所做的事情很重要。积极的意愿加上对孩子发展的回应，会使儿童的生活发生深刻的变化。如前所述，你的照护质量，包括动作、语言、语音、节奏以及处理安全问题的方式，都有助于创建决定每个孩子对世界认知观念的神经通路。你与孩子们的互动将决定每个孩子最终会如何看待自己——是有价值还是无价值的，是有能力还是无能力的，是有希望还是无希望的。

照护者肩负着重大使命。你的日常活动、努力和态度会影响每一个孩子；在社会中没有比这更重要的了。理解和补充基本的知识并掌握特定技能的能力（如喂养婴儿和为学步儿提供适宜的课程）对你开展专业的早期服务工作是必要的，甚至可能延伸到你的个人生活中去。然而，这些在婴幼儿照护中极为重要的方面并不能很好地得以实现。

学习婴幼儿照护的学生也必须把自己融入工作中。婴幼儿照护领域是最具有人文关怀的，婴幼儿照护专业人士自我整合的要求应比其他领域高。为了能够造就明日的领袖，需要日复一日的人力投资，因为它支持着孩子未来的人际关系。这些最初的关系对未来发展有多大价值？以下是一些专家对人际关系重要性的看法：

> “每一次经历都源于更多的经历。”（Dewey，1938，p. 28）
>
> “正是在这种关爱、关注和引导的环境下，婴儿开始感知到或多或少的能力，自我感觉良好，并开始与照护他们的人一起创造出最神奇的相互适应机制。”（Pawl，2012，p. 22）
>
> 当我们承认作为照护者的责任时，我们也必须欣然接受“让孩子成为积极、有思想的参与者”是为脑发育提供支持的最佳方式（Thompson，2006，p. 50）。“与任何玩具、CD 或视频相比，一个敏感的社交伙伴能够对孩子的兴趣给予适宜的回应……并且激发新的兴趣和探索。”（p. 49）

父母或照护者与孩子之间进行温暖、有爱、言语的交流的重要性不容小觑，尤其是在生命的最初两年。这三个“*A*”是确保你对孩子的影响是积极且富有成效的主要工具。提供优质照护的最好方法莫过于有意识地给予关注、认可和协调，使其起到极好的促进作用。在讨论三个“*A*”的细节之前，我们将首先回到依恋理论对教师重要性的解释上。

关于依恋的争论和照护者角色

关于三个“*A*”的讨论始于一个科学事实，即婴幼儿需要有安全感的依恋或与他们的照护者保持持久的情感依恋，以促进正常、健康的发展。研究文献中存在的争议在于，当婴儿处于专业照护中而不是由家庭成员单独抚养时，是否会表现出缺乏安全感的依恋？如果不考虑母亲和父亲在照护婴儿方面作用的变化，这个争议就难以谈论。有一种传统观点认为，只有母亲才能与婴儿建立足够的依恋以确保其健康发展。相比之下，当前的观点认为非家庭成员同样可以很好地满足婴儿的需求。因为许多婴幼儿大部分时间都在照护服务机构之中，因此人们对依恋的质量到底应该达到什么程度才能让婴儿产生安全和信任感进行了更深入的研究。

正如第三章所讨论的，研究人员已经确定了一种安全依恋模式和三种不安全依恋模式（Ainsworth，1967，1973；Ainsworth，Blehar，Waters，& Wall，1978；Hesse & Main，2000；Main & Solomon，1990）：

1. 安全型依恋（secure attachment）[①]。婴儿以父母或其他家庭成员为安全基础，强烈倾向于亲近父母而非陌生人，积极寻求与父母的依恋，并在父母离开又回来后很容易得到父母的安慰。这种依恋类型描述了世界范围内大多数的婴儿与父母的关系（Bergin & Bergin，2012）。

2. 回避型依恋（avoidant attachment）[②]。婴儿通常不会因为母子分离而苦恼，在父母回来时，可能会避开父母，或者选择一个陌生人。

3. 反抗型依恋（resistant attachment）[③]。婴儿寻求与父母的亲近，抗拒探索环境，通常在父母回来后表现出愤怒的行为，难以安慰。

4. 混乱型依恋（disoriented attachment）[④]。婴儿表现出不一致的依恋，对返回的父母表现出困惑或矛盾的行为（被抱着的时候看向别处，或表现出茫然的面部表情）。

与依恋有关的一种现象是分离焦虑（separation anxiety）[⑤]，这似乎是一种正常的发展经历，因为任何文化背景的婴儿都有这种表现。世界各地不同文化背景的婴儿在大约 9 个月大时就表现出分离焦虑，而且这种焦虑强度会持续增加到大约 15 个月大的时候（Bergin & Bergin，2012）。不管是安全型还是不安全型依恋的儿童，都会表现出分离焦虑。

一项关于婴儿依恋的研究综述表明，婴儿能够积极地参与到依恋关系的建立中。婴儿通常能够安全地依恋一个或一个以上的成人或家长。当代研究者已经研究了儿童如何与照护者建立依恋，包括父亲（Condon，Corkindale，Boyce，& Gamble，2013；Feinberg & Kan，2008；Figueiredo，Costa，Pacheco，& Pais，2007）、（外）祖父母（Farmer，Selwyn，& Meakings，2013；Poehlmann，2003）、兄弟姐妹（Kennedy，Betts，& Underwood，2014；Volling，Herrera，& Poris，2004）、收养和寄养的家庭成员（Dyer，2004；Gabler et al.，2014；Oosterman & Schuengel，2008；Stovall-McClough & Dozier，2004）以及专业的早期教育工作者（Buyse，Verschueren，& Doumen，2011；Caldera & Hart，2004；Commodari，2013；O' Connor & McCartney，2006）。

---

① 安全型依恋：婴儿与主要照护者之间的一种联系，在这种联系中，婴儿感到安全并对照护者做出热情的反应。

② 回避型依恋：婴儿与主要照护者之间的依恋类型之一，与照护者不一致且不敏感的关注有关。

③ 反抗型依恋：婴儿和主要照护者之间的一种联系，在这种联系中，婴儿同时寻求并抵制与照护者在身体和情感方面的联系。"矛盾的"（ambivalent）一词可以用来描述相同类型的依恋行为。

④ 混乱型依恋：婴儿和主要照护者之间的一种依恋形式，在这种形式中婴儿通常因严重或长期的遗弃而受到伤害。

⑤ 分离焦虑：表现为害怕与主要照护者失去身体或情感联系。

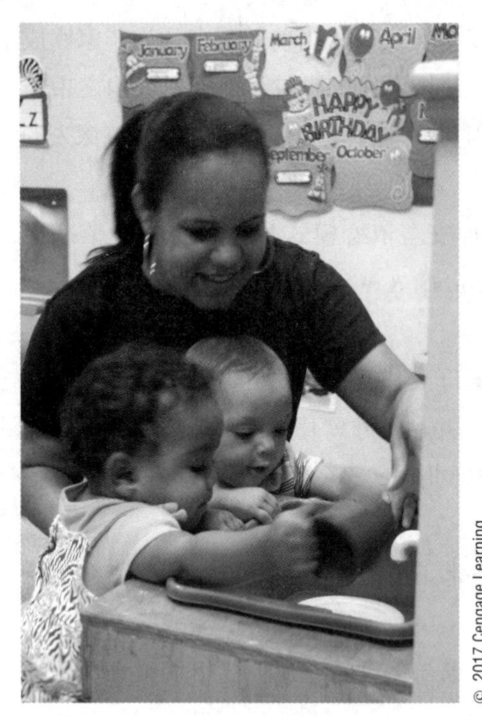

图4-1 儿童与照护者形成的依恋类型会影响其与其他成人和儿童的关系

虽然依恋类型有多种，但这些依恋类型的质量并不是一成不变的；随着时间的推移，它们可随着环境条件的变化而变化。布思 - 拉福斯（Booth-LaForce）等（2014）报告，家庭结构（例如，离婚或再婚）或工作状态（例如，在职或失业）的变化可能导致依恋的连续性或间断性。一些变化（例如，婴幼儿的寄养养育方式）被认为是负面的。然而，雅各布森（Jacobsen）、伊瓦森（Ivarsson）、温策尔 - 拉森（Wentzel-Larsen）、史密斯（Smith）和莫（Moe）发现，当学步儿以安全的依恋进入寄养家庭时，在 1 年后他们更可能被评定为安全依恋。此外，当混乱型依恋类型的儿童被安置在寄养家庭中，1 年后他们被评为混乱型依恋的可能性较小。综合这些结果，作者得出结论：稳定、良好的寄养家庭可以对儿童的依恋产生积极影响（Jacobsen et al.，2014）。

对儿童需求给予支持性和敏感性的照护可提升儿童的安全依恋（见图 4–1）。例如，母亲以富有洞察力的方式回应孩子（如从孩子的角度看待问题），她的孩子更有可能形成安全的依恋关系（Koren-Karie，Oppenheim，Dolev，& Sher，2002）。安全依恋和照护的连续性与后续认知、情绪和社交能力有关。例如，对收养家庭的研究就说明了其中两种模式。与年龄较大的婴儿相比，年幼时被收养的婴儿表现出较高程度的安全行为和更连贯的依恋策略（Stovall-McClough & Dozier，2004），这些良好的依恋关系对之后的社会情绪和认知发展会起积极的作用（Stams，Juffer，& van IJzendoorn，2002）。

从这些发现中，我们总结出了影响照护以及改变早期教育工作者角色的几个主要因素。对安全型依恋的婴儿和拥有全职工作的母亲进行研究后发现，无论在家庭内外，大多数婴儿与有全职工作的母亲之间的依恋是安全型依恋，和非父母照护者与婴儿之间的关系相比，这种关系对早期社交能力和情商的发展更具影响力（NICHD Early Child Care Research Network，1997，1998a，1998b，1999，2005）。然而，当孩子与母亲的关系不良时，早期教育工作者可与孩子建立安全的关系，对一些负面的发展结果起到缓冲作用（Buyse et al.，2011）。因此，随着越来越多的照护婴儿的母亲出去工作，形成安全依恋关系的责任必须由父亲、其他家庭成员和教师共同承担。大家都必须共同努力，为婴儿提供安全一致的依恋和纽带。

与家庭建立互惠关系或伙伴关系将有助于这一进程的开展。作为教师，我们的责任是双重的：我们不仅要帮助孩子与我们建立信任和安全的依恋关系，而且要帮助家庭成员与婴儿建立牢固、安全的关系。如前所述，采用特定的策略，如主要照护系统、家庭分组和持续照护，可以确保每个婴幼儿有尽可能少的照护人员，以保证一致性和可预测性。帕尔（Pawl，2006）建议照护者需要帮助父母懂得为孩子而存在，并帮助孩子知道当与父母在白天分开时，他 / 她也为他们而存在。例如，提醒孩子他的父母“下班了就来接他，因为父母想念他”，这对提供高质量的照护以及支持发展牢固的关系是很重要的。我们所采取的第二项措施必须是提供家庭支持和教育，以协助家庭成员与子女建立并维持安全型依恋。家庭教育应该包括母亲、父亲和其他家庭成员对孩子提供直接照护这个重要方面，以便他们能够体验始终如一、充满爱的健康关系。只要父母、家庭成员和教师一起努力，就可以与婴幼儿建立一致的、安全的依恋。

阅读检查站

在继续阅读之前，请确保你可以回答目前材料讨论的以下问题：

1. 为什么早期关系对儿童后期发展很重要？
2. 了解并理解你照顾的孩子与家人的依恋关系是如何帮助你成为早期教育工作者的？

三个“A”：关注、认可和协调

儿童照护的三个“A”，即关注（attention）[①]、认可（approval）[②]和协调（attunement）[③]，是提升积极环境和保持儿童与照护者之间积极情感联系的主要工具。三个“A”几乎是任何情况下任何人都可以使用的极其强大的工具，它们对年幼儿童的保育和教育至关重要。三个“A”被称为万能工具，因为它们适用于我们日常做的所有事情。关注、认可和协调是积极互动、良好自尊和保持轻松的必要条件。

提出关注、认可和协调的概念是为了赋予你力量，帮助你改变对自己的态度，强调早期教育工作者的感受对儿童有深远的影响。这三个“A”是从目前关于发展和照护的观点（在第一章讨论过）中直接衍生出来的，涉及脑研究和生态系统理论，社会文化以及依恋理论。此外，我们对发展适宜性课程指南的理解也支持三个“A”，具体指南在第十一章、第十二章和第十三章（Copple & Bredekamp，2009；Copple，Bredekamp，Koralek，& Charner，2013）中有更详细的论述。这一理论知识有助于教师适宜地照护和教育儿童；当同一位照护者将这些知识用于个人发展时，他/她也能从中获益。

关 注

你可能听过这句话：“当你微笑时，整个世界都在与你一起微笑。”你是否还记得有一次，当陌生人微笑着向你打招呼时，你感到很放松，或者当别人回应你的微笑时，你是否有感到瞬间的温暖？所以，无声亦能交流。这些无声的信息通常准确地传达了一个人的感受。当我们意识到70%的交流都是非语言的，我们就很容易理解为什么微笑能表达这么多。

---

① 关注：儿童照护三个“A”中的一个；将感官（如视听觉）聚焦在一个特定孩子身上。
② 认可：儿童照护三个“A”中的一个；能够接受他/她是谁，并给予反馈。
③ 协调：儿童照护三个“A”中的一个；与儿童当前显示的行为或情绪一致或相应的反馈。

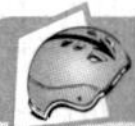

聚焦研究：婴儿专注力

婴儿天生对世界和他们在世界中的位置充满好奇。这种好奇心是他们内心深处的强大动机，促使他们花费大量的时间去探索他们所处环境中的一切。坚持是一种因人而异的稳定品质吗？如果是的话，那么专注力的高低对以后的发展有什么影响呢？

班纳吉（Banerjee）和塔米斯－蒙莱达（Tamis-LeMonda）（2007）把65对低收入家庭的母亲和婴儿作为样本进行研究。研究人员在婴儿6个月和14个月大时，在教学任务期间录制了婴儿与母亲在家中的互动情况。婴儿专注力的测量是通过与6个月大的孩子进行3分钟的玩具互动来进行的，并且在结束后使用贝利婴儿发展量表中的智能量表测量婴儿的认知。

结果表明，早在6个月大时，婴儿的专注力程度就不同，在8个月大的时候，专注力得分就有显著的相关性。换句话说，在6个月大时更具专注力的婴儿在14个月大时会专注更久。此外，“早期表现出专注的婴儿……在贝利智能发展指数上得分较高”（Banerjee & Tamis-LeMonda，2007，p. 487）。因此，专注力与更高水平的认知发展有关。

接下来，研究人员调查了母亲的教育行为对婴儿认知发展的影响。他们发现，“母亲在第6个月而不是第14个月时的教育行为与这两个年龄段的儿童专注力都有关，并预测了14个月大婴儿的认知发展”（Banerjee & Tamis-LeMonda，2007，p. 487）。研究人员从这个结果中得出结论，母亲的早期教育具有双重功能，既能帮助婴儿在挑战任务中保持专注，又能促进其认知发展。

同样，其他研究人员也发现母亲的行为和性格对幼儿专注力行为有着短期和长期影响。在半结构化游戏中，母亲对其18个月大孩子的积极情感回应与其在学前教育阶段中的专注力和能力相关，而被忽视的情感交流与孩子专注力和自控能力之间是呈负相关的（Wang，Morgan，& Biringen，2014）。那些在婴儿6个月大时报告压力较大的母亲，她们的孩子在18个月大时更容易表现出较低的掌控动机（即在与人的互动和玩玩具的过程中缺乏专注力）（Sparks，Hunter，Backman，Morgan，& Ross，2012）。

这些研究对早期干预专家和教育工作者都有启示意义。如果教师和干预专家与婴儿及其家庭合作，支持婴儿专注力的发展，也会对婴儿的认知技能提供支持。惠勒（Wheeler）和斯塔尔茨（Stultz）（2008）认为，音乐疗法可以帮助协调婴儿对外界刺激的注意力。例如，治疗师可以使用他们的声音、面部和道具来引起婴儿的注意。然后，他们可尝试进行眼神交流（即使不频繁），并在努力延长互动时间的同时理解婴儿的暗示。我们似乎得出这样合理的结论：“延长互动的时间”（Wheeler & Stultz，2008）是婴儿在与其他人互动中表现出专注力的另一种方式。获得和维持这种平衡并不容易，因为婴儿经常难以控制他们对新刺激的反应。惠勒和斯塔尔茨（2008）的结论是，治疗师通过抚慰和控制焦躁不安的孩子，吸引孩子的注意，并激发孩子对社会环境的关注，来促进他们专注力的提升。

简单来说，微笑是一种接纳自己和他人的方式。当你注意到另一个人的行为时，你是在传递一个信息，说明这种行为的重要性。用维果茨基的话来说，你是在帮助孩子们理解微笑背后的含义。例如，孩子可能会建立这样一种观念：当人们开心或者看到喜欢的行为时会微笑。通过这种方式，儿童开始将微笑反应与适当的行为联系起来。我们的回应可以是明显的，充满了感情（比如，“你做到了！”）或者更中性一点（例如，坐在旁边观察孩子玩耍）（Copple et al.，2013）。在任何一种情况下，神经通路都是用来记住这种联系的。如果我们对孩子们表现出消极行为，那么孩子们可能会建立一种理解，即这些行为是与他人互动的适当方式。

当然，参与比仅仅制造微笑或对消极行为做出反应要复杂得多。对于早期教育工作者来说，专注力还包括更高级的心理功能（Bodrova & Leong，2007），或“通过学习和教学获得的认知过程……是经过深思熟虑的、承前启后的、内化的行为”（pp. 19，20，原文强调）。教师必须学会集中注意力去观察孩子们的行为、技能和需要。仔细观察或参与，有助于你分析孩子的行为以及对这些行为做出适宜回应。换句话说，参与让确定每个孩子的最近发展区成为可能。最近发展区（Zone of Proximal Development，ZPD）[①]是指：儿童通过独立解决问题确定的实际发展水平与通过成人指导下的问题解决或与更有能力的同伴合作确定的潜在发展水平之间的距离（Vygotsky，1978，p.86）。

最近发展区的分类对于教师来说是至关重要的，因为它决定了教育的重点在哪里。支架或者来自更有技能的人的帮助，有助于孩子在“更高”的区域学习。换句话说，更有技能的伙伴行为有助于孩子获得自身能力之外的技能。

参与的另一个组成部分是需要从影响儿童发展和学习的其他系统中识别生态因素（Bronfenbrenner，1979，1989）。如前所述，这些因素既会影响儿童，又会受到儿童的影响。早期教育工作者必须不断地考虑这种双向的影响，以认识到儿童在自身发展中所起的积极作用。例如，教师必须对文化保持敏感，对家庭抚养孩子的方式做出回应。家庭中的独特信念可能会被照护者认同，也可能不会，这会影响你的工作。改变你的日常习惯和行为来支持家庭实践有助于给予年幼儿童更持续的关怀（Gonzalez-Mena，2001）。

一般来说，我们所做的事情是很重要的。早在 3 个月大时，婴儿的头就会跟随成人转动，从他们一直关注的事情中脱离出来，将注意力转移到成人正在关注的事情上（Perra & Gattis，2010）。因此，成人可以以非常微妙的方式影响婴儿的行为。我们所关注的内容也向我们和其他人传达了关于特定行为的意义或价值的想法，同时也影响了我们正在研究的行为。据马图索夫（Matusov）、德帕尔玛（DePalma）和德赖（Drye）（2007）所述，从社会文化的角度来看，观察者通过思考和讨论被观察者来直接和间接地影响被观察者的行为。

举个例子，克米特每天早上都要花上一段时间来融入集体。他喜欢在自由活动前观察鱼。当他独自观察了 10 ~ 12 分钟后，他通常会选择和一个朋友一起玩耍。当克米特的祖母来接克米特时，照护者特斯在与她交流时经常担心克米特会“害羞”。克米特的祖母开始担心起来，她原本觉得这种行为可以接受，还能反映出克米特的行为方式。因此，她与特斯一起创建了一个计划，帮助克米特“更顺利地”过渡到学校阶段。在这个例子中，特斯改变克米特祖母对克米特的看法和行为预期。通过建立这个过渡计划，他们直接改变了克米特的发展。他们

与家庭和社区的联系

你开始注意到，你每天离开孩子的教室时都感到压力和紧张。经过反思，你意识到你和合作老师花了大量的时间来纠正和注意孩子们的消极行为。你也注意到，有些父母在接送孩子上学这段时间里一直关注的是孩子的正面行为。你真的很想和家人谈谈他们在这些时候是如何决定他们的关注点的，但你担心可能会表现得不专业。你能通过问什么问题来向孩子的家人学习，与他们建立积极的关系，并保持你的专业意识呢？

---

① 最近发展区：维果茨基提出的术语，指孩子在发展水平上已经做好学习准备时所提供的一系列任务。

告诉克米特独自游戏是不行的，他应该多跟同伴互动。尽管这些结果无论怎么看都挺不错，但这似乎是对克米特的不尊重。

因此，我们必须一直记住我们所关心的事情很重要，因为无论是积极还是消极，它确实改变了儿童的发展过程。

认 可

别人的认可帮助我们认可自己，最好的关注便是认可。对另一个人的认可是一个明确的信息，表明你对那个人持尊重和积极的态度。根据《美国传统英语词典》（*American Heritage Dictionary of the English Language*）（2000），尊重（respect）[①] 的含义如下。

- 感觉或表现出特别重视的态度
- 避免打扰或干涉
- 被崇敬的状态
- 表现关心或赞赏的意愿

早期教育工作者如何将这种多元化的定义转化为日常实践？斯威姆（2003）的研究表明，让孩子们有时间尝试或完成任务和帮助他们做出选择，都反映了对他们的尊重，因为这些行为没有干涉他们。此外，重视每个孩子的行为方式和存在方式表明其受到照护者的高度尊重。

在意大利瑞吉欧·艾米利亚的婴儿 / 学步儿和学龄前教育项目中，教育领导者对尊重的理解提升到了一个新的层次。他们宣称尊重教育价值（Rinaldi，2001a），并提出了儿童权利（rights of children）[②] 的概念。这个概念反映了他们的“儿童形象”：“潜力巨大、强壮、能干。重点是把孩子们看作独特的个体，他们有吃的权利，而不是简单的需求。他们具有潜力、可塑性、开放性、成长欲、好奇心、求知欲以及与他人交往和交流的欲望。”（Rinaldi，1998，p. 114）教师通过他们的“儿童形象”来指导教学决策、课程计划和与孩子的互动（参见 Edwards，Gandini，& Forman，2012）。

对孩子们来说，认可意味着他们做了正确的事情，这让他们觉得有价值。认可能够建立信任和自信，从而鼓励孩子们无所畏惧地尝试新事物。照护者必须学会的最重要的观念是，永远要认可孩子的为人，即使你并不认可他 / 她的行为。例如，必须让孩子明白你喜欢的是他，而不是他正在做的事。

适当和一致的认可能够培养孩子的信任。信任不仅取决于数量（例如，互动的次数），而且取决于照护者与孩子的互动和双方关系的质量。由于照护者以敏感的方式花时间照顾孩子的个人需求，所以积极的认可能产生信任感。成人必须传达出这样一种信息，即他们确实很关心孩子的权利并坚信孩子们做的事情是有意义的。建立在持续、积极照护基础上的信任让孩子们在充满意义的、具有归属感和信任感的环境中成长。

---

① 尊重：一种对某人的高度崇敬或相应地对待别人的意愿。

② 儿童权利：相信儿童不仅需要成人来看管，而且还需要适当的关心和教育。

在对孩子表示支持的时候，需要谨慎一些。如果照护者对孩子的每一个小举动都表示赞同，并且无条件地给予孩子们支持时，那么他们就会失去对孩子的尊重。真正认可孩子有意义的成就，有助于鼓励孩子们努力工作并帮助他们重视自己的付出。确保孩子们做出了真正的努力，或者已经完成了一些有价值的事情，而你的认可将帮助他们成为最好的自己。

协　调

协调是指意识到某人，以及他的情绪、需求和兴趣，并对所有这些做出回应。换句话说，当你和孩子“合拍”意味着你将提供高质量的保育和教育，能够满足每个孩子的个体需求、兴趣和能力。

在与婴幼儿的互动中，善于协调的照护者通常显得很自然。然而，协调并不是所有人的本能。通常情况下，这样的照护会受到我们育儿观念的影响。例如，许多家长、教师和医生都坚信，对婴儿的哭声回应过快是一种宠溺。当然，正如前面所说，不能过分溺爱孩子。在本章以及第一章和第三章中，所有关于依恋的研究都质疑这一信念。对与孩子的交流策略做出敏感回应有助于孩子形成对照护者的信任，与照护者形成稳定、安全的依恋关系，促进儿童社会性和情绪的发展。

有协调能力的照护者会花大量时间仔细观察和记录婴儿的行为。事实上，发展适宜性实践指南指出，早期教育工作者应该很好地了解每个孩子，并了解每个孩子发展的线索（Copple et al.，2013）。然后，成人应根据孩子的个性特点做出针对性的反应，使得互动的、指导的、照护的策略……能够针对性地照顾到每个孩子（Copple et al.，2013，p. 67，原文强调）。例如，妮可尔知道 27 个月大的蒂法妮有非常规律的饮食和睡眠习惯。然而，今天在户外玩耍后，她并不觉得饿，很难放松下来睡觉。经过仔细观察和询问，妮可尔了解到蒂法妮的喉咙痛。妮可尔能够利用她对蒂法妮的了解来“感知”这种常规的改变，并在一开始就发现她生病了。

当照护者与婴幼儿以相互尊重和回应性的方式进行互动时，他们就达到了研究人员所说的协调。他们与孩子是同步的（Isabella & Belsky，1991）。捕捉并回应孩子的线索对于参与这种“互动之舞”至关重要。

例如，在照护者卡洛斯正在给贾德喂午餐的画面中，贾德饿得狼吞虎咽。卡洛斯说这顿午餐对于肚子饿的人来说肯定很美味，贾德笑得上气不接下气。突然，贾德开始放慢速度。卡洛斯看到这个行为之后，也放慢了喂食的速度和讲话的方式。贾德微笑着把头从卡洛斯身边转开。卡洛斯停顿了一下，等着贾德转过身来。他果然转过身来，张开了嘴。卡洛斯又给他喂了一口蔬菜。

然而，感知却会影响一个人的协调能力，盖拉（Ghera）、哈恩（Hane）、马莱沙（Malesa）和福克斯（Fox）（2006）发现母亲对婴儿安抚性的感知程度会影响母亲的敏感度。当母亲认为自己的婴儿更容易哄好时，即使婴儿表现得很消极，她也能提供敏感的照护。另一方面，当母亲认为自己的婴儿不好哄时，当她的婴儿出现消极反应时，她提供的照护就不那么敏感

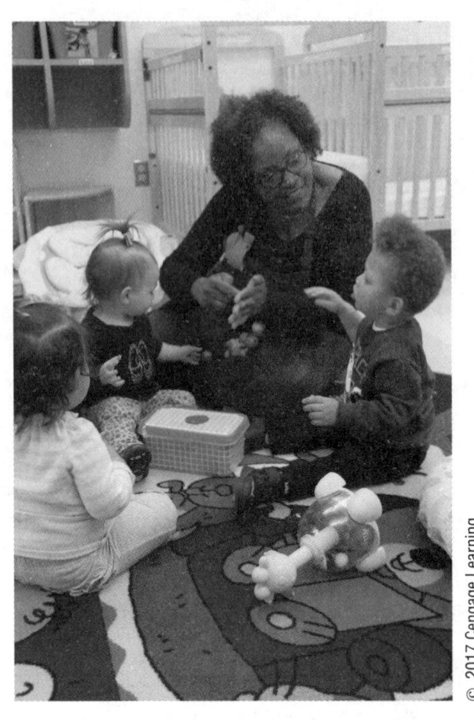

图4-2 儿童对照护者在与他们的互动中使用关注、认可和协调的积极反应

了。同样，母亲认为正常发育的孩子比那些发育迟缓的孩子照护起来更简单，所以对其更为敏感（Ponciano，2012）。然而，研究表明，母亲对需要精心照护的孩子更加敏感（Ponciano，2012）。可以看到，成人的感知会影响互动的质量。因此，早期教育工作者必须反思自己对儿童的看法，以确保自己找到并纠正可能干扰协调能力的信念。

当早期教育工作者将关注、认可和协调结合在一起时，孩子们会情不自禁地做出积极的回应（见图 4–2）。这就是为什么这三者是儿童发展和照护的主要工具。你可能已经使用了三个“*A*”，而没有深入思考。考虑一下你如何接近一个陌生的婴儿。你俯下身与她保持一样的高度（坐在地板、毯子或椅子上）。你轻轻地、慢慢地靠近，和她目光相对，进入她的空间里，靠近她的身体，微笑着，温柔地开始讲话以吸引她。如果你确信她允许你和她保持亲密接触，你会和她进行眼神交流，然后慢慢开始询问她在做什么，如玩什么或者吃什么。当她做手势时，你也用手势回应她，同时要发出声音表示弄懂了她的动作。这通常会引起她一个微笑或是一阵咯咯的笑。你再次对她微笑并发出声音。你可以试着轻轻触碰她的肩膀或手指，不久，你就会被孩子接纳。这种缓慢地建立融洽关系的过程同样是使用三个“*A*”的缓慢过程。首先你给予关注，其次是认可，最后是协调。当这一切都是有意识地去做的时候，所有参与其中的人都会觉得自己是有价值的。

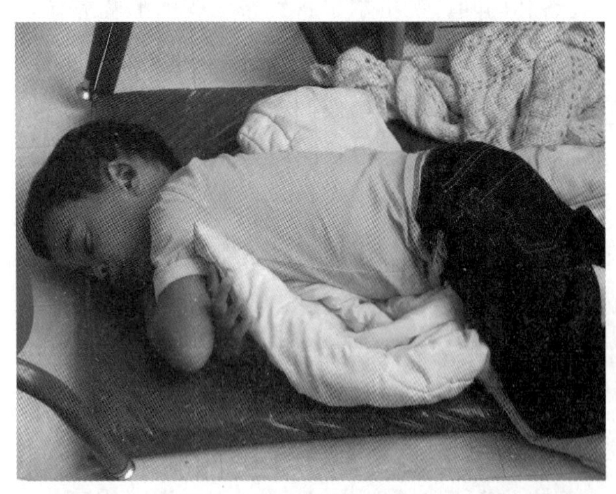

图4-3 感到安全的婴幼儿可以安静地放松和休息

虽然这些行为对你来说很自然，但你应该花大量的时间去琢磨这些行为，考虑该如何使用它们，并分析它们对孩子的影响。例如，自己是否有目的性地、更有效地使用它们？只有通过有意识的决策，你才能使用这些工具来帮助孩子获得最大限度的发展。

这三个“*A*”对你来说是很强大也令人振奋的工具。它们会引起孩子们的回应，同时你也可以继续工作。当你们在地板上游戏的时候，一个兴高采烈的孩子会毫无条件地给你一个大大的拥抱，这是照护者能得到的最振奋人心、最有价值的回报之一。这个拥抱，经常伴随着一个响亮而快乐的声音，带着积极的能量进入你的世界，以至于你们每个人都能感受到这种冲击。你们两个都能感觉到这种正能量产生的影响，并且看到这一幕的人也都会微笑。

阅读检查站

在继续阅读之前，请确保你可以回答目前材料讨论的以下问题：

1. 列出、定义、描述婴幼儿照护的三个“A”并分别提供一个具体示例。

2. 第一章、第二章和第三章所描述的理论观点是如何给三个“A”提供理论支撑的？

3. 为什么三个“A”可以作为与儿童一起工作时使用的强大工具？

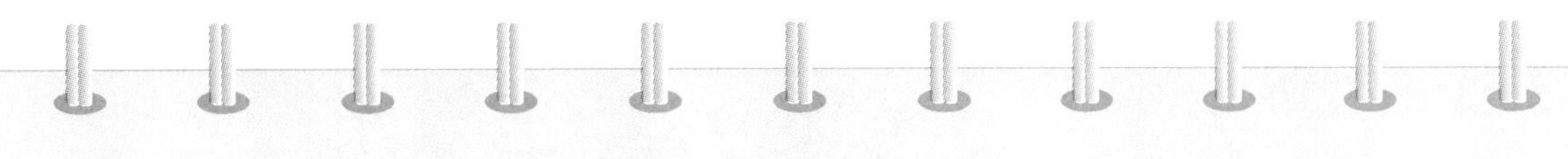

小 结

1. 解释在依恋中早期教育工作者角色的变化。

婴儿可以与许多不同的人形成强烈、积极的依恋。所有这些关系都会随着时间的推移而变化，并为婴儿的思考和与他人的关系奠定基础。

2. 了解三个“A”以及如何在与儿童的互动中使用它们。

三个“A”主要面向儿童，有助于儿童进行适当的行为并为他们营造积极的学习环境。照护者创设了一个安全的情绪环境，在这个环境中，适当儿童通过解决自然发生的问题，来探索和掌握他不断完善的各项能力。稳定、积极的环境可以促进儿童信任和自信的发展，并使不断成长的婴儿能够表达他的所有需要。

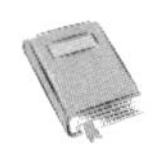

案例分析

满足兰吉娜的多样化需求

兰吉娜现在已经在阿贝比的班上待了 7 个月了。兰吉娜的家人在她出生前就从阿富汗移民过来。她 1 岁时就来到托育中心。起初的适应期很困难，但兰吉娜很快建立了生活常规。午睡是一个特别的难题，因为兰吉娜几乎每天下午都哭着入睡。在阿贝比和兰吉娜的父亲进行了多次对话之后，他们决定让兰吉娜的母亲录制她每晚唱歌和弹奏瓦吉乐器的录音。当阿贝比在午睡时间播放这些录音时，这些非常舒缓的音乐和歌唱帮助兰吉娜和其他一些孩子入睡。

在这个特别的早晨，兰吉娜穿着一件新的刺绣风格的礼服，搭配上了一条卡多尔（头巾）。她的母亲解释说，他们正在庆祝开斋节，开斋节是斋月斋戒后的第一天。兰吉娜显然对她的新衣服很满意。阿贝比说道：“你的新衣服一定很柔软。我能摸一下吗？”兰吉娜高兴地喊：“当然可以！”并抱住了阿贝比。随后，兰吉娜在教室的另一个区域跳舞。阿贝比注意到，在自由选择时间的前半部分，她从一个区域跳到另一个区域，她似乎很难找到自己能参与进去的活动。例如，她拒绝在画架上画画或用马克笔画画——这是她最喜欢做的事情。当阿贝比询问原因时，她只会说“不要脏”。阿贝比蹲下来看着她的眼睛并询问她是否害怕弄乱她的新衣服。当兰吉娜回答“是”的时候，阿贝比找到了其他有吸引力的、不会弄乱衣服的艺术材料供她使用。在讲故事时间，兰吉娜开始在房间里跑来跑去。阿贝比认为，“跟我学”的游戏可能是最好的，她邀请兰吉娜成为第一个被模仿的领头羊。

1. 在上述案例分析中，你认为阿贝比在兰吉娜身上使用的最重要的工具是什么？为什么？

2. 阿贝比与兰吉娜父母的关系是如何帮助她对兰吉娜做出更多回应的？

3. 交互同步能如何应用于这一案例分析？

课程计划

标题：你需要什么？

儿童观察：

努尔已经4个月大了，刚刚开始上课。她和她的家人完成了过渡期（见第六章），她上周开始全天活动。她通常早上小睡两个小时。到目前为止，她每一次睡觉的时间还没有超过20分钟。

儿童发展目标：

培养对照护者的积极依恋

被另一个人安慰

材料：孩子最喜欢的“依恋物”（如毯子、毛绒玩具）

准备工作：无

学习环境：

1. 当你注意到努尔累了的时候，拿来她最喜欢的印着动物的毯子和奶嘴。和她谈谈你在做什么以及为什么这么做。例如，你可以说：

“你累了。我觉得你想要你的小熊毯子。很软对吗？”

2. 带她到教室的舒适地方，如果有必要，你可以选一个能看到并且可以与其他孩子互动的地方。

3. 在安顿下来之后，对她的行为做出回应。比如，如果她打哈欠，你可以说：

“你确实累了。现在是午睡时间。你想要你的奶嘴吗？”对她的回答进行判断，并做出相应的回应。

4. 利用她父母提供的信息，一边唱她最喜欢的歌，一边用她喜欢的方式抱着她（即她的头靠在你的肩膀上）。

5. 因为她难以入睡，所以在把她放入婴儿床之前，尽可能长时间地抱着她。

指导思考：

如果努尔没有通过放松和入睡来回应你的照护，你可能需要考虑改变环境的其他方面。例如，房间里舒适的位置是否可以调暗？或者，舒缓的音乐是否会比我们的歌声更有效果？

变化：

当努尔肚子饿了或想要游戏时，要对她的需求做出回应。

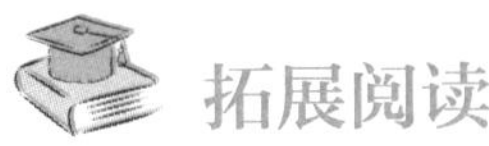

拓展阅读

Gray, D.D. (2014). *Attaching through love, hugs and play: Simple strategies to help build connections with your child*. London, England: Jessica Kingsley Publishing.

Hughes, D. A. (2009). *Attachment-focused parenting: Effective strategies to care for children*. New York: W.W. Norton & Co.

Krechevsky, M., Mardell, B., Rivard, M., & Wilson, D. (2013). *Visible learners: Promoting Reggio-inspired approaches in all schools*. Hoboken, NJ: Jossey-Bass.

Newton, R.P. (2008). *The attachment connection: Parenting a secure & confident child using the science of attachment theory*. Oakland，CA: New Harbinger Publications.

Raikes, H. H., & Edwards, C. P. （2009）. *Extending the dance in infant and toddler caregiving*. Baltimore, MD: Paul H. Brookes Publishing Co.

第五章
有效的准备和工具

© 2017 Cengage Learning

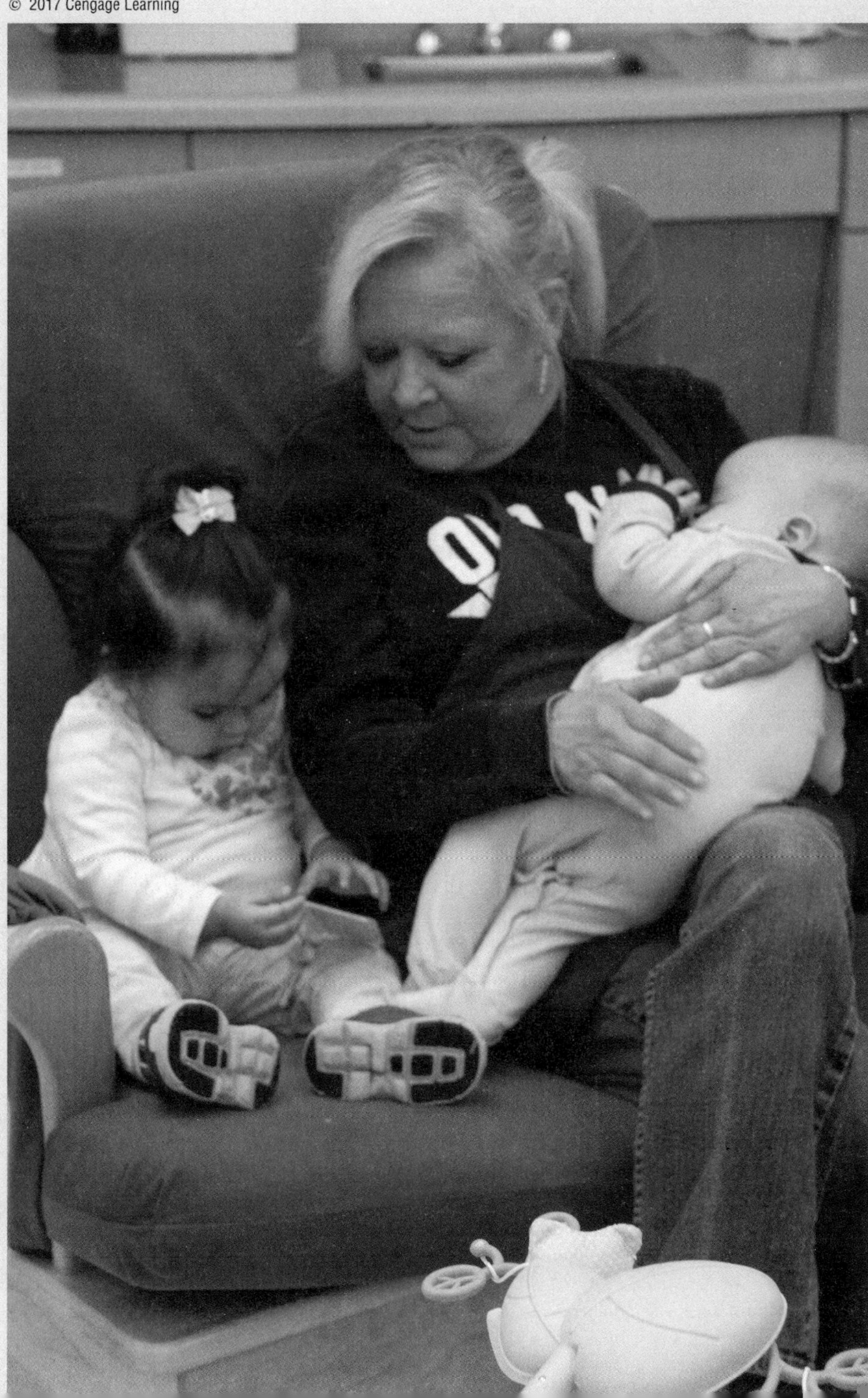

学习目标

阅读完本章，你应该能够：

1. 描述成为合格照护者所需的特征。
2. 明确专业的教育工作者应具备的各种知识、技能和倾向。
3. 捍卫教师正式教育经历对儿童发展结果的重要性。
4. 证明如何将观察工具与数据需求相匹配。

本章涉及的标准

naeyc 全美幼教协会早期教育工作者专业准备标准

3. 观察、记录和评估以支持儿童和家庭
6. 成为专业人士

DAP 发展适宜性实践指南

4. 评估儿童的发展和学习

此外，在 NAEYC 发展适宜性实践的标准中，包含了对婴幼儿照护至关重要的六大领域。本章重点讨论的内容是：政策。

优质保育和教育的核心及灵魂是早期教育工作者以及他们所用来支持早期儿童发展的工具。本章提供了具体的、有效促进发展的工具。早期教育工作者应该从前面章节描述过的发展视角去练习使用本章中提及的每种工具。对专业的儿童照护服务来说，细致地评估婴幼儿是十分重要的出发点。在保持连续性的基础上去记录特定的和描述性的观察，然后用这些信息去影响教育决策，这会保证在你的照护下，婴幼儿的成长和发育能够达到最佳。

合格的早期教育工作者的特征

正如你在第四章学到的那样，对于照护者来说，呵护婴幼儿的早期身心健康是十分必要的。照护者还要考虑他们自己的需求。因此，我们要介绍如何做好照护者所需要的专业准备。

身心健康

想要从事有着很高体能要求的照护工作，身体健康是必需的。这对于抵御在工作中可能遭遇的各种疾病来说也很重要。健康的早期教育工作者的重要性在各州儿童照护法规中都有所体现。无论是从亚拉巴马州到印第安纳州，还是从特拉华州到怀俄明州，想要做教师的人必须提供身体健康的证明，证明未染上活动性结核病，这样才能在儿童照护场所工作。这些政策既保护成人也保护儿童。

在你处理每日关系的过程中，你必须在很长一段时间里为孩子们提供身体上的接触和养育、付出更多的情感、充满耐心地解决冲突并在你因一个孩子而沮丧时还要马上去安慰另一个孩子。情绪稳定的教师已经学会如何处理每天来自外界的情绪需求，也学会如何帮助别人达到更好的心理健康状态。

良好的自我形象

你的自信感和积极的自我价值感说明你对自己充满信心。这会激励你承担风险、解决问题、考虑替代方案、在没有明显正确答案的情境中做出恰当选择。你的观察、感知和知识基础都是在对情境进行评估并做决定时可以使用的信息来源。充分认识你和孩子们的期待可以帮助你保持开放的心态。你的决定或许不总是正确的或合适的，因为这些决定是基于不完整的信息而做出的，接受这一点并重新评估资料或者收集更多的信息，然后再做新决定。这样可以帮助你在职业上不断发展，你作为一名合格且有能力的照护者的自我形象也可以获得提升。

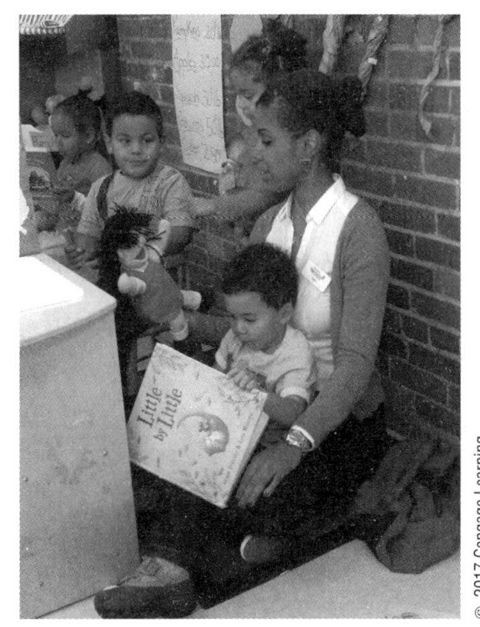

© 2017 Cengage Learning

图5-1　照护者在照护儿童中发展技能，并在与他们的互动中获得满足

关怀与尊重

提供有用和高质量的照护会给你带来快乐、享受和满足（见图 5-1）。尽管有些任务可能会非常困难甚至是令人不愉快或者是重复性的，但是你接纳性的行为和体贴的处理显示出你对满足儿童需要的重视。儿童值得你花时间和精力去照护，因为他们十分重要。当早期教育工作者对儿童、家庭和其他职工展示出关怀的态度时，他们之间会建立起更好的合作关系，而且其意义并不止于此。根据诺丁斯（Noddings，2002，2005）的研究，这种对自我、他人和社区的人与人之间的关怀关系，是能为世界持续带来社会正义和互相关怀氛围的核心。

写给专业人士的话

照护工作理应得到尊重，因为这是一份十分必要的职业。你为儿童、家庭和社区提供了一项非常重要的服务。你提供的这项服务在儿童人生的关键时期发挥着直接影响作用。你在儿童的生命里有着重大的影响和价值，在你的选择和行为中，你必须保持理性和客观。

对于提供高质量的照护来说，必须努力做到最好。你需要大量阅读、学习、参观、观察，并且和其他早期教育工作者交流。哈格里夫斯（Hargreaves）和福伦（Fullen）（2012）指出，专业资本（professional capital）① 会在教师们一起分析教学过程时产生。相应的，教师们增加的专业资本会使照护服务的效用最大化。持续的学习是关键，因为专业知识不是静态的；要想成为一名优秀的照护者，你需要去了解学习的东西还有很多。新的信息和经验的积累会带给你新的视角、理解和技能。在学习中保持开放性能够帮助你寻找新的想法和利用新的机会，进而帮助你扩展知识和技能。专业的教育工作者重视并会留出时间来对他们的工作进行日常性、系统性的反思。为了学习更多关于你自身、儿童、教学和你所在项目的信息，你有什么样的计划呢？

获得专业知识、技能和工作倾向

在你开始学习关于儿童、家庭和早期教育的知识之前，你需要更多地了解你自己。你为什么想成为一名早期教育工作者？你的优势是什么？你的弱项是什么？你的兴趣是什么？你的价值观是什么？你对你自己和他人的期待是什么？你愿意尽力去满足你自己和他人吗？你

① 专业资本：增加每种专业和教育职业长期价值的资本，包括人力、社会性和决策性资本。

认为为照护付出多少时间和努力是合适的呢？回顾泉·泰勒（Izumi-Taylor）、李（Lee）和弗兰切斯基尼（Franceschini）（2011）的研究结果发现，与日本的早期教育工作者相比，美国的早期教育工作者更多地认为，婴儿应该由家长抚养。这样的观念会如何影响与儿童及其家庭的互动？

现在已有一些研究专门关注人的观念和教室中行为之间的联系。那些自认为是音盲的教师同样有可能在教室里和孩子一起唱歌。然而，这些教师认为他们在唱歌时有更为强烈的不自然的感觉，这样的感觉常常改变了唱歌的行为（Swain & Bodkin-Allen，2014）。相应地，当早期教育工作者被要求给他们自己各个具体领域的能力打分时，他们在多个艺术领域（例如，戏剧、舞蹈）认为自己能力不足（Garvis & Pendergast，2011）。研究者们随后发现，认为自己能力不足的教师，在他们的教室里经常举办多种艺术活动的可能性更低。

关于这些话题，你的观点是什么？你认为它们会如何影响你与儿童及其家庭的互动？

关于儿童和家庭的知识

儿童发展研究持续提供了关于儿童的新信息。这些信息帮助人们了解每个儿童的个人特征和发展水平。关于身体、情绪、社会性和认知发展模式的知识会影响早期教育工作者规划并实践与儿童互动的方式。然而，由于儿童不是孤立地生活着的，教师还必须了解每个家庭的情况。

每个家庭的处境都是独特的，同时也会影响照护者的照护行为。作为一名照护者，你应该预料到会遇到多种多样的家长或家庭：单亲家长，（外）祖父母是一家之主，同性恋家长，流浪家庭，父母是白人而收养了亚裔儿童的家庭。职前教师常常对孤儿或流浪家庭认识不足（Kim，2013）。幸运的是，通过持续不断与收容所里的儿童及其家庭的互动，这些教师会重新审视他们自己对于流浪儿童及其家庭的看法，进而积极地发展自己对于儿童的专业认识。

在工作中，你会接触到与自身文化相同或不同的家庭。你应该和家庭成员一直保持沟通，并从家庭那里获得信息。每个家庭都会对他们自己、他们的孩子以及作为照护者的你有一些特殊的需要、期望和期盼。

关于儿童保育和教育的知识

DP 发展适宜性实践（developmentally appropriate practice）[①]（Copple & Bredekamp，2009；Copple et al.，2013）包含情绪互动、教学计划以及有关儿童、家庭、同事和社区的各类教学技巧。我们如何建立能够回应学步儿需要的经验？我们如何鉴别哪类材料对于不同发展水平

① 发展适宜性实践：做出关于儿童的幸福和教育的教育决策的过程。该过程基于：a. 儿童发展和学习的信息或知识；b. 在群体里的每个儿童的需要、兴趣和优势；c. 每个儿童生活的社会和文化背景。

的婴儿是适宜的？这些问题的答案并非显而易见，但可以在大量的资料里找到，这些资料包括认证的法律和资格认定标准。州立机构制定了认证管理条例（licensing regulation）[①]，来对那些家庭式或机构式的保育和教育项目进行标准化管理。这些管理条例监管着诸如师生比、空间、安全和健康要求、消防以及区域规划等事项。认证管理条例明确了项目需要满足的一套最低标准，但它并不能保证照护的质量。然而在很多州，如印第安纳州正致力于将重要的项目质量指标纳入认证管理条例。此外，很多州出台了早期教育标准并将其作为帮助教师关注儿童发展和学习的适宜手段。

全国家庭保育协会（National Association for Family Child Care，NAFCC）[②]和全美幼教协会（National Association for the Education of Young Children，NAEYC）[③]已经分别为家庭式照护和机构式照护服务项目建立了良好的资格认定条目。资格认定（accreditation）[④]标准比认证管理条例更加严格，这个标准用来认定那些已经满足了儿童身体、社会性、情绪和认知发展需要以及被服务家庭需要的高质量项目。

对专业的早期教育工作者来说，熟悉认证管理条例、早期学习指南和资格认定标准十分必要但远远不够。教师应该每天都留出时间来反思和分析当天发生的与儿童有关的事件。这种远离儿童实践工作的反思会很好地帮助教师进行专业知识的积累。在照护服务项目中，教师可以通过个人、教学团队小组、教学层次小组（如所有的婴幼儿教师）或全体教师大组的形式进行反思活动。惠廷顿（Whitington）、汤普森（Thompson）和肖尔（Shore）（2014）指出，这种时间应该：

> ……被看作更好地应对教师每天所遇到的挑战的方式，而不是另外一项工作要求。教师需要接受专业学习所带来的不确定性，并且允许他们自己慢慢地反思和学习关于专业实践的知识。（p. 71）

婴幼儿教师需要花费大量的时间来弄清楚每天需要扮演的多种角色。你需要在这些不同的角色间寻求平衡以提供高质量的保育和教育。理解你所扮演的不同角色的责任会帮助你确定自身优势，增进知识积累和个人成长。通过和同事一起阅读和讨论 NAEYC 的“道德行为规范”（NAEYC，2011b）来学习更多关于不同责任的知识。这份文件的出台离不开教学一线教师的巨大贡献，该文件也为平衡和解决你的专业职责冲突提供了指导。

---

① 认证管理条例：关于师生比、安全、健康以及区域规划等事项的官方规定，所有为儿童提供照护的个人或机构都必须遵守规定以获得执照。

② 全国家庭保育协会：为家庭保育服务提供者——他们的服务代表着高质量儿童保育的导向——提供专业认定的协会。

③ 全美幼教协会：一个为早期教育工作者提供职业资源和发展的专业组织，同时也为代表了高质量照护的项目提供认定。

④ 资格认定：依据国家标准认证现存质量指标的过程。

关于合作关系的知识

早期教育工作者不可能孤立地工作并提供高质量的照护（Bove，2001；Colombo，2006；Copple & Bredekamp，2009），你必须与家庭、同事和社区机构建立合作关系（partnership）[①]。你必须主动提问，因为家庭成员掌握着那些你无法了解的儿童的情况。建立关系的过程通常很难顺利进行，也不会是单向就能建立的——它经常是坎坷的和断断续续的（Hadley，2014）。但只要教师坚持去寻求建立和家庭相互的、双向的关系，关系中的所有人都会受益，因为各个利益相关者所拥有的信息在自由地流动，从而促进形成更好的决策（Sewell，2012）。同时，不管你在早期教育这个职业是工作了 5 分钟、5 个月还是 5 年，同事都是无价的资源。第七章的一部分会致力于讨论如何与家庭成员和同事建立职业关系。

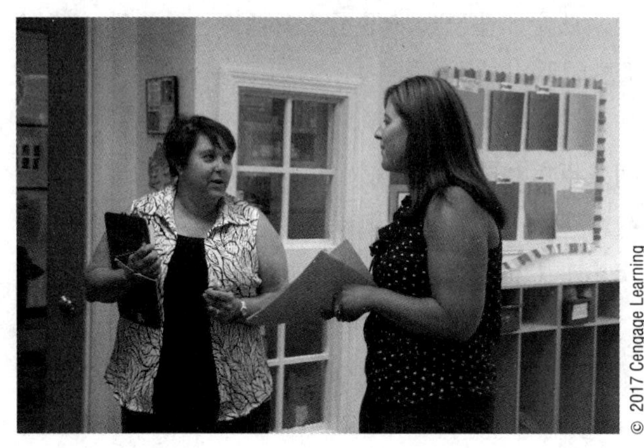

图5-2 当一个孩子可能需要特殊教育服务时，向其他机构寻求建立合作关系

与社区和组织建立的合作关系会为你的项目增加社会价值和资源（参见 Friedman，2007）（见图 5-2）。和你形成合作关系的机构数量和类型由你的项目中孩子的家庭与所在社区特征决定。当儿童或家庭在语言、心理健康或营养等方面有特殊需要时，你需要帮助他们在社区找到相应服务。另一项重要的社区资源是社区的公共图书馆，你可以联系儿童图书管理员和成人图书管理员，他们可以提供书籍、网站和期刊阅读等方面的帮助，这可以帮你在理论学习方面持续掌握早期教育领域的前沿动态。一些图书管理员还可以将他们的资源直接带给你和儿童，如开展“课堂故事时间”。他们还可以告诉你州和联邦的经费资源的一些信息。很多有市级或郡县级财团的社区可以为教育者提供一些诸如督导或进修机会的服务。此外，不要忘了加入本地和州级的早期教育协会，通过和这些机构的联络你可以获得建立合作关系的其他渠道。

宣传知识

专业人士在与儿童和家庭打交道的日常工作中会运用一些非正式的宣传策略。如前所述，每次你和家庭成员、同事或社区成员互动时，你就是一个领导型教师。你必须认真思考你的行为，因为其他人会将你作为如何对待婴幼儿的范例。例如，参与发展适宜性实践展示了你关于儿童能力的观念，并且展示了你对婴幼儿发展和学习施加的积极影响。全身心投入和分享专业知识与实践经验能够使你成为一个婴幼儿及其家庭成长的支持者。

正式宣传涉及与家长、社区成员和其他专业机构甚至是政策制定者一同合作，这能够用

---

① 合作关系：与家庭和社区成员形成联盟关系来支持和促进儿童福祉和学习。

来改善儿童及其家庭的生活以及早期教育职业。学习如何成为一个有影响的支持者需要时间、经历和知识的积累（NAEYC，2005；Robinson & Stark，2005）。不过不用担心，因为很多机构都会提供资源来帮助你获得或提升支持技能（表 5–1）。当教师帮助家长学习并成为宣传者时，儿童尤其是那些有特殊需要的儿童，会持续地受益。

表 5–1 提供支持资源和帮助的组织简介

全美幼教协会（National Association for the Education of Young Children）	全国儿童宣传中心（The National Children's Advocacy Center）
第一支蜡烛（First Candle）	美国儿童福利联盟（Child Welfare League of America）
儿童支持者（The Child Advocate）	保护儿童基金会（Children's Defense Fund）
全国儿童保育资源和转介机构协会（National Association of Child Care Resource and Referral Agencies）	移民儿童宣传中心（The Immigrant Child Advocacy Center）

职业技能

早期教育工作者必须具备与保育、教育婴幼儿相关的多种技能。在诸如换尿布和喂食等日常活动上，教师应该采用适宜的策略。教师需要学习、运用各个儿童偏好的策略来使他们平静和入睡。至于教学策略，婴幼儿教师应该掌握收集信息、分析信息和组织规划回应式课程的技能。此外，还需要学会促进儿童在所有领域的发展和在每个具体领域的学习的知识技能。关于这些技能的内容会在第八章、第九章、第十一章、第十二章、第十三章和第十四章进行讨论。

专业的工作倾向

工作倾向（disposition）[①] 不仅仅指在工作中积极、消极的观念和行动（如好奇或宽容、计较或贬损儿童），它还包括照护者的经常性、自发性的思考与行动习惯。默雷尔（Murrell）、迪兹（Diez）、费曼 - 尼姆塞尔（Feiman-Nemser）和舒斯勒（Schussler）（2010）扩展了这个定义，他们指出工作倾向还代表着关于工作和教育责任的一种特定倾向。换句话说，工作倾向影响着将观念转化为行动的动力，这样一来，全身心的投入与思想习惯便会在决策、实践、领导力和支持中显示出来（Swim & Isik-Ercan，2013）。

当教师去试着分析自己的知识和经验、有意图地接触一个事件或接受一种引发解决自己关于某一学习事件的观念（Swim & Merz）时，积极的专业工作倾向便会随着时间的推移而发展。例如，特伦斯（连续的照护者）正在通过重新填充一个绿色油画罐来满足德文塔（21 个月大）想画画的欲望，而这时萨日娜（13 个月大）开始哭泣。他马上从教室另一边过来用安

① 工作倾向：经常性、自发性的思考与行动的习惯，代表着关于工作和教育责任的一种特定倾向。

慰的语气和萨日娜说话，他能看出来她很不高兴（不是受伤了），并且邀请她加入他在另外一边的活动。萨日娜移到了特伦斯这边，特伦斯也继续用言语安慰她。特伦斯认为他对两个孩子的反馈都是有效的。后来，他的配班教师问他为什么不在萨日娜发出明确的交流信号时停止填充油画罐。这导致特伦斯去反思他的决定，并让他感到不太舒服。在从多种不同视角反思和分析了当时的处境之后，特伦斯认定他的做法是可以接受的并且满足了两个孩子的需要。他决定和他的配班教师进行更多的交流来解释他对当时处境的分析。教师抽出时间进行反思会带来专业工作倾向的发展，会使教育者能够更加迅速地回应孩子的需求并具有专注力，从而成为每个孩子的支持者（Swim & Merz）。在这种反思过程中使用批判的视角可以转变的不仅仅是工作倾向，更转变了其对儿童、理论和实践的理解。

阅读检查站

在继续阅读之前，请确保你可以回答目前材料讨论的以下问题：

1. 一个专业的早期教育工作者要具备的重要知识、技能和性格是什么？为什么？
2. 与家庭和社区机构的合作关系是如何帮助促进婴幼儿的发展的？
3. 和其他人讨论你对“发展适宜性实践”这个概念的理解。你怎样才能学到更多关于这个概念的知识？

早期教育工作者的专业准备

早期教育工作者既有正式的也有非正式的受教育机会。非正式的经验来源可能是自发的也可能是规划好的。有时一篇期刊文章可能会通过提供新信息或提出一些新的问题来激发你思考。你可能会抽出时间进一步反思并和同事讨论自己的想法，你也可以定期地思考那些想法并开始改变你的照护实践，在实践中吸纳你所学到的新的东西。

正式的教育机会通常是规划好以满足特定目标的。你可以选择那些能在专业中增加重要知识和技能的机会。以下这些学习机会有助于你的职业准备。

· 与一位导师或更有经验的照护者一起工作。这样一个工作伙伴可以帮助你观察、反思并讨论在专业中有效的技巧。

· 参加工作坊、研讨班、讲座或继续教育课程。有很多不同的机构赞助组织这些继续教育活动，但这些教育活动每次通常聚焦在一个话题或技能上。

· 完成职业学校有关儿童照护的课程或项目。

· 完成社区学院和大学的早期教育和/或儿童发展课程。

· 获得儿童发展协会的认证。**儿童发展证书（Child Development Associate，CDA）**①

① 儿童发展证书：当申请者能够证明已满足国家对照护者的要求时，早期教育职业认定委员会（Council for Early Childhood Professional Recognition）将颁发给他的证书。

是一种入门级别认定证书，它表示获得认证的人达到满足儿童的特殊需要的水平，可以和家长及其他成人一同工作，在儿童发展框架中促进儿童在身体、社会性、情绪和认知方面的发展。“成为 CDA 的一员是一个持续的过程，在此过程中你要从事相关工作、学习和发展直到内心成长起来。这是一个你既作为个体又作为一名专业人士成长的过程”（Council for Professional Recognition，2010）。

· 取得早期教育的学位。副学士学位、学士学位、硕士学位和博士学位可以在学院或大学取得。NAEYC（2011a）基于七个核心标准和一套共同的职业知识、技能和倾向的集合制定了有关教师职前准备的指南。表 5-2 展示了 CDA 和 NAEYC 重合的核心标准。尽管这个表格显示了职前准备中的共同愿景，但人们对教师的期待还会随着其学历层次的提高而提升（NAEYC，2009）。

表 5-2　CDA 和 NAEYC 标准概览

CDA 能力领域	NAEYC 教师专业准备标准						
	1. 促进儿童发展和学习	2. 建立和家庭、社区之间的联系	3. 观察、文献研究、评估	4. 使用发展有效性策略	5. 使用内容知识	6. 变得专业化	实践经验
I. 安全、健康的学习环境	×			×			×
II. 支持身体和认知能力发展	×			×	×		×
III. 支持社会性、情绪发展；积极引导	×			×			×
IV. 和家庭之间积极且有效的关系		×		×			×
V. 运行良好且有意义的项目			×			×	×
VI. 致力于专业化						×	×

教师教育对保育和教育质量的影响

教师职前的专业准备会给保育和教育质量及儿童发展结果带来不同吗？越来越多的研究结果显示，教师职前的专业准备的确会影响保育和教育质量及儿童发展结果。经过梳理文献，

聚焦组织：世界婴儿心理健康协会

世界婴儿心理健康协会（World Association for Infant Mental Health，WAIMH）作为一个专业组织，它的使命是促进婴儿及其后期发育的心理、情绪和社会性发展的教育、研究和学习，该组织会进行国际的和跨学科的合作，出版专业著作和举办专业会议（代表大会）。它还在全世界多地设有附属机构。你可以访问世界婴儿心理健康协会网站，获取该组织附属机构的列表，了解更多关于该组织的信息。

霍尔·凯尼恩（Hall-Kenyon）、布洛（Bullough）、麦凯（Mackay）和马歇尔（Marshall）（2014）得出结论说，“……高水平的教育造就高质量的课堂表现”。尽管如此，这个问题的结论会因研究变量和研究方法不同而有一定变化（Hyson，Horm & Winton，2012；Washington，2008）。开端计划中，那些有良好基础且教育水平高的教师会显著影响移民家庭中学前儿童的早期数学技能的发展（Kim，Chang，& Kim，2011）。有些教师在职前专业准备中参与了一些与发展适宜性实践有关的学习，他们便能够更自信、更顺利地将入职后教学实践中不适宜的课程转换成适宜的课程（Cunningham，2014）。关于小学教师职前专业准备项目的研究发现，教师如果对实践展示较强的关注（例如，更关注对学生学习的检查和聚焦实践的顶点项目），教学成果会比较好（至少在他们第一年的教学中）（Boyd，Grossman，Lankford，Loeb，& Wyckoff，2009）。其他案例显示，那些在实践中展现出较好发展适宜性知识的教师曾在早期教育、儿童发展以及实践指导经历上接受过相关学术训练（Buchanan，Burts，Bidner，White，& Charlesworth，1998；McMullen，1999；Snider & Fu，1990）。综上所述，这些结果显示，更高水平的专业教育（如早期教育）和教师职业准备中专门设计的学习活动会影响早期教育实践的结果。

特定的实践经验会对儿童发展结果有积极影响吗？调查研究显示，教师参与发展适宜性实践会有一定的积极影响。例如，跨文化比较发现，儿童在有更多自主活动和小组活动（这是发展适宜性实践中的两个重要组成成分）的教室里，在语言和认知两方面表现更好（Montie，Xiang，& Schweinhart，2006）。与此相似，低收入家庭儿童在自主活动和小组活动均衡的教室里，会参与更多语言、文学和数学活动，并且他们在评估中语言分数更高（Fuligni，Howes，Huang，Hong，& Lara-Cinisomo，2012）。与那些教师使用了发展非适宜性实践的儿童比，当教师使用了符合他们发展水平的方法时，儿童的识字水平和应用性问题解决能力会得到显著提高（Huffman & Speer，2000）。此外，在学前项目中体验更多积极的、自主的学习经历（如发展适宜性的）的儿童，在六年级会取得更大的成功（Marcon，2002）。尽管文献研究显示当教师在实践中以儿童为中心时，儿童会发展得更好，但这一结论仍然存在争议（参见Van Horn，Karlin，& Ramey，2012；Van Horn，Karlin，Ramey，Aldridge，& Snyder，2005）。

这些讨论的结果都是针对年龄稍大的儿童的，那么早期开端计划的研究会如何帮助揭示教师的实践？早期开端计划各个项目的质量（Love，Raikes，Paulsell，& Kisker，2004）和其中儿童发展结果（Cline & Edwards，2013；Raikes，Love，Kisker，Chazan-Cohen，& Brooks-Gunn，2004；Raikes et al.，2014）之间差异较大。这些差异可被归因于教师特征、儿童特征（如种族、心理健康）和项目特征（如在家或是在机构中举办）（参见 Elicker，Wen，Kwon，& Sprague，2013；Harden，Sandstrom，& Chazan-Cohen，2012；Jung & Stone，2008）的影响。总而言之，这项研究证实，照护者高水平的教育和经验会影响教学中发展适宜性实践的实行，而这些实践都和儿童发展结果相关。

与家庭和社区的联系

作为一位家庭育儿服务提供者，你重视专业成长。你最近刚刚毕业并拿到了一所当地社区学院早期教育专业的理科副学士学位。你计划在同一个领域拿学士学位之前休假一年。你的学位导师提到，当地早期教育协会的会议就在近期举办。尤其是他们需要参会者讨论家庭育儿议题。你非常感兴趣但疑虑重重——你很想知道“我应该讨论什么呢”？你怎么更好地了解演示呈现者的期待呢？你如何才能使你认识的共同参加会议的其他家庭式托育提供者更好地加入进来呢？

和稍大年龄班的教师比，婴幼儿教师的教育水平可能较低（Berthelsen，Brownlee，& Boulton-Lewis，2002），但是每个人的早期经历对脑发育很关键（参见第一章和第二章），所以我们不能再忽视教育、发展适宜性实践和儿童发展结果之间的联系。显而易见，要成为婴幼儿教师，所要面临的挑战是其他年龄班教师没有的。婴幼儿有特殊的发展需求。以下叙述了四个原因：

1. 正如在第二章和第三章讨论过的，婴幼儿时期的发育和发展十分迅速——婴幼儿正以月计、以周计甚至在有些情况下以日计的速度发生着变化。

2. 婴儿的身体、社会性、情绪和认知发展之间的相互联系比之后任何一个时期都更为错综复杂。

3. 婴儿会更依赖于与能够满足他们所有需要的照护者之间保持持续的关系。

4. 婴儿难以应对内心的不适和压力，所以他们更易受到伤害（Gunnar，2006；Shonkoff & Phillips，2000）或者虐待（Casanueva et al.，2014；Simonnet et al.，2014）。

新教师认为上述很多问题都是他们职业生涯中的极大挑战。雷基亚（Recchia）和洛伊佐（Loizou）（2002）研究发现，教师认为特别需要讨论的问题有如何适应照护年幼儿童的身体和情绪的工作强度，如何为学步儿设置界限并指导他们的行为，如何通过合作来确保照护的持续性。这一研究强调了婴幼儿照护者必须在教学早期接受专业教育、指导和持续支持。

阅读检查站

在继续阅读之前，请确保你可以回答目前材料讨论的以下问题：

1. 有哪些早期教育专业人士可以参与且能够帮助其专业知识和技能增长的不同经历，至少列举五种。

2. 正式与非正式的教育机会如何帮助早期教育工作者在不同角色的转换中变得更为高效？

通过观察婴幼儿做出教育决策

前述各章已经为采取学术视角来看待你在婴幼儿方面的工作奠定了基础。举个例子，如果你还没有观察到一个孩子在尝试着去完成什么，你就没办法规划合理的课程或适应他。然而，早期教育工作者的职责并不是给儿童做测评（NAEYC，2003）。在测评儿童盛行的年代，教育工作者的行为应当更加谨慎。你应该密切关注为什么你要收集信息，你如何收集信息，你会如何分析信息，尤其要注意如何使用信息。这是比较学术的方法。

研究者就像小孩子，他们是好奇的和喜欢提问的，他们也会思考、怀疑、问很多问题。研究者也会通过收集信息解答他们的问题。你对婴幼儿的什么感到好奇？用你的好奇心去推动、激励和维持你的工作。根据马圭尔 - 方（Maguire-Fong）（2006）的研究，“好奇的儿童在和好奇的成人一起时会发展得更好，这些好奇的成人在他们的照护过程中和儿童一样，儿童有多想急切地学习关于眼前世界的知识，好奇的成人就有多急于学习关于儿童的知识”（p.118）。这一节会教你如何收集关于婴幼儿信息的知识、技能和工具。

观察和记录

为什么观察？

观察为决策和与他人沟通提供所需的重要信息。开发一套能够灵活回应儿童需求且具有发展适宜性的课程需要你全面、细致地了解每一个受照护儿童。观察应当贯穿你的照护过程，因此观察应当是连续的观察、规划、实施和再观察的循环（更多细节详见第九章）。

观察应当是全面的，包括你对自己行为细节、课程、课程材料和物质环境的观察，在这些观察中获取的信息十分重要但其实经常被忽视。可能你已经观察到，周二杰西卡和爸爸分开后哭了十分钟。如果你关注到那天的实际情况是她的爸爸和其他主要的照护者没能找到杰西卡的过渡物品（一个毛绒象），这就可以解释杰西卡为什么对分离突然产生了强烈的反应。

此外，想要和家庭、同事和其他专业人士进行有效沟通，你就需要提供观察报告（书面的和口头的）。如果没有观察中的具体例子，而是简单的全局或一般性陈述，会导致沟通的失败，沟通也会难以维持。

观察谁？

你应当对所照护的全部孩子都进行观察。所有的项目规划和实施都是以教师对每个孩子和家庭情况的了解为基础的。每天留出一些时间观察每个孩子可以为你提供丰富的信息。观察家庭中成人和儿童、成人和成人之间的互动模式能够帮助教师开发灵活回应儿童需求的课程。然而由于家庭成员对儿童照护服务项目参与度是不同的，你可能难以从所有影响儿童的成人那里获得信息，而仅仅是从一两个成员那里获得更多信息。

观察什么?

我们可以通过儿童的行为来了解他们。婴幼儿通常难以用语言表述自己的想法，且每个孩子都是独特的。早期教育工作者必须辨识每个儿童的特点和需要，因为儿童是教学、课程决策和计划的中心。每个儿童都在持续发育和成长，这种变化有时可以预料，有时又超出预想。当你每天都和一个孩子生活、工作在一起，你或许就注意不到孩子身上发生的重大变化。因此，定期正式和非正式的观察并记录儿童的行为是十分重要的，这可以用来帮助我们关注并分享孩子的变化，并且观察结果会影响你保育教育行为的规划以及与孩子的互动。

关注照护者行为，这可以用来分析儿童的行为和照护者本身的行为。作为照护者，你应该记录下帮助儿童学会一项新技能或完成一项新任务的过程。维果茨基的理论（第一章中讨论过）认为，收集关于独立行为和协助行为的信息是必需的，教师也需要收集信息来有效改善他们的工作实践。例如，约瑟芬老师在和梦露分享书籍时想与梦露有更多互动，约瑟芬老师选了一本她认为梦露会感兴趣的书，写下了三个问题让梦露对书中的内容进行思考、提问。约瑟芬老师拿了一个录音机并邀请梦露分享那本书。后来，当约瑟芬老师听录音的时候，她发现是她自己在说话并直接把所有内容都告诉了梦露，而没有让梦露自己谈论、分享和提问。像这样的观察就记录了教师会如何答复儿童的信息，并能够显示是激发或是阻碍了教师设想的互动。

所有的保育教育环境的布置，包括硬件设备、材料和空间布局都应受到检查来判定它们对儿童的作用。看看谁正在使用什么空间、他如何使用空间，从而判断空间是否被有效使用。你可以问自己一些问题，例如，艺术区旁边的乐器是否会对儿童进行的活动产生积极的影响？此外，儿童可以影响他们自己的成果或其他孩子的成果。例如，儿童是否会因为必须走过阅读区去洗手间而干扰了正在阅读的其他孩子？当你收集到相关信息能够回应你所提出的问题后，你可以通过进行必要的调整反馈于你在实践中发现的问题。

每个早期教育专业人员都在学习并不断地提升技巧。照护者可以通过观察别的照护者来学习新的策略或者强化已经掌握的策略。他人的观察可以让照护者知道他们的实际行为是否和意图相符。持续的评估和反思、反馈共同帮助照护者提升他们工作的有效性。

为什么记录?

不使用记录信息的方法做观察是在自找麻烦。你可以在一天中照看 6 ~ 12 个儿童并做出数以百计的观察。如果你不写下其中重要的，你可能会记错所看到的或将技能或发展错误地归于某个儿童。此外，婴幼儿变化迅速，他们每天都在学习新技能，所以如果没有记录可能就意味着你会完全错失他们的成长。更有甚者，教师就像儿童一样会基于以前的知识和假设增加额外信息修饰事实来补充每个空白（McDevitt & Ormrod，2003）。因此，你可能会“看到”之前了解的与儿童知识相符的但是实际上没有发生的事情。这些例子应该帮助你理解尽可能快速记录观察内容的重要性。以下内容会指导你如何观察并使用记录工具。

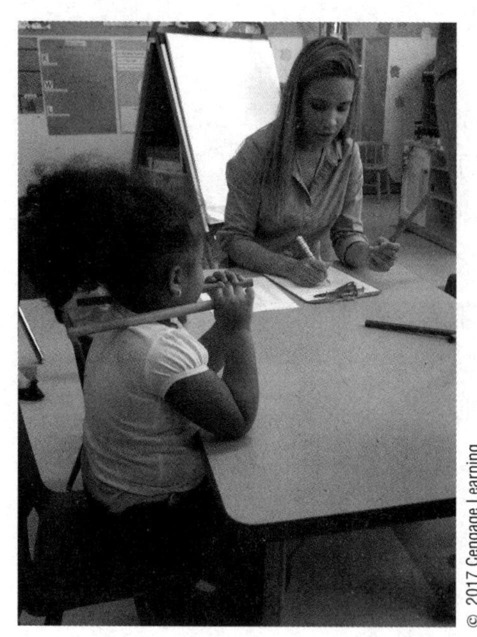

图5-3 记录观察内容是重要的照护行为

观察和记录的工具

观察可以是自发的，也可以是计划好的，但是观察必须是持续的、常规的。你可能扫了一眼教室发现萨米在地上打滚。当你第一次见到这种情况，你应该在他的档案、家园日志里记录下来。其他时间你也可以安排一位教师专门花几分钟去观察一个儿童、材料或空间（见图 5-3）。因为婴儿和大部分学步儿都不能用语言告诉我们他们学到了什么，所以我们必须仔细注意他们的行为来找线索，因此这些观察结果显得十分宝贵。只有记录你观察到的一切，你和其他教师之后才能再现儿童当时的情况。

观察的描述或繁或简。无论哪种情况，重点是用叙述的方式准确报告儿童的行为和他所处的环境。你必须学会区分描述性和阐释性的措辞。描述性措辞（descriptive phrasing）① 是汇报观察所偏好的措辞类型，包括使用单词或短语来描述可观察到的行为，即为另外一个观察者（或读者）可以轻易核实的行为。与此相对，阐释性措辞（interpretative phrasing）② 是一种判断或评价，但很少或几乎没有可观察的信息来证实结论（Marion，2004）。一个阐释性措辞的例子是，“伊娃拒绝吃她的早餐麦片”。读者没办法验证描述这次吃饭情形的“拒绝”这个词。比较接下来的这个描述：“伊娃坐在凳子上，小嘴儿噘着，叉着手说，‘不，不要燕麦粥’，说着这话她就把碗从眼前推开了。我给了她一根香蕉，她笑了，点着头说‘好’。她把整根香蕉都吃了，牛奶也喝了。”语言类型的区别是十分重要的，因为评价性或阐释性措辞会掺杂感情色彩，并且经常导致误解，而事实性和描述性的陈述基本上都是无可争议的。

早期教育工作者可以用三种主要的语言工具来观察和记录儿童的行为：叙述法（例如，连续记录和逸事记录），检核表和评定量表以及真实档案。前两者方法中使用的观察语言是叙述性质的，因为你在使用的过程中观察到一个有意思的事件，然后记录下必要的细节构成了一个完整的故事。

叙述法

连续记录（running record）③ 是长时间的叙述。针对一个儿童、一个小组或者一次活动，按照一个故事在一段重要时间内展开的方式记录（Marion，2004）。这种工具对了解儿童发展十分有用。当你在一段特定时间里，譬如一个小时内集中关注一个儿童，你就可以收集到

① 描述性措辞：观察结果的一种呈现方式，包括用单词或短语描述可观察到的行为。

② 阐释性措辞：观察结果的一种呈现方式，但没有提供可观察的信息来验证结论。

③ 连续记录：在一段重要的时间内针对一个儿童、一个小组或者一次活动，使用描述性语言、篇幅较长的叙述性记录。

其他情况下被完全无视的宝贵信息。基于时间考虑，很少有教师自主选择使用连续记录的方式。教师创建观察日程表来例行观察每个婴幼儿的发展和行为。连续记录和人种志报告非常相似，因为它们都描述了一个完整的场景。在这个完整的场景中，人种志报告描述了时间、地点、人物和人是如何表现的。对一个完整场景的描述可以让读者了解那些在一次特定事件的部分描述中可能并不明显的东西。

对婴幼儿不熟悉的成人可能会认为婴幼儿什么也不做。一个早期教育专业的学生于某个夏日午后在一家家庭照护点的户外活动中观察到表 5–3 描述的行为。她的观察聚焦在一个孩子身上，并且记录下所有看到的和听到的那个孩子所做和所说的事。这次观察的目的是识别一个 13 个月大的儿童各种自发的活动，并对其进行归类，其中观察者不打算将她自己的阐释插入到叙述中。

表 5–3 使用可观察的信息进行连续记录

背 景	观察（你看到、听到的行为描述）	分析 / 阐释 / 提问
操场：照护者林恩、观察者、6个儿童（7个月至6岁）	2 ：20 · 林恩把垫子拿出来，并让莱斯利在操场上站立起来 · 莱斯利环顾四周（轻微地晃动来保持平衡） · 莱斯利向林恩伸出手，牙牙学语	莱斯利主动与人、材料进行互动。她在身体、情绪、社会性和认知上都想要和世界发生关联
	· 看着我（注：观察者）并接近我 · 走了两步，跌倒了，倒在垫子上，并保持坐着的姿势 · 转过身来面向我 · 哭了一会儿 · 接近林恩，然后接近我	教师的计划和行为激发着并建立了莱斯利的自主行为
	· 环顾四周并看着杰森（一个在骑三轮车的 4 岁儿童） · 向林恩伸出手 · 看着杰森，吸吮着右手的食指和中指 · 环顾四周 · 晃着他的右臂 2 ：45 · 抓着林恩的手指并站立起来 · 向草地走了两步 · 晃着右臂，用手拨弄嘴唇并发出声音——牙牙学语 · 转向林恩并发出咿咿呀呀的声音 · 雷恩过来了，莱斯利看着他用左手揉着左眼 · “你还记得莱斯利吗？”林恩问雷恩 · 莱斯利向林恩伸出双臂，走向她并拥抱了她 · 听着林恩说话并注视她，靠着她作为支撑 · 转身，走到覆盖物那儿，抬起脚看看那是什么 · 看着林恩帮杰森系鞋带 · 林恩把她举到空中，然后把她放到了自己的膝盖上 · 她在林恩的膝盖上笑了	想要被注意到

逸事记录（anecdotal record）[①] 是对一次事件的简单叙述。正如定义所述，你找到或注意到某一件事情，然后写下关于它的一篇短故事。逸事记录对理解儿童个体特征和环境变量对儿童的学习、发展和表现的影响来说非常有利。利用逸事记录，你可以记录下一些在你预料之外发生但日后有使用价值的事件。举一个例子，你计划观察胡里奥今天和同伴的互动，但是他病了。而后你注意到托马斯·约翰和埃里卡在积木区是如何分享空间和材料的。你如表 5–4 展示的那样做了逸事记录。

表 5–4　逸事记录

儿童姓名：托马斯·约翰 观察者姓名：雷切尔 背景：积木区	年龄：22 个月 日期：10 月 1 日
实际上发生了什么 / 我看到了什么：托马斯·约翰正在用方形积木建造一座塔，埃里卡蹒跚地走进该区域并拾起一个矩形积木。她拿着那个矩形积木走向托马斯·约翰。托马斯·约翰从埃里卡手中把矩形积木拿过来并将它放在塔尖上。他们都笑了，好像在说："它没有掉下来。"然后托马斯·约翰拿起另一个矩形积木放在它上面。塔摇摆了一下但没有倒下。他看着埃里卡，微笑着，然后推倒了这个塔。他们每个人都开始建造自己的塔。他们在同一区域玩耍了 12 分钟。偶尔他们会互相递矩形积木，但没有用语言交流。	
反思 / 解释 / 问题：托马斯·约翰是班上的新生，他还没有说过话。他的父母报告说，在上下学的途中，托马斯会告诉他们今天发生的一切，埃里卡是他经常提到的人。她似乎很尊重托马斯安静地进行活动。我想知道他们是否会继续合作并建立友谊。	

检核表和评定量表

检核表（checklist）[②] 和评定量表（rating scale）[③] 可以快速而高效地收集信息。它们忽略了细节而仅仅检查或评估儿童发展和进步（Marion, 2004）。它们可以用来收集那些你重视（如自救技能）或可能会关注的（如攻击行为）特定行为的信息。此外，很多企业设计的用来分析儿童发育标志进展的工具就是检核表或评定量表。实际上，附录 A 里的发展里程碑工具是用来帮助你收集针对 3 岁及以下儿童的所有发展领域的信息的。这是检核表和评定量表的结合，因此学习更多检核表和评定量表的知识会帮你理解怎么使用这些重要的工具。

检核表是儿童在一个特定时间点表现的行为记录。在你观察一个儿童或一组儿童时，你注意到各观察对象有或者没有展示出某个特征或行为。在一个条目旁打钩意味着你在那次观察中观察到你的观察对象有这种行为表现，不打钩意味着观察对象当时没有表现出那种行为，或者你在那个特定时间点没有观察到那种行为表现。假设你对观察对象有没有获得自救能力特别感兴趣，你就可以创建一个检核表来监测其在这个领域的进展。表 5–5 只显示了婴儿检核表的一部分。

---

① 逸事记录：针对某次事件，使用描述性语言进行简单的叙述性记录。

② 检核表：一种记录可观察信息的方法，用来标记预先设定的特定技能或表现。

③ 评定量表：与检查表类似，是一种记录可观察信息的方法，但是列出了特征或活动的频率（例如，从不、很少、总是）或活动水平（例如，用手吃饭、用勺吃饭、用叉吃饭）。

表 5–5 检核表

	达科塔	特拉维斯	科尔比	拉 吉	萨 拉	拉金塔	赫 塞
拿着碗	×		×			×	×
拿着勺子		×	×			×	
把碗举到嘴边				×	×		
把勺子举到嘴边				×	×		

评定量表有很多特征和检核表一样，但是它是一些活动特征或活动的量化列表（Marion，2004）。比如，你可以表明拉吉能将勺子举到嘴边，你还可以表明行为的频率（例如，从不，很少，有时，经常，总是）或活动水平（例如，所有勺上的食物都放进了嘴里，部分勺上的食物放进了嘴里，勺上的食物都没放进嘴里）。表 5–6 是一个评定量表的例子。

回到附录 A 的发展里程碑工具，你现在应该可以认识到哪一部分是检核表和哪一部分是评定量表。当你记下第一次观察的日期时，这个工具是一张检核表。当你日后评估表现水平（例如，练习中还是熟练），这个工具的作用便是一张评定量表。

表 5–6 评定量表案例：刷牙

儿童姓名：________________ 年龄：__________
观察日期：________________

	从 不	有 时	经 常	总 是
将牙膏挤到牙刷上				
独立刷牙				
在刷牙后漱口				
清洗牙刷				
把牙刷放回正确的位置				

真实档案

“档案是指记录下有关表现的细节来帮助别人理解记录中的任何活动……档案的意图是阐释，而不仅仅是展示”（Forman & Fife，2012）。档案就是一个研究故事，它是基于儿童发展和学习的问题（Wien，Guyevskey，& Berdoussis，2011）而形成的。就其本身而言，它反映了这样一种专业倾向：不是自以为已经懂得，而是去追问学习是怎么发生的，并且想要知道为什么。这种形式的评估包括收集工作样本，给儿童拍照或录像，组织信息提出问题和使用如档案组等方法来回答问题。这一部分也会讨论教育档案袋，因为教育档案袋和使用真实档案的联系十分清楚。

档案组（documentation panel）[①] 包括视觉影像，而且只要有可能，还包括对有记录的过程中发生的对话进行叙述。创建档案组的目的是向你、儿童和家庭成员清楚还原教室中发生的发展与学习。就其本身而言，档案组不仅仅包括你的观察的客观记录，还包括你的反思和对这些事件的解释（Rinaldi，2001b）。当你通过它清楚展现你的反思和解释时，它们也会成为可以阅读、重读和分析的信息的一部分（Rinaldi，2001b）。与儿童、家庭、同事和社区成员分享档案组能够“使学习从私人领域进入公共领域”（Turner & Krechevsky，2003，p.42），这是传统观察和记录形式所无法完成的。这说明档案能够帮助学前班和幼儿园儿童增加关于学习和主题演讲的记忆，也说明了档案记录对儿童学习的潜在好处（Fleck，Leichtman，Pillemer，& Shanteler，2013）。进一步说，档案倡导将儿童看成在他们自己的发展和学习中积极参与的有着多样能力的学习者（Swim，2012；Swim Merz，2011）。就像档案袋一样，真实档案可以用在所有年龄和所有能力水平的儿童身上（Cooney & Buchanan，2001；Stockall，Dennis，& Rueter，2014）。

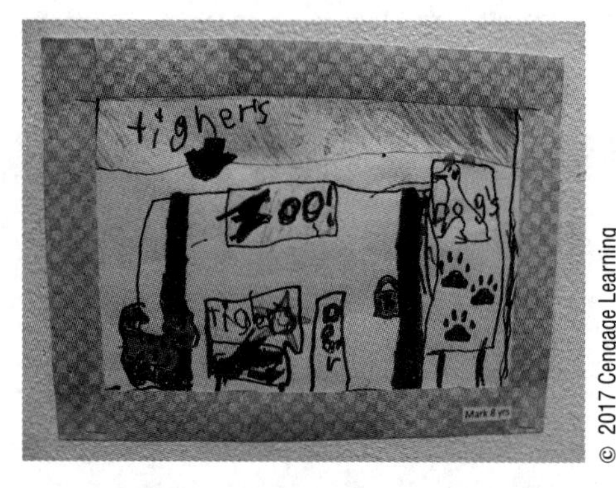

© 2017 Cengage Learning

图5-4　用条目描述这件作品提供了儿童语言和表象能力的证明；这件作品可作为儿童档案袋的一个条目

档案袋（portfolio）是用来收集、存放和归档你对儿童及其发展和学习了解情况的工具（Marion，2004）。所有用前述方法收集到的信息可以加入到照片和工作案例中用以创造全面的、完整的有关儿童能力的画面（见图 5-4）。不过，不是所有的档案袋都必须是纸质的；为家庭成员播放照片、用 DVD 放录像可以为他们提供一幅更完整的儿童每天在互动环境中发展的画面（Appl，Leavitt，& Ryan，2014）。如果有专门的地方存放所有收集的信息，信息获取和教师的反思会比较容易。尽管档案袋最初设计是用于年龄较大的儿童的，但档案袋可以也应该用在年龄比较小的儿童身上。因为档案袋的功能强大，它可以达成若干个目的，包括但不限于：

· 展示儿童思考和活动的质量。

· 随时间持续记录儿童发展（一年或更久）。

· 帮助教师与家庭成员或其他专业人士沟通（Appl et al.，2014）。

· 通过给教师“一个坚实的儿童发展基础，在此之上他们可以开发和儿童年龄及个体相适宜的项目”而支持其发展适宜性实践（Marion，2004，p.112）。

· 为教师提供反思（例如，期望值和有计划的活动）的工具。

· 为评估项目质量和有效性提供可用的信息（Helm，Beneke，& Steinhelmer，2007；Marion，2004）。

---

① 档案组：一个展示给他人（家庭成员、儿童、同事和 / 或社区成员）、关于儿童学习的包含可视资料和书面材料的说明。

其他观察工具

时间与事件取样法（time and event sampling technique）是可以用来快速记录你有兴趣追踪的事件或行为的策略。使用时间取样，例如，如果你想知道一组学步儿在午睡醒来后做了什么。创建一张教室区域的图表，在之后两周的时间里，记录每个儿童醒来后选择的第一个区域。这样连续做几天，图表就可以告诉你儿童的兴趣究竟在哪儿。事件取样和时间取样在这方面很相似，事件取样记录的是发生的特定行为。不过在使用事件取样时，你一般只观察一个儿童而且记录每次发生的特定行为。例如，莱拉对理解萨凡纳发怒时的反应感兴趣。莱拉做了一个萨凡纳发怒时通常会做的事的图表。然后，每当莱拉看到她发怒时，就记录下她观察到的行为。为了更好地理解萨凡纳愤怒的可能原因，莱拉还记下她看到的引发萨凡纳愤怒的事件（Marion，2004）。这些信息汇总到一起可以让莱拉洞悉如何帮助萨凡纳获得愤怒管理技能。

家园日志（home-school journal）①可以用来记录对家庭和教师都有用的信息。日志用来记录每天或每周发生的关键事件，例如，发展里程碑，家庭成员和教师可能都对这些关键事件感兴趣。教师写下日志，然后家庭成员把日志带回家阅读，同时教师也大力鼓励家庭成员进行回复或反馈，或者描述孩子在家发生的行为或事件。这些日志可以成为建立教师和家庭成员合作关系的绝好工具。当然，教师必须密切注意要让家庭成员使用描述性语言描述行为和事件。

其他每日记录可能还会有一些特定目的，例如，与家庭成员沟通，但是它们通常产生不了多少可以用来评估发展和学习的信息。又如，你教室的每日消息园地包括每个孩子的剪贴板。剪贴板包含了每日通讯日志（daily communication log）②，涉及孩子的常规照护事件，如吃、睡、如厕等。为了达成家庭生活和学校之间的照护一致性，家庭和教师设计了记录此类信息的工具（表 5–7），在上面记下每次你执行的常规照护事件（如换尿布）和事件的细

表 5–7　每日通讯日志案例

对 ______________ 常规照护		在 ______________ 方面
	家庭事件	学校事件
吃　饭		
睡　觉		
如　厕		
其他常规照护		
需要知道的重要信息		

① 家园日志：一个日记本或日志，以日或周为周期，教师和家庭成员用它记录关键事件并将其送还对方。

② 每日通讯日志：报道如吃、睡、如厕等常规照护事件的日志，用来与家庭成员沟通。

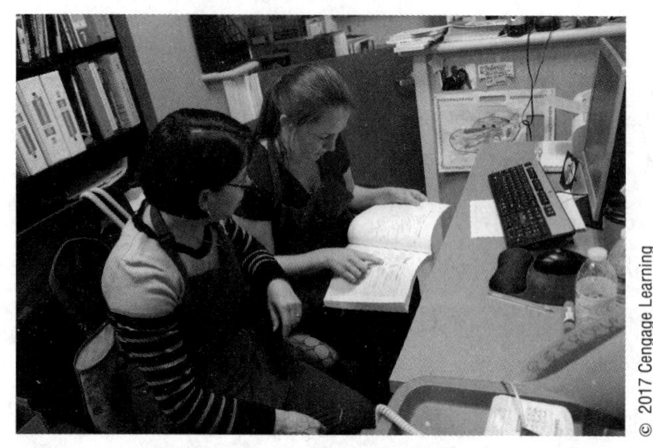

图5-5 定期留出时间与那些照顾相同儿童的同事分享信息

节（如记录尿布是干的还是湿的）。每日通讯日志通常可以成为有用的工具，帮助家庭成员和教师注意到学校所需的物品（如尿布、爽身粉等）。

分 析

收集信息后，下一步可以使用的方法是检查、反思和分析信息。定期地留出时间（最好以每天为周期）分析和评估信息（见图 5-5）。一般而言，分析信息时你的注意力应该放在去理解儿童现阶段能做什么上。你可以问："她独自能做什么？如果在有帮助的情况下她能做什么？"

分析也意味着把收集到的信息和我们已知的关于儿童发展和学习的知识进行比对，同时可以加入你当下知道的儿童的背景，特别是家庭特征和环境的信息。你可以将你的分析聚焦在儿童发展的某一领域上，如认知与语言，或者是儿童整体，如身体、情绪、社交等。尽管你可以按照发展里程碑或按时间顺序排列的预期发展模式对照这个儿童的发展水平和表现，但是在使用这种方法时需要格外小心。因为受到从先天影响、资源获取便利性到家庭信念与实践等变量的影响，儿童达到发展常态的年龄差距很大。尽管如此，充分了解发展里程碑的预期年龄范围会帮助你决定如何使用收集到的信息。例如，婴儿一般在 12 个月大时说出第一个词；尽管如此，这也可能早到 9 个月或迟至 16 个月时发生，这都是正常的发展速度。一般而言，发展标志会有 3 ~ 6 个月的波动范围，而具体的波动范围取决于某个特定表现的出现时间。这一点十分关键，因为这意味着可以帮助你区分警示预兆和危险信号。警示预兆意味着尽管你和家庭成员应该监控，但是还不用极其关注它们。危险信号是那些偏离了发展里程碑及预期波动范围的表现。当发现一些特定发展领域的行为出现危险信号时，就需要请求其他具备特定观察、评估和早期干预知识的专业人士帮助了。

很少有照护者会接受使用标准评估技术所需的专业培训。如果你的项目需要开展特定的评估，首先你必须先接受必要的培训。尽管如此，请记住这些工具往往并不如你仔细而持续地观察、记录和分析特定教室的可观察信息有价值。

聚焦研究：文化适宜性评估

作为一位教师，你并没有接受筛选和诊断发展迟滞或其他特殊需要的培训。尽管如此，你还是需要了解观察和筛选工具的使用伦理。NAEYC 关于符合伦理行为(2011b)的立场陈述包括了使用评估信息来做儿童保育与教育的决策。这些陈述包括下述儿童评估的愿景。

I-1.6 使用合适的评估工具和策略对待受评估儿童，评估工具和策略仅仅为了它们所涉及的目的而使用，而且它们有利于儿童。

I-1.7 使用评估信息来了解和支持儿童的发展和学习、支持教育、鉴别那些可能需要额外服务的儿童。

这份陈述还列出了在项目里每个孩子的文化、语言、种族和家庭结构都需要被认可和重视这一愿景（I-1.10）。这三个愿景显示，教师应该有意倡导对婴幼儿进行文化适宜性筛查。不幸的是，这说起来容易做起来难。

很多筛选工具对中产阶级白人家庭是有效的，但很少有人研究筛查的文化考量（Lyman, Njoroge, & Willis, 2007）。例如，斯图尔纳（Sturner）、阿尔布斯（Albus）、托马斯（Thomas）和霍华德（Howard）（2007）提出《婴幼儿心理健康与发育失调诊断标准》（*Diagnostic Classification of Mental Health and Developmental Disorders of Infancy and Early Childhood*）应该修订［新版已于2018年出版；更多信息见0到3岁（Zero to Three）网站］。他们想要升级评估工具从而更好地对一系列症状进行分类。除此之外，他们希望通过改善这个工具来更准确地评估不同家庭优势，而不仅仅是它们的劣势。尽管这些针对评估工具的改动都非常棒，但是这些变动都没有触及工具中最可能潜藏着的文化歧视问题。

在美国，自闭症越来越引起早期干预专家、教师和家庭的关注。很多已有研究都是为了创建准确可靠的评估工具用以精准地诊断婴儿期自闭症。例如，学步儿自闭症检核表（Q-CHAT）对有和没有既往病史的大样本学步儿都是有效的（Allison et al., 2008）。修订版学步儿自闭症检核表（M-CHAT）比较了年龄大和年龄小的学步儿的或高或低的自闭症风险（Pandey et al., 2008）。

卡拉（Kara）和同事（2014）明白使用文化不适宜工具的风险，并且将M-CHAT改成了适合土耳其文化的工具。他们通过两种方式让家长提供答案来测试改编过的工具。首先，他们让一组在诊所等待的家长在等他们的孩子做儿童健康体检时完成检核表。其次，让医护人员访谈第二组的家长并记录答案。在考虑了两种使用检核表的方式的假阳性率后，作者得出结论说，对于筛选初级治疗中广泛的发育失调这一方面，这个改编后的工具在土耳其也是适用的，但是让医护人员询问家长答案时工具的使用结果会更准确（Kara et al., 2014）。这项研究显示，筛查工具可以基于特定的文化和环境进行改编，而且这种改编也是必要的。

正如研究者警示的一样，“单次筛查的观察数据很难保持数据的敏感性和特异性的有效水平”（Honda et al., 2009, p. 980），作为跨学科评估队伍的一员，教师必须分享他们对儿童评估职业伦理的理解。具体地说，当一个筛选工具显示出令人担忧的特征时，1.6、1.7和1.10（前面描述）这三个愿景会引导教师对儿童的额外观察以及其他工作的支持，从而确保评估信息准确地反映已知的家庭文化背景和实践知识。其他团队成员可能没有意识到潜在的刻板印象是他们把为一种特定人群设计的评估工具用在了不同文化的个体或家庭上（Lyman et al., 2007）。这些研究者指出“发育风险筛查包括亲子关系间的复杂动态互动，文化对互动和发展的影响，以及文化对常态和风险两个名词的定义”（p. 48）。每种文化都可能对特定发展目标有不同的期待和定义。为了避免众多潜在歧视和最大化地考虑经济文化背景，必须小心地开展跨文化研究（Matafwali & Serpell, 2014）。设计评估工具的研究者必须和社区成员一起工作来鉴别社区成员对工具的担忧，研究者必须理解后者是怎么看待特定行为的，并相应地修改评估工具（Haack & Gerdes, 2011）。当在教室里使用一项工具时，教师可以向他人说明每项评估的结果都是通过特定文化视角阐释的。通过公开地承认我们评估工具中种族中心主义倾向，并且采取步骤来使我们的筛查更具文化识别性，我们可以更好地让所有种族的孩子有一个健康发展的机会。

使用数据

正如前面所提到的，收集到的关于儿童的信息应该被用来帮助儿童成长（NAEYC, 2011b）。教师每天、每周使用这些信息来规划保育和教育方案，开发出一个满足每个儿童需要的独特（而且灵活的）日程表，并且创造快速积极回应式的室内外学习环境，支持和激发每个儿童的发育和发展。本书后续各章将更全面地介绍每次使用信息会遇到的问题。

阅读检查站

在继续阅读之前，请确保你可以回答目前材料讨论的以下问题：

1. 为什么教师必须观察和记录婴幼儿的表现？你最常使用什么样的观察工具？为什么？你认为使用这些工具对你、儿童及其家庭有什么好处？
2. 你如何确保你作为早期教育工作者在工作中使用的所有评估工具是具有文化适宜性的？

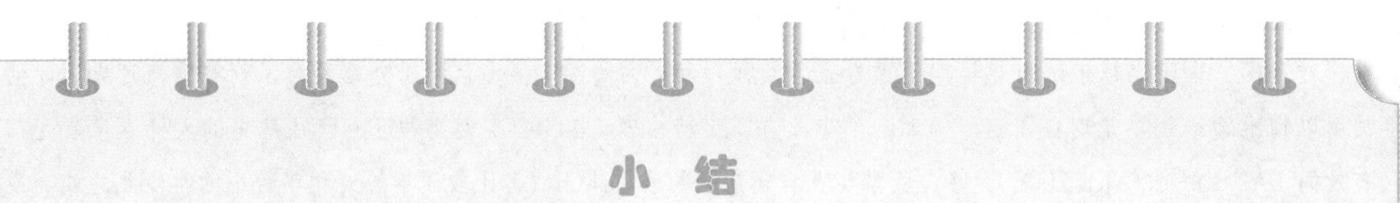

小 结

1. 描述成为合格照护者所要具备的特征。

合格的照护者会尽量照顾好他们自己和他人（如儿童、家庭成员），并尽力完善关于他们所做工作的积极自我形象。

2. 明确专业教育工作者应具备的各种知识、技能和工作倾向。

一个早期教育工作者需要在专业知识、技能和性格方面具备牢固的基础。你不仅仅需要知道在给定情境下做什么并具备以一种特定方式做的技能，你还应该建立以特定方式行动的价值观。

3. 捍卫教师正式教育经历对儿童发展结果的重要性。

要达到独立和高效地照护儿童的水平，教师必须受到详尽的指导，研究过理论、写过论文、经过督导，这都是建立在你积极的意愿和关心已经被转变成理解的坚实教育基础之上。当你在寻找更多问题的答案时，在你看到你自己的行为、课程和关系对儿童发展及学习的影响时，保持持续不断地学习。

4. 证明如何将观察工具与信息需求相匹配。

教师通过收集信息做出对每个儿童都有利的教育决策。目前有很多能够收集年幼儿童信息的工具，我们应该评估每个工具，确保它们对被观察的儿童来说是合适的；如果工具不合适，就修改工具或者选其他工具。

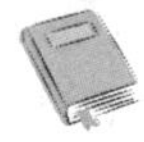

案例分析

埃里克

四个半月大的埃里克躺在地板上并开始哭泣。他的老师，奥黛丽，边看表边把他拉了起来。她假装“吃”他的肚子，埃里克笑了。她说：“你是饿了吗？”埃里克晃着胳膊，好像在说，

“现在还不饿，我还想再玩一会儿”。奥黛丽又假装“吃”他的肚子。丽雅摇摇晃晃地走过来并看着埃里克。奥黛丽告诉埃里克，丽雅正在创造一个语言丰富的环境。丽雅又摇摇晃晃地走开了，埃里克开始变得烦躁。奥黛丽又问埃里克是不是饿了。这次他一直烦躁，所以她把奶瓶拿了过来，坐到椅子上去喂埃里克。埃里克看着奥黛丽，边喝边笑。

埃里克抓着教师的手，四处打量着教室。奥黛丽注意到他在朝丽雅看。她说：“丽雅在画画，她在画大圈圈。”奥黛丽让埃里克站在她的膝盖上，朝向丽雅：“你现在能看得更清楚了吗？”埃里克笑了。奥黛丽就这样在埃里克边跳边笑的时候抱着他。奥黛丽转动埃里克的方向来让他面朝她。她拉着埃里克的手来来回回扯动，并且亲他。他看着奥黛丽的嘴并在她和他说话时回答她。他靠在她的肩膀上，边打嗝边用手指拨弄椅子背上的毯子。

1. 对于埃里克对丽雅的兴趣，你会用什么样的观察工具来收集信息？为什么？

2. 你对帮助奥黛丽组织环境以便支持埃里克的社会性和情绪发展有什么建议？为什么？

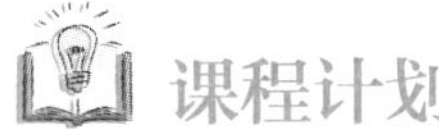

课程计划

题目：和我的朋友一起阅读

儿童观察：

莱斯利和她的照护者林恩在室外。她看到杰森（4 岁）吸吮着右手的食指和中指。然后，莱斯利走了两步到草地上。更多细节见表 5-3。

儿童发展目标：

发展（和练习）走路技能。

与另外一个儿童互动。

材料：毯子、一筐书。

准备工作：把毯子铺在草地上，把筐放到坐在毯子上时够不到的地方。

学习环境：

1. 当你把孩子带到户外时，让莱斯利坐在毯子上。

2. 用描述性语言让她注意到那筐书。例如，你可以说：“你最喜欢的书在筐里。我是特地为你带来的。”

3. 如果莱斯利还没有向筐移动，通过使用一些提示或者是开放性的问题请莱斯利去拿那本书，比如：

（1）我想知道书在哪儿。

（2）你为什么不走到筐那儿去找找书在哪儿呢？

4. 当莱斯利走回毯子，对她的行走能力进行评价并开始阅读她拿回来的书。

5. 当杰森走近这块区域，邀请他和莱斯利一起玩，让他们一起看同一本书。通过提出开放性问题来发起对话，比如：

（1）你们在家都养了小狗吗？

（2）这个故事中的小女孩像我们一样喜欢在屋外玩，你们在外边最喜欢做的事是什么呢？

指导思考：

如果莱斯利对杰森的故事失去了兴趣，跟杰森解释莱斯利还不能和他一样听那么长的故事。如果莱斯利很兴奋且撕下了书的一页，提醒她要温柔一些。如果杰森对这本书很感兴趣，让他一起来修补这本书。

变化：

每日 / 周给莱斯利和杰森的互动拍下照片，把他们的友谊做成小册子。

拓展阅读

Benner, S., & Grim, J. C. (2013). *Assessment of young children with special needs: A context-based approach* (2nd ed.). New York: Routledge.

Boylan, J., & Dalrymple, J. (2009). *Advocacy for children and young adults*. Philadelphia, PA: Open University Press.

Isham, S. R. (2014). *Child and family advocacy: The complete guide to child advocacy and education for parents, teachers, advocates, and social workers* [electronic book] . Retrieved from amazon.com.

Nilsen, B. A. (2014). *Week by week: Plans for documenting children's development* (6th ed.). Belmont, CA: Cengage.

Voress, J. K., & Maddox, T. (2013). *Dayc-2: Developmental Assessment of Young Children* (2nd ed.). Austin, TX: Pro-Ed.

Zaslow, M., Martinez-Beck, I., Tout, K., & Halle, T. (2011). (Eds.). *Quality measurement in early childhood settings*. Baltimore, MD: Paul H. Brooks Publishing Company, Inc.

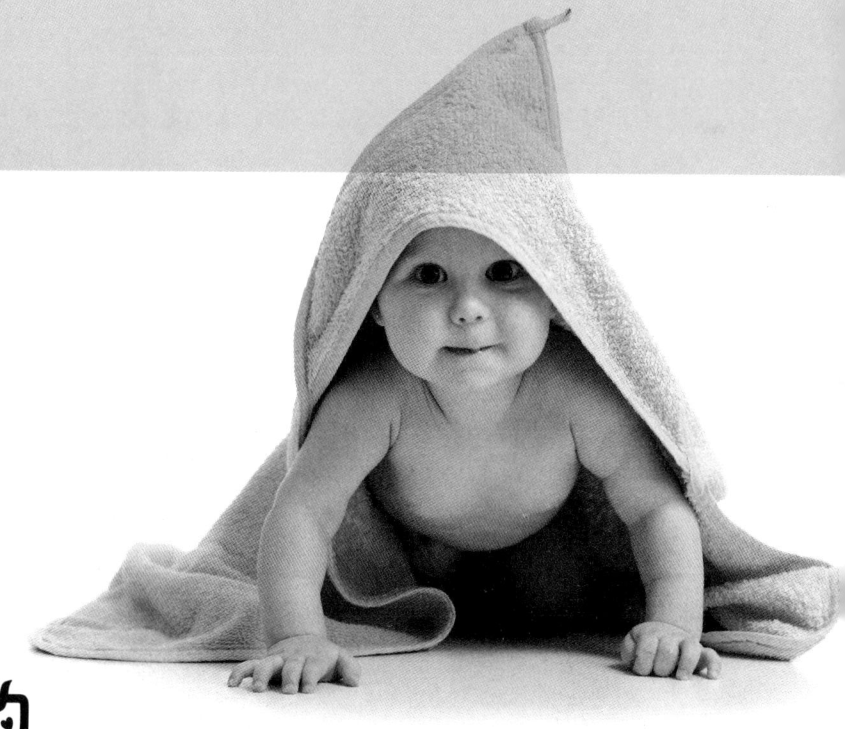

第二部分

构建积极的学习环境

第六章
建立关系与引导行为

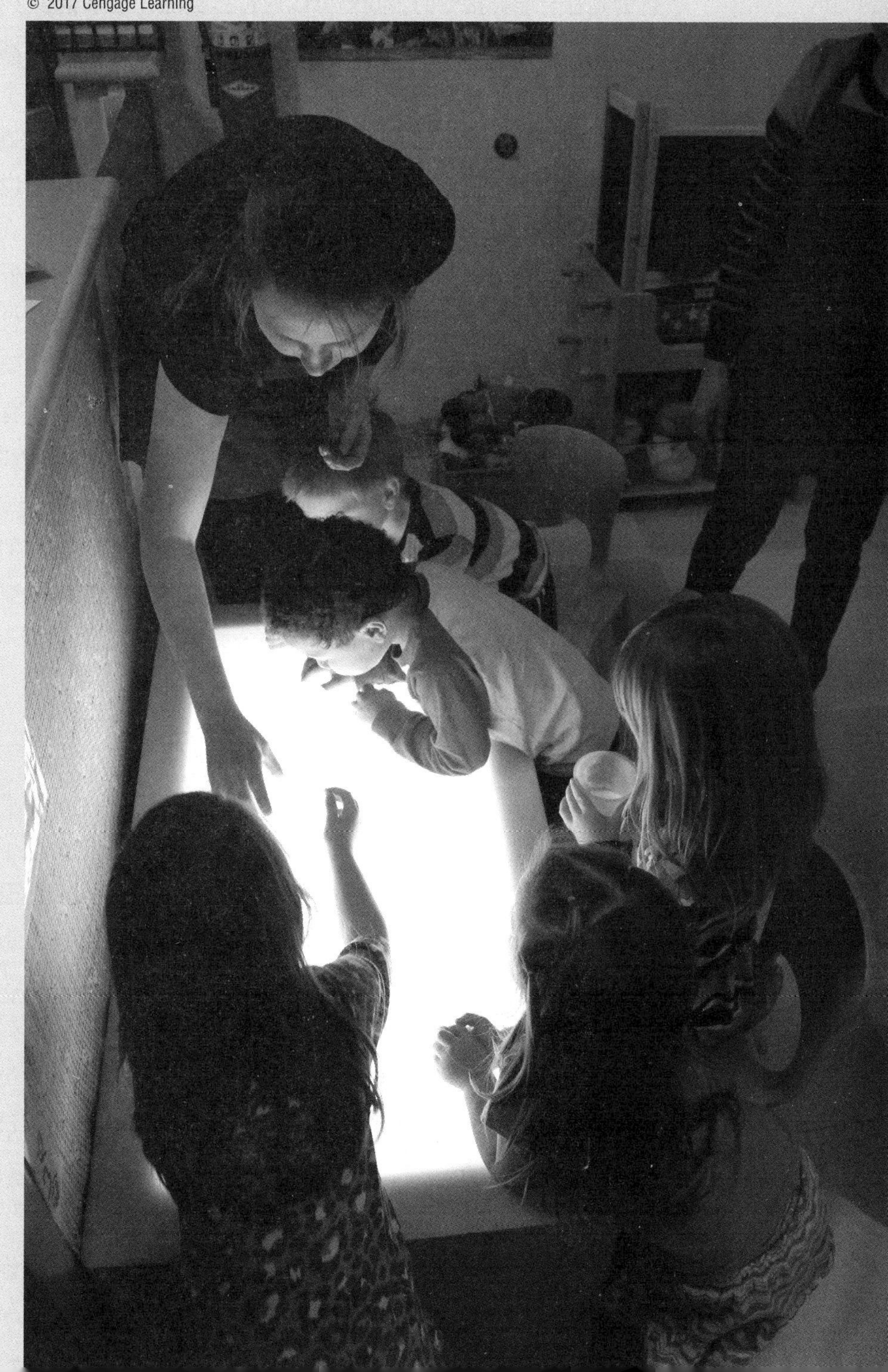

学习目标

阅读完本章，你应该能够：

1. 解释瑞吉欧方案教学的理论和原则。
2. 总结儿童引导的发展性视角。
3. 运用策略与幼儿交流情绪。
4. 选择合适的方法帮助儿童获得情境中的自我调节技巧。

本章涉及的标准

naeyc 全美幼教协会早期教育工作者专业准备标准

1. 促进儿童发展和学习

4. 采用有效的发展方法

DAP 发展适宜性实践指南

1. 创建一个关怀型学习者共同体

此外，在 NAEYC 发展适宜性实践的标准中，包含了对婴幼儿照护至关重要的六大领域。本章重点讨论的内容是：照护者与儿童的关系。

DP　正如本书中所强调的，儿童需要与成人建立稳固、积极的关系，以便能够全面、健康成长。尽管这些关系是通过家庭分组、持续照护和主要照护来维系的，但是这些还不够。你与孩子的互动方式是你需要关注的焦点。第一个关于发展适宜性实践的指南，创建一个关怀型学习者共同体（caring community of learners）[①]，直接涉及成人需要与孩子建立的关系以及孩子之间需要建立的关系（Copple & Bredekamp，2009）。在一个有爱的团体中，每个学习者都应得到重视，教师帮助孩子们学会尊重并承认个体能力上的差异，也帮助他们将每个人视为独立的个体（Copple & Bredekamp，2009）。教师需要运用各种策略来帮助孩子们获得与他人互动的技能，如情绪管理和换位思考。教师引导孩子们的行为，其实就是告诉孩子们什么样的行为是社会能够接受的。我们可以通过自身的互动来给孩子们演示如何与他人互动。

创造积极环境的另一个因素是心理学家所说的掌握氛围（mastery climate）。这个术语是用来描述成人如何通过提供具有挑战性的任务来创造一个关注自我提高、努力、坚持和任务掌握的情境（参见 Smith，Smoll，& Cumming，2007）。在这种环境中，错误被认为是学习的机会，因为它们给学习者提供了有价值的反馈。换句话说，是一种有意识的强化行为被内在动机而非外在动机驱使。史密斯（Smith）等人（2007）在调查掌握氛围下教练行为的影响时发现，运动员在这种气氛下报告的焦虑水平更低。将掌握氛围的概念用到教育环境中，能够使教师更加关注为了目标而努力的表现和行动（而不仅仅是结果或者终点）。另一个符合逻辑的假设是，焦虑程度的降低可能会导致更专注、更冒险的行为，从而提高学习水平。事实上，研究表明掌握氛围是一种有效的教学方法，它能培育以儿童为中心的富有成就感的环境，给儿童提供选择的自由，并支持其在运动、社会互动和问题解决能力方面发展积极的态度和自我认知（Robinson，Webster，Logan，Lucas，& Barber，2012）。

创造积极的学习环境，为每个孩子提供有意识、有目的的照护，是本书的初衷。世界上最好的儿童照护服务项目之一在意大利的瑞吉欧·艾米利亚实施。这一项目显然与本书拥有共同的重点，那就是为我们最年轻的公民提供高质量的照护。

瑞吉欧·艾米利亚幼儿教育方法

第二次世界大战之后，欧洲一个村庄的妇女决定为孩子们建一所学校。她们利用出售从被毁的建筑物中捡出的清洗过的砖块，以及出售德国人撤退时留下的坦克、卡车和马匹获得的钱来资助该项目（Gandini，2012b）。她们渴望能够“带来一个全新的、更为公正的、没有压迫的世界”（Gandini，2004）。该学校为后来瑞吉欧·艾米利亚的婴幼儿及学前教育项目的发展奠定了基础。关于妇女、工人和儿童权利的一系列法律为全国性的婴幼儿和学前项目的实施创造了条件（Gandini，2004；Ghedini，2001）。虽然在全国范围内为学前儿童建立国家资助的项目是一个挑战，但与他们面临的婴幼儿照护挑战相比，这并不算什么。意大利

① 关怀型学习者共同体：是发展适宜性实践五个指南中的一个，旨在创建一个支持关怀发展以及每个人都参与的全纳的班级环境。

公众担心这会对孩子或者母子关系造成潜在的伤害（Mantovani，2001）。然而，这些态度随着时间的推移而改变，现在的托育中心被视为“能够促进所有儿童成长和发展的日常生活环境”（Mantovani，2001，p.25）。就在 1997 年，意大利政府通过了关于实施地方项目和服务来满足所有儿童和青年（0 ~ 18 岁）需要的法律（Ghedini，2001）。这些进步支持了照护和教育儿童是广泛的社会责任这一观点。

理　论

瑞吉欧·艾米利亚的项目建立在回顾、实践和进一步仔细反思的教育经验基础之上，最终推动了项目的持续更新和调整（Gandini，2004）。与本书的理论基础相似，多位理论家影响着他们的观点，包括杜威、费里埃（Ferriere）、维果茨基、埃里克森、布朗芬布伦纳、布鲁纳、皮亚杰、霍金斯（Hawkins），还包括一些当代人物，如谢弗（Shaffer）、卡根（Kagan）、莫里斯（Morris）、加德纳（Gardner）和海因茨（Heinz）（Gandini，2012b）。阅读和讨论这些教育领导者的著作，有助于他们形成关于如何进行儿童工作的观点以及路径的选择。

瑞吉欧·艾米利亚的教育工作者努力在他们的实践中反思并认识到表 6–1 中所示的 14 项原则。这些原则中有一些已在前面的章节中讨论过（如第五章），有些将在后面的章节中讨论（如第八章和第九章），本章将讨论一些原则，因为这些原则与我们如何与儿童建立关系有关。

表 6–1　意大利瑞吉欧·艾米利亚教育工作者的 14 项原则

1. 儿童形象
2. 儿童在一个系统内的关系和相互作用
3. 教育的三个主体：儿童、父母和教师
4. 父母的角色
5. 空间的角色：一所亲切的学校
6. 一个小组中儿童关系和互动的价值
7. 时间的作用和持续的重要性
8. 合作与协作是本系统的主干
9. 合作和组织的相互依赖
10. 教师是儿童学习的伙伴
11. 灵活规划与课程设计
12. 记录的力量
13. 儿童的多种语言
14. 项目

资料来源：改编自 Gandini，2004。

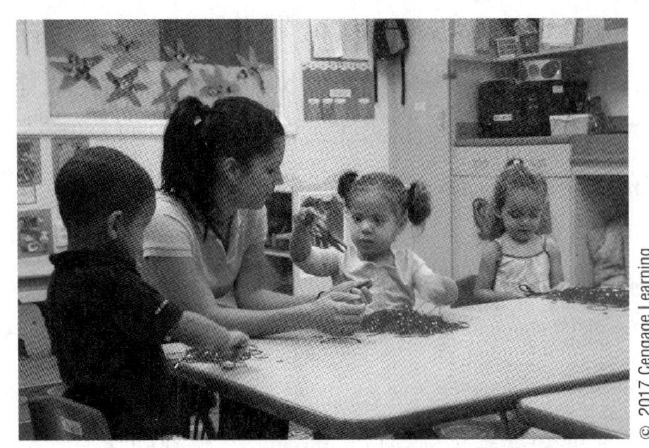

图6-1 你如何尊重和支持儿童正在发展的能力

儿童形象

瑞吉欧·艾米利亚的教育工作者首先谈论的是他们对儿童的印象，以及这种印象如何影响他们与儿童之间的互动、环境管理和教学策略的选择（Edwards，Gandini，& Forman，2012；Gandini，2004；Wien，2008；Wurm，2005）。花点时间想三个词汇或者短语来描述婴幼儿的性格、能力以及你对他们的期望。当你浏览这张清单的时候，问问自己："这些词（或短语）对我的儿童观有什么影响？"你的清单里是否包括这些词（或短语），如主动的、有潜力的、独立的、好奇的、能干的、有能力的或者问题解决者？瑞吉欧·艾米利亚的教师认为所有的儿童都有自己独特的成长方式，教师的工作就是去发现并支持这些差异（见图 6-1）。

更具体地来说，根据里纳尔迪（Rinaldi，2001c）的论述，儿童的形象是"一个有能力的、积极的和批判的儿童；因此，有时可以被视为有挑战性的，有时甚至是棘手的"（p.51）。儿童需要成人帮助他们获得建构自己世界的技能（White，Swim，Freeman，& Nordon-Smith，2007）。儿童必须知道如何在与他们互动的系统里改变外在世界以及被外在世界改变（Rinaldi，2001c）。儿童形象（image of the child）[①]的概念是一个关于积极参与民主社会的社会性的、伦理性的政治声明，并不仅仅是一个教育的概念（Gandini，2012b；Smith & Merz，2011）。

根据里纳尔迪（2001c）的观点，他们创造的儿童形象"是从推动托育中心发展的教育学而来的"（p.50）。对于瑞吉欧·艾米利亚的教育工作者来说，这是一个理论（如形象）与实践的循环往复。知识与意义从来不是静态的，而是产生了其他的意义（Gandini，2012b）。因此，如果你对儿童形象的认知不够充分，你不应该绝望。在不断地阅读、反思，在与儿童互动、分析互动等过程中，你将提高自己的认识。

过渡期

这些项目中的教育工作者都用非常有礼貌的方式与孩子及其父母交流。过渡期（inserimento）[②]，可以大致地理解为"初步阶段"或"过渡和调整期"，常被用来描述成人与刚进入托育中心的儿童建立关系与共同体的策略（Bove，2001）。然而这个阶段对每个家庭来说都是个性化的，一个整体且可行的模式是支持教育工作者的决定：在孩子进入中心

① 儿童形象：教师的儿童观以及考察这些观念是如何影响师幼互动、环境管理和教学策略的选择的。

② 过渡期：一段逐渐进入状态的时期或者过渡和调整期，它包含了当儿童第一次进入瑞吉欧·艾米利亚儿童保育项目时，建立成人与儿童关系和共同体的策略。

前进行父母访谈和家访；父母和教师在最初的过渡过程之前、之中和之后见面讨论；建立档案；与家庭进行大组或小组式的讨论；以及家庭和教师的日常交流（Bove，2001）。这种模式试图“满足每个家庭的需求，保证父母的参与，并回应父母在照顾年幼儿童时情感支持的需求（Bove，2001，p.112）”。对家庭需求和家庭文化差异做出回应的过程是非常灵活多变的（Goldsmith & Theilheimer，2015）。一些家庭由于父母重返工作岗位而面临压力，另一些父母可能会在把孩子真正交给教师之前的几周内多次去学校。无论是哪种情况，教师都需要与家庭成员进行开放式的对话，以鼓励家庭成员分享他们对孩子和集体照护的希望与关注（Goldsmith & Theilheimer，2015）。当与家庭成员的交流与对孩子的细致观察相结合时，成人就会知道与每个家庭相处的最佳方式（Bove，2001；Kaminsky，2005）。

正如过渡期模型所示，父母被视为照护和教育儿童的不可或缺的伙伴。作为专业的教育工作者，我们有责任设计一些方案帮助婴幼儿与家庭成员建立稳固的关系纽带；理解每一次“再见”之后都会有一个“你好”（Balaban，2006；Duffy，2004）。换句话说，我们要尽全力协助他们在家庭和学校之间建立和维持稳固、健康的依恋关系。帮助父母、其他亲属、兄弟姐妹和孩子成为项目共同体的完全参与者是很重要的，因为这不仅有利于婴幼儿的福祉和发展，而且有利于整个家庭的幸福。

关于韩国学步儿过渡到托育中心的研究表明，教师和家庭成员在帮助儿童适应新的环境方面发挥着重要作用。教师对这一过程的观念以及他们对学步儿适应性的看法显著地影响着他们在儿童适应过程中的实践（Bang，2014）。具体来说，当教师们认为适应项目本身就足以让学步儿适应新环境时，他们就会只关注于提供专业项目。另一方面，那些将一直哭泣的学步儿作为自己主要关注点的教师，会把使用几种方法来制止孩子的哭泣当作他们的重要任务（Bang，2014）。正如前面描述的过渡期过程一样，家长与教师的相互协作能够强有力地促进儿童对新环境的良好适应。如果没有这种关系，照护者就无法在这个关键的过渡期对学步儿的需求做出敏感的反应（Bang，2014）。

阅读检查站

在继续阅读之前，请确保你可以回答目前材料讨论的以下问题：

1. 为什么教师要把注意力集中在建立一个关怀型学习者共同体上呢？
2. 回顾表 6-1 中瑞吉欧·艾米利亚教育工作者们关于早期教育的原则。哪些原则支持过渡期的实践？

从发展的角度看待纪律

新生儿来到这个世界时并不知道如何行事，但是他们会立即开始调查周围的世界和他们在这其中的角色。婴幼儿争分夺秒地“工作”，来建构他们理解的社会认可的行为。从出生到2岁，儿童发展的特点是周而复始的，且攻击性是日益增强的，但仍然存在受家庭影响的儿童自身和儿童间的差异（如学步儿受到5岁的同胞的影响，受到父母的精神困扰的影响）（Næden，Ogden，Janson，& Zachrisson，2014）。虽然攻击性在某种程度上是正常的，但你有责任帮助每个孩子学会与同伴和其他成人进行社会交往。你可能还记得第三章的内容，那些表现出高努力控制水平的学步儿，较少出现外化问题行为，在社交方面能力较强（Spinrad et al.，2007）。因此，潜在的努力控制技能，如反应抑制和延迟满足是需要教师去强调的。成人必须帮助非常年幼的儿童获得努力控制技能，相反，社交能力的培养则需要仔细规划他们的室内外学习环境（见第八章），并使用积极的策略来引导他们的行为。

许多婴幼儿发展专家都避免讨论纪律，因为担心他们的评论会被不适宜地用于儿童。虽然这是一个正确的推理，但教师必须使用发展适宜性指导策略来帮助儿童学会保护自己、他人和财产安全的规则（Marion，2014）。因此，纪律是帮助儿童发展不可或缺的一个方面。这里使用的术语纪律（discipline）[①]是指教授适当的行为和限制不适当的行为。这并不意味着惩罚孩子或控制他们的行为。指导或训练的目的是帮助儿童了解自己（例如，情绪、感受），并教给他们与他人成功互动的方式（Keyser，2006）。

每个人都有关于纪律的含蓄的、未经检验的理论和信念（Marion & Swim，2007）。随着时间的推移，关于我们如何被视为家庭的一员以及如何对待我们照顾的其他人的认识得到了发展。一些教师在孩提时受到严厉惩罚，并记住了伴随这种惩罚的负面情绪。因此，他们不承认他们对不适当照护的情绪反应，并在与孩子的互动中继续使用这些策略（或其中的一些方面，如讽刺言论）。作为一名专业人员，现在是时候评估你的个人经历以及这些经历如何形塑你的信念了。

通过回忆你小时候“遇到麻烦”时的情况进行评估。写下你对此事件的所有记忆：具体情境是什么？谁参与其中？他是如何行动和反应的？结果对你和他人有什么影响？然后，回答以下问题作为反思和评估这次经历的一个策略。成人使用了什么惩罚策略？你认为结果是公平或合适的吗？为什么是或者为什么不是？你如何看待这个事件对你作为一个孩子的影响？这个事件对你成年以后的影响是什么？你从这个事件中学到了什么？这种学习如何影响你今天与孩子的互动行为？提供至少一个例子。

有时反思过去的经历可能会很痛苦。然而，这项练习旨在帮助你承认并揭示隐藏的理论，而不是如何指导孩子的行为。这样做应该强调那些对你作为专业教育工作者有用的以及应该有意识改进的相关理论。在任何情况下，如果不通过反思来揭示隐藏的理论，那么新信息经常会被公开抛弃，因为它不符合现有的世界观（Pintrich，Marx，& Boyle，1993）。相反，使用本章中的信息来帮助改变你在努力采用儿童引导的发展视角时的信念和实践。

---

① 纪律：a. 教给儿童适宜行为并限制不适宜行为的方法；b. 能够在面对障碍时专注于一项活动，以达到预期的结果的能力。

心理模型

不同的心理模型可以帮助教师理解他们在指导儿童行为方面的作用。卓越员工的资源与指南（RISE，2000）创建了一个关于指导儿童行为的视频集锦系列。这个系列推广了自我、环境和儿童的心理模型。当出现一种情境时，教师必须首先评估自身的回应行为并确定是谁的问题。如果成人存在问题，则必须通过更仔细地检查情境来确定如何解决问题。例如，成人可以问自己是否只想控制孩子？必须接受这样一个事实：即使是年幼儿童也在很大程度上控制着自己的行为。如果控制是一个问题，那么这就是你的问题，你需要找到其他方式来观察和回应孩子的行为方式。如果你不存在问题，那么你应该进入心理模型的下一级：环境评估。可以通过改变环境的方面来解决问题吗？例如，积木区是否太小导致无法满足多个孩子的需求？如果是这样，那么改变房间的空间布置以适应儿童对建构的兴趣。如果你无法通过改变你的行为或环境来解决问题，那么现在是时候考虑具体的策略来帮助孩子获得缺失的技能了。举例来说，如果一个婴儿正在咬别人，那么你的干预可能就是和婴儿对话，向其他人描述其想法和需要。这样做可以为婴儿提供丰富的语言环境，并促使其获得词汇和沟通技巧。

第二个心理模型由鲍威尔（Powell）、邓拉普（Dunlap）和福克斯（Fox）（2006）提供。该模型的第一级（见图 6–2）侧重于在儿童、家庭和照护者之间建立积极的关系。以前面章节讨论过的培养与儿童关系的重要性为基础，并为预防挑战行为奠定了基础。回想一下这些章节如何将质量建设、安全关系与获得积极的社交技能联系起来。这一心理模型的第二级是建立高质量的环境。“课堂时间表、例行程序和活动也为防止问题行为的发展和发生提供了有价值的工具”（Powell et al.，2006，p.29）。每天都应该精心安排，最大限度减少过渡，因为“当有过多的过渡时，当所有的孩子以相同的方式同时过渡时，当过渡太长，孩子花太多时间等待而无事可做时，更有可能发生破坏行为”（Hemmeter，Ostrosky，Artman，&

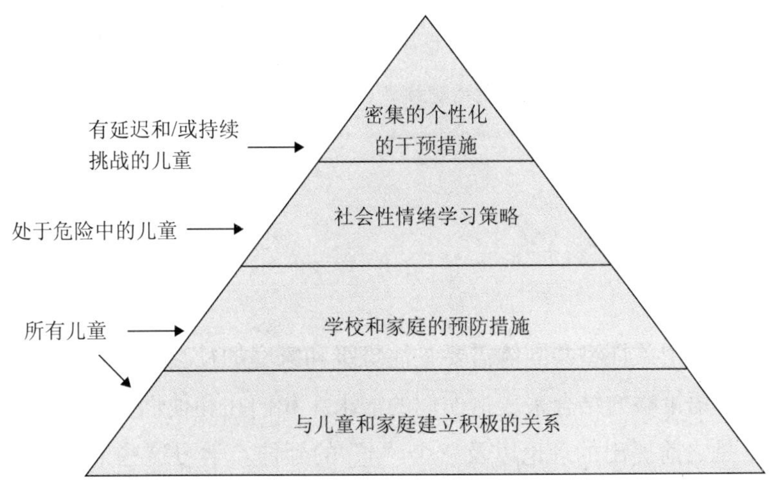

图6–2　促进儿童特殊能力培养和应对挑战行为模型

资料来源：Diane Powell，GlenDunlap，& Lisa Fox（2006）．“Prevention and intervention for the Challenging Behaviors of Toddlers and Preschoolers，” *Infants and Young Children*，19（1），25-35（p.27）．经威科医疗（Wolters Kluwer Health）公司许可使用。

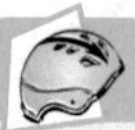

与家庭和社区的联系

作为早期开端计划的提供者，你可以在家和你所在的托育中心为家庭成员及儿童提供服务。你已经为肖罗的家人服务了 14 个月。在你最近的一次访问中，肖罗的母亲米娅提到她正因孩子的行为而苦苦挣扎。她提到肖罗对所有事情都说“不”，并且会在她希望他做一些事时逃跑。你同情米娅，在家里养一个学步儿的压力是多么大啊！下次肖罗来学校时，你邀请她留在教室里观察肖罗和你。你保证在下次家访时谈谈她的观察。你会问米娅从观察结果中能找出哪些问题？然后，有什么问题可以指导思考和讨论 RISE 的心理模型（即自我、环境和儿童）的对话？

Kinder，2008，p.1）。换句话说，当教师精心安排过渡环节和一天中其他剩余时间时，儿童实施破坏行为的机会就会减少。

你可能已经注意到，该模型的第一级和第二级旨在处理所有儿童出现的可能会被认为具有挑战性的行为。接下来的两个层次是为了处理那些积极、稳定的人际关系和精心策划的学习环境无法解决的行为。这些难以解决的行为问题需要特定的干预，来帮助儿童获得更积极的社会互助或情绪调节技能。

教师可以学习如何成功地实施与金字塔模型相关的促进、预防和干预措施，并对儿童的行为产生全面的影响（Fox，Hemmeter，Snyder，Binder，& Clark，2011）。这个模型的难点在于如何完全实现它。想要达到这种复杂的、综合的、基于证据的实践水平，需要持续的教育与指导（Fox et al.，2011）。然而，达到这一水平的重要性不应该让你灰心；相反，它应该激励你去支持正在学习成为团队一员的儿童的社会性、情绪和行为的发展。下一节将介绍一些教师可以使用的具体策略。

阅读检查站

在继续阅读之前，请确保你可以回答目前材料讨论的以下问题：

1. 为什么采取发展性的方法来指导儿童和教师是有益的？
2. 比较两种引导儿童行为的心理模型。

关于情绪交流的策略

创建一个关怀型共同体需要关注班级和家庭的社会性、情绪和行为环境。婴幼儿通过言语和非言语策略的结合来表达他们的需求。我们在和他们交流的时候也会这么做。本节讨论的策略是之前提出的理论以及三个“*A*”的延伸。学习这些策略的目的是帮助你和孩子建立牢固的关系，并促进孩子的最佳发展与学习。

婴幼儿自主发展和学习的一个重要方面就是他们开始学会自我调节（self-regulate）[①]（见

① 自我调节：是一种以社会文化所允许的适宜方式来引导和控制个体行为所必需的技能。

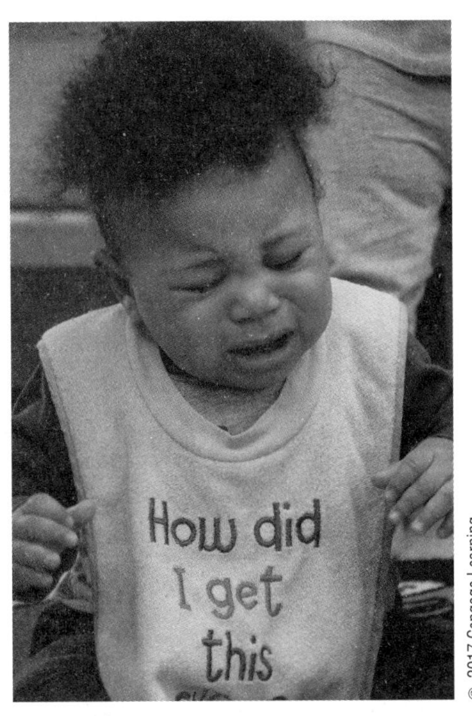

图6-3 婴幼儿必须学习自我调节他们的行为

图 6-3）。我们的文化期望个体的行为方式对自己、他人和环境无害。这些期望是由家庭、照护者和社会传授给婴幼儿的。为了与他人和睦地生活在一起，婴幼儿必须学会控制他们的欲望和冲动（自我控制），并承担与自己的年龄和发展能力相适应的责任。一个人感知到他所能控制自己生活的范围就是所谓的控制点（locus of control）①。这里的"locus"一词指的就是感知的位置，所以那些学会为自己负责的孩子有一个内部的控制点。相反，那些把自己的生活交给别人控制的人，会有一个外部的控制点。

对于婴幼儿来说，要让他们内化某些行为是可行的，而另一些行为则是不可行的，他们必须感到自己有能力决定自己的行为。不幸的是，许多成人认为他们必须控制儿童的行为来照顾他们和保证他们的安全。那些认为应该对儿童的行为负责的成人传达给儿童的情绪信息始终都是"你别无选择，必须按我说的做"。这种观念对发展儿童的自律是不利的。

儿童心理学家和心理咨询师观察了许多被认为有行为问题的儿童的外部控制点。在对年龄较大的儿童进行的两项研究中，研究人员发现，父母越支持孩子的外部控制点（例如，尝试控制孩子的行为），随着年龄的增长，他们的孩子出现外化行为问题的可能性越高（例如，对同龄人的攻击性增强，不能容忍挫败）（McCabe，Goehring，Yeh，& Lau，2008；McElroy & Rodriguer，2008）。同样，在处理孩子的攻击性行为时表现出低效的母亲会诉诸体罚等高度控制手段，或在不解释原因的情况下取消孩子的奖励等惩罚性策略。（Evans，Nelson，Porter，Nelson，& Hart，2012）。对高控制手段带来的影响的研究表明，那些被父母体罚的儿童极有可能与其他同伴一样赞同攻击性的问题解决策略（Simons & Wurtele，2010），与同伴进行更多的攻击并参与更多的偏差行为（Straus，2001）。来自早期开端计划调查和评估研究的数据表明，从婴儿期到学步儿期的攻击性行为是稳定的，对于白人家庭来说，由父母报告的攻击性行为主要与母亲体罚有关（Stacks，Oshio，Gerard，& Roe，2009）。相比之下，那些积极支持学步儿自主学习的父母，其孩子的执行能力更强，包括冲动控制（Bernier，Carlson，& Whipple，2010）。还有哪些其他的育儿行为能够帮助儿童形成内部控制点呢？在一项研究中，母亲们被要求与学龄前儿童就同伴冲突的问题进行交流，这些冲突涉及关系攻击。这些对话都是针对指导技巧而编码的，如母亲的详细阐述、情绪的参照以及关于违规的讨论。他们发现，在一年的时间里，如果母亲掌握的同伴冲突解决技巧在平均水平以上，其孩子在人际关系中的攻击性表现会下降（Werner，Eaton，Lyle，Tseng，& Holst，2014）。早期教育工作者，应该从这项研究中得到的是：（1）所有的儿童，不管是什么年龄，都需要对

① 控制点：一个人感知到他所能控制自己生活的范围。

自己的生活有一种掌控感；（2）成人与儿童关系的特点与孩子的自我调节能力有关；（3）在婴幼儿期建立内部控制点比在将来试图取代外部控制点更容易。

内部控制点要求照护者尊重儿童在环境中做出许多选择的权利，包括选择他们的行为。许多有效的策略可以用来发展内部控制点。下面将解释两种指导策略，这两种策略可以帮助儿童交流他们的情绪，有助于为获得更多的能力和自律奠定基础。

标识表达的情绪

照护者应该从儿童出生就标识他们的情绪状态。培养儿童良好情绪状态的一个好办法是用语言来表达你自己的感受和你对别人的感受的印象。“我今天感觉很匆忙”“贾米看起来很悲伤”“你看起来很兴奋！”都是标识情绪状态和**情绪对话（emotional talk）**[①]的例子（Marion，2014）。教师也应该模仿和反映情绪状态，通过重复他们的话语或面部表情来给儿童反馈，有助于培养其自我意识和对他人感受的感知能力。

情绪是与生俱来的，但对情绪的反应是后天习得的。教会儿童准确地辨识自己的情绪状态并以健康的方式表达出来是很重要的。确定大部分婴儿的情绪是很容易的。例如，婴儿在高兴的时候总会“流露微笑”，在沮丧或生气的时候“发脾气”，在开心放松的时候“咯咯笑”。照护者应该在儿童发展语言的过程中，将非言语的婴儿情绪状态标签化，婴儿应该被教会如何准确地给自己的情绪命名，并表达出来。帮助儿童注意和识别情绪的一个有效方法是制作一个图标（见图6-4）。这张图反映的是儿童的主要情绪——快乐、放松、悲伤、愤怒和害怕，并且可以用来帮助儿童准确地描述他们的内心感受。所有人类的情绪都是正常的，因而也是健康的；每一种情绪状态都既不好也不坏。这张图的主要目的是帮助儿童意识到自己的情绪，并以一种对他们有益的方式表达出来。

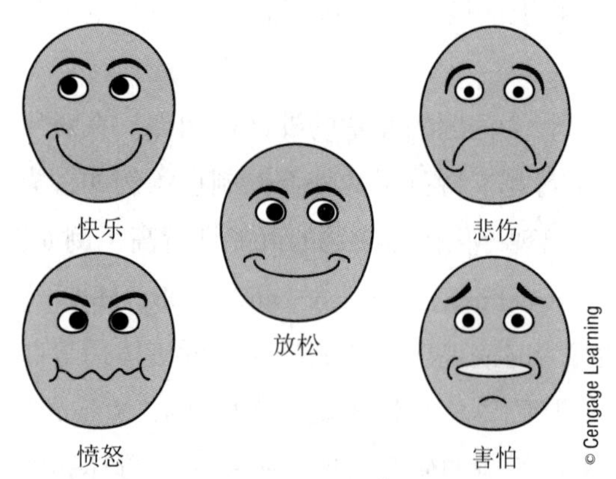

图6-4 情绪图

情绪教育的最终目的是让儿童识别自己的身体应激，并讨论他们什么时候有这种感受。这个循序渐进的过程从关注儿童的内心状态开始，并给儿童的情绪贴上标签。儿童的情绪状态通常是他们的整个身体对不同情况的反应。一个熟练的观察者能够很容易地通过儿童的肢体语言识别出他们的情绪状态。与儿童分享你所观察到的，并将这些与他们所展示的非言语行为联系起来。为了说明这一点，你可以说：“我觉得你很放松，因为你把精力集中在拼拼图上。你的身体很放松。”

在其他时候，你希望儿童学习把他们的情绪和那些情绪的符号联系起来。当你看到一个儿童正在表达某种情绪时，你要把5张脸的图片给他看，指出并告诉他，“你现在感到害怕”。

---

① 情绪对话：标识情绪状态以帮助儿童理解他们的情绪以及如何表达情绪。

如果这个儿童表示赞同，你要告诉他“这是对的，你是因为听到那个嘈杂的噪声感到害怕”。把相应的图片展示给他，并解释说“你看起来和这幅图片很像”，从而不断地帮助他们将他们的内心世界与图片联系起来。儿童最终能够指出图片来识别自己的情绪状态。

正如前文所述，好的照护是以情绪为中心（emotion-centered）①的，即儿童的情绪被视为自然的、有效的和重要的（Hyson，2004）。儿童需要大人帮助他们去表达情绪。为了帮助儿童积极地表达情绪，大人们需要接受所有的情绪并且满足儿童正常表达情绪的需求。婴儿充满了活力与好奇，并且忙碌于探索他们的世界。这通常会产生一些负面情绪，比如挫败感，还有随着学习处理新体验而产生的不受控制的情绪。这些冲突源于儿童没有立即得到他们想要的东西。

主要照护者不仅要借助策略来处理短期的状况，而且要借助策略实现长期的目标，比如找到适当的方式让儿童表达和管理自己强烈的情绪。分散儿童的注意力，让他/她参与一个特别的活动或者给予他们特别的关注，这些策略可以在短期内有效地缓解他们的情绪，但这对获取与情商有关的技能并没有帮助（见第三章）。因此，你需要慎重考虑哪种策略既能满足眼前的需要，又有助于长期的学习与发展。

当一个学步儿发脾气时，有一个例子能够很好地说明慎重选择策略的必要性。大家都知道学步儿会以发脾气的方式来表达强烈的情绪，如沮丧和愤怒。这些现象对小孩子来说是很可怕的。当一有迹象表明他们流露出外显情绪时，使用情绪对话能够有效地减轻孩子情绪失控的感觉，并从一开始就防止孩子发脾气。然而，当孩子发脾气的时候，要确保他们远离所有的家具和有害物品。在他讲完之前，不要过分关注他。如果他能表达自己的情绪，让他偷偷告诉你，然后欢迎他再次加入这个群体。清楚地表达你对孩子情绪状态的观察，以及这段时间里他的情绪是如何变化的。例如，你可以说：“你很喜欢画画，但是我不让你画画，你很生我的气，你情绪失控的样子很让人害怕。但是现在你变得冷静了。”这是处理发脾气行为的最佳方式，因为这样不会对孩子造成情感上的伤害。这种平静的方式传达出孩子仍然对教师和这个群体很重要。这只能说明他们缺少情绪表达技巧。如果他们被紧张的状态压倒，那么他们需要找到一个方法寻求情绪平衡，并回到一个轻松的状态。

情绪调节教学

引导婴幼儿学会缓和并管理他们的情绪，即情绪调节（emotional regulation）②，或许是一名照护者面临的最有挑战性的任务。像所有人一样，婴幼儿在表达他们的情绪方面是独特的。正如前面所讨论的，这与他们的气质（见第三章）、家庭、社区和文化有关。当专业的早期教育工作者在完善自己的课程时，应该尊重个体性，以使课程建立在每位儿童的爱好和优势的基础之上（Hyson，2014）。

---

① 以情绪为中心：儿童的情绪被认为是自然的、有效的，并且是课程的重要部分。

② 情绪调节：学习以一种社会文化可接受的方式来控制和管理强烈的情绪。

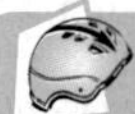

聚焦研究：婴儿和离婚

离婚是很艰难的，而且对于任何年龄的孩子都会有长期的影响。不管怎样，考虑到婴儿和照护者间健康关系的重要性，离婚对年幼儿童的影响不容忽视。这个聚焦研究将调查离婚与离婚对婴儿造成的后果之间的关系。

由于现代技术有助于解决不育问题，提高极低出生体重（VLBW）儿的存活率，家庭可能会经历更多的财务和心理压力。当然，面对一个极低出生体重的孩子时，家庭的反应会有所不同。对一些人来说，这让家庭成员更紧密地联系在一起。对另一些人来说，它会导致家庭成员的角色变化。举个例子，母亲们可能会因为承担照顾婴儿的责任而放弃找工作。然而，对于其他的家庭成员来说，压力太大了，他们想要离婚。斯瓦米纳坦（Swaminathan）、亚历山大（Alexander）和博莱特（Boulet）（2006）发现，极低出生体重儿的家庭出现离异的可能性是那些婴儿体重大于 1500 克家庭概率的两倍。“在极低出生体重儿出生两年后，90% 的家庭还是完整的，而 95% 的非极低出生体重儿家庭是完整的。”（Swaminathan et al., 2006, p.476）。此外，是否怀孕对离婚有很大的影响。具体来说，那些报告怀孕不受欢迎的父母中，其婚姻有 84% 的机会在分娩后两年内完好无损。考虑到离婚对儿童和成人造成的后果，“为了确保极低出生体重儿的家庭保持完整和自给自足，以家庭为导向的政策和计划是有必要的”（Swaminathan et al., 2006, p.478）。

导致离婚的情况或者离婚后的家庭状况是十分复杂的，处境的困难是每个家庭成员都能感受到的。婴幼儿虽然在认知层面不了解他们周围发生的事情，但他们确实在情绪层面上体验过。索尔查尼（Solchany）（2007）用三个案例研究发现，婴儿也经历了在身体层面上的离婚过程。每个健康儿童体检时，都要监测身高、体重、头围的增长情况。在研究中，三个婴儿都经历了增长停滞或无法以预期的速度发育的情况。尽管每个家庭都有不同的监护安排，但他们都经历了激烈的冲突和沟通的恶化。在某种程度上，这三个婴儿都拒绝进食并经历了母乳喂养的困难和睡眠中断（Solchany, 2007）。当这些家庭的孩子被转介到婴儿心理健康服务中心，并且改变探视的时间以反映儿童的需要，这三个婴儿中有两个呈现出恢复增长。作者总结道：

“离婚会影响所有的孩子，但是对婴儿情绪和身体的影响尤其强烈。来自医疗、心理健康、法律方面的专业人士和父母都需要意识到这些可能的影响，并采取适当的措施来保护婴儿在父母离婚时的健康。”（p.40）

研究证实了父母对婴幼儿发育结果的积极影响。当成人解除婚姻时，他们有必要采取各种方式让他们在孩子的生活中保持活跃。佐野（Sano）、史密斯（Smith）和拉尼根（Lanigan）（2011）发现，在离婚过程中，成人之间的关系预示着父亲会更多地参与到婴儿的生活中来。不幸的是，即使对于那些能够维持这种积极关系的成人来说，法院系统也是一个更经常施加影响的实体，它决定了父母离婚之后各自在年幼儿童的生活中是如何参与的。由于成人是参与法庭诉讼的人，所以裁决是出于成人的利益而不是孩子的利益做出的，这带来的结果是不可想象的。李（Lee）、考夫曼（Kaufman）和乔治（George）（2009）认为，离婚的矛盾可能会导致很多孩子没有成人可依靠，特别是在法院做出监护权裁决时没有考虑父母的照顾能力的情况下。通过对暂住的父母过夜探视的情况进行调查，斯特劳斯（Strous）（2011）从依恋理论的角度得出结论，认为与孩子的最大利益相比，过夜接触的必要性可能更多是出于父母或法律的要求。在某些情况下，一个非常年幼的儿童与第二依恋对象的关系可以通过定期的、非长时间的接触得到充分的维护，坚持夜间接触时间比白天接触时间更长可能是一种矫枉过正的行为。（p.203）这场争论远未结束，最近的一项研究表明，过夜探视对婴儿的影响好坏参半。比如，麦金托什（McIntosh）、史密斯（Smyth）和克莱尔（Kelaher）（2013）的发现支持了养育方式、父母冲突、社会经济因素对 0 ~ 1 岁和 2 ~ 3 岁的孩子的影响。与此相反，一项对 11 篇研究论文的元分析得出结论：在婴幼儿时期，父亲与孩子的过夜接触与负面结果并无关联，实际上与学龄前儿童的积极结果有关（Nielsen, 2014）。

婴儿几乎完全依赖其他人来满足自身需要，所以他们在出生时没有做好身心发展方面的准备来抚慰自己。他们必须逐渐了解他们可以通过照护者提供的反馈来平息和安抚自己。回想第四章中提到的三个“*A*”。专业的早期教育工作者会敏锐地管理三个“*A*”，并系统地教孩子们使用三个“*A*”促进和发展自我安抚（self-soothing）[①]。

在儿童朝着既定的目标前进时，你应该鼓励儿童的行动并帮助他们管理情绪。例如，当一个孩子表示想要抓住一个物体，并在你的帮助下多次尝试后取得成功时，你的关注、认可和协调在某种意义上就验证了他所做的是成功的。当孩子完成某一个相同的目标时，他会建立一种自信感和下一次尝试的意愿。孩子或许会自己尝试任务，或许会寻求你的鼓励或帮助，但最终他会有足够的信心在没有你帮助的情况下取得成功。

适当的鼓励性语言有助于所有年龄段的儿童。活动的时间取决于儿童的需要。儿童可能开始想要一些东西但却因为变得太累而无法完成。如果儿童太累了，必须首先照顾其基本需要（抱着孩子，直到他入睡）。在满足基本需求后，儿童将再次关注其他活动。

早期教育工作者可以在照护过程中帮助学步儿建立强大的自我形象。通过良好的榜样，以及使用强大的、积极的自我对话，早期教育工作者可以为儿童建立他们可以使用的语言体系。积极的自我对话（positive self-talk）是将我们从他人那里听到的关于我们自身的信息内化。这些信息代表了儿童对自己的感受以及他们长期以来的能力。如果这些信息是积极和令人鼓舞的，那么孩子就会变得自信，但如果这些信息是消极的，那么孩子的成功能力就会受到限制。这些信息成为孩子的观念体系，是自我概念和未来成功或失败的基础。

使用脚手架或建立观念集并证明如何使用它们，可以促进积极的自我对话。表 6–2 说明了当我们赞同婴幼儿保持注意力时，脚手架如何起作用。这种赞同证明了儿童对环境的掌控，儿童内化他们听到的赞赏，且当你减少反馈时，他们能够建立起自我支持。

表 6–2　有效掌握的标准

儿童行为	照护者的反应	结　果
注视着一个物体	观察儿童	照护者的注意
靠近一个物体	用诸如“你能做到”之类的话来鼓励儿童	对成功尝试的认可；增加儿童的动力
注视着照护者；再次尝试抓住物体	持续地鼓励，温柔地告诉他：“再试一次，你能做到！”引导其走向成功	对成功尝试的认可；增加儿童的动力
成功地抓住物体	表扬付出的努力，用眼神交流，并给予温柔的拥抱	对完成任务的认可与喜爱
微笑并且表现出兴奋——将物体放入嘴巴里	说：“干得漂亮！我就知道你能做到！”给予三个“*A*”	掌握的验证；可观察到的自我认可

① 自我安抚：安慰并使自己放松下来。

阅读检查站

在继续阅读之前，请确保你可以回答目前材料讨论的以下问题：

什么策略能用于支持情绪交流？

自我调节是观点采择的基础

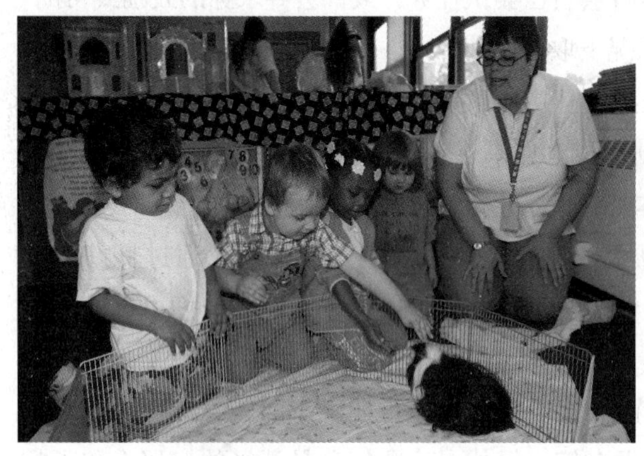

图6-5 动物帮助儿童学习观点采择技能和责任

成功的人际关系和社会认可取决于对可能伤害他人的行为和语言的控制，以及对他人观点的认同。儿童必须学会在不伤害他人的情况下行事，因为内在控制不是天生的。孩子们需要观点采择（perspective-taking）① 的基础教育，才能拥有成功、积极的人际关系（见图6-5）。

帮助孩子的一种方法是解释他们的行为是如何让别人做出反应的。通过大声地告诉儿童其他人对某一行为的反应，你帮助所有的孩子开始理解其他人的行为。例如，芭芭拉女士在一个有执照的照护服务机构工作。她和艾柔两岁的妹妹伊纳拉一起在车站等着三岁的艾柔从开端计划中心回家，芭芭拉女士带着微笑和拥抱问候了艾柔。艾柔的妹妹也很高兴见到他。艾柔手里拿着自己的画，但当他拥抱芭芭拉时，画掉在了地上。伊纳拉激动地捡起了画，不小心把其中的一张弄皱了。艾柔生气了，对他的妹妹大叫，他的妹妹就哭了。当芭芭拉帮助艾柔收拾他的画时，芭芭拉把妹妹抱起来然后把她的手放在艾柔的肩膀上，并对艾柔说："很抱歉，我让你把画掉在地上了。我可以看出你对它们很用心。你应该为创作它们感到骄傲。当我们回来的时候，你可以向每个人展示你的作品，如果你愿意的话，可以把它们贴在墙上。"

为了呈现伊纳拉的观点，芭芭拉继续说："艾柔，你要知道伊纳拉并不是故意想要把你的画弄皱。我知道她在你上学的时候很想你，因为在白天的时候，她会站在门口说你的名字。她爱你，想和你一起玩。我认为她不是想把你的画弄皱。她只是很高兴见到你。"

这个例子有一个非常具体的主题。教师提供给艾柔和伊纳拉他们不可能想到的信息，并且以一种非常谨慎的方式处理了此事。教师热情地问候了艾柔，理解他生气的感受和自我价值感，通过抱起妹妹来安慰她，并开诚布公地和两个孩子讨论了这个问题。她对他们的关系表达了积极的看法。此外，教师还扮演了伊纳拉的辩护者。

照护者可以为儿童提供类似的安慰，比如，"哦，多莉，我知道米歇尔并不是有意打倒

① 观点采择：获得识别和回应他人观点的技能；这不是婴幼儿能够具备的技能，但应该使其具有掌握该技能的基础。

你的积木；他只是失去了平衡”。成功地利用这一策略的关键是了解孩子，了解真实的情况，尽可能地了解相关人员的意图和行动。

虽然年幼儿童可能会在成人的帮助下理解另一个孩子的观点，但难以指望他们独立完成。你并不是要教会他们如何看待别人的观点，而是要为换位思考的养成打基础，因为获得换位思考技能是一项漫长而艰巨的任务，这个过程可以一直持续到成年。

设置限制

当儿童可以自己活动之后，他们必须学会接受一些行为的“不”。成人应帮助他们了解有一些行为是不可接受的，同时提醒我们自己，孩子的许多行为都是他们本能地探索世界的结果（Walsh，2007）。例如，一个会爬行的婴儿，如果他伸手去拿一个已经扔掉的东西，成人应该坚定但友善地告诉她：“不，把垃圾放在垃圾箱里。”然而，他们必须接受的“不”的数量比许多成人所要求的要少得多。选择那些孩子们必须接受的“不”的行为的主要原则是，从那些会直接伤害到自己、他人或财产的行为开始。

限制（limits）[①] 和规则，当它们帮助孩子们接受某些“不”的行为时，最好再积极地补充上如何做，并用尽可能具体的语言来让儿童知道如何做（Marion，2014）。当你看到一个婴儿拉着灯架站起来时，要告诉他，“可以扶着沙发站起来”，然后把孩子移到沙发上。你的行为会帮助孩子认识到哪些家具对他们来说是安全的。因此，限制是为了阻止儿童不恰当的行为，并用更合适的行为取而代之。

怎么强调要积极地去阐述限制的重要性都不为过。许多孩子所在的教室的所有限制都以“不”开头，这不仅是一个消极的环境（谁想要总被告知“不”），而且也对他们知道正确的行为没有帮助。他们被告知不要跑，所以他们跳起来。他们被告知不要跳，所以他们会爬。儿童似乎在和大人玩猜谜游戏。当成人想要孩子做某件事时，最好是正面和直接地陈述对积极行为的期望。举个例子，如果你想要孩子们把三轮车停在玩具棚旁边的水泥板上，你应告诉他们：“是时候把三轮车放上去了，把它们停在玩具棚旁边的标志下。”

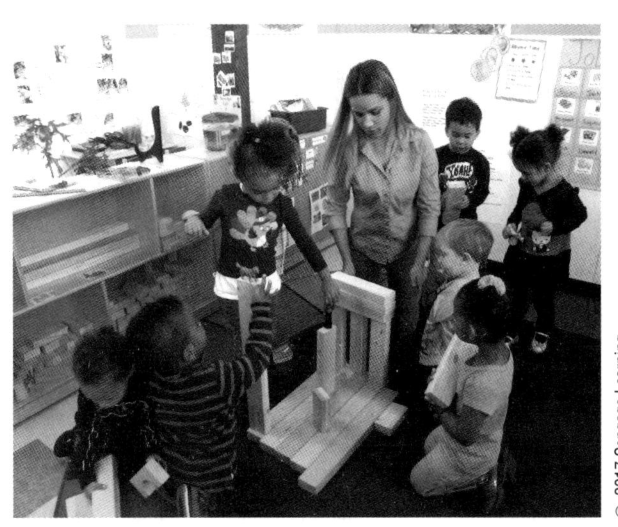

图6–6　班级中应该有规则和限制，但是不能太多；教师应该提醒儿童规则以支持记忆与理解

然而每间教室以及每个早期教育项目都需要规则和限制，但是数量要少（见图6–6）。婴幼儿缺少认知能力来记住许多的限制（Marion，2014）。然而，即使是少量的规则，教师们也不要指望学步儿能全部记住。纯粹回忆是发展

① 限制：关于期望的或可接受的行为的积极陈述，以帮助儿童获得特定环境中的适当行为。

记忆能力时最有挑战性的技能，这需要几年的时间。因此，教育工作者应该不时提醒孩子们注意这些规则。例如，如果你注意到肯尼迪正看着窗外，并且她因为看到祖母来接她而变得很兴奋，你可以说，“让我们走到门口去迎接她”。这个温柔的提醒可以帮助肯尼迪练习走路和表达对祖母的爱。

确立结果

在定义、讨论和确定限制之后，我们需要确立每个限制的结果。学习适当行为的最有效结果是自然和合乎逻辑的结果（Marion，2014）。自然结果是那些没有教师参与的结果。伊丽莎白穿过教室的积木区，被一辆木制卡车绊倒，摔倒在地毯上，她很惊恐但没有受伤。案例中的伊丽莎白就是经历了在教室跑步的自然结果。早期教育工作者不能让所有的自然结果发生，因为它们太危险了，允许学步儿因爬过攀爬架顶部栏杆而摔倒（即经历自然结果），这显然是不可接受的。

合乎逻辑的结果是与限制相关的结果，但它不会单独发生。举个例子，你的规则是让孩子们把玩具放回架子上。如果一个孩子在被提醒后没有把她的拼图放回架子上，她将不能选择另一个活动，直到她完成了上一个规则要求。

确立结果可以帮助儿童成为自主的、自我调节的个体。学步儿应该被允许甚至可以自主表达观点，并对发生在他们身上的事情有发言权。不幸的是，这个发展阶段通常被称为“可怕的两岁”。这一重要的人格和自我发展时期被那些难以接受孩子说“不”的成人，错误地贴上了“可怕”的标签。孩子们应当被允许对教师和其他成人说“不”，以培养一种健康的自我意识，这是至关重要的。在孩子不伤害自己、他人或财产的行为的情况下，照护者不接受孩子说“不”的对孩子的自我责任意识有很大的伤害。年幼儿童必须学会做决定，并与他人建立界限。对于那些几乎对所有事情都说“不”的孩子，有两种额外的指导策略，一是提供选择，二是重定向行为。

提供选择

人们通过选择来学会如何做出明智的选择。照护者可以给在该年龄段有掌控能力的孩子选择权，从而避免许多冲突，同时教会孩子如何明智地选择（Martion，2014）。是非型问题常常是有问题的。例如，“你想要午餐吗？”，很可能会导致孩子回答“不吃午餐”，这个问题所得到的答案就像“你现在要吃你的午餐”的命令一样。一个更有效的方法是给他们一个选择，如“你想要一个香蕉还是苹果片，或者烤奶酪三明治？你来选择”。许多研究都在调查选择对内部控制和动机的影响。

帕特尔（Patall）、库珀（Cooper）和罗宾逊（Robinson）（2008）在对 41 项研究进行元分析后发现，选择确实对内在动机、努力、表现和感知能力都有积极的影响。此外，允许表达个性的选择（例如，用什么颜色的纸或笔）是特别强大的激励因素。“当参与者在单一的实验操作中做出 2 ~ 4 种选择时，就会发现选择对内在动机的积极影响最大”（Patall et al.，2008，p.295）。因此，没有太多的选择似乎会让孩子失去对环境的掌控感，有太多则可能导致认知负荷过度。尽管在元分析中，没有任何一项是来专门针对婴幼儿的研究，但元分析的结果仍然对年幼儿童的教师具有指导意义。早期教育工作者需要考虑他们在一天中提供选择的时机，以及在任何给定的时间内提供了多少选择。此外，这些选择还需要教会孩子们自我控制和自我责任感，同时鼓励自我表达。一般来说，提供选择会增加人们完成任务的内在动机，因为他们觉得自己更能掌控自己的命运（Patall et al.，2008）。这是我们为年幼儿童寻找的确切结果：他们会认识到，他们是有权分享意见的人。换句话说，提供选择可以促进儿童自我效能的发展。

重定向行为

有两种不同类型的重定向策略（Marion，2014）。首先，你可以转移和分散一个孩子的注意力，使他们回到安全的、可接受的活动中来。这一策略对于那些发育不完全的年幼儿童来说是很有用的，因为他们有待发育的视力就相当于不成熟的心智一样。年龄大一点的孩子并不总是那么容易分心，因为他们可以继续思考他们想要的东西。例如，如果你把一个小孩儿带到一个有许多易碎物品的环境中，把孩子的注意力转移到不能破坏的环境中，就可以避免问题。

第二种类型的重定向包括根据孩子的潜在欲望找到一个替代的活动。如果一个蹒跚学步的孩子正在咬一块积木，那就给他找个牙胶来咬。如果一个孩子想要爬上架子并跳下来，那就把他带到外面去跳。将注意力转移到适当的位置，可以识别儿童的潜在需求，并帮助他们学会监控和调节自己的情绪（Hyson，2004）。

解决问题

婴幼儿经常会遇到日常问题。这些问题可能来自他们的能力或与他人互动的不足。尽管一些成人可能认识不到所有这些情况都是需要解决的问题，但重新整理他们的这些问题是有帮助的。这样做常常会让成人和儿童感觉更强大，并且能更直接地控制结果。

举一个例子，7 个月大的苏珊娜，从午睡中醒来。她的教师毓文，一边说着安慰的话一边抱起她。苏珊娜开始哭了起来，于是毓文改变了姿势，检查了她的尿片，但尿片是干的。毓文给了苏珊娜一个瓶子，但她拒绝了。毓文抱着她，温柔地来回摇晃，这是苏珊娜最喜欢的一个动作，但现在并没起作用， 她哭得更加厉害了。在经历尝试解决问题和紧张情绪的 20 分钟后，毓文问她的助理教师可不可以抱苏珊娜几分钟，自己去喝了一杯冷水。毓文用这段时间恢复了镇静，决定尝试一种她最近在教师期刊上读到的方法。她准备了一条柔软的毯子铺在地板上并放上两个毛绒玩具。她把苏珊娜抱过来，把她的肚子放在毯子上。苏珊娜继续哭，但强度减弱了。过了一会儿，她盯着自己的脚，嘴角露出了微笑。毓文很高兴看到这个结果，给孩子们自由去解决他们自己的问题的策略是有效的（Gonzalez-Mena，2007）。

学步儿正从依赖变得独立，从独立游戏变为平行游戏，甚至是合作游戏，从简单的思考到更复杂的思考。所有这些发展进步为他们提供了许多解决问题的机会。因为学步儿比婴儿更有技能，这使他们能够更多地参与解决问题的过程。下面是如何解决问题的指南（Epstein，2007；Marion，2014；Swim & Marion，2006）：

1. 描述你所看到的；如果描述的准确，要让儿童进行验证。
2. 通过是 / 非问题，来让孩子们参与识别和标记解决问题的过程。
3. 为这个问题提供一个想法、选择或解决方案。
4. 帮助孩子们选择一个解决方案。
5. 帮助孩子们实施解决方案。
6. 通过问是 / 非问题，来思考这个解决方案是否对每个人都有效。

与本章中描述的其他指导策略一样，用维果茨基的话说，教师总是“更有见识的人”，因此必须承担为儿童提供必要的解决问题的语言和流程的责任。

并不是所有的问题都能很快得到解决。改变每一个人都需要时间。你不应该试图独立地解决所有问题；要向同事或你的主管寻求指导。作为创造积极的、互惠的家庭关系中的一部分，你也应该寻求他们的意见和指导。例如，如果一个婴儿或学步儿出现了超过两个小时的不舒服的迹象，应该咨询家庭成员。这次谈话的目的是获取更多的信息，并就其他为他们工作的策略寻求建议。正如前文所呈现的，专业的教师期刊是解决问题的另一个信息来源。

当你在引导孩子们的行为时，记住，培养社会性和情绪能力是一段漫长的旅程。不要期望你自己、家庭或孩子是完美的。观察孩子们自己能做些什么，以及在帮助下他们能做些什么（例如，确定他们的最近发展区）。然后，使用教学策略将其提升到下一个发展水平。持续的、小的收益累积起来会随着时间的推移而发生巨大的变化。

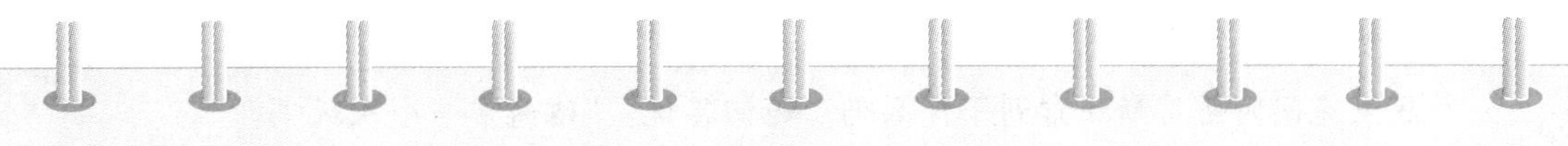

小 结

创造一个关怀型学习者共同体是婴幼儿教师工作的一个重要方面。这包括与每个孩子建立积极的关系，并使用积极的指导策略来促进儿童的自我调节和社会可接受行为的发展。

1. 解释了瑞吉欧·艾米利亚教育方法的理论和原则。

在意大利瑞吉欧·艾米利亚地区，学校的哲学让教师们反思并重新认识到他们的实践观念，比如儿童的形象。过渡期是在意大利使用，用于将婴幼儿过渡到一个教育项目中的合作过程。

2. 总结了儿童引导的发展性视角。

两种心理模型被作为一种从发展的视角看待纪律的方式。

3. 运用策略，与非常年幼的孩子交流情绪。

教师应该帮助每个孩子理解自己和他人的情绪。婴幼儿教师通过将特定的情绪进行标识并教给儿童情绪调节技能来帮助他们奠定一个强有力的自我调节基础。

4. 帮助儿童获得自我调节技能的方法。

自我调节技能是观点采择技能的基础。虽然婴幼儿可以在帮助下展示观点采择技能，但不应过度期待他们独立完成。诸如设置限制、提供选择、重定向不恰当行为的策略，可以帮助孩子们学习规范自己的行为。

在继续阅读之前，请确保你可以回答目前材料讨论的以下问题：

列出并解释三种积极引导和支持儿童自我调节能力的策略。

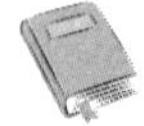

案例分析

瑞吉娜的咬人行为

“我应该再打电话给她妈妈吗？”一个学步儿教师恩里克询问他的助理教师。此刻瑞吉娜正挣扎着从教师温柔的控制中解脱出来。这已经是瑞吉娜今天第二次咬同一个同伴了。

“是的，我认为你应该。我们需要一些信息。”虽然瑞吉娜已经27个月大了，但这是她第一次参加照护项目。

恩里克打电话问冈萨雷斯女士，当瑞吉娜心情不佳的时候，她会用什么办法。冈萨雷斯女士提供了几个可以尝试的办法。

冈萨雷斯女士比平时提前30分钟到达，看起来疲惫不堪。恩里克向她打招呼，并告诉她，她的建议很有效果。他还问冈萨雷斯是否是因为电话而来，这个电话不是想让她心烦的，而是为了收集更多的信息来帮助瑞吉娜。

瑞吉娜独自一人在一个排着小丑的桌子旁玩耍。恩里克和冈萨雷斯花了几分钟时间看她工作。瑞吉娜有条不紊地把小丑在图画纸上围成一个圈。她似乎没有注意到她周围的其他活动。其他的孩子们则分成两组，一组玩积木，一组在把水浇到水车上玩。

恩里克问冈萨雷斯注意到了什么吗。她回答说："她通常一个人玩吗？"

"没有。她通常和其他孩子在同一个地方玩耍。这是可以预见的，因为随着孩子年龄的增长，他们习惯小组活动。瑞吉娜与其他孩子互动时，有时会咬其他的孩子，就像今天一样。我想知道你能否告诉我她是如何与你和你的丈夫在家里相处的。"

"我们经常和她互动。如果我们问她一个问题，她会点头同意或不同意。她很安静，似乎没有多少需求。但是，如果她真的想要什么，她就会指着那个物品。"

"我想知道如果因为她不能用语言告诉她的同伴想要什么，她会咬人吗？我还在想，自己能做些什么来帮助她。我们能不能花点时间一起想一下瑞吉娜的问题，下周初见面再细谈？"

"那太好了。我丈夫也可以来吗？"冈萨雷斯问。

"当然。让我知道什么时候见面你比较方便。而且，非常感谢你在百忙之中抽出时间与我交谈。我们合作得越多，就越能满足瑞吉娜的需求。"

1. 恩里克使用怎样的方法评价冈萨雷斯夫妇、瑞吉娜和他自己的关系？

2. 请描述一下你所认为的恩里克的儿童观。你通过哪些信息能够得到这个结论？

3. 你建议恩里克使用什么策略来帮助瑞吉娜获得社会认可的行为？为什么？

课程计划

标题：在哪里可以骑我的三轮车？

儿童观察：

佛利斯特（32 个月大）在水泥路上骑三轮车。他改变了路线，骑着三轮车穿越沙地。当被要求回到水泥路上时，佛利斯特尖叫着"不"并紧紧抓住车把。

儿童发展目标：

建立一个内部控制点。

遵守限制（limits）。

材料：

三轮车，"在路上行驶三轮车"的标志牌，或者其他可以在沙区出现的标志牌。

准备工作：在沙区边缘放置"在路上行驶三轮车"的标志。

学习环境：

1. 当你带孩子们出去的时候，邀请佛利斯特来看这个标志并告诉他，例如：a. 我把这个标志给你了。上面写着"在路上行驶三轮车"，这意味着三轮车应该在水泥路上（指向水泥路）。沙地是用来走路和游戏的。

2. 如果佛利斯特想骑三轮车，有必要的话，可以帮他戴上头盔。

3. 站在标志牌附近，这样你就可以在他骑车经过该地区时与他交谈。举例来说，你可以说：

（1）你在三轮车道上骑得很快。

（2）三轮车在水泥地上行驶得更好，不是吗？

4. 如果佛利斯特在沙地上骑车，提醒他规则并告诉他，如要在水泥路上骑车。

5. 一有可能，就与佛利斯特讨论他是如何遵守这个限制的。让他想想当他在路上骑车的时候和当他想要在沙地上骑车的时候。讨论他是如何表现出冲动控制的，用一种简单的方式来定义，比如，“你想要在沙地里骑车，但这不行，因为这不是正确的做法”。

指导思考：如果佛利斯特开始违反规则并试图将三轮车骑入沙地，你应该走到他面前并让他停止骑三轮车。通过说“我们有一个需要解决的问题”来开始解决问题的过程。“我想要你在水泥路上骑三轮车，你想要在沙地上骑三轮车。我们能做些什么来解决这个问题？”与佛利斯特一起参与解决问题的下一步。

变化：介绍一个用于骑三轮车的新区域，并说明该区域的使用规则。

拓展阅读

Brodey, D. (2007). *The elephant in the playroom: Ordinary parents write intimately and honestly about the extraordinary highs and heartbreaking lows of raising kids with special needs*. New York: Hudson Street Press.

Feeney, S. (2012). *Professionalism in early childhood education: Doing our best for young children*. Boston: Pearson Education.

Medina, J. (2014). *Brain rules for baby: How to raise a smart and happy child from zero to five* (updated and expanded). Seattle, WA: Pear Press.

Pfieffer, J. (2013). Dude, you're a dad!: How to get (all of you) through your baby's first year. Fort Collins, CO: Adams Media.

Weissbour, R. (2009). *The parents we mean to be: How well-intentioned adults undermine children's moral and emotional development*. Boston: Houghton Mifflin Harcourt.

第七章

与家人和同事的支持性沟通

© 2017 Cengage Learning

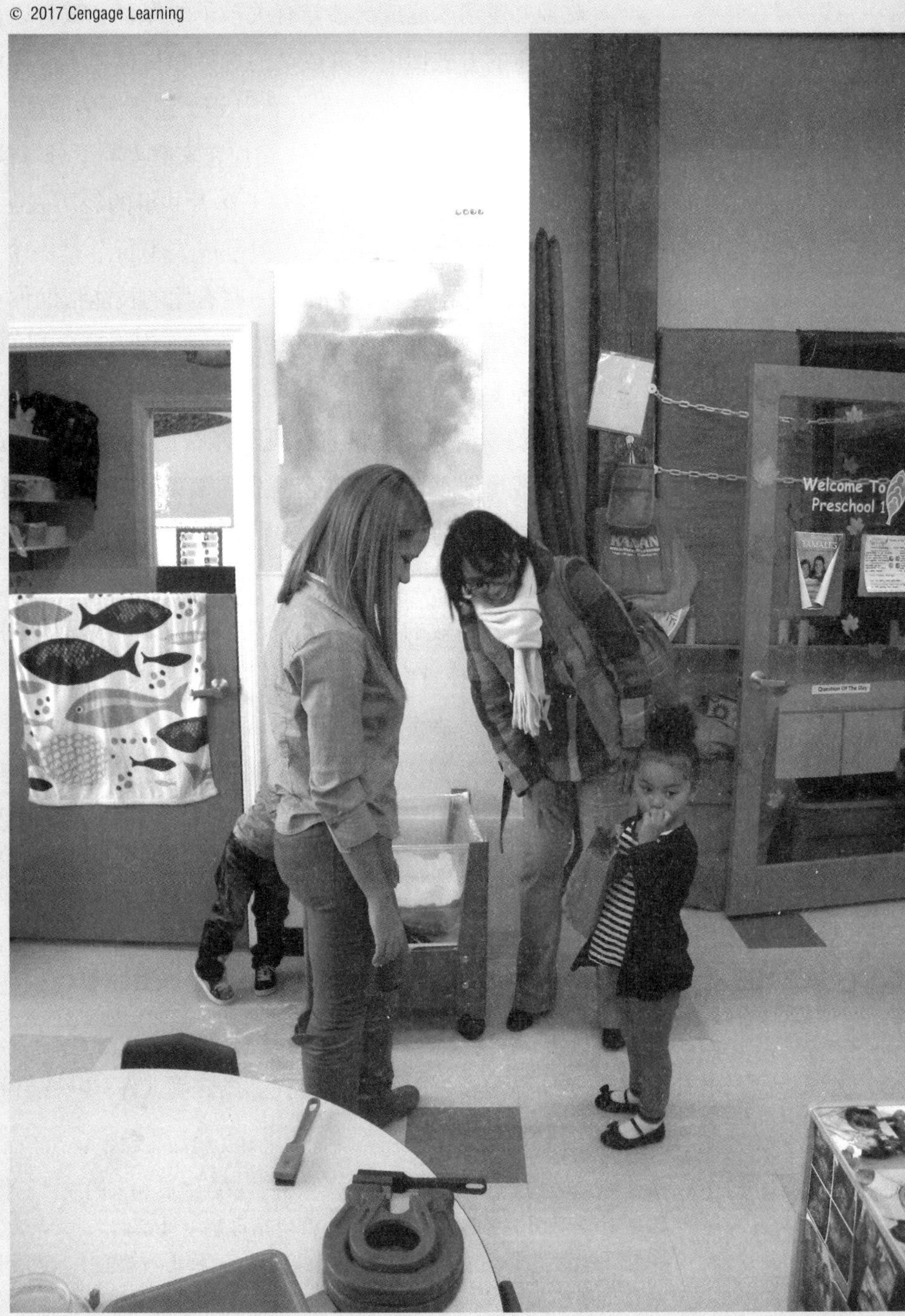

学习目标

阅读完本章，你应该能够：

1. 了解积极倾听的过程和其他高效谈话的技巧。
2. 发展与家人的非正式和正式沟通。
3. 描述有特殊情况的家庭可能需要的额外支持。
4. 与同事交流时能够分析自己的技能。

本章涉及的标准

naeyc 全美幼教协会早期教育工作者专业准备标准

2. 建立家庭和社区的关系
6. 成为专家

DP 发展适宜性实践指南

5. 与家庭建立互惠关系

此外，在 NAEYC 发展适宜性实践的标准中，包含了对婴幼儿照护至关重要的六大领域。本章重点讨论的是：家庭互惠关系。

DAP

照护者和家庭成员[①]有一个共同的目标：为儿童提供高质量的照护体验。当儿童受到除直系亲属以外的其他人的照护时，所有相关人员必须建立伙伴关系，以实现这一目标。全美幼教协会概述的关于发展适宜性实践的第五条指南是“建立与家庭的互惠关系”（Copper & Bredekamp，2009）。认识到这条指南的适用性对于初级教师来说是必要的。不能过于简单化地把目标仅仅看作是家长教育的目标，或者是把家长的完全控制看作目标，从而弱化教师与家长一起为孩子提供最好的保育和教育的作用。指南的主旨突出表现为以下内容：

· 互惠关系需要相互尊重、合作、分担责任和解决冲突，以实现共同的目标。
· 必须在教师和家庭之间建立和保持经常的双向沟通。
· 欢迎并邀请家庭成员参与有关孩子的保育和教育以及项目的决策。
· 以尊重的方式回应家庭成员的选择和目标，不放弃职业责任。
· 教师与家庭分享他们对孩子的认识，包括评估信息，最大限度地提高每个人的决策能力。
· 对儿童有教育责任的专业人员应在家庭参与下分享信息（Copple & Bredekamp，2009）。

我与其他职前教师和初任教育工作者共事的经历表明，与家庭建立关系会引发教师的恐惧。“我和孩子们在一起很舒服，但是成人不行”是一个很常见的说法。因此，本章将帮助你更深入地了解这个主题，并提供一些有用的技能帮助你获得成功。

照护者与家庭之间以及早期教育项目工作人员之间的有效沟通是必要的。沟通是一个双向过程。它需要倾听、同理心和有效地表达想法和感受。在被问到的问题和所做的陈述中传达的非言语的、情绪化的信息，既可能帮助又可能阻碍成功的沟通（Christian，2006）。照护者和家庭成员对彼此的态度、信念和偏见都反映在沟通过程中。了解我们自己和家庭文化的目的是要对孩子的优势和需求进行有效的沟通，而不是改变孩子或家庭（Im，Parlakian，& Sánchez，2007）。

要成为一名高效的照护者，有必要与儿童、家庭、同事、专业人士和其他成人进行良好的沟通。“父母和托育中心工作人员的沟通显然是信任的一部分，因为双方不同的沟通方式和期望，变得十分复杂。”（Reedy & McGrath，2010，p.353）这一章会教给你重要的沟通技巧，如建立融洽的关系，“我的陈述”和积极倾听。这些技能将有助于你用一种可接受的方式与他人成功沟通。练习这些技能可以帮助你倾听和理解他人，并能够表达自己，这样其他人就会理解和接受你所说的话。

有效沟通的技巧

图 7-1 显示了一般的交流过程。发送者（A）以言语和非言语方式向接收者（B）发送消

---

① 在本章，术语家庭、众多家庭、家庭成员和家庭成员们将可互换地用于指在家中与婴幼儿互动并影响其学习和发展的人。这些术语将包括母亲（母亲们）、父亲（父亲们）、法定监护人（法定监护人们）、祖父（祖父们）、兄弟姐妹（兄弟姐妹们）、阿姨（阿姨们）、叔叔（叔叔们）等。术语父母或父母们被特指一位母亲和 / 或一位父亲。

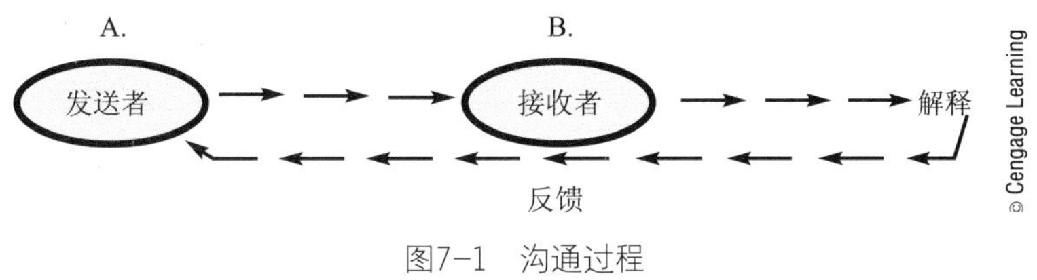

图7-1　沟通过程

息，后者对消息进行解释，并向发送者反馈消息对接收者的含义。

融洽关系的建立

融洽关系（rapport）[①]是两个人之间建立了一种和谐的关系。这种与婴幼儿的和谐一致在前几章已讨论过，被称为交互同步。当你学习与成人建立融洽关系时，如同你对待婴儿或学步儿一样，你必须跟随这个人的引导，同时仔细观察他的动作。你可以把这看作是学会和另一个人跳舞。融洽关系包括两个组成部分：校准和协调。校准（calibrating）[②]意味着仔细观察特定的步骤，而协调（pacing）[③]则意味着和谐的同步移动。你与他人建立融洽的关系并与他人共舞，必须对三种特定的行为进行校准和协调。

1. 姿势。与成人保持一种互补的身体姿势。如果他坐着，你也要坐着。改变你的姿势，和对方面对面地“跳舞”。

2. 非言语沟通。仔细聆听声音的音调、说话的节奏，以及肢体动作和情绪暗示的强度。成人想告诉你什么？非言语沟通策略是否与言语沟通策略相匹配？

3. 表征系统。这一系列的行为最难进行校准和协调，因为它包含了代表他的信仰、观念和世界观的东西。这些系统都是基于文化的，所以你必须花费大量的时间来学习文化如何影响与你一起工作的家庭的沟通。

我的陈述和你的陈述

我们也可以通过我的陈述（I statements）[④]来表达我们自身的想法和感受，或者通过发表你的陈述（you statements）[⑤]来给别人提供建议或判断。

我的陈述通常从“我”这个词开始，对我们自己的感知负责，而不去评判别人。例如，“我很生气”是我的陈述的一种。因为它表达了一种不归咎他人的感受。你的陈述通常是不尊重的，是告诉其他人他是如何思考、感觉或行动的。你的陈述通常从单词“你”开始，并提供了对另一个人的意见。例如，“你让我生气”是一种你的陈述，因为它提供了关于另一个人的意见

---

① 融洽关系：两个人之间建立一种和谐一致的关系。

② 校准：在互动过程中仔细观察他人所表现出的具体行为，以建立融洽的关系。

③ 协调：将互补行为与另一个人的行为相匹配以建立融洽关系。

④ 我的陈述：在不判断对方的情况下表达自己的想法和感受。

⑤ 你的陈述：对另一个人进行建议或判断的句子，通常会阻止进一步的沟通。

（他正在做或说错了什么），这会让另一个人对说话者的感觉（愤怒）负责。

当你想让别人感到被接受和理解的时候，那就以我的陈述表达出来。我的陈述是尊重的，并对说话者的思想、感情和行为负责。另一方面，你的陈述提供了对另一个人的意见、建议和判断，经常阻碍了进一步的沟通。

我们也可以伪装我和你的陈述。伪装你的陈述有时听起来像我的陈述，甚至可以从“我”这个词开始。但他们总是会对发送者进行判断或给出建议。例如，“因为你这么做，我很生气”是一种伪装的你的陈述，因为它会责备和评判另一个人。

仔细倾听，这样你就可以根据对方的话语提供反馈。当我们的反馈清楚地为我们自己的感知和角度负责时，这些反应可以伪装成我的陈述。例如，如果一个人发送信息，“我不能忍受玛丽，她总是抱怨”，一个好的积极倾听的反应可能是“听起来玛丽的抱怨让你感到愤怒”。请注意，尽管我和你都没有被使用，但反馈是通过使用“听起来（对我）”这样的词来承担接收者的感知，而不责备或批评发送者。我的陈述通过提供不带判断的反馈来保持沟通，这样就可以让发送者确认消息被理解了（“对，我真的对她很生气”）或者纠正这个信息（“好吧，我不是真的生气，只是有点生气”）。虽然这种形式的交流似乎很容易使用，但它通常不是大学生主动语言能力的组成部分（Borodachyova，2011）。因此，你需要练习这种技能，使其成为你的沟通模式中一个自然的组成部分。

积极倾听：“如何”沟通

在交流中，最常见的沟通错误可以通过积极倾听（active listening）[①] 来避免，这是接收者对发送者的深层感受信息（并非言语）进行简单“反馈”所需的技能。这种对积极倾听的简单定义需要进一步的解释，因为尽管听起来可能很简单，但要学会有效地给予更深层的反馈则需要练习。

积极倾听不同于大多数常见的给予发送者反馈的交流方式。最常见的两种反馈分别是对信息中文字的反对以及对于自己立场的辩护。有了这两种类型的反馈，交流过程就被迫停止，因为我们在处理信息中的文字时变得情绪化。常见的反对性反馈包括“你怎么能这么说？”“你错了！”和“我认为你不是这个意思”。辩护性反馈听起来是这样的，“在教室里，我们都要在同一时间午睡”或者“孩子在 3 岁时不需要奶嘴了”。

另一方面，积极的倾听涉及客观地、非防御性地倾听发送者的深层信息，然后给予重申反馈。与其对发送者的话语做出反应，不如解释发送者的整个消息，将其返回给发送者。因为积极的接收者会寻找更深层的信息。大多数反馈都是从“听起来像……”“你似乎觉得……”“我听到你说……”以及其他反映发送者情绪的短语开始的。以这种方式开始反馈可以让发送者确认、拒绝或澄清他的信息。在大多数情况下，通过持续反馈发送者的消息，接收者可以帮助发送者澄清问题，并在大多数情况下，得到他自己的解决方案。

---

① 积极倾听：接收者对发送者的深层感受信息（并非言语）进行简单“反馈”所需的技能。

一个积极的倾听者也会观察他人的肢体语言。一个人的脸、身体的位置以及这个人用他的手和手臂做的事情可以帮助你理解最深层次的信息。非语言行为以及言语、感受和态度，都是用来传递完整的、深刻的信息的。

尽管积极倾听听起来很简单，但它需要练习，因为我们大多数人已经学会了用反对性和辩护性的反馈来回应。怀特曼（Whiteman，2013）建议使用积极的交流策略，如积极倾听、善解人意和选择非对抗性语言，这在与家庭成员讨论困难的话题时尤其重要。如果教师在课堂上与家庭成员一起练习，并且有机会体现出他们的有效性（Symeou，Roussounidou & Michaelides，2012），这些沟通策略可以很好地被教师掌握。因此，继续练习和分析，你会发现积极倾听的回报值得你去掌握这项技巧。下面是一些分析你与他人交流的方法：

1. 听听你现在对他人的反应。你对他信息中的话语做出反应了吗？或者你听出他话语中的深意了吗？你是否听出完整的、深刻的信息，包括言语、感觉、态度和行为？

2. 听听你在回应中使用的词语。你是评判、批评还是指责他人？

3. 听听你发送的信息。你是以建议或个人感受来回应别人，还是在寻求完全理解对方的想法和感受？

4. 当你收到完整的信息时请倾听。当你准备好了的时候，当他人直接要求听取你的反馈的时候，或者在他人完全表达信息之后，你是否在回馈中添加了信息？你应知道，当你接收到对方的真实感受并开始关注自己应该做些什么时，你便得到了完整的信息。因此在这一点上，诸如“你有没有想过你能做什么？”或者“你怎么解决这个问题？”会给对方一个机会去寻求建议，或者自己开始着手解决问题。

阅读检查站

在继续阅读之前，请确保你可以回答目前材料讨论的以下问题：

1. 使用有效的沟通技巧有什么好处？为什么？

2. 比较和对比讨论的两种沟通技巧。

与家庭合作

教师对参与教育过程的人的责任有不同的看法。科尔克马兹（Korkmaz，2007）调查了148 名教师关于他们对教师、家长和学校在促进学习方面责任的信念。在回答中贯穿始终的一个主题是沟通对所有相关方的重要性。她发现，2/3 的教师认为父母应该和教师有良好的沟通。他们还认为父母应该愿意参加在学校举行的会议。当被问及学校的责任时，56% 的教师表达了学校的重要性，让家长们了解他们孩子的进步以及正在实施的课程。在国际上，只有44% 的教师报告他们能够“与学生交流清楚，并进行积极的对话，和他们在教室内外的互动……注意（倾听）学生的问题、评论和观点”（Korkmaz，2007，p.397）。教师没有提供任何例子说明他们有责任与家庭成员进行良好的沟通。

正如你所看到的，这篇文章偏离了那些研究成果，因为它特别强调教师在创造一个积极的环境中，支持与家庭成员和孩子们进行公开和持续的沟通中所起的决定性作用。然而，我们的文本与其他关于“教学沟通能力”（Worley，Titsworth，Worley，& Cornett-DeVito，2007）的研究没有什么不同，他们的教师解释并证明了使用积极倾听对发展人际关系是极其重要的。我们的文章还同意最近的一项研究的观点，即当家长和教师之间有积极的关系时，家长与学校会有更多的交流，教师对孩子会有更积极的看法（Minke，Sheridan，Kim，Ryoo，& Koziol，2014）。好的教学，无论在任何层面上，都依赖于教师能熟练地运用积极倾听来建立积极的关系。

积极倾听家长的看法

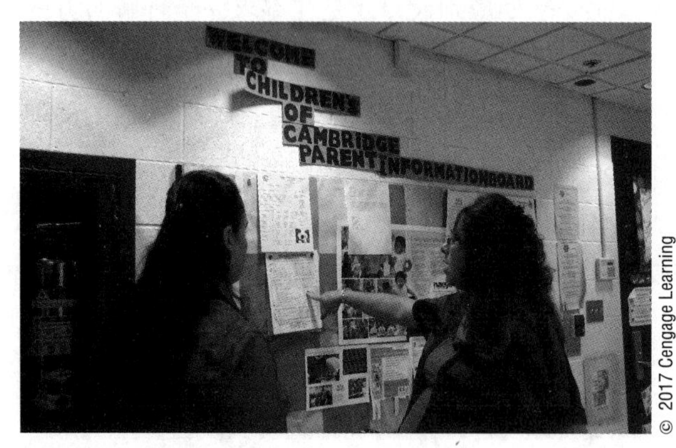

图7-2 当照护者能够创造一个受欢迎的环境时，家长会很愿意与你分享关于孩子和他们自己的信息

当照护者创造了一个受欢迎的、支持性的环境，家长能够告诉你许多关于孩子或关于家长自身的信息（见图 7-2）。照护者需要知道孩子每天在家做什么。照护者可以询问开放式的问题，认真倾听他们的回答，并尽快记录这些信息。此外，使用积极倾听可以帮助照护者理解家庭，因为家庭成员表达了他们的担忧，并提出了关于养育子女的困惑。家庭成员通常与其他的支持系统没有交集，需要照护者倾听并帮助他们找到解决方案。下一节概述了五种尤其适用于家庭和照护者的积极倾听的方式。

收集信息

家长掌握着儿童的丰富信息。为了维持家庭与学校的关系，教师需要知道家庭通常如何回应孩子的需要。许多州要求有执照的婴儿 / 学步儿照护项目发放由家庭成员完成的并定期更新的调查问卷，这些问卷调查孩子的特征、习惯和偏好，以及家庭的日常生活、目标和家庭对孩子的期望。举个例子，如果奥利弗没有他最喜欢的毯子和别人给他拍背，他便很难放松下来入睡。

虽然问卷是收集观察到的儿童发展信息的有效手段，但超越最低限度的要求将帮助你与家庭间形成有效的伙伴关系，满足发展适宜性实践指南。教师应定期问询、收集家庭成员在家中或其他场合的情况。使用这些信息可以更全面地了解孩子及其能力。如果有必要，把这些观察加入到你的观察中，并修订你的理解。这些谈话可以在接送的过程中非正式地进行，包括孩子在家里和学校经历的信息。这种反馈可以帮助照护者更新信息，从而影响他们对孩

聚焦组织：儿童保育资源和咨询机构

全国儿童照护资源和咨询机构协会（The National Association of Child Care Resource and Referral Agencies, NACCRRA）是一个专业的组织，在美国各地与700多个儿童照护资源和咨询机构合作。这些机构帮助确保"家庭"能够获得高质量的、负担得起的儿童照护服务，提供关于高质量照护的信息，以及如何在他们的社区中找到这些项目，并倡导对儿童和家庭的生活产生积极的影响的儿童保育政策。该组织还通过提供专业发展机会来提高照护质量，支持专业教育工作者。

该组织目前的工作重点是与美国军方合作，帮助人员（如军方服务人员）找到符合他们独特需求的高质量、可负担的儿童照护服务。想了解更多关于这个重要组织的信息，请访问NACCRRA网站。

子行为的反应。如果面对面的交流不可行，第五章提到的家庭学校日志是分享和获取信息的宝贵工具。这种双向沟通策略包括家庭成员在家里写的一些关于孩子的一天或者几天的日记，然后照护者提供在早期教育项目中有关孩子经历的信息。当然，认为照护者和家庭每天都会在日记中写信息的想法过于乐观。然而，那些经常这样做的人会形成很好的伙伴关系（Ganidi，2001）。

共享信息

家庭成员需要了解他们的孩子在你的日常照护中所经历的事情，有很多工具（见第五章）能够帮助照护者组织和记录孩子做过的重要事情，并与家庭成员分享。特殊的经历，如孩子看到兔子的兴奋，可以书面记录，或者由照护者直接告诉一个家庭成员。

孩子的成长速度和发展模式应该与家庭成员分享。参考儿童发展里程碑（见附录A），重点关注儿童最近的发展情况，并确定孩子可以很快掌握的发展任务。当要与家庭成员进行有效沟通时，不要使用专业术语、俚语或表情符号来传递这些信息；这些都可能导致误解，而不是共识（Clements & Kuperberg，2008）。此外，学习家庭本土语言中的关键词有助于减少误解，建立融洽的关系，并尽量减少一些障碍（Risko & Walker-Dalhouse，2009）。当我们与家庭成员分享关于孩子的共同知识并一起设定目标时，每个人都可以在其环境中做一些事情来支持孩子发展的成长。然而，当你与孩子的家庭成员一起努力时，你应该清楚地强调促进和推动孩子发展之间的区别。家庭往往对适当的经验和自制玩具非常感兴趣（见第十一章至第十三章；Herr & Swim，2002）。

当你和家庭成员交流你的观察结果时以及分享他们的观察结果时，向他们提问并积极倾听。梅布尔注意到，她两个月大的孩子留在照护中心时并不沮丧，于是她想要更多的信息来了解儿童照护对年龄较小的婴儿的影响。菲利斯想了解关于分离焦虑的信息，因为他的孩子布兰森开始表现出沮丧的情绪。阿琳对能够帮助她理解某些现象的信息感兴趣，比如珀尔分享的作为新生儿妈妈的经历远不止是帮其他妈妈们适应婴儿的存在。改变睡眠、饮食模式和学习如厕是家庭经常提出的问题。当然，如果你的评估反映了一个孩子领先或落后他这个年龄应达到的水平，那就应该重视与家庭成员的沟通。正如前几章所讨论的，决定何时以及如何继续与其他专业人员进行合作是至关重要的。

家庭需要有关照护服务项目的信息。在孩子进入机构前，项目主管要与家庭成员共享项目的目标、政策、每日计划，以及儿童发展里程碑的实际达成情况。许多项目将发育筛查作为对即将到来的孩子的初步评估的一部分，这将有助于指导照护者做出他们项目实施的决定。许多情况下，家庭成员需要与照护者进行澄清和讨论。例如，萨尔想要他 23 个月大的女儿加布里埃尔不再用手指吃饭。照护者可以通过积极倾听来帮助萨尔，在适当的时候向他说明，在这个年龄，用手指吃饭是完全正常的，但是你要继续在每顿饭中为她提供餐具，来提高她对餐具的精准控制。

表达感受

家庭成员可能希望照护者同意他们的观点，或者消除他们的顾虑，确认或拒绝他们的想法，并回应来自家人和朋友的压力。例如，一天早班时，丽莎和她的儿子一起冲了进来，说："我昨晚打电话给我妈妈，告诉她我这周重返工作岗位了。她很吃惊，她说现在还太早，而且我的重心应该在家里。"倾听丽莎的话和她的语气，解读她的非言语暗示，她的面部表情，以及紧张程度。她可能会告诉你，她感到沮丧和内疚，或者她可能仅仅是在陈述她母亲的观点，同时对自己选择重返工作岗位感到相当满意。你必须听到完整的信息，才能准确地理解丽莎想告诉你什么。

照护关乎感受和情绪。家庭成员想要知道你知识渊博并关心他们的孩子和他们（Huber，2003）。通过各种方式，让家人知道你喜欢并尊重他们的孩子。家庭会寻找那些接受和喜欢他们的孩子并能够提供安全感的照护者。

决定如何与家庭成员分享孩子的新发展，当你第一次看到孩子们顺着桌腿往上爬，摇摇晃晃地走两步，拿着餐具，骑着三轮车，翻书页，拥抱一个朋友，请求上厕所，或者抓一个球时，你应该对他们取得的成就感到高兴。当家庭成员错过这些"大事件"，他们是什么感受？利用你对每个家庭的了解来决定你是兴高采烈还是小心翼翼地来报告这些事情。如果家庭成员想要知道全部关于孩子的"第一次"的事情，那就用热情的方式报告你的观察结果。但是，记得上文的丽莎吗？她觉得回到工作中是安全的，还是她觉得不舒服？许多家庭成员，尤其是母亲，甚至对想要回去工作感到内疚。他们可能觉得自己错过了孩子们生活中最重要的时刻，与他们分享"第一次"只会起到加强这些情绪的作用。当这种情况出现时，另一种方法是提醒家庭成员在家里寻找你看到的这些行为。尽管有些读者可能会认为这是撒谎，但这样你就可以帮助家庭成员看到和分享关于他们孩子的一个重要的事件。

了解家庭成员的期望并设定目标

认真倾听家庭成员的意见，这样你才能完全理解他们希望你去做的事情。所有的家庭都对他们的孩子有期望；有些会被明确地陈述，而另一些则可能没有完全地表达（Christian，2006；Cheatham & Ostrosky，2013）。

让家庭参与到对话中来，以发现这些期望，从而实现他们的目标。倾听父亲对孩子的看法，以及他自己的需要。一些家庭成员会有很好的想法并告诉你，一位家长可能会说："我想让维尔玛开心。当我离开的时候，看到她在哭，我很烦恼。"其他人只有在他们不同意某件事的时候才会说话，然后他们可能会对你表示失望或生气。另一个母亲可能说，"我告诉过你，我想让珀尔习惯与小孩子待在一起，因为我的孩子下个月就出生了。请先不要把她转到学前班"。如果发生这种情况，请使用积极地倾听来理解家庭成员的情绪以及他们对你说的话。

并不是所有的家庭都能对他们的孩子有实际的或发展适宜的期望。一些家庭，特别是第一次当父母的家庭会设定过高的目标，而其他家庭则把期望值定得太低。这两种情况都可能导致不良后果。作为一名专业的早期教育工作者，你的工作是与他们合作，重新调整他们的期望。在这些情况下，前面讨论的沟通技巧是非常重要的。你想要建立融洽的关系，同时也要积极地倾听陈述。当被问及你的意见时，你可以准备好引导他们树立更适合孩子发展的期望。这一策略反映了与家庭建立互惠关系的指南，尤其是你对父母的选择和目标充满了尊重，并且同时没有放弃自己的职业责任。

与家庭成员共同努力，创造出你们双方都能接受的目标。有时，这意味着你要一步步地实现你的个人目标。在教育环境下，这比忽视家庭成员的目标要容易得多。双方应在协商目标的过程中用足够的时间来讨论今后你们会为之共同努力的目标，合作意味着寻找共同的立场。这应该是一个双赢的局面，不是对家庭目标的敌意接受，而是对你自己有利，反之亦然（Gonzalez-Mena，2001）。

不幸的是，近期的研究发现，在家长教师会议期间，一份开端计划教师的目标设定练习，既没有体现家长与教师的合作也没有就此进行讨论。相反，奇塔姆（Cheatham）和拉斯基（Ostrosky）（2013）发现，教师往往不允许家长在孩子的教育计划上优先考虑孩子的教育计划，尤其是对说西班牙语的父母。在任何情况下，早期儿童教育工作者都必须采取策略为家长在文化和语言方面提供便利。这在孩子的婴幼儿时期尤其重要，因为儿童成长迅速；照护者应该每年进行 2 ~ 3 次的目标设定和其他类似的讨论。

共享期望

在弄清家庭的期望并共同创设目标之后，你应解释一下这些目标在实践中可能是什么样子的。你的非正式陈述可能比正式的、书面的目标陈述更有意义。在解释如何鼓励孩子独立的时候，你可能会说："我们想要帮助孩子们变得尽可能独立，所以当路莱拉拒绝我帮助她脱下她的围嘴时，我会让她自己试着把它脱下来。"如果她被卡住了，我将帮助她抬起一只手臂，然后鼓励她自己去做剩下的事情。

家庭成员对你作为照护者的期望是什么感兴趣。你做了什么？你有多敬业？你有多友好？你认为你比他们更重要吗？你是否扩展并补充了家庭成员的角色，或者你希望取代他们？你通过你的话语、态度、行为举止以及与孩子和家庭成员的互动来传达这些期望。

在你的照护中，你对儿童的期望是什么？照护服务项目使用发展性视角强调儿童的整体发展和个体发展。你应向家庭保证，儿童发展不会遵循严格的时间表，每个儿童也存在个体差异。成人经常把他们孩子的发育和另一个孩子的发育进行比较，或者对他们所看到的东西感到焦虑。照护者表示，他们认为孩子在广泛的正常活动范围内的行为是不同的，他们向家庭传达了这样的信息：成人可以在不给孩子施加负面压力的情况下考验孩子。

照护者对家庭成员有许多期望。你可能会表达一些期望，其他的期望你应该有所保留。你可能会期望他们做以下的事情。

· 爱他们的孩子
· 想知道孩子们的成长特别时刻
· 想要了解更多关于他们孩子发育的信息
· 注意孩子的健康
· 愿意与你分享有关孩子的信息
· 将尊重作为建立关系的基础

有些家庭无法满足你的期望。因为照护既发生在家庭也发生在照护服务项目中，所以你需要解决你与儿童生命中重要他人的分歧。在某些情况下，你可能需要改变你对家庭成员的期望。我们说要接受真实的孩子，所以我们需要对家庭成员采取同样的态度。他们来参加照护服务项目，因为他们需要教师来爱和照护他们的孩子。虽然他们通常需要并想要更多关于养育子女和共同体意识的信息，而不是那些对他们的其他需求与期望（Mantovani，2001）。建立一个家庭服务系统和建立一个更强大的共同体是早期教育项目可以很轻松地提供的重要的宣传功能（Galardini & Giovannini，2001）。帮助家庭成员成长的信息可以在被要求时提供，但不能不加区别地提供或强迫他们提供。你可以仅仅通过不加判断地积极倾听来增加你对每个家庭所面临的独特处境的意识。

与家庭合作

教师应该有意识地邀请家庭成员参与进来，这样才能建立稳固、积极的关系。这些伙伴关系的存在是为了儿童和家庭的福祉。

在决策过程中

在决策过程中一些项目涉及家庭成员的决策。许多非营利性的托育中心都有包括家庭成员在内的政策委员会。这些委员会可能会对中心政策提出建议和进行决定。有时，家庭成员甚至会在董事会中任职，这些董事会会对雇佣和解雇员工进行行政决策，并选择课程。然而，很少有家庭式照护服务和以营利为目的的托育中心让家庭参与政策、工作人员或课程的决策。

婴幼儿的家庭必须参与一些与照护他们孩子有关的决定。家庭或儿科医生会选择婴儿的牛奶或配方，照护者不会做出这个决定。家庭和照护者必须分享关于孩子的饮食和睡眠的信息。从下午起床到吃饭和睡觉的时间的长短因人而异。因为如果让孩子下午晚些时候小憩或者进食可能会改善或扰乱晚上的家庭时间，照护者应该留出时间来讨论什么是最适合孩子和家庭的时间安排。如厕学习必须在家庭和照护者之间进行协调，双方都要分享时机的适当性、孩子的成功与失败，然后决定继续或者停止孩子的如厕学习。

关于儿童

婴幼儿的大多数成年家庭成员要参与到儿童照护中。因此，在儿童照护日，家庭的参与仅限于接送孩子。他们在早上离开孩子时可以帮助孩子脱下外套或打开物品，他们还可以和照护者分享关于孩子的睡眠、健康或特殊经历的信息。在接孩子的时候，照护者可以讨论孩子白天的经历，而家庭成员则可以通过拥抱孩子或者帮助孩子穿上户外衣服来帮助他们过渡到家庭生活中去。分享白天工作的笔记和照片总是开启对话的好办法。

家庭教育

一些项目有意将家长教育部分作为他们的使命。家长教育往往包括家庭与照护者之间建立强有力的伙伴关系的目标，从而使儿童能够更好地成长并获得最佳学习效果。这些项目会定期开会向家庭成员提供信息，会议的重点应基于父母的建议，因此是很个性化的。为了确定这些信息，项目可以展开调查，询问父母最想了解的关于育儿的话题。调查还可以询问他们是否喜欢这些内容，如演讲嘉宾、视频、方便讨论的内容等。例如，你可能会发现在婴幼儿的房间中，有一半的家庭想要更多的信息来为他们的孩子选择和创造安全的、适合发展和生长发育的环境，而学龄前的家庭则希望更多地了解如何发展儿童的读写能力。主管、咨询委员会或教师团队应根据家庭偏好决定如何将信息传播给家庭。请记住，信息应该由家庭信任的人来传递，这些人的能力和经验会对家庭做出的决定产生有意义的影响。获得可以阅读、聆听、观看或讨论的信息资源可以帮助家庭进一步构建自身对儿童的保育和教育的想法。作为这项教育的一部分，他们可能还需要一个指定的时间和地点，与其他拥有年龄相仿的孩子的家庭来讨论目前的问题，如平衡工作和家庭责任，项目的家庭成员可能很需要每月一次咖啡座谈会。

期望这种家庭教育的付出能够提高家庭成员对相关州和国家所关注问题的认识，这是合乎常理的。他们在当地解决的问题可能会帮助其他人解决更大的相关问题。告知那些与当地、区域和国家各个层面进行交流的家庭，分享他们的解决方案或解释其他解决方案将使家庭受益，并使参与儿童早期教育的每个人受益。

如果该项目没有将家长教育作为其既定使命的一部分，那么应该为那些对具体信息感兴趣的父母单独提供家长教育。如果家长没有提出要求，则应避免提供育儿建议，因为这可以被认为是具有侵犯性和无礼的行为。然而，时事通讯报中包含关于儿童发展的简短文章是一种非侵犯性的信息提供方式，可以让家长了解与孩子的保育和教育有关的问题。

支持家庭之间的关系

正如这一章将要讨论的，许多家庭面临着重重压力。缓解压力的一种方法是创建让家庭相互了解并建立人际关系的方法。例如，你可以在一天结束时或周末为家人安排活动。这些事件不需要详细说明。实际上，不同家庭在附近举办的聚会和野餐中相遇，这对孩子和家庭来说都是一种享受。类似于建立教师和家庭之间的关系，应该鼓励家庭在正式和非正式的情境下相互交往？

项目还可以通过将个人“问题”重新定义为解决社区问题的机会来帮助家庭相互支持。例如，当一个家庭的交通不便时，其他家庭怎样能够帮他们预约一个儿童医生？如何让家庭共享临时照护孩子的援助，使每个家庭都能得到身心的放松，从照护年幼儿童的压力中解脱出来。

家庭—照护者会议

当主要照护系统与定期会议结合后，教师就能成为他所照护的每个孩子的灵活的支持者。拥有可以与家庭成员共享的儿童具体信息可以加强教师和家庭成员之间的联系（Huber，2003）。

家庭—照护者会议每年有组织地召开至少两次是很重要的。提前准备和分享一个议程和清单，做一个好的倾听者并保持信任是在计划会议时要考虑的一些重要因素。就如你会以不同的方式对待不同个性的孩子，这一方法在家庭—照护者会议中也是至关重要的。为你的听众提供不同的沟通策略，通过提供翻译来帮助跨文化交流，避免使用专业术语，并且以灵活的方式遵循议程，可以防止误解并与家庭建立融洽的关系（Garcia-Sanchez，Orellana & Hopkins，2011；Howard & Lipinoga，2010）。

忙碌的家庭通常很难安排正式会议。为了最有效地利用时间，你应该提前安排会议将要讨论的内容、确定会议的主要目的、收集讨论话题的背景信息。应咨询照护者记录的那些正式和非正式的观察结果，如文章、书籍、小册子、磁带和视频等外部来源可以为照护者提供信息，并可与家庭成员共享。你可能还需要你所在地区的社区代理或组织的信息。

至少提前 3 天提供议程、清单和反馈表，可以帮助每个参与会议的人做好准备。这将给他们时间去看你想要完成的事情，并了解他们在会议中扮演的角色。教师发起的会议的议程示例可能类似于以下内容：

1. 欢迎辞。
2. 你是如何看待罗德尼（Rodney）在家里的表现的？
3. 关于你的孩子的发展，你有什么问题或顾虑吗？
4. 回顾寄回家的检核表，讨论在学校观察到了哪些行为和技巧？
5. 我们应该为罗德尼设定怎样的发展和学习目标？

（1）讨论：家庭目标。

（2）讨论：教师目标。

（3）制定我们的目标清单。

6. 头脑风暴：我们要如何协作实现目标?

7. 你对这个项目或我们（家庭与教师、教师与孩子）的关系有什么反馈要分享吗?

这一议程的形式突出了良好会议的许多重要方面。首先，会议从家庭成员报告他们的观察和对孩子的评价开始。然后，教师分享了她的一些观察。通过这种方式，双向沟通被当作发展积极的家庭—照护者关系的重要工具，因为每个人都应该自由地表达出其关心的问题，以及孩子的快乐、成就和优势（Markstrom，2011）。上述第四步的目的是让家庭成员从发展的角度来理解每个孩子的进步，帮助他们理解和欣赏适合发展的早期教育项目（Markstrom，2011；NAEYC，2011）。会议中最重要的部分是关于发展和学习目标的谈判。要给这一议程准备足够的时间，因为这通常会对家庭成员是否觉得教师在听取他们的意见有很大的影响。

有时需要在"正常的一年两次会议"之外召开会议。如果教师要求召开会议，需要告诉他们的家庭成员为什么，让他们有时间去思考这个问题。如果一个家庭成员要求开会，教师应询问需要讨论哪些问题，这样教师就可以提前准备好。为他们提供一个议程示例，并要求他们根据需要进行修改。无论如何，会议目标与定期会议是一样的：支持家庭成员的倾听，共同努力找到解决问题的办法。一个议程示例可能包括以下内容：

1. 欢迎辞并对他们呼吁召开此次会议表示感谢。

2. 你所关心的是什么？（一定要积极倾听）

3. 如果合适并有助于讨论，可以用信息或所观察到的事物来做出回复。

4. 我们如何解决你所关心的?

5. 为共同协作制订计划。

6. 安排后续会议来监督执行过程。

在进行任何会议的时候，弱化你和家庭成员之间的权利差异是很重要的。有一种方法是通过安排物理环境来实现，如让所有的成人没有任何障碍地坐在一起。把椅子摆成一个圈，中间没有书桌或圆桌，就可以实现这一点。家庭成员身体上的舒适也应该得到满足，早期教育工作者已经习惯了经常坐在儿童适用的座椅上，然而家庭成员却很少这样。提供成人适用的座椅能够使他们感到放松，身体更舒适。准备好水、咖啡或果汁，以及一盒纸巾，也会增加每个人的舒适感。

家　访

家访（home visit）①是早期开端计划和开端计划以及许多不同的早期干预项目的常规部分，但是其他的照护服务项目却很少能做到。家访对家庭和照护者来说是很有价值的机会，他们可以相互了解更多；家庭成员认为家访是有价值的，因为他们有时间问问题及分享关心

① 家访：一个在儿童家庭中举行的访问，为照护者了解家庭成员及儿童之间的关系提供了一个机会。

的内容（Quintanar & Warren，2008）。对一个开端计划的研究发现，合作性目标设置与更多地参与到家访中相关（Manz，Lehtinen，Bracaliello，2013）。这就意味着精心策划的家庭成员和照护者会议，会因为其他方面而影响家庭成员的参与。教师们也会利用家访来了解家庭成员和孩子在自己家里是如何相互联系的，最大限度地发挥每次家访的作用。教师必须仔细规划，尊重家庭的时间和空间。

1. 与家庭成员确认并讨论家访的目的是什么：让双方变熟悉？收集信息？和父母或孩子一起工作，还是两者一起？

2. 协商一个对所有家庭成员和你自己都方便的时间。当你打电话来安排家访时，提前想好几个备选时间是很重要的。

3. 收集家访所需的背景信息。你需要携带任何要填写的表格吗？你会分享你的项目目标吗？如果是这样，你是否有传单或小册子，或者你会告诉他们吗？你想讨论什么具体的问题或担忧吗？你是否有关于孩子行为的书面记录，如每日报告或笔记，或资源和参考信息？

4. 进行家访，就像你参加家庭—教师会议一样。例如，通过问问题从家庭成员那里获取信息，共同努力为任何关注的问题创造解决方案，并寻求反馈。

当你家访的时候，你是那个家庭的客人。你在那里倾听和学习，但你要知道，这并不是一个社交场合；家庭成员们有忙碌的生活，你也一样。因此，当你已经结束谈论这些问题的时候，感谢他们的兴趣、时间和招待，随后离开。

阅读检查站

在继续阅读之前，请确保你可以回答目前材料讨论的以下问题：

1. 为什么与家庭的有效沟通很重要？

2. 写一份由你发起的家庭—教师会议的议程，讨论孩子的如厕学习。

需要额外帮助的家庭情况

这一节将讨论四种可能需要早期教育工作者提供额外帮助的家庭：（外）祖父母替代父母角色的；家庭中的儿童面临着后期发展的困难；存在虐待或者忽视孩子现象的家庭；青少年父母。对于这些家庭，你应该尽早地使用积极的沟通技巧进行介入。

（外）祖父母作为主要照护者的家庭

统计数据显示，（外）祖父母正在承担着照顾孩子的工作的情况比以往任何时候都常见。儿童保护基金会（Children's Defense Fund）调查发现，有290万（外）祖父母负责抚养自己的（外）孙子（外）孙女；约有100万的（外）祖父母在父母不在场的情况下这样做（Children's

Defense Fund，2014）。在这些（外）祖父母的家中，67% 的户主年龄在 60 岁以下，1/5 的家庭（20%）住在贫困区（AARP，2015）。

你应该向那些现在正面临着抚养（外）孙子（外）孙女问题的（外）祖父母们发出特别邀请，因为与这种家庭情况相关的抚养结果并不总是显而易见的。根据哈尼特（Harnett）、道（Dawe）和吕塞尔（Russell）（2014）的一项研究，（外）祖父母们在照护角色中表现出了更高的个人困扰，情绪和实践支持明显少于他们所期望的程度，他们经常在全职工作的需求和贫困的压力与主要照顾者的角色之间寻求平衡。所有的这些因素都增加了（外）祖父母的压力。他们需要鼓励、支持和信任。AARP 已经创建了一些事实表，提供了关于每个州的（外）祖父母—户主家庭的普通情况的重要数据，以及有用资源的列表。这些事实表是免费的，很容易下载、打印，并与家人分享。

处境不利的家庭和儿童

儿童遭遇风险可能有多种原因，包括遗传或染色体疾病和环境产生的问题（更多信息见第十章）。面临风险的重要因素是生活在贫困之中，有一个或多个教育程度较低的照护者，父母有心理健康问题（Beeber，Schwartz，Martinez，Holditch-Davis，Bledsoe，Canuso et al.，2014； Simeonova，attalla，Nguyen，Stagnaro，Knight，Craighead et al.，2014），经历营养过剩或营养不良，缺乏积极的环境刺激（参见 Duncan & Brooks-Gunn，1997；Shonkoff & Phillips，2000）。许多家庭，尤其是单亲家庭，正在为满足婴幼儿的基本需求而奋斗。因此，他们理所当然地把注意力集中在生存上，而不是集中在促进孩子的最佳发展和学习上。贫困家庭对他们的孩子十分关切。他们可能需要做 2 ~ 3 份工作来为他们的家庭提供住所、食物还有衣服。即使这样，有时候还是不能完全满足需求。

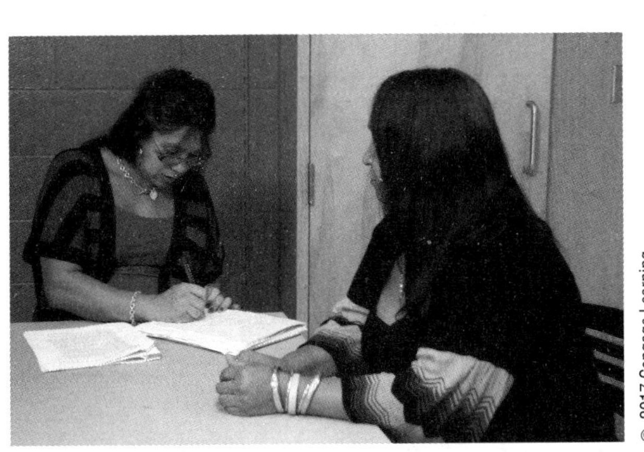

图7-3　早期教育工作者可以给不利处境的家庭提供支持和信息

在这种情况下，支持家庭不仅要积极地倾听，而且需要随时掌握社区资源的联系方式（见图 7-3）。定期将这些资源纳入你与家庭成员的交流中（如在你的通讯中）相对来说比较简单，但会对他们产生重大影响。知道何时何地获得免费免疫接种，对于促进婴幼儿的身体健康是

与家庭和社区的联系

当对瓦莱丽的家人进行家访时，你知道她和母亲、父亲、姐姐、祖母和母亲的阿姨住在一起。你知道瓦莱丽的祖母一周有两天会接送她，其他日子由她的母亲、父亲和阿姨分担，这取决于他们各自的工作安排。你将如何帮助瓦莱丽的家庭成员创建一个规律的接送程序，以减少对瓦莱丽的压力？

至关重要的。除此之外，提供与孩子在开车或乘坐公共汽车时进行互动的策略，可以促进孩子的语言和认知技能的发展，并具有不受约束的优势（Herr & Swim，2002）。

虐待或忽视儿童的家庭

虐待和忽视儿童，虽然在讨论中经常是紧密联系在一起的，但却是两个截然不同的概念。虐待是一种对他人造成伤害的行为，有三种形式：身体、性、情绪 / 心理。忽视是指不能满足儿童的基本需求或情绪，也不能充分关注儿童的活动（McDevitt & Ormrod，2013）。根据

聚焦研究：儿童长期分离——父母监禁和军事派驻

2009 年，司法统计局报告说，超过 80 万名囚犯或 53% 的被关押在美国监狱的人是 18 岁以下儿童的父母，其中母亲的比例自 1991 年以来增加了 113%（Glaze & Maruschak，2009）。州监狱中有 18% 的母亲，孩子在 4 岁及以下，而联邦监狱的这一比例为 14%（Glaze & Maruschak，2009）。

在“全球反恐战争”中，成千上万的美军和预备役人员已被派驻到世界各地。大约有 120 万儿童生活在美国军人家庭中（Keelly，2003），其中至少有 70 万儿童，他们的父母至少被派驻了一位（Johnson et al.，2007，两者均引自 Lincoln，Swift，& Shorteno-Fraser，2008）。此外，约有 6% 的现役军人、8% 的国民警卫队和预备役军人为单亲父母（Yeary，2007）。因此，父母被监禁或入伍的儿童经常经历严重的长期分居和生活中断。

最近的研究表明，在父母服兵役期间，儿童的心理健康、行为和压力等问题的发生率会增加（Gorman，Eide，& Hisle-gorman，2010）。儿童最常见的痛苦表现是在夜间醒来（Lieberman & Van Horn，2013）。此外，由于害怕失去父母中的一方，一些孩子的分离焦虑更加严重（Lieberman & Van Horn，2013）。然而，总体上，当调查由于监禁或军事派驻导致的长期分离对儿童的社会性、情绪和智力发展等结果的影响时，相关文献显示出一定的中和性结论。例如，已经与被监禁的母亲有安全依恋并且在母亲缺席时获得更稳定的持续照护的儿童，能够与另一个成人建立安全的情绪依恋（Poehlmann，2005a）。这种强大的新关系似乎为消极的发展结果提供了保护作用。

同样，因军事派驻而分离的婴幼儿往往会对父母中剩下的一方或照护者的行为做出回应（Lincoln et al.，2008）。换句话说，当照护者表现出高度的悲伤或焦虑时，婴儿更容易烦躁或反应迟钝，更有可能经历睡眠中断或长时间哭泣。相反，当儿童在家庭中与父母有积极的关系时，心理就会更健康（Lincoln et al.，2008）。当有 6 岁以下子女的军人家庭在派驻期间制订了维持父子关系的计划时，他们在派驻后的父母压力比没有制订计划的家庭要小很多（Louie & Cromer，2014）。

另一项研究还强调了目前的家庭环境对被监禁母亲子女智力发展的调节作用。Poehlmann（2005b）发现，儿童的智力发展被多种背景水平的高风险状态所调节，并且他们的智力发展也被目前家庭环境的质量所调节。换句话说，即使孩子经历了几个风险因素，如果她目前正处于积极的、支持性的环境中，她也更有可能获得更好的智力发展。

有些孩子在分离之前似乎更容易受到伤害，并且在此期间表现出持续的脆弱性。例如，混乱型依恋的儿童（见第三章）更有可能在母亲被监禁期间继续这种无序模式，这使他们在社交和情绪方面面临更大的风险（Dallaire，2007）。同样，那些有过心理咨询需要经历的儿童在父母被派驻期间更有可能再次需要心理咨询（Lincoln et al.，2008）。

正如刚才所讨论的那样，儿童与家庭成员分离后可能会感到非常紧张，因为儿童感受到了巨大的损失。然而，研究发现，与监禁后的家庭成员团聚可能同样有压力，因为在父母缺席时新的角色和责任已被重新塑造（Faber，Willerton，Clymer，MacDermid，& Weiss，2008；Willerton，Schwarz，MacDermid，Wadsworth，& Oglesby，2011；Williams & Rose，2007）。同样，曾经被监禁的父母必须重建与孩子的关系，并承担父母的责任。因为对家庭来说这

可能是一项艰巨的任务，所以研究人员已经对制订计划是否可以帮助被监禁的母亲在释放后成为更好的母亲感兴趣。据司法局统计，“母亲（27%）比父亲（11%）参加育儿或育儿课程的可能性高大约 2.5 倍”（Glaze & Maruschak, 2009, p.9）。在监禁期间参加高等教育课程与育儿课程和儿童探访具有相关性（Rose & Rose, 2014）。近期对父母教育和被监禁父母的儿童探视计划的文献表明，参与计划的母亲呈现出积极变化（Bruns, 2006）。看来家庭纽带对母亲来说尤为重要，因此她们不论在做母亲方面还是员工方面都在努力改善。

作为教育工作者，我们必须在家庭成员和儿童经历长期分离时发挥支持作用。在这种情况下，使用前面描述的积极沟通技巧对于确定如何与儿童交谈至关重要。孩子们将经历一段悲伤的时期（Poehlmann, 2005a），应该开放、真诚和敏感地与其讨论。同时，你必须与其他家庭成员合作，以了解在对话过程中应当使用的话语。可以在学校和家中规划具体活动来鼓励开放式沟通，如绘制或阅读有关该主题的图画书。将儿童和家庭成员聚集在一起的活动可以帮助减轻每个人的负担（Guzman, 2014）。此外，在此期间，技术的发展可以帮助父母录下他们阅读儿童书籍的视频供孩子之后欣赏，从而大大改善亲子关系，或者使用各种社交平台帮助维持亲子关系（Yeary, Zoll & Reschke, 2012）。

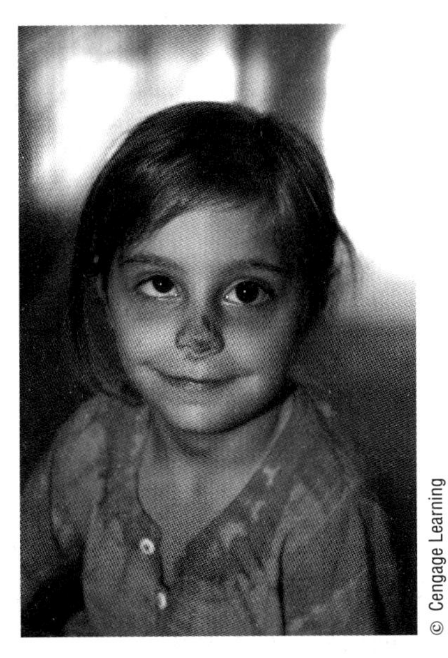

图7-4 早期教育工作者往往是预防和识别虐待及忽视的第一道防线

儿童保护基金会（2014 年）的数据，每天有 1 825 名儿童被确认遭受虐待或忽视。虐待和忽视可以并确实发生在任何种族和民族背景、社会经济地位和社区的家庭中。有几个因素与 5 岁以下儿童遭受虐待的风险增加显著相关：种族（白人），住房不足，接受公共援助（Palusci，2011），母亲抑郁和药物滥用以及家庭暴力（Azzi-Lessing，2013）。如第二章所述，1 岁以下的婴儿因摇晃受伤的风险最大，这是一种严重的虐待行为。早期教育工作者往往是预防和识别虐待及忽视的第一道防线（见图 7-4）。

不断地交流和模拟实施一个“*A*”的策略，可以培养家庭成员对 3 岁以下孩子能力和适当期望的思考。通常情况下，孩子们被虐待是因为家庭成员不知道在特定年龄对孩子的合理期望是什么（McElroy & Rodriguez，2008）。例如，不知道期望一个学步儿安静地坐在餐厅里而不打断晚餐后谈话是不合理的，这会给成人带来压力和愤怒，以及孩子的虐待。此外，了解婴儿通过哭泣传达需求，以及哭泣经常是频繁或持续很长时间的，可以帮助父母在这种情况下更好地应对。参与早期开端计划被发现是减少 5 ~ 9 岁儿童身体虐待和性虐待事件的有效方式（Green，Ayoub，Bartlett，Von Ende，Furrer，Chazan-Cohen，et al.，2014）。早期开端计划很有可能为年幼儿童提供强有力的保护，因为它提供了亲职教育；给父母提供信息帮助他们了解典型发展模式。

发现被虐待或忽视的儿童是你职业和道德责任的一部分。认真观察，在日常照护时间检查孩子的身体，注意其身体是否遭到了虐待。举个例子，当你换尿布的时候，看看孩子的手臂、身体和腿。任何可疑的痕迹都应该让你礼貌而谨慎地询问家人痕迹是如何产生的。在你的谈话结束后，立即在孩子的记录中写下你所问的和你被告知的内容。在这种情况下，应使用描述性语言（见第五章）。解释性语言使记录内容对其他专业调查者毫无价值。重读你的记录，反思你的观点。问问自己：这件事发生在这个年龄和活动力的孩子身上是不是合理的？如果你的答案是肯定的，那就什么也不做。然而，如果你的答案是否定的，就需要向相关部门反映。

每一个早期教育项目都应该有一个书面政策，规定如何根据所有州的法律来处理虐待儿童案件。在一些州，教师向项目主管或社会工作者报告情况，然后由该人将事件报告给相关的社区机构，这是一种适当的程序。这一政策通常是为了保护教师与家庭的关系而制定的。然而，项目主管或社会工作者决定该事件是否要报告，如果有相关事件报告给他们，他们则必须进一步报告。在其他州，怀疑虐待的人必须报告这件事。因此，如果你认为应该报告一个事件，那么你必须报告它，以保护你不被指责为疏忽（例如，你放纵了一次犯罪）。

决定是否报告一件事在情感上是困难的。道德困境源于这样一个事实：你要为保护孩子的健康和幸福负责，并同时维护与家庭的关系（NAEYC，2011b）。为了使你的头脑放松，对故意虐待的确认与你在法律上的举报义务没有任何关系。你的责任是报告你所怀疑的事情。因此，你不用展开全面调查来核实或反驳你的怀疑，这是社区机构的责任。如果你如实地报告一个事件，即使其他专业人士没有证实，你也不会承担法律责任。

对于正在经历虐待或忽视的家庭，积极地交流和满足彼此的需求是很重要的，向合适的社区机构报告有虐待儿童的事件是进行干预的第一步。与普遍的看法相反，这些人会尽其所能地帮助父母做出正确的育儿选择。将家庭与其他社区资源联系起来，如可以提供教育的支持团体或机构，则是帮助父母获得积极育儿策略的一种方式。

青少年父母

根据安妮凯西基金会（Annie E. Casey Foundation，2014）的数据，2012 年，每 1 000 名 15 ~ 19 岁的青少年女性就有 29 人生育。这一数字比 2005 年下降了 40%。美国青少年怀孕率在经济发达的国家中是最高的，但这个数字仍然代表着美国青少年的低生育率（Annie E. Casey Foundation，2014）。有关各州青少年怀孕率最高和最低的信息，请参阅表 7-1。

青少年怀孕对其本身和婴儿都会造成严重的后果。青少年母亲更容易辍学、生活贫困，事实证明，近 80% 的青少年母亲需要接受公共援助，而孩子的父亲更有可能从事违法活动，如酗酒或毒品交易（Planned Parenthood Federation of America，2014）。青少年父母的受教育年限比同龄人少（Planned Parenthood Federation of America，2014）。因此，应当将青少年怀孕的结果视为健康和社会机会方面日益不平等对社会造成的不良后果（Paranjothy，2009）。

长期以来，研究人员一直对未婚怀孕的公共规范感兴趣。在接受调查时，青少年的尴尬程度比成人更强（Mollborn，2009）。此外，对于青少年来说，他们对尴尬的感知程度可以预测他们在家庭中受到物质资源限制的情况（Mollborn，2009）。虽然这项研究使用了假定情境来评估尴尬和物质资源限制，但我们有理由假设这些结果对许多青少年来说是现实的。

有限的经济资源压力加上缺乏生活经验会影响青少年父母与其孩子互动的能力。如任何家庭成员所知，即使在最好的情况下，抚养孩子也会非常困难。抚养人拥有完善的应对机制

表 7-1　2012 年青少年怀孕率（人数）

青少年怀孕人数最多			
	数　量		数　量
15 ~ 17 岁		18 ~ 19 岁	
得克萨斯州	12 938	得克萨斯州	27 513
加利福尼亚州	10 345	加利福尼亚州	24 545
佛罗里达州	4 221	佛罗里达州	11 731
伊利诺伊州	3 562	伊利诺伊州	9 081
俄亥俄州	3 006	俄亥俄州	8 431
青少年怀孕人数最少			
佛蒙特州	85	佛蒙特州	276
怀俄明州	141	北达科他州	454
北达科他州	149	新罕布什尔州	469
缅因州	172	怀俄明州	481
阿拉斯加州	182	哥伦比亚特区	552

资料来源：The Annie E.Casey Foundation，KIDS COUNT Data Center，http：//datacenter. kidscount.org. Reprinted with permission.

和能够做出明智决定的能力至关重要。这些技能会随着生活经验的丰富和情绪的成熟而逐渐发展。因此，养育孩子对青少年父母来说是非常具有挑战性的，尤其是那些没有家庭支持的父母。除此之外，必须抛开梦想和愿望，把孩子的需要置于自身需要之前，难怪大多数青少年父母都会因此产生情绪冲突，这削弱了他们提供良好养育的能力。

在这样的情况下，早期教育工作者的作用不可低估。青少年家长们（包括母亲和父亲）需要你激发他们积极的养育能力，并承认他们的努力、成功和挑战。这需要你预留出额外的时间同情并积极倾听青少年父母的诉求。此外，向他们提供社区服务的联系信息（例如，育儿课程、财务管理和社会服务机构）可以作为你与家庭定期沟通的一部分，这对青少年父母和他们的子女来说都是非常宝贵的。

青少年父母需要重要的信息、支持和通过示例教导他们对婴幼儿进行日常照护的行为榜样。这个行为榜样应该包括有意识地应用关注、认可和协调以及照护机制。一个胜任的照护专业人员将通过适当地给予青少年父母积极的关注、认可和协调来帮助他们发展。青少年父母还未成年，他们作为独立的个体，需要被接纳，而不是被评判或被贴上标签。

阅读检查站

在继续阅读之前，请确保你可以回答目前材料讨论的以下问题：

1. 列出两种需要你额外支持的家庭状况。在这些情况下，为最大程度减轻家庭的压力你可以做些什么呢？
2. 参考你对问题的回答，解释为什么这其中的许多情况会给教育工作者带来道德困境。

与同事沟通

当一个照护服务项目有不止一名工作人员时，员工之间的有效沟通是必不可少的。定期安排与工作人员会面可以加强沟通。虽然家庭式照护服务提供者通常独自在家工作，但他们可以联系有许可证的人员或向其他家庭式照护服务和提供者寻求支持。团体家庭式照护服务模式至少雇用两个人在家中照顾更多的儿童。照护服务机构的工作人员通常包括一名主管和一名或多名照护者。招生规模决定了其他工作人员的数量和种类，这些可能是照护者、厨师、会计、公交车司机、早期教育工作者、社会工作者和保健人员。无论有 2 名还是 22 名工作人员，都必须定期、持续地进行沟通，解决遇到的问题并做出决策。

与你和儿童及家庭成员的关系类似，每个照护者都需要成为其他工作人员的倾听者。只有所有人都是积极的倾听者时，工作人员才能以合理的方式交换信息和讨论项目中出现的问题。如何倾听他人，反映出你们之间如何尊重彼此。

与同事合作

分享信息和专业知识

你的教育和职业经历会为你提供信息、见解和观点，帮助他人理解和处理问题。每个人都有特殊的才能和独特的见解来与同事、儿童和家庭分享。没有人欣赏无所不知的人，但我们都从那些愿意分享想法的人那里受益，这些想法、可以被讨论、接受、修改或拒绝。

分享感受，解决问题

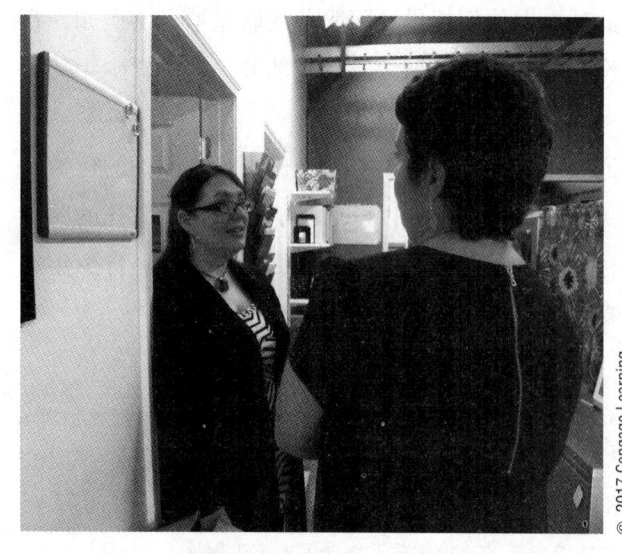

图7–5 早期教育工作者从互相分享愉快和挑战的经历中受益

作为团队的一员，每个人都可以从分享愉快的经历，巧妙地表达挫折、失望和愤怒中获益（见图 7–5）。一直克制负面情绪可能会危害整个项目，因为它会影响团队实现项目目标的能力。明确令你感到痛苦的事情并讨论它，使用我的陈述和积极倾听技巧可以帮助你专注于如何解决手头的问题。如果你把讨论集中在问题上而不是个性上，你将更有可能消除误解和错误认知。

分享反馈

非正式的和正式的观察都会为你提供反馈，

以便你与同事分享。注意其他照护者在不同的环境、时间安排和日常工作中如何与人和物相处，可以帮助全体员工评估当前的项目并做出必要的调整。反馈可以突出有用和有效的照护行为，但是，当你认为你的同事应该采取不同行动的情况下，你的评论应该得体。关注对儿童最有利的事情以及哪些变化可以改善情况，而不是照护者做错了什么，他们的行为往往是不恰当的，而不是错误的。因为所有照护者都在发展着自己的技能，所以那些让同事感到无能的评论是没有帮助的，然而，关注恰当的替代行动是十分有效的。

分担责任

你的同事会注意到你是否愿意承担责任，并非所有的责任都明确在你的工作描述中。马莎负责准备零食，但今天她正抱着刚刚哭过、焦躁不安的娜塔利，娜塔利终于安静下来了，但看起来还没准备好下来玩耍。此时如果另一位照护者主动分配加餐，娜塔利便不会再次感到焦躁，也不会打扰到其他儿童。

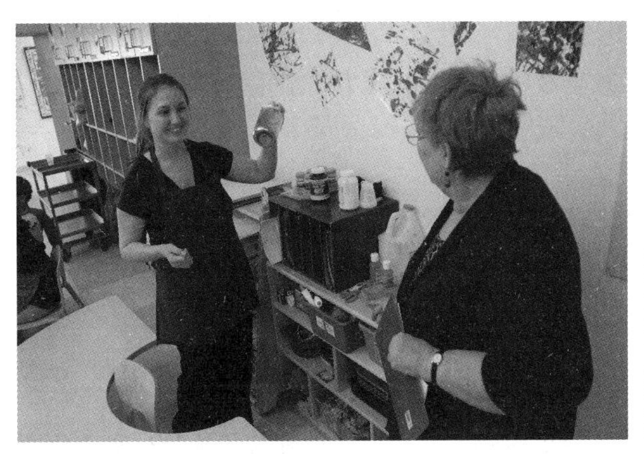

图7-6 分享想法和在需要帮助时协助同事有助于减轻压力

支持同事

照顾儿童是身心俱疲的。记住要把第四章中提到的照护的三个“A”付诸实践，帮助自己和同事应对压力。例如，在同事需要额外帮助时，给予支持可以减轻压力。你可以通过倾听、真诚地赞美、给予信任以及让同事对你认可他们的想法或行为感到安心，来提供积极的情绪支持。知道你们是在一起工作而不是互相对抗，这本身就是强有力的情感支持（见图 7-6）。

做出决定

早期教育工作者需要信息来制定明智的项目和课程决策。定期与其他工作人员会面，研究问题并学习识别相关因素，这样你就能富有智慧地讨论主题并做出明智的决定。向同事们提出问题，倾听、思考并积极参与有关为年幼的儿童提供专业保育和教育的决策。

阅读检查站

在继续阅读之前，请确保你可以回答目前材料讨论的以下问题：

1. 为什么与同事的有效沟通很重要？

2. 你如何为有效、积极的员工关系做出努力？

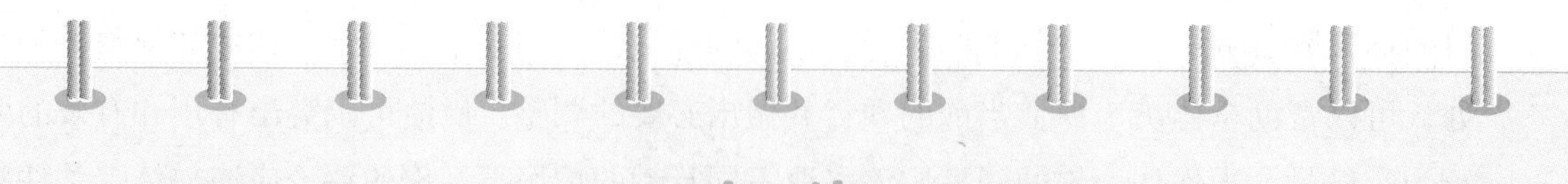

小 结

1. 了解积极的倾听的过程和其他有效沟通的技巧。

早期教育工作者负责与家庭成员和同事积极互动。我的陈述和积极倾听是学会帮助最大限度地理解和建立牢固关系需要掌握的两种策略。

2. 制定与家庭进行非正式和正式沟通的程序。

与家庭建立互惠关系是发展适宜性实践的五个方面之一。教师通过让家庭成员积极地参与分享信息、设定目标并让他们参与影响儿童的决策来建立这种关系。应在非正式见面（如接送时间）和正式会议（如家庭—照护会议或家访）期间进行沟通。

3. 描述可能需要额外支持的特定家庭情况。

隔代教养、长期分居、虐待儿童和青少年怀孕等诸多因素给家庭带来挑战。了解每个家庭如何应对这种情况，如果受到邀请，还可以向特定家庭提供有关社区资源的信息。

4. 分析自己与同事沟通时的技巧。

作为团队的一员，学会与同事一起工作，可以减轻教师、家庭的压力，最重要的是，可以减少儿童的一些负面表现和压力。

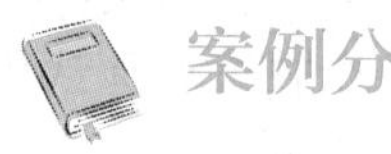

案例分析

安杰莉卡的医疗需求

刚满2周岁的安杰莉卡是萨沙的婴幼儿混龄班的新生。大约3个月前，她的姨妈（她亲生母亲的妹妹）和姨夫正式收养她后，她进入班级进行临时照护（每周3天）。安杰莉卡现在是3个儿童中最小的一个，显然备受父母和兄弟姐妹的宠爱。萨沙很担心，因为她很难在儿童照护服务机构与安杰莉卡建立亲密的依恋。

由于安杰莉卡患有镰状细胞贫血症（Sickle Cell Anemia，SCA），她在照护服务机构的时间比原计划减少了2/3。镰状细胞贫血症是一种遗传性疾病，严重影响着非洲裔美国人红细胞的结构和功能（Hardman，Drew，& Egan，2006）。安杰莉卡一出生就被检查出在这方面存在问题，而且病情发展十分迅速，她似乎经常出现严重的并发症。当安杰莉卡需要进行部分换血时，她就不能来学校，这些治疗往往会导致她呕吐。在过去的3个月里，她进行了8次这样的输血，在最后一次治疗后，由于脱水，她不得不连夜住院。在被收养之前，安杰莉卡只经历过3次部分换血。

当安杰莉卡进入萨沙的班级，萨沙开始更多地了解镰状细胞贫血症以及如何最好地满足她的需求。萨沙的第一个信息来源当然是安杰莉卡的父母，但他们也只是在学习这种疾病。接下来，她上网查询，但发现了相互矛盾的信息，并没有太多关于部分换血及其副作用的资料。

她的确发现，尽量减少压力、疲劳和暴露在低温下可以帮助那些有镰状细胞贫血症危机史的人。因此，虽然萨沙获得了一些信息，但她仍然对照护安杰莉卡感到紧张。

1. 鉴于安杰莉卡的家庭背景，萨沙是否应该担心与她形成亲密的依恋？为什么这样做即或为什么不这样做？

2. 计划一次家庭—照护者会议，为安杰莉卡制订照护计划，并在她回来时为她的发展制定共同的目标。

3. 你会建议采用哪些策略来帮助萨沙与安杰莉卡的父母建立稳固的关系？

课程计划

标题：耐心等待

儿童观察：

迈尔斯蹒跚着走向他的小柜子，拿出外套，接着走向教室门口。他手里拿着外套站在门口足足两分钟，然后便开始哭。

儿童发展目标：

制定一个应对与亲人分离的策略。

表现出对他人的依恋。

材料：祖父的单人照或与迈尔斯的合影、手工纸或打印纸、胶带、透明塑料夹（如三环活页夹）。

准备工作：邀请迈尔斯的祖父提供他自己和/或迈尔斯的照片。如果没有，请求在接送时为他们拍摄几张照片，将照片贴到纸上。然后，放入透明塑料夹中保护好，并将照片粘贴到迈尔斯视线高度可及的教室门背面。

学习环境：

1. 当你发现迈尔斯想念他的祖父时，请他看看你粘贴在门上的照片。

2. 使用描述性语言吸引他对照片的注意，例如，你可以说：

“这是祖父和你在读书时的照片。”

3. 通过提示或询问开放式的问题来邀请儿童观察并轻轻触摸照片。如：

（1）我很好奇你在这张照片里做了什么。

（2）这张照片中你正在吃零食。你最喜欢和祖父做什么？

4. 谈谈祖父对他的重要性。讨论为什么想祖父时会难过，提示祖父也在想他，下班后会来接他。

5. 描述迈尔斯在想念祖父时如何使用这些照片。你可能会说：

（1）当你伤心时，看这些照片会帮助你。你可以随时翻看它们。

（2）当我难过的时候，我喜欢看家人的照片，你也可以和我一样。这些照片一直贴在门上，你可以随时过来看。

指导思考：

如果迈尔斯沉浸在悲伤中并攻击他人或破坏物品，请保持冷静并坚定地告诉他可以感到不安，但是不能攻击他人。然后重新带他看祖父的照片。

变化：

制作一本关于迈尔斯和他的祖父最喜欢一起做的事或日常生活的书。当迈尔斯想念他的祖父时，阅读这本书。

拓展阅读

Birney, J. M. (2011). *Parenting from prison: A hands-on guide for incarcerated parents*. Charleston: CreateSpace Independent Publishing Platform.

Dunlap, G., Wilson, K., Strain, P. S., & Lee, J. (2013). *Prevent-Teach-Reinforce for young children: The early childhood model of individualized positive behavior support*. Baltimore, MD: Paul H. Brookes Publishing Co.

Lindsay, J. W. (2008). *Teen dads: Rights，responsibilities, and joys* (3rd ed.). Buena Park, CA: Morning Glory Press.

McCoy, M. L., & Keen, S. M. (2013). *Child abuse and neglect* (2nd ed.). New York: Psychology Press.

Newton, S., & Gerrits, J. (2011). *Straight talk about... child abuse*. St. Catharines, Ont.: Crabtree Publishing Company.

Zehr, H., &Amstutz, L. S. (2011). *What will happen to me?: Every night，approximately three million children go to bed with a parent in jail or prison: Here are their thoughts and stories*. Intercourse, PA: Good Books.

第八章

室内外学习环境

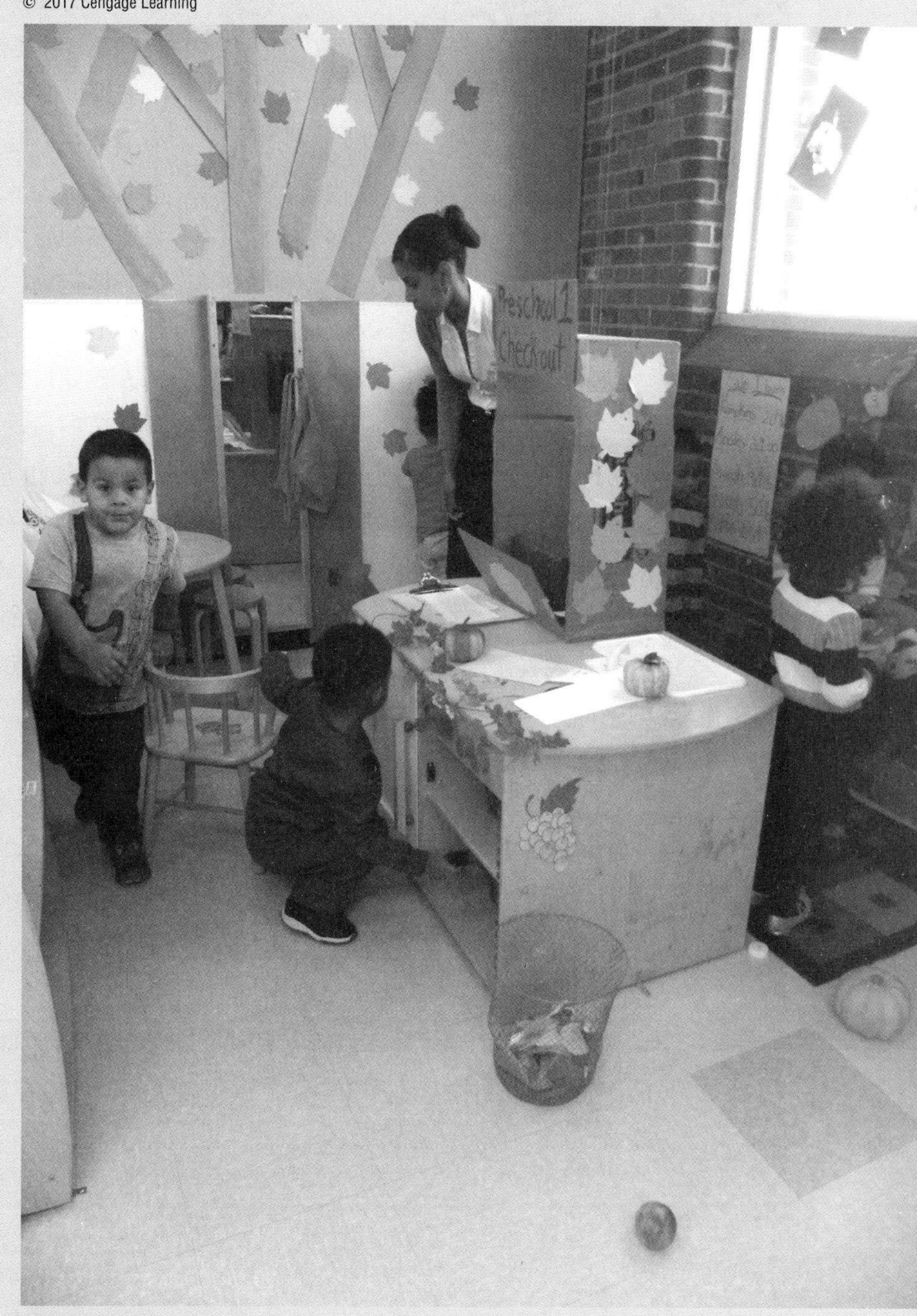

学习目标

阅读完本章，你应该能够：

1. 从教师的视角创建高质量、适宜发展的室内和室外学习环境。
2. 基于儿童的视角改善学习环境。
3. 描述为什么教师在创建高质量的室内和室外学习环境时应该考虑社会的视角。
4. 根据标准选择在教室中使用的材料。
5. 评估保护年幼儿童健康和安全的政策和程序。

本章涉及的标准

naeyc 全美幼教协会早期教育工作者专业准备标准

1. 促进儿童发展和学习
4. 使用促进发展的有效方法

DAP 发展适宜性实践指南

1. 创建一个学习者关爱社区
2. 教学以加强发展和学习

此外，在 NAEYC 发展适宜性实践的标准中，包含了对婴幼儿照护至关重要的六大领域。本章重点讨论的是：探索、游戏以及环境。

“……问题不仅仅是空间，而是如何使用空间。”（V.Vecchi 引自 Gandini，2012a，p.320）

反思空间的作用势在必行，正如意大利瑞吉欧·艾米利亚学校的原则所证实的那样（参见第六章）。课堂环境被认为是“第三位教师”（e.g.，Gandini，2012a），这一概念承认成人在为室内和室外学习环境精心准备和选择材料方面的作用。在做出决定时，教师应该考虑学习环境的三个方面——物理方面、社会方面和智力方面，这三者必须同时考虑，因为它们共同为儿童和成人的适宜行为提供指导。

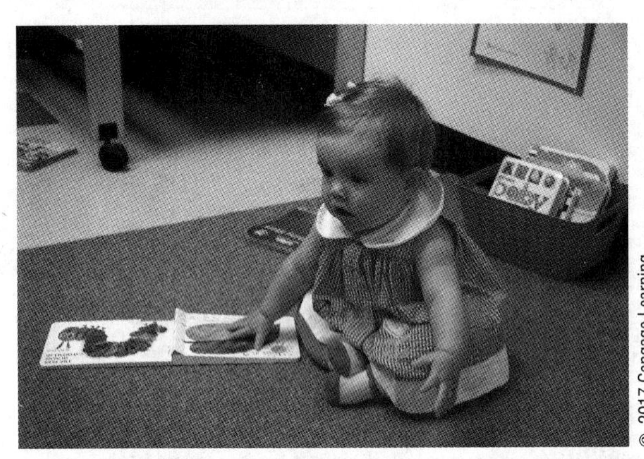

图 8-1 书本篮中不断提供适宜发展的材料，可以培养年幼儿童对阅读的热爱

想一想你的行为是如何受到礼拜场所、图书馆、商场或家庭餐馆等不同环境的影响的，所有这些环境都反映了适宜行为的信息。例如，图书馆可能会有专门指定的用于个人安静阅读、小组聚在一起分享故事，以及为更大团体提供木偶故事表演的场所。空间和材料的排列方式为适宜的行为提供了线索，这些适宜的行为包括身体运动、社会互动以及与材料的接触（见图 8-1）。负责管理空间的成年人很少需要提醒别人该如何利用空间，环境帮他们做到了。与图书馆的设计师类似，教师精心规划的课堂环境将帮助儿童满足对空间使用的期望，促进最佳的发展和学习。

我们必须设计学习环境，以便为年幼儿童提供最好的保育和教育。如前几章所述，环境因素对脑发育的重要性不可低估。事实上，马歇尔（Marshall，2011）认为，发育中的神经感觉系统中的永久性缺陷可能是由婴儿的社会和物质环境中的干扰、破坏或剥夺造成的。早期教育工作者在抵制不良影响的同时，必须创造支持儿童社会关系发展和认知发展的空间。

“保护我们的儿童的内驱力具有深远的意义，这将有利于他们过一种富有挑战和深度的生活。儿童时期是儿童开始在这个世界生活并满怀期待学会爱世界的阶段。当他们生活在混乱的环境中，生活在荧光灯和塑料玩具、二维发光屏幕以及狭隘的教学指导里，他们无法做到这一点。”（Greenman，2005，p.7）

思考你创建的课堂环境如何展现你的教育价值观、你对年幼儿童能力的看法以及家庭角色的作用。本章的重点是回答以下问题：教师如何创造有意义的学习环境来促进婴幼儿的最佳发展？

教师的视角

许多教师都为儿童的室内和室外学习区域做准备。但他们准备的这些区域是否能促进最佳学习？教师创造环境应促进所有发展领域以及特定内容领域的学习，如数学或社会学习。因此，全面了解儿童发展和学习理论将指导你如何规划使用你的教室空间。在做出诸如安排和选择材料等教育决策时，你应该首先考虑教室内儿童的年龄；他们的需要、兴趣和能力；你的课程理念；许可和认证标准；适宜性发展实践指导方针。这其中的任何一个因素都可以帮助你塑造儿童成长和学习的各个方面。

开始工作前的一个重要问题是：我希望儿童如何使用这个空间？

学习区域

学习区域（learning center）① 组织空间和材料来支持年幼儿童在特定的地点发生某种特定行为。针对学步儿的一种受欢迎的组织方法是将使用区域分为室内和室外空间。一个安静的区域或私人区域，一个建筑区域，一个玩水区域，一个项目区域，一个阅读和聆听区域，或一个戏剧扮演区域，可以使用桌子、短架、透明分隔板和地板来区隔，以表示内部区域。对于婴儿，这些区域的定义可能不太明确。例如，操作区域允许动手探索玩具，而更开放的空间变成粗大动作区域。房间可以进一步细分为特定日常照护时间类型的区域，如换尿布或小憩，室外空间也应划分出学习区域。室内能够完成的任何活动都可在室外完成，教师不应忽视户外学习环境的重要性（Nelson，2012；Rivkin，Schein，2014）。绘画、骑三轮车、攀爬和跳跃，玩沙、玩水，在花园里种植蔬菜或花卉，戏剧表演和讲故事等都应在户外进行（Nelson，2012）。更重要的是，户外学习环境应传达给每个儿童探索、提问题和关心环境的热情（Honig，2015）。鉴于学习区域对促进发展的重要性，建议你将照护环境灵活地组织起来。

在规划学习环境时，根据空间大小和儿童的年龄来确定学习区域的数量和类型。一般而言，应将选择最大化并最大限度地减少物品争夺。规划年幼儿童的空间规则是提供比教室里孩子数量多 1/3 的工作空间。举例说明，如果你的小组中有 10 名婴幼儿，你需要至少（10 × 1/3）+10 或 13 个空间单位才能工作。这可能意味着包括两个单位感官桌，2 个单位画架，2 或 3 个单位艺术区域，3 或 4 个单位积木 / 建构，3 或 4 个单位戏剧表演，2 个单位音乐 / 运动区域，1 个单位图书馆 / 私人区域。你可以在室外设置学习区域，但不需要那么多，因为你需要最大限度地延长儿童运动和锻炼的时间，你可以在室外或室内有意识地设计游戏和运动活动（Dow，2010）。

---

① 学习区域：环境的一个特定部分，在其中组织材料和设备以促进和鼓励特定类型的学习，例如音乐或科学学习。

真实物品与开放式材料

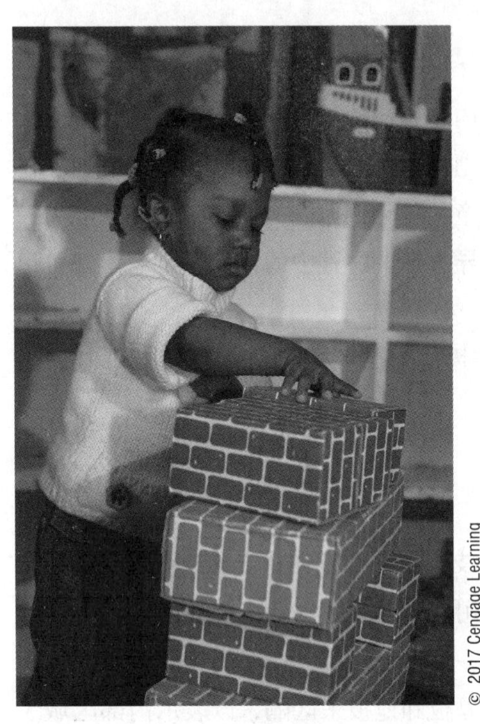

图8–2 开放式材料可以提供大量的游戏和表达想法的机会

儿童需要新奇和熟悉的材料来吸引和保持他们的注意力，进而达到平衡（请参阅下一节以进行更深入的讨论）。当儿童专注于材料和想法时，他们就会减少恶作剧或不良行为，从而使教师能够将他们的监护从行为指导转变为学习指导。在整个童年时期，年幼儿童学习使用物品作为用于表达他们关于世界如何运作的思想和理论的工具。因此，提供真实物品和开放式材料的平衡可以促进儿童认知发展。提供真实物品，如挖掘花园的儿童型号的铲子，存放油漆刷的纳瓦霍陶器，或在就餐时饮水的儿童尺寸的玻璃杯（适合年龄较大的学步儿）。这些物品还有两个用途：

（1）它表明了对儿童爱护物品能力的信任。

（2）它联系了家庭和学校环境。当根据儿童表达的兴趣提供真实物品时，也可以促进他们对特定主题或概念的思考。

另一方面，开放式材料可以被儿童用来扩展他们对概念的理解并展示材料的创造性用途（见图8–2）。这些材料使儿童解决问题并在回答“假设……将会怎么样”的问题时具有创造性（Daly & Beloglovsky，2015）。开放式材料包括收集的物品，如织物、硬纸板、塑料、鹅卵石、贝壳、松果或鸡蛋盒，以及商业生产的物品，如积木、动物和人物雕像或关联的操作材料。开放式材料可以在任何学习环境中激发、支持和加强学习和发展。将它们整齐地放在篮子或透明容器中，并将它们陈列在和儿童身高差不多的架子上，这样儿童无论在室内还是室外都可以轻松使用。当然，一些开放式材料可能会造成婴幼儿窒息，因此要时刻注意儿童的安全。

独立与依赖

成年人的主要目标是让儿童成为独立的自我调节学习者。为此，教师必须仔细规划物理环境。如前所述，提供易获取的开放式材料可促进儿童的认知发展。这种做法还可以促进儿童的社会性和情绪发展，因为儿童可以独立地选择工作所需的材料，并更可能在离开学习区域之前整理材料。此外，改造盥洗室，以便儿童接触到所有必要的洗手用品，可以培养儿童的独立性。外面的水龙头可以附带一个允许儿童使用的，并鼓励学步儿在工作需要时随时取水。

脏乱与干净

设计空间为儿童提供日常探索脏乱材料的机会是必要的。事实上，布雷顿坎普（Bredekamp）和科普尔（Copple）（1997）认为儿童应该每天都有玩沙子和水的经验，因为它们具有教育价值。

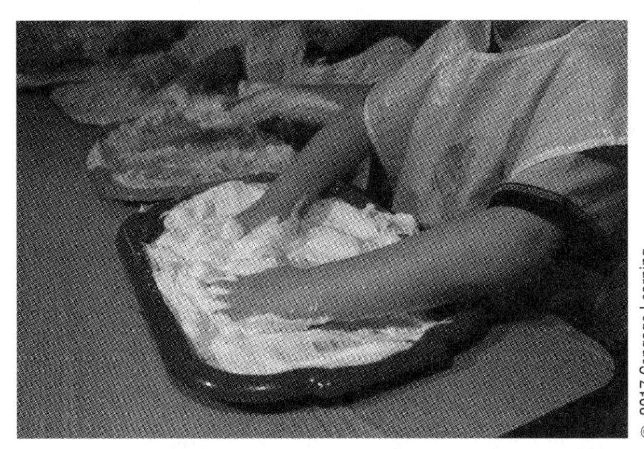

图8-3 儿童在脏乱经验中通过感觉运动和亲身实践的经验构建认知结构

脏乱的经验对于学步儿来说尤其重要，因为他们通过感觉运动和亲身实践，构建认知结构或图式（即关于特定物体或情况的紧密组织的想法）（见图 8-3）。一些典型的脏乱区域，包括水和 / 或感官桌、绘画画架和艺术品。例如，水上游戏为儿童提供了学习数量、扩充词汇量和协商共享材料的机会。

在教室环境中管理脏乱活动时，教师需要考虑什么？首先，在乙烯基或油毡地板区域设置脏乱活动，便于在发生溢出时进行清理。其次，将这些活动安排在水源附近可以帮助清理和重新填充容器，甚至可以为体验增添新的元素。例如，如果感官桌上堆满干沙，儿童可以使用瓶子从水源运水，从而改变沙子的性质。最后，在附近放置扫帚和簸箕会促使儿童保持区域清洁。

如果你没有可以轻松清理的地面区域，你需要创造性地提供这种宝贵的学习经验。将报纸、毛巾或浴帘放在感官桌或画架下可以解决这个问题。解决这一挑战的另一种方法是设计室外脏乱材料的日常体验活动。

嘈杂与安静

有些教室体验比其他教室体验更嘈杂。合作和协商要求儿童互相交流，虽然有时候互动会变得很激烈，但照护的目标应该是实现这种互动，以便儿童获得必要的观点和解决问题的技能，而不是在第一时间制止或预防这种互动。为了管理环境和促进学习，教师可以将嘈杂的活动区域放在一起。嘈杂的活动区域包括积木和建构、戏剧表演、音乐和运动以及主题活动，将这些区域彼此相邻有两个目的。首先，具有较高噪声水平的活动区域将位于房间的特定位置，这样可以让儿童在安静的区域更好地集中注意力，减少分心。其次，将这些需要更多监护和支持的区域放在一起方便教师参与互动（例如，帮助儿童解决问题）而不用在教室不同区域之间来回穿梭。

安静的区域包括图书角、倾听区域和私人空间。为了你和儿童的心理健康，你必须为儿童提供室内和室外单独相处的区域。这些私人空间允许儿童在重新加入其他人之前重新组织他们的想法。这里需要注意一点，你不应该因为不良行为而将儿童送到安静或私人空间，儿童应自由选择这些区域来放松。如果你使用这些区域进行惩罚，或者儿童将这些区域视为惩罚区域，那这些区域将无法帮助他们放松。

在其他一些中心玩耍，如操作或科学 / 发现区，在安静和嘈杂之间波动，这取决于所提供材料的类型和儿童的参与程度。这些区域可用于在嘈杂和安静的区域之间转换。

在决定学习中心的位置时，教师还需要考虑不同类型区域的需求。例如，音乐和运动区域需要有 CD 播放器、架子或乐器的电源插座，需要有放围巾或织物条的篮子，需要有可观察运动的镜子以及创造性运动和舞蹈的空间。教师通常资源有限，需要最大限度地利用目前拥有的设备和材料。在戏剧表演区附近安置音乐和运动区域是一种方法：这两个区域可以共享镜子或篮子等材料。

平静、安全的学习环境

你将遇到的另一个问题是：“我如何才能创造一个平静、安全的环境，为儿童提供兴奋的学习体验？”在本节，我们将集中关注这个问题的最后部分——“激发学习体验”。

新奇与熟悉

教师和儿童应被美丽的物品和材料环绕，这些物品和材料应以美学上令人愉悦的形式呈现。精心策划的环境应该提供新奇与熟悉的体验及物品，每个婴儿可以按照自己的节奏探索（Copple & Bredekamp，2009）。换一种说法，其中一些物品应该定期成为环境的一部分，其他物品则偶尔出现以激发孩子的兴趣。画架附近墙上莫奈的“向日葵”可以为学步儿创造一个美丽的环境，陈列的印度陶器可能在某一天为儿童带来惊喜从而激发他们使用画架。

学习空间应该多种多样，以便儿童有机会探索方方面面。举例来说，儿童能通过爬楼梯到阁楼或游乐场来改变身体位置并俯视教师，这为儿童提供了一个全新的世界观。教师改变空间和激发思考的另一种方式是提供一个新的展览或物品来引发探索和讨论。具有两种或更多种变化的地面覆盖物可以自然地表现出坚硬与柔软、温暖与寒冷。在炎热的夏日，坐在柔软茂盛的草地上会让儿童感到凉爽，从而为他提供以不同方式体验环境的机会。

另一种将熟悉概念化的方法是创建与家庭环境相似的空间。例如，仿照家中的卧室，在进门的地方放置沙发、摇椅和带有灯的茶几。这样一个舒适的角落不仅为学习环境增添了温暖和舒适，而且有助于为儿童在园营造安全感：离开家的另一个家。有一个家庭前廊可以悬挂的秋千，在温暖的春季午后，可以给成人和儿童一个可以依偎和放松的地方。

路径与边界

在规划布局时，你需要考虑如何定义学习区域。学习区域的可见边界为儿童提供了关于在特定区域使用材料的明确信息。使用各种隔板，如低矮搁置柜、书柜、透明织物和装饰用的亚克力板。花坛、凸起的花园或鹅卵石小路是户外学习区域天然的分隔线。透明度，或区域之间的可见度，都使教师能监护到儿童做游戏，因为它们可以使每个环境中不同区域的材料之间建立联系。即使材料被组织到各学习区域，照护者也应该灵活地允许儿童把他们需要的材料从一个区域搬到另一个区域。在规划学习区的边界时，你必须仔细考虑该区域要有多大。如前所述，噪声较大的区域通常比安静的区域需要更多的空间，因为这些区域往往有很多儿童同时做游戏，一次会有两个或更多。

教师还需要考虑如何使用开放空间。因为我们需要为学步儿集合空间，以便能同时轻松容纳房间中的大多数儿童和照护者，为此我们经常留出这个空间。但是，在不集合时，将该空间转换为“追逐打闹”游戏的地方更为合乎逻辑（参见“聚焦研究”）。

需要仔细考虑进出房间以及区域之间的路径。当儿童到达时，他们应该能够完成从家到学校的逐步过渡。让儿童走到教室的另一端将他们的物品存放在自己的小橱子里可能会很难，特别是如果他们必须经过特别嘈杂的区域时。因此你要考虑区域之间的转换，记住穿过一个区域到达另一个区域会导致儿童分心。你是否希望儿童穿过积木区/建筑区等区域去音乐区？从儿童的行为中可以明显地看出，这种安排不是很好。

聚焦研究：追逐打闹游戏

从出生开始，儿童就会通过自己的身体学习。他们踢脚并移动毯子；他们翻身接触到原本无法触及的玩具；他们在第一次站立时学习如何使身体保持平衡；他们还通过互相摔跤、跳床垫和追逐来学习很多东西。追逐打闹游戏支持儿童在身体、认知、社会性和情感方面的整体发展。卡尔森（Carlson，2011）认为喧闹的体育游戏是“发展的必然”（p.11）。教师经常犹豫是否要让儿童投入追逐打闹游戏，因为他们害怕这会导致实际的打架、攻击性行为或受伤。卡尔森（2011）对研究的广泛回顾表明，这些不是典型的结果，参与此类行为的好处多于限制，特别是对于有社交障碍的儿童。

弗兰德斯（Flanders）和他的同事们调查了追逐打闹游戏对儿童攻击性和情绪调节的影响。他们的研究发现，父亲与儿童相处的时间与儿童的侵略程度呈负相关。换句话说，父亲与儿童一起度过的时间越多，儿童的攻击行为频率就越低（Flanders，Leo，Paquette，Pihl，& Séguin，2009）。更重要的是“当父亲处于最低限度的支配地位时，追逐打闹基本不会产生不良后果（具有侵略性或缺乏情绪调节）”（Flanders，Simard，Paquette，Parent，Vitaro，Pihl，et al.，2010，p.365）。帕克特（Paquette，2013）基于激活关系理论研究了这种关系，该理论着重于父母在探索或交互过程中平衡风险行为刺激与父母控制。当父亲能优化与儿子在学步儿时期的互动，父子二人便能更多地在儿童 3 岁时共同参与追逐打闹游戏。这项研究表明追逐打闹游戏令年幼儿童非常兴奋，对其很有吸引力，但他们需要辅助学习来调节那些强烈的情绪。当父亲缺乏这些游戏互动时，儿童会变得兴奋到失控或达到具有攻击性的程度，因而，不会发展调节这些状态所需的技能（Flanders et al.，2010）。

追逐打闹游戏不应仅发生在家庭中，早期教育工作者应该有意识地建立空间并计划鼓励这种互动的方式（Carlson，2011；Swim，2014）。在与教师的访谈中，坦诺克（Tannock，2008）发现，他们可以清楚地表达追逐打闹游戏的好处并允许儿童参与其中，但他们没有积极地计划。作者得出结论，这些教师需要更多的指导来提高他们对这种类型游戏的满足感。卡尔森和弗兰德斯的研究提供了一些指导。其中重要的是：（1）提供环境以支持追逐打闹游戏；（2）为婴幼儿提供持续监护；（3）指导他们阅读彼此的非语言暗示（尤其是面孔）；（4）为这种类型的游戏创造限制并帮助儿童遵循；（5）自身参与到这种类型的游戏中和独处的儿童玩耍，特别是那些有社交障碍的年幼儿童。

在大学赞助的托育中心研究追逐打闹游戏时，林赛（Lindsey，2014）发现，同伴接受不仅取决于游戏的类型，还取决于游戏是发生在同性之间还是异性之间。一般来说，对于这群学龄前儿童来说，男孩的追逐打闹游戏与同伴接受度有关。经过更深入的分析，他发现那些与同性同龄人进行追逐打闹游戏的男孩更容易受到同龄人的喜爱，而那些与异性同龄人一起进行追逐打闹游戏的男孩则不太受同龄人喜爱。因此，在规划追逐打闹游戏时，教师应考虑多个变量，最大限度地对年幼儿童产生积极影响。

基本需求

当你考虑儿童的教育需求时，你还必须投入足够的空间来满足儿童进食、盥洗、休息和玩耍的基本需求。问题是“我如何规划环境以满足这些基本需求？”

进食与盥洗

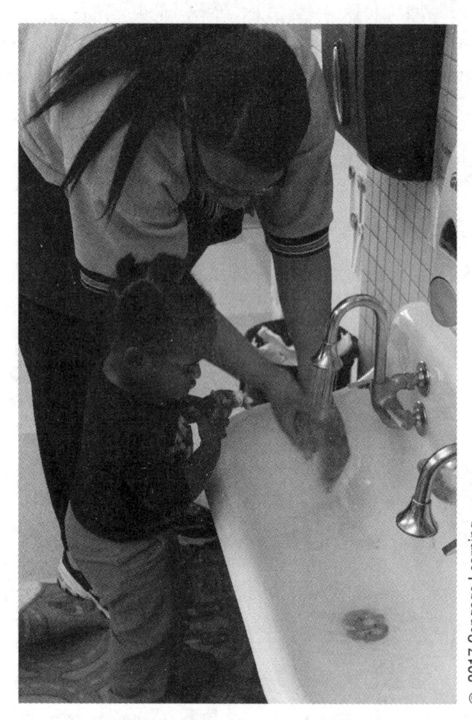

图8-4　教师必须规划环境并采取措施保护自身和儿童的健康

一些婴幼儿教室将尿布台和食物准备柜台用一个小水槽分开。这种做法似乎是对柜台空间的有效利用，但它可能危害早期教育工作者和儿童的健康。出于卫生的考虑，必须将饮食区与盥洗区分开（见图 8-4）。虽然这在学前教室中相对简单，但在婴幼儿教室可能较难，因为典型的卫生间没有足够的空间放置马桶、水槽和尿布台。由于婴幼儿教师必须时刻监护幼儿，并且还要花费大量时间换尿布，因此尿布台通常会放在教室中。那么，尿布台应该放在哪里？应将其放置在水源旁边，有助于及时洗手，你还应将其放置在远离墙壁的位置，以便在换尿布时你不会背对其他幼儿。

食品区可能需要许多小家电，如迷你冰箱或微波炉（按照许可规定）。因此，电源插座附近的机柜空间非常重要。对于学步儿和年龄稍大的儿童，可以在教室的其他区域进食。例如，放艺术品的桌子可以在点心时间或用餐时间进行清洁和消毒，然后使用。在规划环境时，婴幼儿教师必须解决其他问题。根据州法规，你可能需要或不需要为每个婴儿单独安装一把高脚椅，另外，必须仔细考虑进食设备的存放空间。

睡眠、安抚与游戏

儿童和成人需要存放从家中带来的特殊物品和个人物品。这不仅重申了这两种环境的重要性，而且教导儿童尊重自己和他人的物品。对于所有年龄段的人来说，在环境之间转换会带来压力，因此请为儿童安排舒适的场所，帮助他们从家到学校过渡且心情放松，放学后也可享受与家人团聚，位于各种教室区域的沙发和摇椅为此提供了一个很好的地方。

所有的儿童在一天中都需要时间来休息和恢复活力，教师应在午睡或休息时间营造一个平静的放松环境。关闭窗户上的百叶窗、插上夜灯、演奏柔和的乐器、为每个儿童提供舒适的物品（例如，毯子、喜爱的毛绒玩具）有助于儿童从游戏向睡眠状态转换。你还应该针对白天睡眠较少的儿童设计环境，制作放有图书、纸和铅笔的书篮，以及可供年幼儿童躺在婴儿床上或坐在桌子旁玩的其他安静的玩具。

有时候，儿童可能更喜欢在活动或玩累后在室外小憩。一个阴凉且容易被监护到的空间，以及柔软的被子或毯子可以方便他们休息。

目前我们从教师的视角考虑学习环境，但现在是时候从儿童的角度考虑了。虽然以这种方式呈现材料可能会产生悖论（看似矛盾的信息），但请记住，这就是同一枚硬币的正反两面，换言之，就是要考虑并准备阐明每个角度的共同焦点。

阅读检查站

在继续阅读之前，请确保你可以回答目前材料讨论的以下问题：

在规划教室环境时，为什么我们需要平衡对立面，如真实物品与开放式材料，嘈杂与安静，新奇与熟悉？

儿童的视角

首先，教育空间必须保证每个儿童和儿童团体的幸福。儿童有权享有促进他们的社会性、情绪、道德、身体、语言和认知发展的教育环境，他们还有权享有没有过度压力、噪声和身心伤害的环境（Gandini，2012b）。同时，根据洛里斯·马拉古奇（Loris Malguzzi）的观点，这个空间应该反映出学校是一个“能动的有机体：它有困难、争议、欢乐和处理外部干扰的能力”（Gandini，2012b，p.41）。以下部分介绍了从儿童的视角创建教育环境时需要考虑的十条原则。你可能会注意到这些原则并不仅限于特定的学习区域，而是适用于整个教育空间。

考虑与照护特定儿童相关的每个一般原则。环境必须反映并回应特定年龄儿童以及该年龄组中的个别儿童的独特发育特征（Copple & Bredekamp，2009）。虽然一般原则适用于所有年幼儿童的环境，但它们可能因不同的年龄组而有所不同。其中的一个或两个原则可能与特定年龄组或环境更相关。简而言之，家庭和学校环境之间照护的连贯性对于适当的婴儿照护至关重要（参见 Bergen，Reid，& Torelli，2001；Bove，2001；Essa，Favre，Thweatt，& Waugh，1999）。因此，需要有足够的空间用于家庭成员和教师进行轻松的沟通，同时不会让每个婴儿的空间频繁转换。学前儿童需要较少的空间用于此目的。在详细解释每个原则之前，将提供每个原则的概述，突出强调儿童可能会问的问题：

透明度：我可以从房间的几乎任何地方看到我的朋友、教师和家人吗？有一个我可以独自待一段时间的地方吗？我可以快速地找到想要使用的材料吗？

灵活性：我可以在教室中找到支持我兴趣的区域吗？

关系：我可以在教室内与其他人建立关系吗？

身份：我是这个环境中的重要人物吗？

运动：我可以自由地活动身体吗？

记录：我生命中重要的成年人会经常因我而进行沟通吗？

感官：环境是温暖和热情的吗？是我想要一天待 4 ~ 10 个小时的地方吗？

表达：我可以通过多种方式告诉你我对这个世界的理解和观点吗？

独立：我可以自己做事吗？

探索：我可以找到有趣的东西来仔细研究和学习吗？

透明度

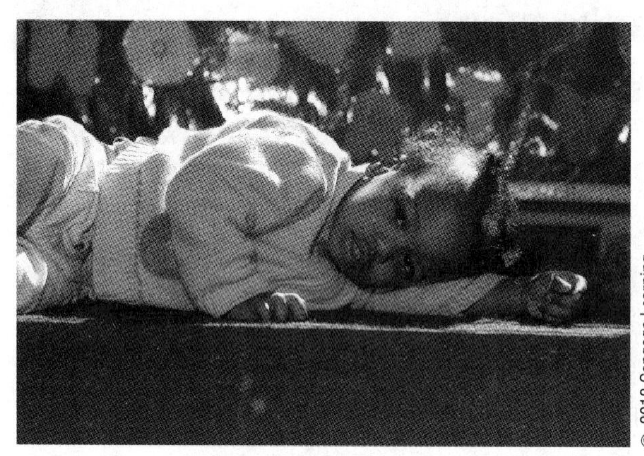

图8-5 “隐藏”在透明屏障后面

我可以从房间的几乎任何地方看到我的朋友、教师和家人吗？为了保持联系和关系，儿童需要能够看到材料和彼此。从成人的角度来看，透明增加了监护的便利性。你应该能够从房间的一侧看到另一侧。但是，这不应该忽略所有隐私。儿童和成年人需要有独处的空间来思考（Marion，2014）。为了实现这一原则，你可以使用半透明织物、去除背衬的隔板或装饰性亚克力板来划分区域（见图 8-5）（Curtis & Carter，2015）。

儿童可能会遇到的第二个问题是“我可以快速找到我想要使用的材料吗？”透明度的这一方面考虑了环境中材料的数量和呈现方式。一般来说，房间应尽可能整洁，你应定期反思环境，识别未使用的玩具或材料，然后找到存放这些物品的地方，以尽量减少混乱（Cutler，2000）。

对于经常使用的物品，请仔细观察儿童使用的材料数量，你提供的材料是太多还是不够？你应该努力提供足够数量的材料。“足够”的定义以你的专业理解为指导，而且你应意识到每组年幼儿童都有所不同。目的是提供材料来激发年龄较大的孩子的兴趣，但不要完全满足他们，这能激发他们运用想象、假装和转换物品以供使用的技能，“少即是多”这一短语是这一原则的关键。尝试将篮子中的材料和用品放在低矮且开放的架子上，以便儿童可以看到可用的东西，并可以独立地选择和清理材料（Isbell & Exelby，2001；Marion，2014；Topal & Gandini，1999）。

灵活性

我可以在教室中找到支持我兴趣的区域吗？环境应该根据个体儿童和生活在其中的每组儿童而变化（Copple & Bredekamp，2009）。举例来说，一名婴幼儿教师随着儿童成长而改变教室，她注意到了孩子们的特别兴趣。例如，为了支持并进一步提升儿童对建筑的兴趣，她设计了两个建构区域。这似乎很有效，因为婴幼儿可以在不同的空间中工作。随着儿童进一步的发展，她改变了教室的另一个区域，以支持婴幼儿去构建一个被火车轨道包围的城市。

一小段时间内，这位教师有三个区域专门用于建设，她改善了环境以使之更好地满足儿童的需求。

令许多教师感到沮丧的是，儿童保育中心往往缺乏儿童和教师想要的充足空间。组合或转换学习中心是把学习机会最大化而不会超负荷设置的一种方式（Isbell & Exelby，2001）。例如，一个教会项目中的儿童教师必须将写作和艺术中心结合起来，而她的同事决定精心挑选材料来把科学探索和阅读/图书角融合为一个中心。相比之下，她们的另一位同事在室外环境中提供了空间，以便儿童在画架上进行日常体验，从而更好地利用教室空间。

与学习中心结合的想法相关的是提供可在教室的许多领域中使用的开放式材料（Curtis & Carter，2015）。鼓励儿童在学习区域之间借阅或移动材料是证明环境灵活性的另一种方式。因此，儿童可能想知道的另一个问题是“我可以移动房间内的材料和用品来开展我的工作吗？”

灵活性的最后一个方面突出了教师在构建引人入胜的学习环境中的作用。迪瓦伊尼（DeViney）、邓肯（Duncan）、哈里斯（Harris）、罗迪（Rody）和罗森伯里（Rosenberry）（2010）建议教师应该在学习环境中设计展示区，以激发儿童的参与性和创造力。这些展示区应该经常改变，以便使它们与当前的学习主题相关。此外，每个展品应该美观并且使用真实的物品和/或天然材料。例如，洛伊丝教导的是一群年幼儿童，他们对汽车非常感兴趣，她决定去当地的汽车废品回收站收集一些物品，她找到了一个后视镜和一个换挡旋钮。然后，她去了一家当地的面料店，找到了类似于汽车座椅上的布料。而接下来的一周，她在戏剧表演区用这些物品创造了一个精美的作品展示。儿童在入园后立刻发现了这些展示，并开始谈论这些材料。

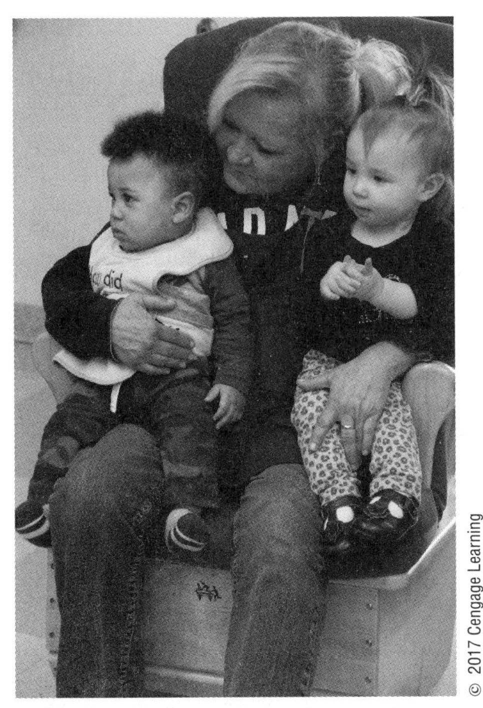

图8-6　需要分配空间，以便成人和儿童有柔软、温暖的区域，可以聚集、依偎或一起玩耍

关　系

我可以在教室内与其他人建立关系吗？环境需要支持和促进儿童、家庭、员工之间强大而持久的关系的发展（Honig，2002；Galardini & Giovannini，2001；Gandini，2012a）。如前儿章所述，连续的照护应该是支持最佳的社会性和情绪发展的优先事项。需要分配空间，以便成人和儿童拥有柔软、温暖的区域，可以聚集、依偎、交流或一起玩耍（见图8-6）。这个空间也有助于创造一种“在家”的感觉，这很重要，因为它有助于实现高质量的儿童保育项目，同时避免制度化的感觉。

为了说明这一原则，我们假设有一位婴儿教师，他重新安排了教室门口，包括两把摇椅和一张小桌子。这为他在一天开始时与家人交谈提供了空间，收集了有关家庭活动的信息，并分享了前一天的逸事。他还注意到有些家长会在这个区域徘徊着和儿童说再见。此外，他在午睡前使用相同的椅子阅读并与个别儿童依偎在一起。

身 份

我是这个环境中的重要人物吗？学习空间应该提供生活在其中的人的轨迹。提供个人物品的存放地点也是必要的，因为它告诉儿童在家中有价值的东西在学校里也会受到欢迎和尊重。儿童工作和玩耍的图片以及家庭成员和工作人员在家和教室中的图片应展示在教室周围显眼的位置。教学小组记录的档案展示了儿童和教师的工作，为在空间中生活和学习的人提供了解释和证据，激发关于作品和参与者的对话和解释（Dahlberg，2012；Forman & Fyfe，2012；Turner & Krechevsky，2003）。这些文件还传达了理解孩子和他们的工作是很重要的，并增强了他们的自我意识（Project Zero & Reggio Children，2001）。

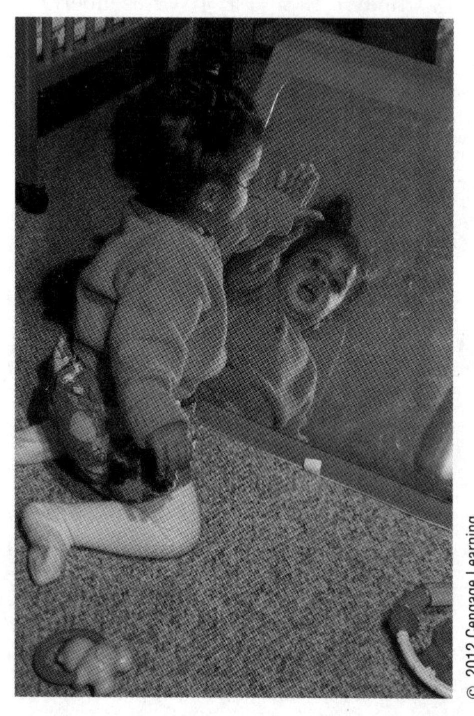

图8-7 镜子还提供有价值的信息，有助于儿童自我认同的发展

不要局限于在教室墙壁上展示儿童、家庭和工作人员的照片或艺术品，空间不应该被认为是限制（Gandini，2012a）。例如，使用操场小屋、入口处的架子、盥洗室墙壁或隔间门展示图片或艺术品，向儿童呈现该空间的重要性，并可提供额外信息以帮助他们建立自己的身份（参见 Wien，Coates，Keating，& Bigelow，2005）。例如，年幼儿童教师使用参与该过程的各个步骤的儿童的图片创建洗手示意图。该图不仅提供了国家监管机构要求张贴的必要信息，还能帮助儿童独立完成这项任务。另一个想法是在教室的重要位置摆放镜子，以便儿童从另一个角度注意到他们的工作或行动（见图 8-7）。

概念化身份的另一种方式是考虑个别儿童思考和参与世界的方式。有些儿童在面对具有挑战性的任务时会坚持不懈，而其他儿童则具有极大的创造力，并以其他人从未考虑过的方式使用材料。儿童，像教师一样，必须培养各种重要的**倾向（disposition）**[①]，良好的环境有助于儿童完成这项持续的任务。教师必须规划环境以支持合作、移情和接纳等社会倾向，以及富有创造性和好奇心、提出问题、解决问题、调查和沟通等智力倾向（Da Ros-Voseles & Fowler-Haughey，2007）。

运 动

我可以自由地活动身体吗？环境需要通过为身体活动和运动提供大量结构化和非结构

① 倾向：经常性、自发性的思考与行动的习惯，代表着关于工作和教育责任的一种特定取向。

化的机会来响应国家运动与体育协会（National Association for Sport and Physical Education，NASPE）的指导方针（见表 8-1）。高品质的环境为大肌肉运动提供了空间，如攀岩、跳舞和表演故事，这种环境也最小化或完全消除限制儿童的设备。例如，游戏围栏不仅限制了儿童的身体，而且在社交和情绪上造成了障碍，使儿童与他人隔绝，抱着儿童比最昂贵的游戏围栏更让儿童感到安全。此外，轮式学步车不能促进婴儿直立行走能力的发展，它们实际上会助长一些坏习惯，如踮脚尖走路。在使用限制儿童（室内或室外）的设备之前，请查阅你所在州和当地的许可规定。

表 8-1　国家运动与体育协会身体活动指南

婴儿指南
a. 婴儿应该在日常的身体活动中与照护者互动，探索运动和环境。
b. 照护者应将婴儿置于鼓励和刺激运动体验的环境中，并在短时间内积极玩耍，一天多次。
c. 婴儿的身体活动应该促进运动技能的发展。
d. 将婴儿置于符合或超过大肌肉活动推荐安全标准的环境中。
e. 那些负责婴儿健康的人有责任了解身体活动的重要性，并应通过提供结构性和非结构性的身体活动的机会来促进运动技能的发展。
学步儿指南
a. 学步儿应该每天应至少进行 30 分钟的结构性的身体活动。
b. 学步儿应该每天至少进行 60 分钟的非结构性的身体活动，每天最多几个小时，除睡觉外每次坐的时间不应该超过 60 分钟。
c. 学步儿应该有足够的机会发展运动技能，这些技能将成为未来运动技能和身体活动的基石。
d. 学步儿应该有机会在室内或室外区域中体验超过符合大肌肉活动推荐标准的环境。
e. 那些负责学步儿健康的人有责任了解体育活动的重要性，并应通过提供结构化和非结构化的身体活动和运动经验的机会来促进运动技能的发展。

资料来源：Reprinted from *Active Start*：A Statement of Physical Activity Guidelines for Children from Birth to Age 5，2nd edition（retrieved September 16，2011 from http：//www.aahperd.org/naspe/standards/nationalGuidelines/ActiveStart.cfm），with permission from the National Association for Sport and Physical Education（NASPE），1900 Association Drive，Reston，VA 20191，www.NASPEinfo.org.

在内部和外部创建多层次空间为儿童探索自己的身体提供了附加方式，成年人应该注意房间的结构如何与他们的教育目标相交叉（Zane，2015）。如窗户、平台和阁楼不仅提供了一个安静的阅读或写作空间，而且还提供了房间及其内部物体的不同视角（Curtis & Carter，2015）。当站在阁楼中，许多学步儿第一次感觉自己高于照护者，从而给他们带来了新的感觉：力量！

记　录

我生命中重要的成年人会经常因我而进行沟通吗？一些教室空间应该专门用于沟通和记录，因为互惠关系建立在儿童生活中成年人之间开放、持续的交流之上（Copple &

Bredekamp，2009）。成年人需要舒适的空间阅读和传递消息、记录观察结果、存储或展示关于每个儿童的文档，如档案袋和教学计划。回到前面“关系”部分提供的例子，教师还会使用他的教室入口作为与家长进行书面交流的地方。在一把椅子旁边，他放了一个篮子，里面装着家庭和学校的日记（见第五章）。此外，他还有一个书架，可以存放所有儿童的档案。桌子为他提供了展示一周内收集记录的空间，并决定将什么添加到档案中或在本教学计划中使用。

感　官

这里的环境温暖宜人吗——是我想在一天中度过 4 ~ 10 个小时的地方吗？环境应该使感官感到愉悦。需要在坚硬与柔软、粗糙与光滑、新奇与熟悉、简单与复杂、安静与嘈杂之间取得平衡（Bergen et al.，2001）。中性或自然色调的家具和墙壁都是首选。儿童给环境带来了丰富的色彩，他们的自然美应该成为焦点，而不是与“嘈杂的背景噪声”竞争。

运用感官原则也包括自然光的使用，尽可能多的依靠自然光为教室提供照明，因为自然光对你和儿童的感官而言没有那么刺眼。但是，如果无法做到这一点，你可以以灯的形式提供额外的照明。把它们放在架子、茶几或地板上，为工作和集会创造一个小空间。避免依赖头顶的日光灯，这种照明往往不那么温暖和热情。

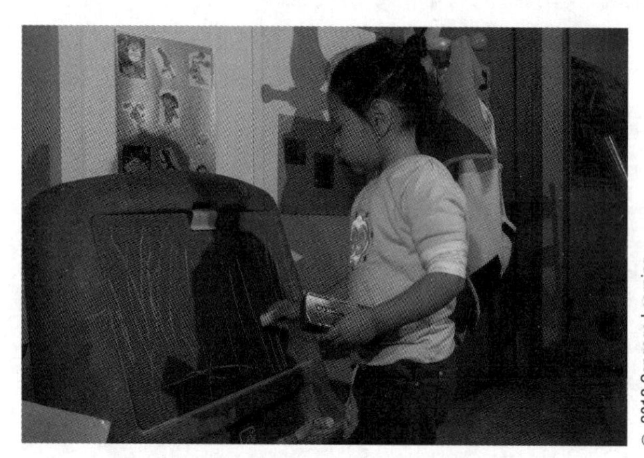

图8-8　适合发展的环境为年幼儿童做出决定和单独做事提供支持

为了提供复杂性和审美乐趣，你可以在环境中囊括绘画、雕塑或图片（Curtis & Carter，2015）。抱枕、无毒盆栽植物、织物也可以用来软化环境和降低天花板的高度。此外，带有香味的花、精油或插件（当然，放在儿童无法触及的范围内）可用于提供令人愉快的氛围。

你还需要为婴幼儿提供探索和学习使用感官的机会（见图 8–8），不能怕弄脏他们。例如，设想一下一个较大的婴儿正在外面的一个小土堆上爬行。她反复轻拍干土，如果你在一个地方倒一些水，看看她有什么反应，她很可能会用手指捏泥，然后开心地傻笑。加水可能会使儿童更脏，但这会增加她体验的内容。

表　达

我可以通过多种方式告诉你我对这个世界的理解和观点吗？儿童需要多种机会来表达他们当前对世界的理解，通过涂色、绘画、戏剧表演、音乐、书写、雕刻或其他任何“一百种语言”来表达思想（New，2003；Edwards et al.，2012）。因此，环境需要为这些目标提供空间和开放式材料。

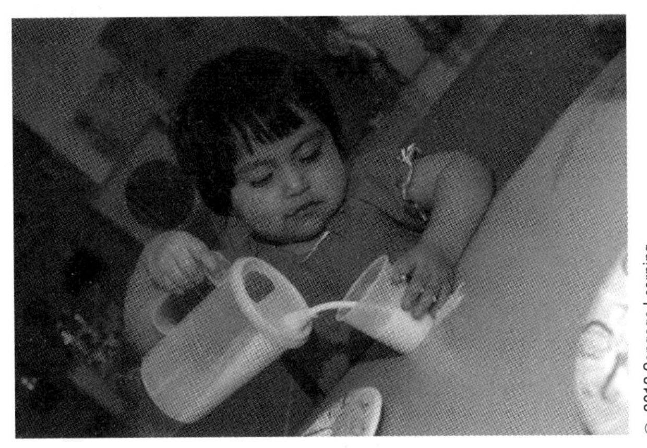

图8-9 独立计划

独 立

我可以自己做事吗？儿童渴望独立（见图8-9），这是社会性情绪自然和健康发展的一个方面。适宜发展的环境支持年幼儿童做出决定、独自做事、解决问题和调节自己的行为（Copple & Bredekamp，2009；Marion & Swim，2007）。谨慎选择摆放材料、用品和学习区域的位置，因为这是促进儿童独立的一种方式。如前所述，在低矮的架子上，将材料和用品摆放在篮子或干净的容器中，可以让儿童在其他人的帮助下选择和清理材料（Isbell & Exelby，2001；Marion，2014）。

精心安排学习区域增强了这种独立性。一位学步儿教师将她的画架放在最靠近水槽的瓷砖地板上。这不仅对她来说更方便，而且还会鼓励儿童承担起清理溢出物或飞溅物的责任。在今年年初，她和儿童讨论了放纸巾和海绵的地方，同时协助他们清理颜料。很快，许多儿童都在清理自己的区域，甚至没有告知她。

探 索

我可以找到有趣的东西来仔细研究和学习吗？正如“感官”部分所述，环境需要平衡新奇与熟悉的材料，允许学习者不断探索并保持热情。提供的独特的用来探索、检验和学习的材料并不一定非常昂贵。将熟悉的材料摆放在一个新的位置或展示是一种让人重新产生兴趣的技能。培养婴幼儿兴趣的另一种方法是给他们提供可以探索和研究的来自大自然的宝藏或物品（McHenry & Buerk，2008），岩石、羽毛、花朵、树枝以及闪闪发光的东西都值得研究（Curtis & Carter，2015）。此外，在美学上令人愉悦的装置或容器中提供可回收或发现的材料会激发儿童以新的方式思考它们（Topal & Gandini，1999）。目的是帮助儿童“在平凡中发现不平凡”（L.Gandini 个人通讯，2001.1.26）。当然，请记得仔细检查每一件物品或材料的锋利边缘等，以确保它对婴幼儿是安全的。如果某个物品存在窒息危险，请勿让学步儿在无人监护时使用（请参阅本章后面的“选择设备和材料”部分）。在进入环境设计的最后一个视角之前，表8-2概括了前两个视角的主要组成部分：教师和儿童。

阅读检查站

在继续阅读之前，请确保你可以回答目前材料讨论的以下问题：

1. 为什么在设计学习环境时考虑儿童的视角很重要？

2. 教师可以做些什么来确保他们的环境适合每个儿童的发展和学习？

表 8–2 透视环境设计的关键方面

教师的视角	学习区域 真实物品与开放式材料 独立与依赖 空间使用 脏乱与干净 嘈杂与安静 平静、安全的学习环境 新奇与熟悉 路径与边界 基本需求 进食与盥洗 睡眠、安抚与游戏
儿童的视角	透明度 灵活性 关系 身份 运动 记录 感官 表达 独立 探索

社会的视角

本节重点关注有利于社会发展的环境决策。换言之，要求你考虑在教育环境中与婴幼儿一起工作时，如何做到“绿色环保”或“减少碳排放”。教师要考虑的一些变化似乎非常微小，而另一些变化似乎不仅仅是教师单独能够做的事情。每位教师都按照自己的进度做出改变。但是，我们每个人都应该考虑自己可以做些什么，以便在我们今天的合作在婴幼儿的未来世界中产生长期的影响。如果我们不勇往直前，不尽一己之力，我们就有可能永久地把地球的气候往负面方向改变（Sivertsen & Sivertsen，2008）。

改变教室环境

教师可以采取许多措施将他们的学习环境（即室内和室外）建立成一个环保的环境。减少教室能源消耗的一个建议是将 CD 播放机、微波炉和计算机等设备插入一个或两个插排中，在一天活动结束时关闭电源。另一个想法是在白天使用自然光照亮教室，前面提到这不仅对环境有利，而且对儿童也有好处。泰勒（Taylor，2008）提供的证据表明，在使用自然光的绿色学校中，年龄较大的儿童能更好地集中注意力。这一发现的逻辑延伸是婴幼儿在自然光下也能更好地学习和成长。当需要额外的光源时，请使用带有紧凑型荧光灯泡的灯。由于紧凑型荧光灯泡有各种各样的光谱，请尝试几种不同的类型，直到找到你喜欢的颜色。一些紧凑型荧光灯泡发出类似于老式白炽灯泡的暖光，因此它们在环境中更令人愉悦。此外，你可以考虑在教室的特定区域使用发光二极管诸如绳索灯提供少量的光。读书角的绳索灯可在阴天提供额外的光，使该区域让人感到温暖和舒适。

之前讨论过植物是一种软化环境的方法。它们也可以作为一种改善空气质量的方法被纳入环境中，植物会自然清洁我们呼吸的空气。此外，如果你选择开花植物或草本植物，它们可以散发出令人愉悦的芳香。

教师还可以决定如何在学习环境中创建回收区域。在婴儿教室中，请根据你使用物品的方式创建空间。例如，你可以最方便地并排放置三个容器：一个放垃圾，一个放塑料物品（例如，婴儿湿巾或婴儿食品容器），一个放玻璃物品（例如，婴儿食品罐）。靠近电话和文档区域的小容器，用于存放再生纸以便书写笔记。在学步儿教室，可建立一个回收容器的区域，学步儿可以独立或在监护下使用。例如，你可以在艺术中心放置一个盒子来收集可以重复使用的纸张，帮助学步儿学会区分可重复使用的纸张和应该在其他区域回收的纸张。在其他时候，引导学步儿把要回收的物品放在适当的地方。

与家庭和社区的联系

学步儿班级中有一小部分家庭对“绿色”更感兴趣。他们想在建筑物南面的土地上创建一个社区花园。这块土地归中心所有，但目前没有以任何有意义的方式使用，你如何支持这些家庭以这种方式使用土地呢？你会与他们分享哪些关于年幼儿童户外体验重要性的信息？在你的社区中，你还可通过谁获得信息？这个项目对家庭、中心和更大的社区有什么好处？

改变课程

许多儿童在完全从杂货店购买食物的家庭中长大，在那里，户外被视为危险的地方。作为教育工作者，我们有责任帮助他们建立安全感，并帮助他们和自然建立恰当的联系。然而，通过与大自然接触，我们还可以学到更多东西（参见 Honig，2015；Nelson，2012；Rivkin，Schein，2014）。尼莫（Nimmo）和哈利特（Hallet）（2008）认为种植和照料花圃会教给儿童在自然和社会中“玩耍和探究、安全地冒险、建立关系以及更深入地理解多样性”的知识（p.1）。相关地，其他学者提出，人一生的健康饮食习惯可以通过教儿童园艺来培养（Kalich，Bauer，& Mcpartlin，2009）。因此，教师必须有意识地将与自然接触的机会纳入他们的课程中（见第九章）。

婴幼儿探索他们的世界，并努力了解世界以及自身在世界中的作用。如前所述，解决他们对自然世界兴趣的一种方式是为探索自然创造室内外空间。然而，关于环境的教学不仅仅是提供从大自然中挑选的物品，儿童还需要持续不断的、有意义的经验。为了说明这一点，你可以在户外的学习空间里种植一个花圃来吸引蝴蝶。你可以把放大镜放在外面，让儿童将其和纸、铅笔一起使用来记录他们的观察结果。随着时间的推移，这些经历将使儿童有机会谈论他们所看到的内容，建立假设并寻找答案。例如，如果学步儿注意到蝴蝶每天早上都会飞回花圃，你可以问："蝴蝶晚上去哪里了？"你们可以通过一起观察或查阅书本来寻找答案。

学步儿对事物如何成长也很感兴趣。他们将自己的认知与个人经历联系起来，以解释他们对生物变化的观察。出于这种兴趣，种植菜园对于学步儿来说是特别有吸引力的体验。你可以在学步儿的帮助下来种植儿童熟悉的水果和蔬菜。鼓励他们协助照料作物、收获作物，准备、烹饪以及食用它们。学步儿以一种原始的方式理解他们吃东西是为了成长，你也可以帮助他们了解这些食物。为了扩展这种思维并进一步改变环境，你可以将他们的点心和午餐剩余的食物一起堆肥来使土壤更加肥沃。因此，儿童将会发现他们可以在帮助维持环境方面发挥积极作用（Honig，2015）。然而，更重要的是，学会照顾植物和环境是培养关怀倾向的一部分（Noddings，2005），并且人的心灵和环境是密不可分的。

伙伴关系和宣传

如果不与家庭成员、同事、管理者和/或许可机构建立伙伴关系，教师就无法解决一些更大的环境问题。例如，不需要回收单独的婴儿食品罐，而是可以在中心式或家庭式托育机构的厨房中制作婴儿食品。只要有可能，你应该在当地超市购买水果和蔬菜，或者直接在当地农贸市场或从农民那里购买新鲜的水果和蔬菜（Marriott，2008；Taylor，2008）。在将食物分发给儿童之前，如有必要需清洗、烹饪和捣碎食物。让儿童参与这个过程也会增强他们吃"劳动成果"的欲望，如果你把新的蔬菜介绍给一群学步儿，这可能是一种真正的好处。当你需要从冷冻蔬菜开始时，你可以快速解冻一份豌豆，例如，从更大的包装中拿一部分出来、煮熟，然后将它们捣碎。这种做法不仅可以为婴儿提供更好的营养，而且可以消除回收瓶子的需要。

另一个选择是让儿童照护中心减少对一次性餐巾、纸巾和婴儿湿巾的依赖。在婴儿/学步儿的教室里，每天都会产生大量的浪费。教师可以思考如何改进他们的一些做法以消除浪费。为了说明这一点，试想一下，如果你在午餐时换成餐布会节省多少纸张。此外，点心或午餐时间后，与其用纸质品来为儿童清洁，不如用湿润的毛巾擦拭皮肤。这也可能成为午睡前开始舒缓、镇静的过程。当纸制品不能被完全替代时，可以购买、使用再生材料制造的产品，如办公用纸、厕纸和纸巾。

想想每次换尿布时所产生的浪费。鉴于布尿布与一次性尿布之间尚未解决的争议，如果一个家庭想要使用布尿布，你应该尽一切努力支持这个决定。请咨询当地的有关部门，了解应该遵循的具体程序。除此之外，还有其他方法可以减少使用尿不湿。当婴儿刚刚尿湿时，最好用蘸有温水的毛巾清洁婴儿的皮肤。你可以在尿布桶旁边放一个有盖的盛衣篮，并像处理弄脏的布尿布一样处理毛巾。然后，在每天结束时清洗，以便它们可以重复使用。

中心式或家庭式托育机构应考虑与其许可代表交谈，以找到减少使用刺激性化学品的方法。根据泰勒（2008）的研究，当医院使用绿色清洁产品时，患者恢复得更快，住院时间更短。让婴幼儿使用粗糙的清洁产品来消毒表面似乎不是最佳选择，但这似乎是合乎逻辑的。（泰勒还提供了一份被认为是环保的清洁产品清单）此外，重要的是要记住，用肥皂和温水洗手是防止细菌传播的最好方法。最近的动物研究表明抗菌肥皂会改变激素调节，因此应避免给年幼的孩子使用抗菌肥皂。虽然该产品对人体的影响正在调查中，食品和药物管理局（Food and Drug Administration，FDA）并没有建议该产品从市场上下架，但该机构明确表示，他们有有限的证据表明，抗菌肥皂比普通肥皂和水更有益（美国食品和药物管理局，2010）。

本节提供了一些方法来开始思考教师和项目如何“走向绿色”，为下一代建立一个更加可持续发展的社会。表 8–3 列出了可能对环境产生更大积极影响的建议。

环境永远不应被视为“完成”或“完整”的。你应经常（至少每月一次）思考本章的主要问题：“教师如何创建有利于儿童最佳发展的有意义的学习环境？”定期反思物理环境对儿童发展和学习的影响，反之亦然，因为答案是不断变化的。教师必须不断评估和回应年幼儿童不断变化的发展需要和兴趣。

阅读检查站

在继续阅读之前，请确保你可以回答目前材料讨论的以下问题：

1. 教师可以在教室中做的“走向绿色”的三件事情是什么？

2. 比较教师、孩子和社会对环境设计的看法。它们有何相似和不同？

表 8–3　“走向绿色”的变化对环境产生积极影响

利用太阳能或风能提供部分电力需求。研究在州和联邦层面上可得到的折扣和激励措施。
向当地公用事业公司申请能源审计。尽可能多地采纳建议。例如，安装可编程恒温器以减少夜间建筑的加热 / 冷却。
加入采购小组，与其他中心式或家庭式托育机构供应者一起购买纸张、食品和散装设备。
与家庭和当地企业建立伙伴关系，回收儿童可以以独特方式使用的无害的“美丽物件”。

设备和材料选择

早期教育工作者必须根据儿童的需要和能力，仔细选择提供给儿童的设备和材料（见表 8–4）。例如，对于年幼的婴儿，你应该有一把可供喂养他的高脚椅，能够熟练独立坐着的婴儿可以坐在桌子旁的低矮椅子上。根据你对儿童的观察选择要使用的材料，以支持他们的个人需要和兴趣（见表 8-5）。例如，凯特正在探索同伴关系，如果有一个能让她和其他人一起玩的玩具，她将得到成长，如一个橡皮球。当阿德里安娜感到不安时，她可能需要一个柔软、可爱的玩具陪她独处，如泰迪熊。马南德拉正试图表达复杂的想法，所以黏土对她来说将是一个很好的开放式材料。

表 8-4 婴幼儿的基本设备

照护服务机构的教室	家庭式照护服务
	室 内
进 食	
高脚椅	低矮的椅子和桌子
	厨房和餐厅的加高座位的椅子
低矮的椅子和桌子	厨房和餐桌
睡 眠	
摇椅	摇椅
婴儿床	婴儿床
简易小床	家里的床和沙发上都铺着儿童睡觉用的床单和毯子
盥 洗	
可调节水槽和洗手用品	在卫生间没有换洗的尿布台或洗手台空间
独立的蹲便盆	尿布，洗手、储存用品
储存用品	
马桶适配器	马桶适配器
台阶（如果使用水槽时需要）	台阶（如果使用水槽时需要）
储 存	
衣帽架	门口的衣帽架
架子：玩具、书	在家庭活动室、客厅和 / 或卧室的特定书架上，为儿童存放书籍和玩具
记 录	
公告板	软木墙壁和冰箱门空间可展示艺术品
记录表、计算器	表格、计算器、抽屉
	户 外
攀爬结构	
木材、瓷砖、橡胶轮胎、台阶、系绳	橡胶轮胎、台阶、系绳
容 器	
沙盘或沙箱	装沙子和水的大塑料盘或塑料桶
水桌	

表 8-5　设备和材料的类型

柔软的	坚硬的
玩偶 布和软塑料娃娃 戏剧衣服 垫子和地毯 布或泡沫碎片 丝带或纱线 填充动物玩具 橡胶或海绵球	积木 硬塑料娃娃 汽车、卡车 纸板 木块 塑料瓶 砂纸 金属罐
开放的	**封闭 / 真实的材料**
黏土 积木 水 沙子	叠加环 拉链 纽扣 / 扣眼 有盖子的容器
简单的	**复杂的**
整块的拼图 洋娃娃	木头积木 洋娃娃服饰
高流动能力的	**低流动能力的**
自行车 玩具汽车、卡车 婴儿车、童车	水 幻灯片 书

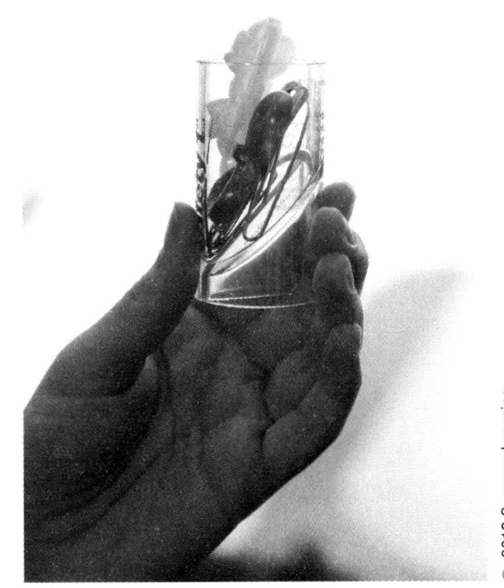

图8-10　许多州要求在所有儿童照护服务机构都要有一个节流管

材料和设备的选择必须特别小心，因为非常年幼的儿童会对他们触摸的所有东西进行严格的检验：他们会尽可能地咬、捏、打、扔、猛摔、砸和撕扯。在他们的探索中，他们专注于行动，而不是一开始就考虑后果。因此，照护者必须注意只提供能够安全地经受儿童多次使用的材料和设备。

任何照护服务机构在购买设备时，请考虑购买节流管（choke tube）[①]，许多州都要求使用它（见图 8–10），松散的玩具碎片从设备的开口掉落，如果碎片穿过管子，它们则被认为存在可能被儿童吞咽的危害，只有在学步儿受到持续照看时才能被丢弃或使用。作为常规学习环境的一部分，应向儿童提供比节流管开口大的玩具零件。换言之，没有窒息危险的物品可以放在架子上，让儿童独立选择。

① 节流管：用于确定儿童玩具安全尺寸的塑料管。

适合年龄的材料

在购买材料时，请注意所提供的年龄分类并非适合每一个儿童。这就提出了年龄和个体适宜性之间的关键区别，基于她拥有的发展技能，适合许多其他婴儿的物品可能不适合你照护中的特定婴儿。照护者必须确定某件物品何时适合特定儿童。

选择适当的设备和材料涉及成本效益分析。为了确定一种产品是否具有成本效益，请分析每种产品的以下因素。

- 促进发展的领域
- 可适用于的儿童年龄
- 儿童使用时调用的感官数量
- 可以使用的方式数量
- 安全因素
- 结构化材料的类型、质量和耐用性

表 8–6 提供了一个决定是否购买木制电话的案例。木制电话在评估中被认为可以支持两个发展领域：社会性和认知。当项目目标强调儿童的整体发展时，需要各种促进身体、情绪、社会性和认知发展的物品。一些材料吸引特定年龄段的兴趣，该电话适用年龄范围较广，因而比有年龄范围限制的材料更好。

表 8-6 设备或材料分析指南（木制电话）

分 析	
促进发展	木制电话（案例）
身体	
情绪	
社会性	×
认知	×
年龄段	
0 ~ 6 个月	
6 ~ 12 个月	
12 ~ 18 个月	×
18 ~ 24 个月	×
24 ~ 30 个月	×
30 ~ 36 个月	×
感官吸引	
看	
听	×
触	×
尝	
闻	

续 表

使用方式数量	
单一	×
灵活	
安全因素	
无毒的	×
坚固的	×
没有锋利的边缘	×
构 造	
材料	
织物	
纸	
纸板	
橡胶	
塑料	
木头	×
金属	
质量	
一般	
良好	
卓越	×
耐用性	
一般	
良好	
卓越	×
成本（美元）	
商品	$15.00
自制	
评价：	

注：× 表示具备这样的特征

因为婴幼儿通过感官与周围环境互动，所以他们需要刺激感官的物品。不同年龄的儿童以不同的方式运用他们的感官。在生命的最初几个月，婴儿看到很多东西并且需要激发他们兴趣去看的物品。他们还不能控制自己的手和手指，因此触摸仅限于碰撞、敲击以及最终抓握。他们需要有限数量和类型的物品来刺激触觉。然而，18 个月大的儿童能积极地调用他们所有的感官，所以他们需要更多的物品来刺激他们的每一种感官。那木质电话可以带来多少种感官刺激？

有些设备和材料的使用方式单一，其他的有多种灵活的用途（参见前面章节中关于开放式材料与真实物品的讨论）。儿童和照护者可以通过各种方式调节和适应开放式材料以促进发展。单一方式使用材料，如案例中的木制电话，本身既不好也不坏，但它有可能成本很高。

分析材料和设备的构造方式非常重要，它们的组成以及它们以何种方式组合将决定它们的耐用性，这反过来将决定该物品是否可以达成其在计划中的目的。构造不良的物品散架会令孩子感到沮丧，它们常常不太安全且造价高昂。高品质、木质结构的电话应该可以使用很多年。

设备和材料的成本已经变成天文数字，因此，在大多数项目中，决策者必须判定他们可以购买哪些商业产品以及他们可以自己制作哪些物品。

自制材料

自制物品应在结构、耐用性和安全性方面达到高标准。我们制作的物品可以比商业准备的物品更加个性化，激发儿童对这个项目的兴趣和发展。例如，使用每个儿童用硬纸板制作的彩色照片来标识存放物品的空间将比商业化生产的标签更能吸引儿童。如赫尔（Herr）和斯威姆以及米勒（Miller）和吉布斯（Gibbs）解释这些资源可如何用于制作自制材料（2002）。此外，本文的第三部分包括自制材料的想法。

从父母、朋友、社区企业和工业中孜孜不倦地寻找免费和廉价的材料可以大大降低自制物品的成本。圣路易斯教师回收中心（St. Louis Teachers' Recycle Center）是一个组织，它开发了一个非常有创意和有益的支持系统，以帮助照护服务项目找到和使用废弃材料。该组织设有废弃或过剩工业材料回收中心，教师、家长和青年团体可以免费或以很小一部分费用使用该回收中心的材料为儿童提供学习活动。为了满足需求，他们有一个流动的回收中心来运送材料或在教育活动中展示它们。

阅读检查站

在继续阅读之前，请确保你可以回答目前材料讨论的以下问题：

1. 照护者如何确定某件设备或材料在项目中是否有用？
2. 列举照顾者在为婴幼儿挑选玩具和设备时必须考虑的安全因素。
3. 描述一件玩具或设备对一个孩子来说安全，而对另一个孩子不安全的例子。

保护儿童的健康和安全

所有早期教育项目都必须制定明确的政策和程序，以保护儿童的健康和安全。照护服务项目应成为家庭效仿的榜样。这些政策应该从儿童的角度进行深思熟虑和设计，并将预防作为健康和安全的根本原则。

需要根据以下问题确定政策。

- 对儿童、家庭和工作人员给予尊重的照护和待遇
- 儿童记录的保密性

· 检查和预防虐待儿童
· 紧急护理和员工培训
· 传染病
· 为儿童和员工保留最新的医疗记录和档案

紧急程序

每个项目都应制定适当的政策和程序并定期实施，以确保在该地区发生常见的自然灾害（如飓风、龙卷风）以及火灾时能够立即有效地满足儿童的需要。紧急号码、疏散路线和确定的集合地点应及时更新，并张贴在方便工作人员查看的地方。

在紧急情况下需要使用的材料或用品，如灭火器，需要安排在人员可接触到的位置，并定期进行测试以确保它们处于正常的工作状态。此外，你应该和儿童进行安全疏散演习。许多州许可法规要求进行定时消防演习并按月记录。你应与儿童谈论你们可能需要快速离开建筑物的时间。但要小心，不要吓唬他们。告知警报器或信号可能会很大声，会伤害儿童的耳朵。在消防演习时，请提前告知儿童以尽量减少恐惧感。如果有还不会走路的儿童，请选择一个可以通过门口的婴儿床，装上结实耐用的车轮，并在上面放置一个特殊符号。当你需要撤离时，将不会走路的儿童放在这个特殊的婴儿床上，然后把它推到外面。如果有学步儿，请牵着他的手，平静地交谈，尽快将学步儿撤离建筑物并带到指定地点。

免疫计划

免疫方案政策应反映适当的国家许可机构规定的要求。图 8-11 中的免疫计划表来自美国儿科学会（American Academy of Pediatrics），可以为年幼儿童提供免疫接种的通用指南。

可能患有严重疾病的迹象和症状

为儿童提供照护的每个中心或家庭项目都必须制定识别和应对疾病和传染病的政策和程序。教师应仔细观察有严重疾病的迹象，如发烧、咳嗽、气喘或呼吸困难，呕吐、腹泻或皮疹。

出现上述任何症状或表现出与上述任何一种症状有关的异常行为的儿童应被转介到指定的隔离场所，在那里照顾他们，直到家人来接走他们。考虑到某些疾病具有传染性，项目必须向其他家庭以及当地卫生部门报告儿童已经接触了这些疾病。

急 救

急救是指对不危及生命的伤害和疾病进行治疗。在事件发生之前，项目必须有适当的

Recommended Immunization Schedule for Persons Aged 0 Through 6 Years—United States • 2009

For those who fall behind or start late, see the catch-up schedule

Vaccine ▼ Age ▶	Birth	1 month	2 months	4 months	6 months	12 months	15 months	18 months	19–23 months	2–3 years	4–6 years
Hepatitis B[1]	HepB	HepB	→	see footnote 1	HepB	→	→	→			
Rotavirus[2]			RV	RV	*RV*[2]						
Diphtheria, Tetanus, Pertussis[3]			DTaP	DTaP	DTaP	see footnote 3	DTaP	→			DTaP
Haemophilus influenzae type b[4]			Hib	Hib	*Hib*[4]	Hib	→				
Pneumococcal[5]			PCV	PCV	PCV	PCV	→			PPSV	→
Inactivated Poliovirus			IPV	IPV	IPV	→	→	→			IPV
Influenza[6]					Influenza (Yearly)	→	→	→	→	→	→
Measles, Mumps, Rubella[7]						MMR	→		see footnote 7		MMR
Varicella[8]						Varicella	→		see footnote 8		Varicella
Hepatitis A[9]						HepA (2 doses)	→	→	→	HepA Series	→
Meningococcal[10]										MCV	→

Range of recommended ages (shaded grey)

Certain high-risk groups (shaded black: PPSV, HepA Series, MCV)

This schedule indicates the recommended ages for routine administration of currently licensed vaccines, as of December 1, 2008, for children aged 0 through 6 years. Any dose not administered at the recommended age should be administered at a subsequent visit, when indicated and feasible. Licensed combination vaccines may be used whenever any component of the combination is indicated and other components are not contraindicated and if approved by the Food and Drug Administration for that dose of the series. Providers should consult the relevant Advisory Committee on Immunization Practices statement for detailed recommendations, including high-risk conditions: http://www.cdc.gov/vaccines/pubs/acip-list.htm. Clinically significant adverse events that follow immunization should be reported to the Vaccine Adverse Event Reporting System (VAERS). Guidance about how to obtain and complete a VAERS form is available at http://www.vaers.hhs.gov or by telephone, 800-822-7967.

1. Hepatitis B vaccine (HepB). ***(Minimum age: birth)***

At birth:

- Administer monovalent HepB to all newborns before hospital discharge.
- If mother is hepatitis B surface antigen (HBsAg)-positive, administer HepB and 0.5 mL of hepatitis B immune globulin (HBIG) within 12 hours of birth.
- If mother's HBsAg status is unknown, administer HepB within 12 hours of birth. Determine mother's HBsAg status as soon as possible and, if HBsAg-positive, administer HBIG (no later than age 1 week).

After the birth dose:

- The HepB series should be completed with either monovalent HepB or a combination vaccine containing HepB. The second dose should be administered at age 1 or 2 months. The final dose should be administered no earlier than age 24 weeks.
- Infants born to HBsAg-positive mothers should be tested for HBsAg and antibody to HBsAg (anti-HBs) after completion of at least 3 doses of the HepB series, at age 9 through 18 months (generally at the next well-child visit).

4-month dose:

- Administration of 4 doses of HepB to infants is permissible when combination vaccines containing HepB are administered after the birth dose.

2. Rotavirus vaccine (RV). ***(Minimum age: 6 weeks)***

- Administer the first dose at age 6 through 14 weeks (maximum age: 14 weeks 6 days). Vaccination should not be initiated for infants aged 15 weeks or older (i.e., 15 weeks 0 days or older).
- Administer the final dose in the series by age 8 months 0 days.
- If Rotarix® is administered at ages 2 and 4 months, a dose at 6 months is not indicated.

3. Diphtheria and tetanus toxoids and acellular pertussis vaccine (DTaP). ***(Minimum age: 6 weeks)***

- The fourth dose may be administered as early as age 12 months, provided at least 6 months have elapsed since the third dose.
- Administer the final dose in the series at age 4 through 6 years.

4. *Haemophilus influenzae* type b conjugate vaccine (Hib). ***(Minimum age: 6 weeks)***

- If PRP-OMP (PedvaxHIB® or Comvax® [HepB-Hib]) is administered at ages 2 and 4 months, a dose at age 6 months is not indicated.
- TriHiBit® (DTaP/Hib) should not be used for doses at ages 2, 4, or 6 months but can be used as the final dose in children aged 12 months or older.

5. Pneumococcal vaccine. ***(Minimum age: 6 weeks for pneumococcal conjugate vaccine [PCV]; 2 years for pneumococcal polysaccharide vaccine [PPSV])***

- PCV is recommended for all children aged younger than 5 years. Administer 1 dose of PCV to all healthy children aged 24 through 59 months who are not completely vaccinated for their age.
- Administer PPSV to children aged 2 years or older with certain underlying medical conditions (see *MMWR* 2000;49(No. RR-9)), including a cochlear implant.

6. Influenza vaccine. ***(Minimum age: 6 months for trivalent inactivated influenza vaccine [TIV]; 2 years for live, attenuated influenza vaccine [LAIV])***

Administer annually to children aged 6 months through 18 years.

- For healthy nonpregnant persons (i.e., those who do not have underlying medical conditions that predispose them to influenza complications) aged 2 through 49 years, either LAIV or TIV may be used.
- Children receiving TIV should receive 0.25 mL if aged 6 through 35 months or 0.5 mL if aged 3 years or older.
- Administer 2 doses (separated by at least 4 weeks) to children aged younger than 9 years who are receiving influenza vaccine for the first time or who were vaccinated for the first time during the previous influenza season but only received 1 dose.

7. Measles, mumps, and rubella vaccine (MMR). ***(Minimum age: 12 months)***

- Administer the second dose at age 4 through 6 years. However, the second dose may be administered before age 4, provided at least 28 days have elapsed since the first dose.

8. Varicella vaccine. ***(Minimum age: 12 months)***

- Administer the second dose at age 4 through 6 years. However, the second dose may be administered before age 4, provided at least 3 months have elapsed since the first dose.
- For children aged 12 months through 12 years the minimum interval between doses is 3 months. However, if the second dose was administered at least 28 days after the first dose, it can be accepted as valid.

9. Hepatitis A vaccine (HepA). ***(Minimum age: 12 months)***

- Administer to all children aged 1 year (i.e., aged 12 through 23 months). Administer 2 doses at least 6 months apart.
- Children not fully vaccinated by age 2 years can be vaccinated at subsequent visits.
- HepA also is recommended for children older than 1 year who live in areas where vaccination programs target older children or who are at increased risk of infection. See *MMWR* 2006;55(No. RR-7).

10. Meningococcal vaccine. ***(Minimum age: 2 years for meningococcal conjugate vaccine [MCV] and for meningococcal polysaccharide vaccine [MPSV])***

- Administer MCV to children aged 2 through 10 years with terminal complement component deficiency, anatomic or functional asplenia, and certain other high-risk groups. See *MMWR* 2005;54(No. RR-7).
- Persons who received MPSV 3 or more years previously and who remain at increased risk for meningococcal disease should be revaccinated with MCV.

The Recommended Immunization Schedules for Persons Aged 0 Through 18 Years are approved by the Advisory Committee on Immunization Practices (www.cdc.gov/vaccines/recs/acip), the American Academy of Pediatrics (http://www.aap.org), and the American Academy of Family Physicians (http://www.aafp.org).

DEPARTMENT OF HEALTH AND HUMAN SERVICES • CENTERS FOR DISEASE CONTROL AND PREVENTION

Department of Health and Human Services - Centers for Disease Control and Prevention

CS103164

图8–11　推荐免疫接种时间表

政策和程序，以使成年人做好准备。例如，项目需要为所有儿童保留一份完整的紧急照护许可表格，允许紧急医疗人员在情况需要时采取急救措施。此外，所有教师和项目人员（例如，管理人员、保洁人员和厨师）都应接受急救、通用预防和心肺复苏（cardiopulmonary resuscitation，CPR）方面的教育，并使他们的认证保持最新。因此，急救程序应该以大家熟悉的原则为基础。在紧急情况下采取以下步骤：

（1）呼叫紧急医疗援助（在大多数地区拨打 911）以应对任何伤害或疾病，这需要的不仅仅是简单的急救。

（2）保持冷静并控制局面。

（3）一直留在儿童身边。如有必要，请另一位成年人帮忙。

（4）在确定受伤或生病的程度之前，不要让儿童动。如果有疑问，请让儿童待在原地，等待紧急医疗救助。

（5）快速评估儿童的状况，特别注意开放的气道、呼吸和循环。

（6）认真规划和管理适当的急救措施。

（7）不要服用任何药物，除非医生开这些药物是为了在某些危及生命的紧急情况下挽救生命。

（8）在适当的表格上记录有关意外的全部事实和接受的治疗；提供一份副本给儿童的家长，一份保留在儿童的档案中。

急救箱应该是可见的，教师可以很容易拿到，但不要让儿童接触。所有室内和室外环境都应该提供急救箱。如果操场很大，你应该考虑放两个急救箱，以便更容易获取。急救箱中的东西应反映你所在州的许可规定，但可能包括以下内容。

胶布	各种尺寸的绷带
棉花球	纱布，1 英尺和 2 英尺宽
手电筒	无菌纱布垫，2 英尺 ×2 英尺　4 英尺 ×4 英尺
乳胶手套	速溶冰袋或塑料袋
钝剪刀	镊子
氨水	夹板
压舌板	急救书

通用预防措施

在照护环境中，体液周围的每个人都必须了解和使用通用预防措施（universal precaution）①。每一位照护者都要负责接受必要的培训和继续教育以了解当前的政策。通用预防措施是一套防止接触体液的程序。人类排泄物（尿液、粪便和津液、唾液、鼻腔分泌物、组织和损伤分泌物、眼睛分泌物和血液）中可能含有传染性细菌。由于许多感染者携带的传染性疾病没有症状，而且许多人在出现症状之前就具有传染性，因此每个人都必须通过例行的卫生和消毒程序来保护自己及其所服务的儿童，防止潜在的疾病传播。

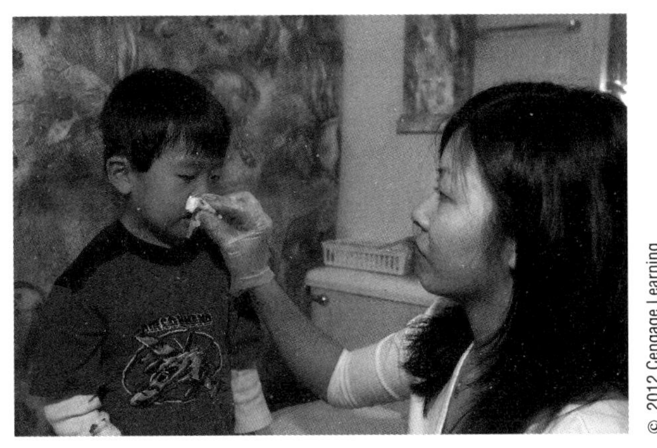

图8-12　每次有体液时都必须戴医用手套

每次有体液时，如换尿布或控制流鼻血时，都必须戴上医用手套（见图 8-12）。

① 通用预防措施：医学术语，指在身体护理过程中，为保证病人和医护人员的健康和安全而采取的一系列标准程序。

血浆和血清中都含有血液污染物，如乙型肝炎，这会对健康构成实质性的威胁。其他体液，如唾液，也可能对健康造成危害。处理体液——尿液、粪便、血液、唾液、鼻涕、眼睛分泌物和组织排泄物，戴上医用手套后程序如下：

（1）对于呕吐物、尿液、粪便、血液和 / 或含血液等体液的溢出处理：任何有可能与物质接触的污染物（例如地板、桌面、玩具、尿布台）应彻底清洁和消毒，即使污染物是肉眼看不见的。清洁受污染的表面时，将 1/4 杯液氯漂白剂加入 1 加仑自来水中。即使该区域看起来很干净，任何参与清理受污染表面的人也都必须戴手套，以保护自己免受疾病的侵害。

（2）被血液污染的材料和尿布应放在系紧的塑料袋中，并贴上标签。

（3）应清洁拖把，用消毒液冲洗，尽可能拧干，然后悬挂晾干。

（4）取下手套后，按照洗手步骤为自己和儿童洗手（见第九章）。

（5）由于儿童经常将接触到的物体放入嘴中，玩具和所有设备应定期消毒和杀菌。儿童不换尿布的房间应该每周打扫一次。例如，每个儿童的个人护理和卫生用品应让父母每周带回家清洁一次，婴儿床床垫应至少每周清洗一次。体温计、奶嘴等应在下一次使用之前进行消毒。

重要的是要认识到，如果不是每个人都遵守，那么制定通用预防措施的政策和程序可能会效果不好。阿尔康和科尔（Alkon，& Cole，2012）发现，在他们的样本中，照护服务提供者在洗手、清洁和消毒柜方面符合国家卫生和安全标准的程度最低。每个照护服务项目的工作人员都必须认识到这些政策和程序的真正价值在于保护个人。正如下一节将讨论的那样，成人感染传染性疾病的风险可能比儿童从我们这里感染传染病的风险更高。

人类免疫缺陷病毒（HIV）感染

这种感染会攻击并破坏白细胞，使人更容易患病。获得性免疫缺陷综合征（Acquired Immune Deficiency Syndrome，AIDS）是艾滋病毒感染（HIV infection）[①] 的最后阶段。世界上任何地方的儿童照护都没有报告通过偶然接触传播的案例（全国儿童保育网络，2014）。艾滋病毒阳性的成年人可能会照顾儿童。然而，由于照护服务机构所代表的高传染性环境，艾滋病毒照护者面临极大的风险。

应警告被艾滋病毒感染的儿童的父母不要接触麻疹和水痘等传染病。儿童的儿科医生可能会采取特殊预防措施来保护他们。与任何其他儿童一样，在每次溢血事件或可能接触血液的事件中都要采取通用预防措施。

运动场安全

国家运动场安全计划（National Program for Playground Safety，NPPS）为教师提供资源，

① 艾滋病毒感染：攻击白细胞并通过开放性溃疡或其他体液来源传播的免疫性疾病。

帮助他们保护儿童在运动场的安全。当教师使用 S.A.F.E. 时，他们负有保护儿童安全的责任（NPPS，2015）。S.A.F.E. 代表：

（1）监督（Supervision）。这并不意味着袖手旁观，教师应积极参与婴幼儿的学习经验以支持他们的游戏，必要时提供重新定向，防止受伤。

（2）年龄适宜性（Age-appropriate）。所有设备的设计应适合使用它的儿童的年龄。例如，滑梯或攀爬架的台阶应根据儿童的腿长以适当的距离间隔开。当然，仅仅因为它适合年龄并不意味着它是适合个人的，必要时教师要提供额外监护。

（3）跌落表面（Fall surface）。美国儿科学会（American Academy of Pediatrics）、美国公共卫生协会（American Public Health Association）和国家儿童保育健康与安全资源中心（National Resource Center for Health and Safety in Child Care）（2011）认为建设更安全的运动场应做出以下调整：将攀爬结构放置在离地面较近的地方（对特定的儿童每年增加 1 英尺）；将它们安装在 9 ~ 12 英寸的原始、减震材料上，如豆砾石或树皮。每个儿童都有足够的空间在任何时间使用运动场（数量取决于儿童的年龄），以便将所有设备放置在远离其他结构和儿童奔跑可能会撞到的地方；将锋利的边缘和外露的螺栓覆盖；并教儿童安全玩耍。麦克（Mack）、萨克斯（Sacks）、郝德森（Hudson）和汤普森（Thompson）发现，配备室内设备的照护服务机构使用的垫子是为儿童锻炼或翻滚设计的。经过测试，那些垫子不足以防止儿童受伤。因此，注意选择正确类型的跌落表面在室内和室外同样重要。

4. 设备维护（Equipment maintenance）。应每天检查室内和室外的所有设备，以确保它们正常运行并且不会对儿童造成危害。应该移除不安全的攀爬架、滑梯和其他设备，直至去除安全隐患。马萨诸塞州公共卫生署制定了一个现场安全检查表和一个运动场安全检查表，可用于评估和为婴幼儿提供安全健康的室内和室外环境（见附录 A）。

如前所述，每个人都应该知道如何正确地完成伤情报告。所有提供者应定期检查完成的报告，以识别和纠正故障点。更重要的是，需要对照护服务机构和家庭式托育中的伤害进行定期、系统的研究，以加强预防工作，因为年幼的孩子不了解怎样才会更安全（Waibel & Misra，2003），且 2 ~ 5 岁儿童在照护服务机构中比父母在自己家中照顾时受伤更多（Davis，Godfrey，& Rankin，2013）。

阅读检查站

在继续阅读之前，请确保你可以回答目前材料讨论的以下问题：

解释通用预防措施如何有助于保护每个人的安全，尤其是照护者的安全。

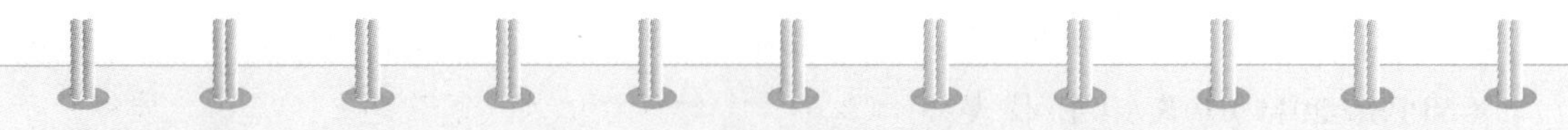

小 结

1. 从教师的视角创建高质量、适宜发展的室内和室外学习环境。

教师必须有意识地规划室内外学习环境，以支持儿童的身体、社会性、情绪和智力发展需求。要做到这一点，他们必须考虑许多不同的方面。

2. 从儿童的视角改善学习环境。

准备高质量的室内外学习环境也应该考虑儿童的视角，儿童感受到的环境究竟如何？从儿童的视角提出许多问题，以帮助激发关于学习环境的思考和分析。

3. 描述为什么教师在创建高质量的室内和室外学习环境时应该考虑社会的视角。

学习环境需要反映出我们的社会对可持续发展的需求，其提供了“走向绿色”的战略。

4. 根据标准选择在教室中使用的材料。

选择合适的设备和材料需要规划和反思。物品应适合儿童的年龄，并反映个别儿童的需求、能力和文化。

5. 评估保护年幼儿童健康和安全的政策和程序。

教师必须与同事合作，实施保护自己和年幼儿童的健康和安全的政策和程序。有时，教师还需要为某些特定教室、儿童群体和 / 或个别儿童创建或修改此类政策和程序。

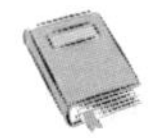

案例分析

埃娜的医疗挑战

埃娜·罗伯逊，7 个半月大，在家庭式托育中心度过了不寻常的第一天。当天一名助手在中途生病，另一位照护者被请来接替她。第一个照护者已经准备好开始评估埃娜了，但是没有告知她的接替者，所以接替者没有进行评估。

埃娜身材矮小、身体虚弱、相貌奇怪。她的头骨是盒状的，两眼相距很远，当你直视她时，她的嘴似乎处于一个不寻常的位置。她只有一缕头发，大部分时间她都不动，她的眼睛似乎对视觉变化的反应很慢。第一天，埃娜穿着一件带有草莓补丁的破旧但干净的套装，戴着一顶帽子。

由于之前的照护者第二天还在生病，主管照顾埃娜并在检查了她的病历后注意到了她的模样，进行了一个发展性评估，结果如下：

埃娜的身体、认知和语言技能仍处于 4 个月的水平，社会性和情绪技能处于 6 个月的水平。

由于三个领域存在显著发展延迟（比实际年龄慢两个月），因此主管决定马上召开会议，以便进行合适的转介或进行进一步评估。

托育中心与埃娜的母亲安排了一次会议，以书面形式获得转介许可。罗伯逊太太一大早就和埃娜的外祖母一起来参加会议，埃娜的外祖母是一名训练有素的护士助理。主管事先审查了病历和家族病史，没有发现有什么不寻常的医疗记录或家族病史。德拉是埃娜的母亲，个子很高，但似乎生病了，因为她走路时需要别人帮忙，眼窝很深，皮肤有些灰白。德拉解释说，埃娜曾多次发烧，但目前状况良好。主管开始按照表格访谈，过了一会儿，主任明显感到德拉压力很大。她的声音变了，说话时她的手臂和手都开始发抖，她拒绝回答有关怀孕和埃娜出生的问题。当主管改述这个问题，询问埃娜是否是一个足月婴儿时，罗伯逊太太变得焦躁不安，埃娜的外祖母平静地回答说他们最好先暂停会议，等到晚上再约谈。她的外祖母说她会在此期间与德拉交谈，那天晚上主管在埃娜的家中安排了家访。

德拉和埃娜住的公寓很小，家具也很少。当主管到达时，外祖母和一名注册护士正在给罗伯逊太太进行静脉注射。罗伯逊太太看到主管时，哭了起来。埃娜的外祖母悲伤地解释说，德拉和埃娜都得了艾滋病。主管保持着一种专业的态度，积极地听外祖母讲述她的悲伤、愤怒和失望。很明显，德拉和她母亲都很害怕主管不让埃娜待在儿童照护中心。主管了解到，虽然药物治疗有效，德拉的病情仍在迅速发展，并且埃娜将在第二天开始用药。德拉和她的母亲都请求主管留下埃娜。

主管向她们保证，只要埃娜没有发烧或出现其他并发症，他们就会将她留在托育中心。主管向她的家人保证，所有工作人员都采取了通用预防措施，他们都知道血液是这种疾病的唯一传播源。工作人员将在室内外环境中照护、喂养埃娜，并陪她玩耍。她们在同一时间讨论了让埃娜定期按照医生的规定服用药物的重要性。只要埃娜没有疾病症状，主管向她们保证埃娜可以来该中心。德拉和她的母亲听到工作人员将会为埃娜的疾病保密时有所缓解，因为这是法律所允许的。

家访的结果是暂时没有进一步转介，主管和教师认为埃娜可能需要更多的时间来适应新的日常生活，然后才能进行另一项评估。同时，就像其他儿童一样，埃娜在托育中心的室内外环境中得到了照护。工作人员为她提供了更多的休息和活动，以提升她的身体、认知和语言领域的技能，埃娜在成长和发展方面都有了进步。

1. 讨论当你和埃娜这样的艾滋病患儿一起工作时的感受，你觉得你会怎么处理这样的事情?

2. 教师应该思考在环境中改变什么，使之更适合埃娜?

3. 照护者在为埃娜选择设备或材料时应注意什么?

4. 主管还可以为这个家庭提供哪些其他的帮助?

课程计划

标题：我们去雕塑!

儿童观察：

查利正坐在户外的桌子旁，把一堆生面团堆成一座高塔。他的手温和温暖的秋日使面团变软了。生面团放在桌子上，越来越平，而不是越来越高。查利说着“不”“不要”并表现出沮丧，但他又继续玩了 6 分钟。

儿童发展目标：

培养精细动作技能。

展示材料的创造性使用。

材料：用于雕刻的黏土、用于切割黏土的有把手的金属丝、用于桌子上每个区域的餐垫或用于覆盖整个桌子的布料、儿童穿的工作服或衬衫、湿海绵。

准备工作：将餐垫或布铺在桌子上，将黏土和金属丝放在桌子的末端附近，这样成人和儿童就可以一起将零碎的部分切割，将工作服或衬衫挂在每把椅子的背面，以表明这项活动需要它。根据需要使用湿海绵清洁该区域。

学习环境：

1. 当你注意到桌旁有儿童时，请儿童加入。如有必要，请协助他穿上工作服。

2. 使用描述性语言将儿童的注意力吸引到黏土上。为了说明，你可以说：

“这是黏土，我们可以切一块供你使用，你能帮我切一下吗？”

3. 如果他还没有准备好，邀请在玩的查利和他一起使用黏土。

4. 通过使用提示或提出开放式问题，鼓励儿童触摸和摆弄黏土，问一些问题，像：

（1）我想知道你是如何感受你手上的黏土的。

（2）如何用手指捏或改变黏土？

5. 谈谈黏土与他们使用的其他面团的区别。

6. 如果学步儿试图吃黏土，将儿童的注意力转移到捏黏土上。你可能会说，例如：

（1）黏土应在我们手中使用。

（2）请将黏土放在桌子上。

7. 当儿童完成体验后，邀请他为下一个儿童清理该区域，应具体说明如何做。例如，说：

（1）“请把你的黏土放在粘土块旁边。”（同时指着）

（2）“用这块海绵擦垫布旁边的桌子。”（同时指着）

指导思考：

如果一个学步儿试图将黏土带到另一个区域，教师可以解释为什么它需要留在桌子上（例如，它是脏乱的）。

变化：

当儿童准备好后，用其他工具来处理或雕刻黏土。教师和儿童讨论工具的工作原理，并在必要时演示如何使用它们。

重要的提示：

儿童使用黏土的重点应放在感官体验上，儿童通常不会在开始工作之前或在完成工作之后专注于表达特定想法。

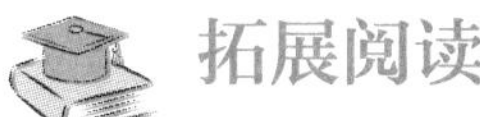

拓展阅读

Bergen, S., & Robertson, R. (2013). *Healthy children, healthy lives: The wellness guide for early childhood programs*. St. Paul, MN: Redleaf Press.

Broadhead, P., & Burt, A. (2012). *Understanding young children's learning through play: Building playful pedagogies*. New York: Routledge.

Bullard, J (2014). *Creating environments for learning: Birth to age eight* (2nd ed.). Upper Saddle River, NJ: Merrill.

Kuh, L. P. (Ed.) (2014). *Thinking critically about environments for young children: Bridging theory and practice*. New York: Teachers College Press.

Quon, E., & Quon, T. (2013). *Little cooks: Fun and easy recipes to make with your kids*. San Francisco, CA: Weldonowen.

Williams, D., & Brown, J. (2012). *Learning gardens and sustainability education: Bringing life to schools and schools to life*. New York: Routledge.

Young, S. T., & Dhanda, K. (2013). *Sustainability: Essentials for business*. Thousand Oaks, CA: Sage Publications, Inc.

第九章
课程设计

学习目标

阅读完本章，你应该能够：

1. 确定影响课程的主要因素。
2. 了解常规照护时间对促进婴幼儿发展和学习的重要性。
3. 每天或每周为每个孩子制定个性化的综合课程计划。

本章涉及的标准

naeyc 全美幼教协会早期教育工作者专业准备标准

1. 促进儿童的发展与学习
4. 使用有效的方法促进儿童发展

DAP 发展适宜性实践指南

2. 通过教学促进发展和学习
3. 规划课程来达到关键目标

此外，在 NAEYC 发展适宜性实践的标准中，包含了对婴幼儿照护至关重要的六大领域。本章重点讨论的内容是：一日生活安排。

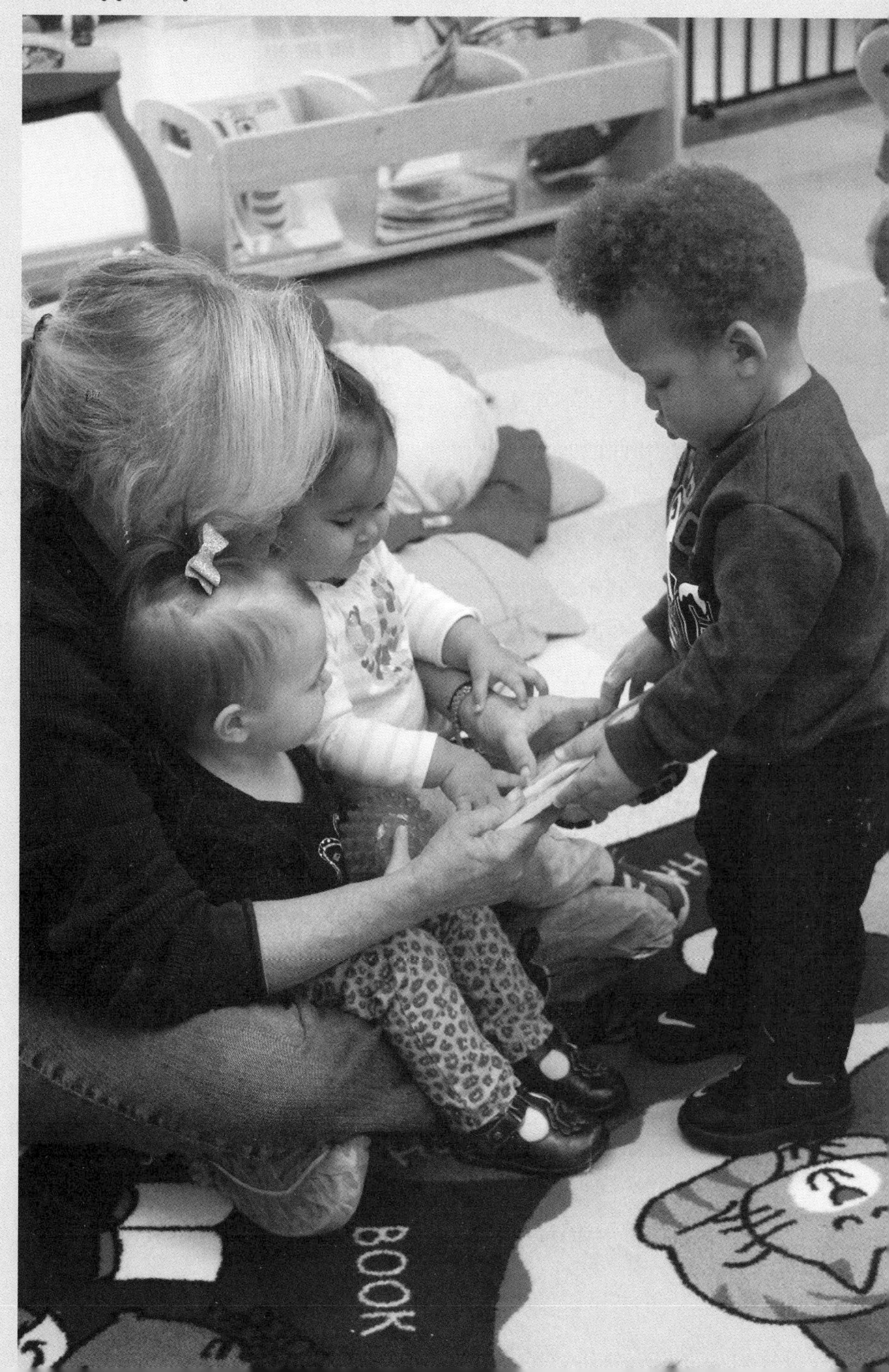

讨论完教师如何积极地为婴幼儿创设物理和社会性环境后（分别是第六章和第八章），让我们将注意力转向智力环境的设计上。课程（curriculum）[①] 是指你和孩子一起做的所有事情，或者指孩子从进入教室到离开教室的过程中与环境的所有互动（Greenman，Stonehouse，& Schweikert，2008）。虽然这个定义听上去很简单，但实际上非常复杂，因为这要求教师要考虑孩子一天内所有的活动和反应。

你应该基于对儿童发展的了解来设计课程，也就是说孩子目前能独立完成哪些任务和在他人的帮助下能完成什么任务。你的教学或者照护策略应该为儿童向更高层次的发展提供支持，这种方式可以帮助你思考什么才是“课程即儿童”。

婴幼儿积极地参与课程选择和活动开展。当杰西在低声地自言自语然后停下时，霍华德微笑着看着她，问道：“杰西，你是不是因为找到红色戒指而激动呀？”杰西正在玩霍华德放在她身边的一个彩色塑料戒指。杰西可以自己决定如何处理这枚戒指，也可以决定要说什么。她的声音引起了霍华德的注意。然后，霍华德有意识地选择参加她的活动并与她相协调，这样，霍华德就成了一名优秀的沟通者。日常经验为孩子们提供了一套综合课程，能够让孩子们积极地向周围的环境学习。

因为婴幼儿课程涉及儿童的所有方面，所以儿童应该获取那些能够让他们的身体、情绪、社会性和认知 / 语言发展的经验。此外，婴幼儿正在努力理解一些重要的概念，例如，重力、因果和方向。照护者有责任规划和促进这一整体课程。

每个儿童都是独特的存在，是在某些方面和他人不同的个体，但是所有的孩子都有许多相同的基本需求。*没有一套课程能够适合所有婴儿*。婴儿照护者肩负特殊的责任，他们通过观察、分析和计划来为每个孩子设计课程。当照护者采取发展的观点时，他们可以满足每个儿童的需求。这需要观察者不断地收集观察数据、分析数据，然后将这些数据作为选择材料和制定课程的依据。因此，成人（如照护者和家庭成员）仔细、持续的观察有助于促进儿童参与课程的设计。这样课程就可以回应儿童的需要、能力和兴趣。课程的设计也要有目的性。换句话说，你应该平衡好儿童发展领域和学习领域的需求从而促进儿童的整体发展。

课程的影响因素

DAP 文化期望、环境、儿童和照护者都会影响婴幼儿的课程。以下各节将详细讨论每一种因素对儿童的影响。

文化期望对课程的影响

家庭成员会在儿童照护上感到压力，这些压力来自朋友、亲戚、陌生人（例如，在餐厅

① 课程：婴幼儿在一日活动中发生的一切；有计划的学习经验和常规照护。

里遇到的人），以及媒体对他们育儿活动的报道。他们会接收到外界关于各种各样话题的评论、赞扬、建议、责备和嘲笑。有时他们会听到关于同一个话题相互矛盾的评论，例如：

· 父母应该待在家里照顾新生儿及非常小的婴儿与任何年龄段儿童的家长都可以去外面工作。

· 父母跟婴儿聊天和游戏是在浪费时间与父母应该跟婴儿聊天和游戏。

· 婴儿应该在 4 个月大的时候吃固态食物与婴儿应该在 9 个月大的时候开始吃固态食物。

父母必须让自己的态度和期望与包括孩子的教师在内的周围所有人的态度和期望相一致。这是一项漫长而困难的任务，父母与教师经常会出现不一致的观点和行为。似乎家长在他们自己所做的事与他们希望你做的事情之间总是反复无常。当你了解了家庭的各种压力并积极倾听，你就能帮助家庭解决这些育儿冲突。教师应尽早使用一些积极的沟通技巧（在第七章中提到的），这将有利于家庭成员更好地向你表达他们的期望。

和家庭成员沟通时你会发现文化差异十分明显。家庭成员，即使是在同一个家庭中，对抚养孩子和育儿技巧也有不同的看法。例如，一些家庭成员期望成为完美的父母。当他们没有尽善尽美，或者把孩子留给别人照护时，他们便会感到内疚。他们失望的状态可能会影响他们对自己的态度以及他们与孩子和教师的互动。嫉妒的情绪有时会因此而生。当家庭成员提出问题时，早期教育工作者可以与其讨论更切实的期望。另一方面，一些家庭成员对他们所担负的照护责任非常随意。他们从一项育儿任务转移到另一项，似乎很少考虑目标或后果。其中一些父母对把孩子放在照护服务中心持这样一种态度："你可以做任何你想和儿童做的事情，只要能保证他们的安全。"照护者可能需要在与家庭成员的日常对话中强调儿童的价值，并鼓励家人考虑以多种方式展示他们对儿童的重视。在这两种极端情况之间的家长，他们希望参与积极的育儿行为，并主动邀请照护者帮助他们和他们的孩子。

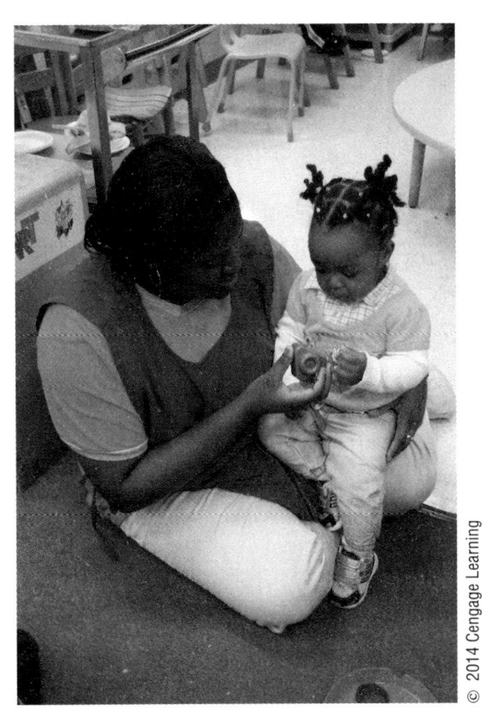

图9-1　每个孩子都是一个独特的个体，为了充分发挥他们的潜力，应该给予他们积极的支持

家庭成员期望教师加强和扩展他们的育儿实践，考虑到发展适宜性实践指南（Copple & Bredekamp，2009）和早期教育工作者专业准备标准（NAEYC，2011a），这是符合现实的合理期望。我们的目标是与家庭建立伙伴关系，并在可能的情况下支持育儿做法，这是过程的一部分。与家庭合作的另一个方面涉及使用家庭成员告诉你的信息，来决定如何与孩子进行互动和课程规划。例如，一个家庭让学步儿坐在他们的腿上吃饭，那么你也可以采用这样的方式让儿童吃饭或吃加餐。

与家庭一样，每个照护者都具有独特的文化经验和对孩子的期待（见图 9-1）。意识到家庭成员和工作人员之间在文化方面存在的相同和不同之处，有利于规划和提供有意义的课程。

文化多样性

文化（culture）[①]可以被描述为一种共同的、习得的、具有象征意义的价值观、态度和信仰体系，它塑造并影响着群体的共同的观念和行为（Espinosa，2010）。定义中的群体可以是大的群体，如非裔美国人和黑人，也可以是小的群体，如单个家庭。照护服务机构提供了许多体验不同文化的机会，在这种环境下适合讨论保育和教育儿童过程中的重要问题。每种文化对待儿童照护都有着不同的习俗、惯例、信仰和态度。虽然风格、形式会因文化不同而有所差异，但是所有文化中都有健康的儿童照护实践。

有些文化没有像其他文化那样关注与儿童的沟通。在某些文化中没有以微笑对待孩子或期待他们回应的习惯，有些文化中父母会习惯将孩子背在背上；其他一些文化中孩子会受到全身心的呵护。在不同文化中参与儿童照护的父亲角色是不同的，就像家庭成员之间的沟通方式一样。家庭对儿童独立的定义也存在不同。头脑风暴和其他解决问题的技巧，以及积极的倾听，将会有助于解决任何可能发生的误解。此外，重视和支持这些文化差异，努力了解每种文化中的育儿做法，对成为一名称职的早期教育工作者来说是非常重要的。

教师的工作需要对文化多样性保持敏感，在价值观或信仰发生冲突时寻找更多信息，并帮助家庭成员之间开放式交流。这个工作并不容易，因为我们坚定的信念往往会被隐藏起来，甚至我们自己也察觉不到，因此这些观念很难被剖析。成人可以通过经验分享、阅读、与他人对话等方式检查自己的信念，然后决定开始对哪些内容进行改变。相反，如果对讨论差异和偏见感到尴尬，教师就会持续地（不知不觉地）产生偏见（bias）[②]——不进行深入调查就对其他人的文化的风格、形式和内容做出消极的判断。更重要的是，不讨论这些问题实际上可能会导致儿童形成偏见。你可以通过忽视来永久性地抑制这些信念和行为（Derman-Sparks & Edwards，2010）。

为了防止偏见的产生，教师需要扮演一个积极的角色帮助儿童最大限度地发展其全部潜能。适宜的发展不会因为年龄的增长而自然发生。由于资源的不平等和教育系统中某些人群和文化的不可见性，人类的差异会阻碍儿童从教师、其他成人和儿童那里获得他们应得的所有权利（参见第六章）（Derman-Sparks & Edwards，2010）。因此，教师应该实施反偏见的课程（anti-biased curriculum）[③]来改变儿童当前关于身份、公平、多样性、偏见和歧视的理解。儿童应该学会如何批判性地思考当前的不平等，以及如何采取行动来改变不平等的状况。德曼·斯帕克斯（Derman-Sparks）、爱德华兹（Edwards）（2010），德曼·斯帕克斯、李基南（LeeKeenan）和尼莫（Nimmo）（2015）针对儿童反偏见课程提出了四个目标：

（1）每个儿童都会表现出自我意识、自信、家庭自豪感和积极的社会认同。

（2）每个儿童都会用人类的多样性来表达安慰和快乐；用准确的语言来表达人类的差

① 文化：一群人所共同持有的价值观和信念。

② 偏见：一种对特殊文化的风格和形式进行的预先判断。

③ 反偏见课程：一种课程开发方法，涉及通过批判性思维和采取行动直接解决偏见问题、身份歧视、公平及多样性。

异。以及深厚的、有爱心的人际关系。

（3）每个儿童都将逐渐认识到不公平，用语言来描述不公平，并理解不公平带来的伤害。

（4）每个儿童都将展示自己的能力和行动，与他人或独自反对偏见和 / 或歧视行为。

一种反偏见的方法认为，无论是以个人的形式还是以集体的形式，教师都会对儿童的成长产生巨大的影响。然而，这个过程并不简单：课堂之外的社会环境会使这种影响产生变化，因为“社会的优劣势已经渗透到机构和系统中”（Derman-Sparks & Edwards，2010，p.3）。照护服务项目也不例外，早期教育项目必须重建他们的文化，来摆脱以主流文化为中心的项目，这种项目必定会将其他的观点推向边缘，并有意将许多文化融合为同一种文化（Derman-Sparks et al.，2015）。为了形成一种文化多元、反偏见的教学方法，教师必须承认我们每个人都会更加偏爱我们一直知道的或自己经历的。我们必须以开放的视角来看待其他可能同样有效的办法。许多研究人员和教师认为包容不同的文化是考虑与我们不同的人和想法，并寻找共同生活的方式。然而金（King）（2001）告诉我们要超越包容，通过理解以下内容来获得力量。

（1）文化是后天习得的。儿童都是通过直接教导和观察来学习规则的（例如，左手拿叉，右手拿刀）。从外表来推断一个人的文化是错误的。

（2）文化是一种群体特征。文化规则来自群体并代代相传。不要把个体差异误以为文化差异。我们和我们的文化群体共享一些特质，但是我们也被我们的个人身份定义。

（3）文化是一系列的行为规则。文化的规则使人们的行为相似，来帮助他们理解彼此的行为。文化不是行为而是规则塑造的行为。

（4）文化中的个体成员不同程度地受到该文化的影响，由于文化是习得的，因此人们学习到的程度有所不同。家庭的重视、个人的喜好和其他一些因素都会影响一个人受文化影响的程度。

（5）文化借鉴和共享规则。每种文化都有一套不变的核心规则，但是他们并不一定是独一无二的。两种文化在某些事情上有相同的规则，但在其他事情上却有极为不同的规则。

（6）文化群体的成员可能在文化行为方面很娴熟，但是无法描述文化规则。熟悉文化规则的人可能不知道他们的行为是按照一套文化规则行事的：因为他们通过实践已经熟悉了这些规则。然而，教师必须专门反思和识别他们带到工作中的文化规则、信仰和实践（Im，Parlakian，& Sànchez，2007）。

来自照护服务机构的影响

家庭式照护服务

环境对教师的课程有多种影响。家庭式照护服务机构的地理位置、经济限制、家庭工作安排还有其他因素影响着家庭式照护服务机构的日程、环境和课程。创设一个积极的学习环境对于高质量的照护是至关重要的，不管你在特定的环境中发现了什么资源和局限。在任何环境中建立一个一致的、温暖的、友好的环境，并且伴随大量的三个“*A*”（关注、认可和协调）的运用，是在任何环境中创造最有利的积极影响的方法。

家庭式照护服务机构为婴儿或学步儿提供了一个像家一样的环境。在孩子向新照护者和新环境过渡的过程中，照护者应该创设一个儿童熟悉的环境：婴儿床、房间，以及游戏、吃饭和睡觉的常规。教师和儿童之间亲密的一对一关系为儿童在新环境中提供了安全感。

照护服务机构

照护服务机构以小组形式照护多名婴幼儿。一些中心照护 6 周及以上的婴儿，一些中心甚至配备了照护新生儿的设备。年幼的婴儿必须接受特别的照护，每个轮班都需要有一名照护者每天负责同一个婴儿。照护者应根据婴儿的身体节律调整日常生活，而不是试图让婴儿按照中心的日程进食和睡觉。早期教育工作者需要与家庭成员密切合作，以了解婴儿的行为和不断变化的进食和睡眠安排。不断地记录、与家庭分享信息，对于满足婴儿的需要和让家庭参与到孩子的日常经历中是必要的。

时　间

组内儿童的数量和年龄会影响照护者平均分配给每个孩子的时间。其他孩子的需求也会影响时间的分配。家庭式和中心式照护服务机构的工作时间安排应该根据儿童的需要和家庭成员的工作时间进行调整。例如，如果父亲早上 7 点上班，下午 3 点下班，那么在父亲到达之前，对下午 2：45 从午睡中醒来的婴儿来说，他们可能需要特别的照护。通过协调，即使在互动时间有限的情况下，也可以保持高质量的互动。

项目和教师的教育理念

课程的教育理念（philosophy）[①] 需要明确地向教师和家庭进行说明。教育决策应该根据课程理念进行评估。然而，理念的陈述通常十分宽泛，留下了巨大的阐释空间。在这里，您的个人教育理念（包括儿童形象）将发挥作用。你必须思考你的理念，以及如何将它们应用到每天与儿童、家长以及同事的互动之中。

DP 项目多种多样，这种多样性主要体现在教师如何安排课程方面（见图 9–2）。近期关于家庭式照护服务提供者的研究将帮助我们理解这些变化。有些提供者对待课程的态度和父母一样，他们没有计划额外的学习活动，而是关注在一天中发生的日常课程（例如，自由游戏、一起准备午餐）。相较之下，其他一些家庭式照护服务提供者在固定的时间安排下进行了多种有计划的学习活动，有意地设计了更多的“学前”氛围。正如弗里曼（Freeman，2011）对四个家庭式照护服务提供者的日常安排进行调查时发现，许多照护者同时吸取了这两个极端的不同方面。她发现他们的课程具有回应性、游戏性、反思性和直接指导性的特点。当考虑

① 理念：一系列的教育信念，指导个别教师和教师团体（如课程）的行为和决策。

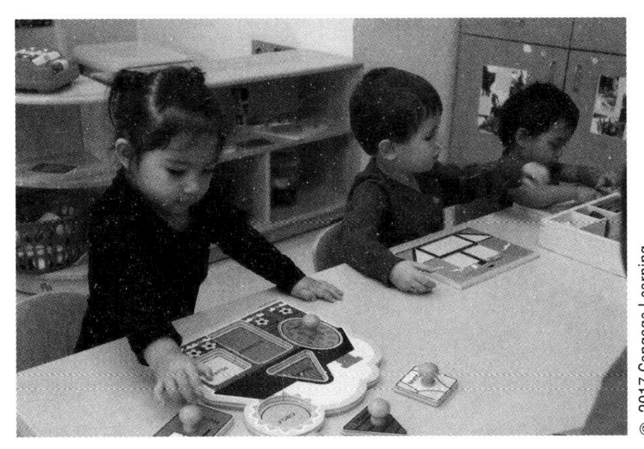

图9-2 照护者通过计划符合儿童兴趣和技能水平的活动来促进儿童的发展

到课程的前三个特点时，照护者通常需要考虑的是吸引儿童的兴趣而不是提前准备教学目标，并使儿童达到教学目标（Freeman，2011）。当问及把教学当作一种目的性行为时，这些特点的要求与照护者的实际行为形成了对比。因此，照护者经常摇摆不定，不知道是应该通过使用策略如倾听、协商来回应儿童的需求和兴趣，还是应该鼓励直接指导、暗示回忆（例如，一个词的第一个字母的口头提示）或进行有秩序的活动。采用一种能够促进儿童有效学习、自然学习、综合学习的教育理念，将会帮助教师支持儿童积极的学习。弗里曼和卡尔森（Karlsson）（2012）建议家庭式照护服务提供者应该基于瑞吉欧·艾米利亚早期教育方法，采纳以下四项建议来提高他们的课程质量：

（1）提供积极的、亲自体验的学习经验。

（2）提供促进有效发展和学习的游戏。

（3）在儿童的潜力范围内提供挑战的机会。

（4）充分利用家庭自然环境的优势。

这些建议进一步支持了作为本书基础的教育理念，这本书重要的方面包括以下内容：

（1）所有人都是发展的，从出生的那一刻到死亡的那一刻，每个人都在以各种方式不断成长，关注成长带来的积极变化有助于保持积极的学习氛围。

①每一个婴幼儿都以他们自己的速度发展。

②每个家庭成员和照护者都丰富了自己的知识和技能。照护者从谈话、阅读、学习以及与儿童和家庭的个人经历中获得知识。

（2）儿童的发展和成长是通过与环境的积极互动而发生的，可以通过四个主要的发展领域观察到（见表 1-1）。

①每个人都是拥有权利和责任的积极学习者。

②每个人都是通过与他人和材料的积极互动来建构知识的。

③每个人都用过去的经验来解释现在的情况。

④每个人都是在之前的经验的基础上建立知识和技能的。

⑤每个人都主动地与环境中的其他人和材料进行互动。

⑥每个人都使用多种表达方式来表达对世界的理解。

来自孩子的影响

DP 每个儿童都有成长、发展和学习的内在需要。在生命的最初几年里，这些内在需要会有意识或无意识地消耗着儿童的精力。尽管儿童不能告诉你这些，但是观察者可以看到那些随机的或有意识的行为都在帮助他们达成这些需要。

儿童会做出看、摸、尝、听、闻、够、咬、推、踢、笑，以及其他他们可以积极参与世界的行为。有时儿童试图做某一件事，即使失败了也不能妨碍他们尝试新的任务。有时孩子会转身离开并开始下一项任务，但是他们会继续寻找新的事情来做。

婴儿在周围人对他们的行为的反应中学习。当照护者一直能及时回应婴儿的哭声时，婴儿开始建立安全感。渐渐地，这些反应将帮助婴儿学会控制自己的世界。如果照护者在婴儿哭了一段时间后才去照护他们，那么他们痛苦的时间就会更长，这可能会导致他们难以建立安全感和信任感。请记住第三章的研究结果，回应、有害、有压力或忽视的照护行为对婴儿脑的发育有消极的影响。研究发现，无论是在家里还是在照护服务机构，那些经历过无回应和有压力环境的儿童，他们的皮质醇水平较高。你不能太爱一个孩子，也不能太迅速地回应他们的哭喊。

7 个月大的乔伊哭得很伤心，波莱特轻声地跟他说话，同时检查他是否尿裤子了、疲倦、饥饿、太冷或者太热。但这些都不是乔伊不舒服的原因，于是波莱特就轻轻抱起乔伊，然后紧紧地抱着他，在房间内来回走，把乔伊抱在怀里轻轻地摇着，乔伊很快就冷静下来了，我们能够看到波莱特的行为是如何影响乔伊的。同时儿童也在很多方面影响着他的照护者。30 个月大的艾登已经开始会在她排便的时候藏起来、做鬼脸。弗兰克注意到这一点并且把这一情况记录在艾登的每日记录里。受孩子自身发展的影响，弗兰克很快开始教艾登学习如厕。

影响是多方面的，正如你在与孩子的日常工作中学到的那样。家庭可以像社会一样影响你的行为，所有因素在你的教室里共同发挥作用。

阅读检查站

在继续阅读之前，请确保你可以回答目前材料讨论的以下问题：

1. 列出影响课程的三种因素并加以解释。确保你的答案提供了来自三种不同类型影响的例子。
2. 为照护服务机构写一篇简短的时事通讯文章，来解释它的文化多样性。

常规照护时间

婴幼儿的需求必须定期得到满足。一些需求在一天之中频繁发生。例如，进食和排泄。婴幼儿教师通常被认为他们的全部任务就是给孩子喂食、轻轻摇晃孩子和帮孩子换尿布。我们传统的教学观念似乎不适合非常年幼的孩子（Swim & Muza，1999）。这就是我们之前提出的课程定义如此重要的原因。教师必须明白你所做的一切都有助于婴幼儿的发展和学习。正如前几章所讨论的，在满足婴幼儿的基本需求、促进婴幼儿适宜的发展和学习的同时要注意三个“*A*”，即关注、认可、协调。本节提供一些关于如何组织和计划课程中的常规照护时

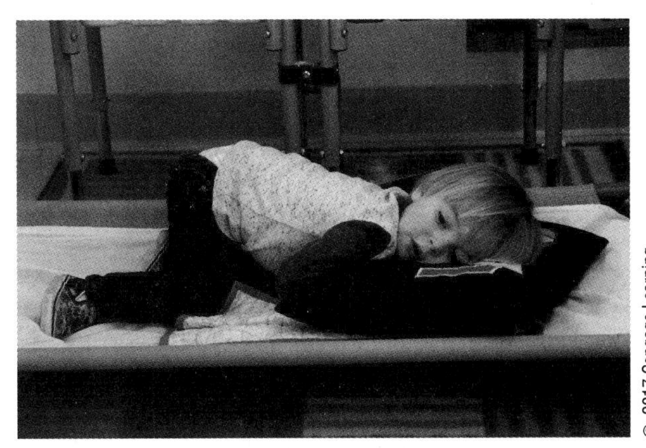

图9-3　教师每天应该制定灵活的日程安排满足每个孩子的需要

间（routine care times）①。首先，我们将讨论每日照护流程的各个方面。

灵活的日程安排

照护者每天制定的日程安排应该反映每个孩子的生理发展节奏。因此，日程安排取决于所照护的婴幼儿（见图9-3）。我们的目标不是协调所有儿童的日程安排，而是制定一个灵活的计划来满足每个儿童的需求。在最初的几个月里婴儿正在形成一个个人的、内部的时间表。一些婴儿很容易做到这一点，而另一些似乎有些困难。因此当儿童第一次进入你的照护中心时，请询问家长婴幼儿在家时会做些什么，并把这些内容记下来作为之后照护行动的指引。接下来观察儿童，看他是否遵循在家的日程安排，还是会发展出另一个不同的日程安排。

每日日程安排必须个性化地安排在婴幼儿照护过程中。日程安排关注的是婴幼儿基本的活动：睡眠、进食和游戏。安德烈娅每天早上会在7：45到达，在早上8：00小憩一会儿。迈隆会很清醒，会一直玩到早上9：00，然后拿着奶瓶小憩一会儿。萨万娜会很清醒，整个早上都在玩，但在午饭后马上就会睡一小会儿。作为他们的照护者，注意儿童的这些时间偏好将为你的日程安排提供信息。

随着时间的推移，孩子们的日程安排和习惯也会发生变化，婴儿每月的睡眠时间会逐渐减少。这影响了他们什么时候吃东西，什么时候保持清醒。随着婴儿睡眠时间的改变，他们就会进行调整，以便有更多的时间来探索和操作材料。学步儿睡眠和清醒的时间也不同。上午和下午小憩不能严格安排在从8：30到9：45，或者从中午12：00到下午2：00。你可以为特定类型的活动安排时间，但应该记住，没有哪种日程安排可以满足每个孩子的需求。

入园时间

在这个特殊时间，主要照护者迎接父母、孩子并接管婴幼儿。这是照护者听取家长讲述孩子昨晚发生的事以及讲述乐事、问题或疑虑的时间。照护者应该记录下重要的细节，例如，“昨晚庆祝生日”。

入园时间也是帮助婴幼儿从家到学校过渡的时间。照护者与孩子的关系应该是照护者提供平静、舒适可接受的环境，以便孩子感到安全，而后触摸、抱着孩子并与孩子交谈几分钟，这样有助于孩子重建与照护者的关系。当孩子安顿下来后，照护者可以帮助孩子继续进行她准备做的任何活动。如果孩子在过渡期间感到不安，可以使用情绪谈话（参见第六章）来解

① 常规照护时间：关注儿童生理需求的同时关注他们的发展需求。例如，用换尿布的时间作为和儿童建立关系的机会，而不仅仅是满足其清洁需求。

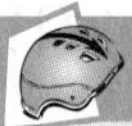

聚焦 SIDS：婴儿猝死综合征（SIDS）

SIDS 的发生是一场悲剧：一个非常小的孩子在睡眠中没有任何不适的现象就去世了。SIDS 出现的年龄高峰是 2 ~ 4 个月，然而 SIDS 也可能会出现在婴幼儿 12 个月之后。发病的高峰*时间*是在清晨（Cornwell & Feigenbaum）。研究表明 SIDS 可能与睡眠呼吸暂停有关，这是一种呼吸暂停的（Sawaguchi, Franco, Kadhim, Groswasser, Sottiaux, 2006, Nishida, et al., 2004）或海马体不对称的状况（Rodriguez, McMillan, Crandall, Minteri, Grafe, Poduri, et al., 2012）。关于儿童呼吸暂停的研究表明，婴儿的脑还不成熟，因此呼吸有不稳定性。婴儿一天中的大部分时间都在睡觉，而 REM（快速眼动）直到婴幼儿 3 个月大时才会规律化。中枢神经系统的发育促进了睡眠模式的同步化（Cornwell & Feigenbaum, 2006）。关于海马体不对称实验，罗德里格兹（Rodriguez）和他的同事（2012）认为一些 SIDS 的个案可能类似于癫痫突然意外死亡，因为这可能与颞叶病变有关。这表明癫痫发作可能会导致一些非常年幼的婴儿猝死。

幸运的是，SIDS 的发病率非常低（1 周至 1 岁之间每 1 000 名新生儿中有 2 名婴儿发病），但美国儿科学会发现，在硬床垫上睡觉的婴儿 SIDS 的发病率较低。最近，美国儿科学会将建议重点从仅仅关注 SIDS 扩展到关注解决安全的睡眠环境，期望降低所有与睡眠有关的婴儿死亡的风险。这些建议中仍然包括让婴儿在硬床垫上睡觉，同时也支持母乳喂养、在同一房间而不同床、及时了解常规免疫接种，使用安抚奶嘴并避免柔软的寝具，过热和接触烟草、酒精和非法药物（American Academy of Pediatrics Task Force on Sudden Infant Death Syndrome, 2011）。此外，美国儿科学会还继续在家庭式或中心式照护服务中推广"俯卧时间"，前提是在孩子醒着并受到密切照护的状态下，因为这有助于儿童胸部和颈部肌肉的发育。

当谈到婴幼儿安全睡眠环境时，所有早期教育工作者都应遵循美国儿科学会关于婴儿安全睡眠环境的建议。妨碍遵循这些建议的原因包括父母的反对意见、提供者对婴儿仰卧益处持怀疑态度，以及缺乏项目政策和培训机会（Moon, Calabrese, & Aird, 2008）。教育工作者、主管、家长和认证机构可以联合起来共同克服这些障碍，例如通过修订全州法规，监督和进行系统的宣传活动。

决情绪需求以及与孩子和家庭成员保持紧密联系的愿望。不要急于用其他活动分散孩子的注意力。

睡 眠

新生儿平均每天的总睡眠时间为 16 到 17 个小时。一次睡眠时长在 2 到 10 个小时不等。3 至 4 个月时，婴儿的夜间睡眠时长一般长于白天。随着婴儿活动能力变强并开始爬行和走路，他们的睡眠模式发生改变，需要的睡眠时间减少了。仍旧应该鼓励儿童每天小憩，一个有规划的儿童照护项目应包含几次小憩时间来满足 3 岁以下儿童的个体需要。

如果要负责多个婴儿或学步儿，为了能够满足每个婴幼儿的需求来帮助他们入睡，你需要仔细地规划你的时间（见图 9–4）。你需要学会建立独立的课程，因为每个孩子都有不同的偏好。询问他们的家人在家里他们是怎样哄儿童入睡的，这样你就能协调你在学校的日程安排。一些儿童喜欢安静地抱着毛绒玩具或毯子；一些喜欢被抱着哼唱，并被轻轻摇晃；有的喜欢被抚摸背部。出于对 SIDS 风险的考虑，你应当使儿童仰卧在结实的床垫上。

要对每个儿童入睡或醒来的时间进行记录，家长应当知道他们的孩子在什么时间睡了多久，照护者也需要知道每个婴幼儿在什么时间应该睡觉。

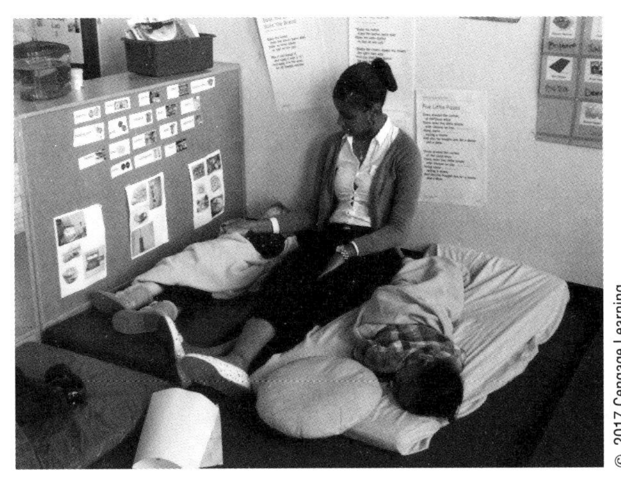

图9-4 照护者应计划好他们的时间以便能够帮助每一个孩子入眠

一些婴幼儿很难放松，也很难睡着。在这种情况下，你需要和家人合作来寻找可行的策略。教师们已经找到了多种放松技巧，比如，视觉呈现、逐步的肌肉放松以及按摩（Berggren，2004；Mayo Clinic Staff，2011）。当然，确保婴幼儿有充足的机会进行锻炼和全身活动能对睡眠模式有积极的影响（参见第八章）。

进 食

非常小的婴儿需要每隔 2 ～ 4 小时进食一次。他们一旦饥饿就需要进食，这被称作按需喂食法（demand feeding）[①]。按需喂食法要求照护者具备灵活变通的能力，这也是和被照护的婴幼儿间建立联结的最初步骤之一。对婴幼儿来说这也是内化信任感和安全感的第一步。请询问家长在家中多久喂一次孩子。婴儿会通过哭闹来告诉你他饿了。了解他们的日常节律和身体或口头信号，这样你就能在他们哭但没变得太痛苦之前喂食。记录喂食的时间和婴儿食用的牛奶、奶粉或食物的数量。

课程时间应该和儿童的营养需求匹配。所有提供给儿童的食物应当是富含营养的。国家许可条例经常会提供满足儿童营养所需要的信息。但是进食同样也是帮助儿童身体、情绪、社会性、认知以及语言发展的重要一课。递奶瓶时要时常抱着儿童。保持眼神交流、与孩子交流以及建立关系，为孩子创造一个安全的基础。

婴儿生来就有乳牙。第一颗乳牙在 4 ～ 8 个月的时候长出来，但是个体的出牙时间差异很大。在第一颗乳牙长出后几乎每个月都有新牙长出。拥有 20 颗乳牙的平均年龄在 33 个月左右。图 9–5 展示了每颗牙长出的大致时间和顺序。随着儿童长大，他们会开始尝试独立进食。他们可能不再喜欢用瓶子或勺子喂食。这是正常的现象，儿童应该得到尽可能多的支持。然而，在这期间，尽管家长和照护者会担心儿童自己进食会吃不饱，但你会发现如果这样儿童会想更多频次进食，提供额外的进食机会能保证儿童的饮食需求得到满足。儿童也有可能偶尔通过跳过一餐或不吃加餐来尝试独立。鼓励孩子待在其他孩子吃饭的地方，或者让孩子坐在你的腿上吃饭，以此营造社交氛围。

所有进食行为都必须在监督下进行，因为对于刚开始学习吃固态食物的非常小的孩子而言，他被呛到的概率是很大的。较大的婴儿的食物应切成不超过 1/4 英寸的小块。较大的学步儿可以吃半英寸的食物，但最好的管理方法是和大一点的婴幼儿一起进食。教师坐在餐桌前，和他们交谈。

---

① 按需喂食法：当婴幼儿饥饿时提供固态或流质食物。

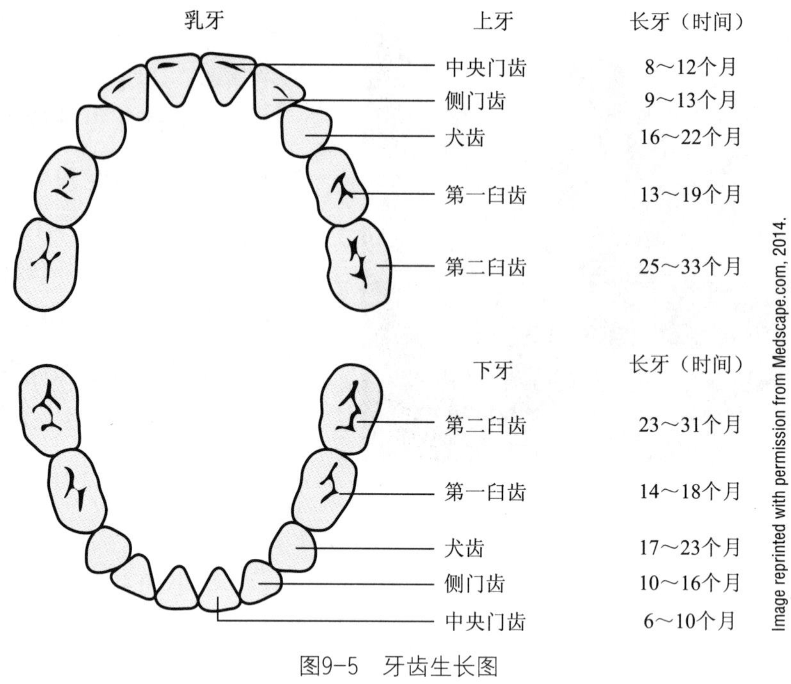

图9-5　牙齿生长图

刷　牙

帮助婴幼儿在每一餐后刷牙并且向家长宣传口腔卫生重要性的知识，这将会帮助儿童养成终身的、健康的口腔习惯。鼓励家人在第一颗乳牙长出后的第 6 个月或者儿童 12 个月时带他进行第一次的口腔检查。

帮助学步儿刷牙有多个步骤。首先，把一小段牙膏挤在牙刷上以进行准备；如果儿童够不着，就在水槽前摆放一个脚凳；用温水打湿一块毛巾以便稍后清洁；之后鼓励儿童爬上脚凳来够取所需要的物品；打开水龙头让孩子自己洗手，你也要洗手；接下来，提醒孩子她先刷牙，然后你再帮助她刷牙，鼓励儿童自己把牙刷弄湿刷到所有的牙齿（不要只刷前面的牙齿）；哼唱或者说一小段自创的关于怎样刷牙的顺口溜来延长刷牙时间。接下来，轮到你给儿童刷牙了；鼓励儿童将多余的牙膏沫吐出来，但这并不是必需的；打开水龙头，让儿童自己清洗牙刷；让儿童用热毛巾擦拭脸和嘴；将牙刷放回原处待用。

更换尿布与如厕

大多数婴幼儿没有和成人沟通的能力，他们需要在课程中加入更换尿布的经验。你必须对检查尿布十分警觉，尿布湿了或脏了都需要更换。通常的更换频率是 12 小时内更换 7 ~ 8 次。有些儿童一天内需要进行多次排便，另一些可能一天只需要一次。如果有儿童某天没有排便，应该告知其家人，因为便秘在某些情况下是个问题。腹泻也可能是一个问题，因为可能会快速脱水。和其他方面的身体发育状况一样，排泄也应该每日被仔细地记录下来并分享给家长。

进行这种常规照护时间需要提前规划。这样做可以让你在满足这些基本需求的同时谈话、唱歌，参与到积极的体验中（Herr & Swim，2002），让这段时间成为你们俩的快乐时光（见

聚焦牙齿健康：获得牙齿护理

美国牙科协会（American Dental Association，ADA）建议牙医要在孩子第一颗牙齿长出后的6个月内或不晚于1周岁生日时对孩子进行检查（ADA，2014）。第一次看牙医是一次“宝宝健康检查”。除了检查蛀牙和其他问题，牙医要演示如何正确清洁孩子的牙齿以及评估不良习惯，不良习惯包括让宝宝含着瓶嘴入睡或饮用过多的含糖饮料（包含果汁），这是导致龋齿的重要因素。保护好乳牙是重要的，因为它们是恒牙健康的基础。

进行牙齿护理的情况虽然在增加，但在社会中仍不规范。黑人儿童或多种族儿童、较低收入家庭和没有私人牙医的儿童在最初几年中较少有机会得到预防性牙科治疗（Lewis，Johnston，Linsenmeyar，Williams，& Mouradian，2007）。获得适当的牙齿护理可能不仅仅与家庭条件有关，口腔健康服务提供者的可获得程度和态度也是另外两个需要考虑的因素。

即便服务被医疗补助计划覆盖，也不是每个孩子都住在一个口腔健康服务提供者附近。美国大多数州已经扩大了口腔健康服务的范围，包括以医师为基础的针对婴幼儿的预防性口腔健康服务，以解决口腔健康和获得口腔护理的不平等现象。但是，这些服务的使用率增加了吗？在北卡罗来纳州的一百个县中，四个县没有医师为儿童基础的口腔健康服务，九个县没有牙科中心（Kranz，Lee，Divaris，Baker，& Vann，2014）。研究者了解到，离最近的牙科中心较远的孩子不太可能去看牙医。然而，距离因素在以医师为基础的健康服务中并不能影响其利用率（Kranz et al.，2014）。但是如果一个孩子需要的不仅仅是预防性建议，去看儿科医生又会发生什么呢？

朗（Long）、基尼奥内斯（Quinonez）、罗齐尔（Rozier）、克兰兹（Kranz）和李（Lee）（2014）发现在北卡罗来纳州，如果一个儿童患有龋齿，儿科医生会感到棘手并将孩子转介给普通牙医。当医生更能够专注于提供预防性护理、父母们认识到牙科转诊的重要性时，一般的牙科医生会更愿意接受转诊。因此，对于家庭来说，在孩子患龋齿后找到一个牙科诊所可能会是一个巨大的挑战。

这项研究表明，在讨论婴幼儿获得口腔护理的途径时，变量之间存在复杂的相互作用。帮助家庭获得治疗，使儿童的乳牙得到良好的护理，这对现在和以后儿童的口腔健康都很重要。

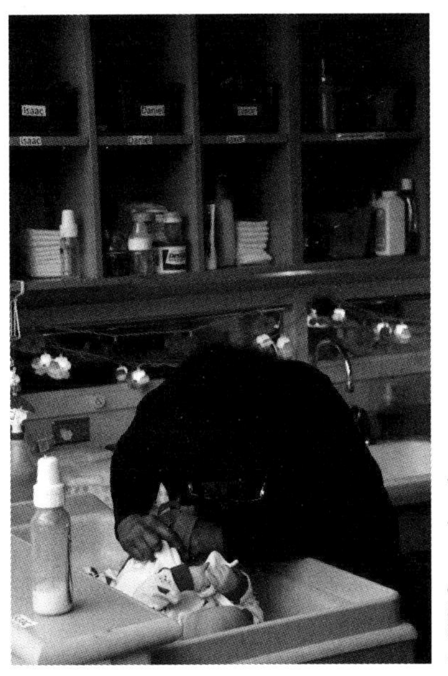

图9-6 换尿布对你们双方而言都是一段愉悦的时光

图9-6）。更换尿布的程序（Aronson，2012；Swim，1998）如下：

（1）将你所需要的所有备用品收集在一起（如橡胶手套、尿布湿、干净的尿布、换洗的衣服等），并放置在触手可及的换洗区。

（2）戴上橡胶手套。脱掉婴儿的衣服，或者把衣服提至胸前的高度。取下脏尿布，放在婴儿够不着的地方。

（3）*自始至终要有一只手扶着婴儿*。

（4）用湿巾或卫生纸从前面到后面擦拭大便。把这个擦在弄脏的尿布上。持续操作直到孩子的屁股擦干净为止。

（5）摘掉你的橡胶手套，卷起尿布，将擦拭过的纸巾卷入其中。举例来说就是要这样做：把尿布拿在右手中，用左手把右手的手套摘下并包在尿布外面，再将尿布放进你的左手，把你左手的手套摘下套在上面。

（6）立即将脏的一次性尿布扔进脚踏式的、有盖的、套塑料袋的垃圾桶里。将布质的脏尿布扔进塑料袋，随即将袋口系紧。

使用布尿布时，脏湿巾单独扔进垃圾桶。

（7）用一张湿巾擦净双手。如果你在此之后的任意时刻发现有排泄物流出，*要戴上手套*。

（8）给儿童换上一张干净的尿布，紧贴着儿童的腿和腰部将它包裹好。重新给婴儿穿戴好，如果必要换上新衣服。

（9）用流动的水清洗孩子的手，带孩子去下一个活动。

（10）返回换洗区进行清洁。喷洒清洁剂。在你做其他事之前先用香皂和流水洗净双手。

（11）记录下排泄时间和一致性。你和家人都需要这些信息来判断正常的模式以及寻找导致排泄不规律的原因。

如厕学习（Toilet learning）[①] 应该在儿童发育完全时开始进行。控制肠道和膀胱的肌肉称为括约肌，通常要到儿童18个月大后才会成熟，如厕学习需要两个主要功能的发育完成——生理反应和肌肉控制。学步儿需要学会识别他们的身体在排尿或排便之前的感受。他们可以使用这种生理反应来决定做什么。起初，他们似乎只是观察这些感受，然后记住发生了什么。当孩子意识到括约肌的感觉，并且可以控制它们，直到适当的时间，他就准备好开始如厕学习。他必须能够协调好时间和对肌肉的控制。学步儿最初可能有一些控制但不足以坚持到进入盥洗室，脱下衣物，坐下来或站立。通过反馈和调整，儿童了解他们的身体在做什么和他们可以控制、计划什么。

儿童会用行为或言语来告诉你他们已经准备好进行如厕学习了。行为包括能保持几个小时的尿布干燥；表露出他们知道需要去卫生间的行为（如蹲下）；在已经排尿或者排便后告诉你，并且表露出保持尿布干燥和穿上内裤的想法。巴伦（Barone）、贾斯塔卡（Jasutkar）和施奈德（Schneider）（2009）提出，对于显示这些如厕学习迹象的儿童，应在 32 个月前开始如厕学习，因为根据他们的案例，如果在这之后开始，大小便失禁概率会增加。但是，并不存在一个所有儿童应当开始独立使用卫生间的统一正确年龄。舒姆（Schum）、科尔布（Kolb）、麦考利夫（McAuliffe）、西姆斯（Simms）、昂德希尔（Underhill）和刘易斯（Lewis）（2002）发现女孩独立进入洗手间并排尿的平均年龄是 33 个月，而男孩掌握相同技能的平均年龄是 37.1 个月。

当儿童开始学习如厕，请在家和在照护服务机构中使用训练裤。午睡时，*不要*给学步儿穿尿布。对于学步儿独立练习技能而言，外面的衣服要相对宽松，易于脱下。通过指导他如何脱下必要的衣物和怎样坐在适配椅和便盆上来帮助学步儿获得自理技能。对于能在站立时尿到便盆里的男孩，要帮他确定站立的位置以及生殖器的指向。如果儿童需要排便，通过从他的家庭获取到的信息来决定你是否需要给予儿童隐私感或者自己是否应该待在旁边。如果他想要你留在旁边，你可以读本书来帮助他语言能力的发展（确保定期对书本进行清洁），或者尝试同儿童进行谈话（可以是关于他近来的活动或者他接下来打算做什么），从而促进儿童回顾和规划能力的发展。为了促进他理解的多样性，你也可以尝试和他进行“其他小朋友和你有什么一样的地方，又有什么不一样的地方”的对话（Aldridge，2010）。比如，你们

---

① 如厕学习：获得膀胱和肠道的控制能力；涉及身体、认知、社会性、情绪和语言技能的复杂过程。

可以讨论头发的颜色和发质。当儿童完成如厕，在进行下一项前先戴上手套。教他如何使用厕纸和如何从前往后擦拭，并让儿童独自尝试，检查一下是否需要再帮助儿童清洁屁股。请支持儿童独立穿上衣服。摘掉手套后，你和儿童都需要彻底洗净双手。

在学习如厕过程中，学步儿需要特殊的提醒，特别是在玩耍期间，你要考虑他们一般在什么时候需要去洗手间。学习如厕的一种好方法是针对成功经验给出具体的反馈，避免因错误而受到惩罚和羞辱。应当让儿童在其年龄允许的范围内尽可能多地参与意外尿裤子后的清洁工作。

当然，如厕学习不是一项只靠你的照护就能习得的技能，这需要每个参与者齐心协力来帮助儿童达到独立自主如厕的目的。家庭和照护服务项目需要同时开展并使用同样的流程。让家长确定儿童如厕时机。所有的人际关系都必然涉及冲突和分歧。如厕学习中很容易发生冲突，因为它很大程度上伴随着文化信仰的多样性（Gonzalez-Mena，2001；Gonzalez-Mena & Eyer，2007）。不同文化群体和其中的个体家庭通常对于何时和怎样协助如厕学习有着强烈的信念。有的家庭会在儿童 1 岁时开始如厕学习，有的会等到儿童“准备好了”，还有的家庭可能在儿童 4 岁前不会提供任何正式的帮助。这些关于时间点的观念没有一个是绝对正确或错误的，它们反映了不同的信仰体系。作为父母、文化群体的一员和/或老师，你对如厕也有不同的看法。开放的沟通和尊重的倾听是解决文化冲突的第一步，但这还不够。你必须清楚自己的观点和这个项目的理念，这样你才会真正倾听并与家庭一起解决问题。像如厕这样的问题不会在一次谈话中得到解决，持续的对话是解决冲突的必要条件（Gonzalez-Mena，2001）。

洗　手

勤洗手是照护者和儿童应当恪守的重要规则，因为不洗手会直接导致疾病的发生（见图 9-7）。洗手过程应彻底，而用流动的清水快速地冲洗并不能去除微生物。

照护者必须在这些事前洗手	儿童必须在这些事前洗手
·每天早上和儿童们一起工作 ·拿水瓶、食物或喂食器具 ·帮助儿童洗脸洗手 ·帮助儿童刷牙	·抓握食物和食品用具 ·刷牙
照护者必须在这些事后洗手	**儿童必须在这些事后洗手**
·喂食 ·清理 ·换尿布（先摘掉手套） ·帮助如厕（先摘掉手套） ·擦拭或帮助擤鼻涕（先摘掉手套） ·处理湿、黏、脏的物体（先摘掉手套）	·吃东西 ·换尿布或如厕 ·玩弄湿、黏和/或脏的物体（如沙子、泥巴）

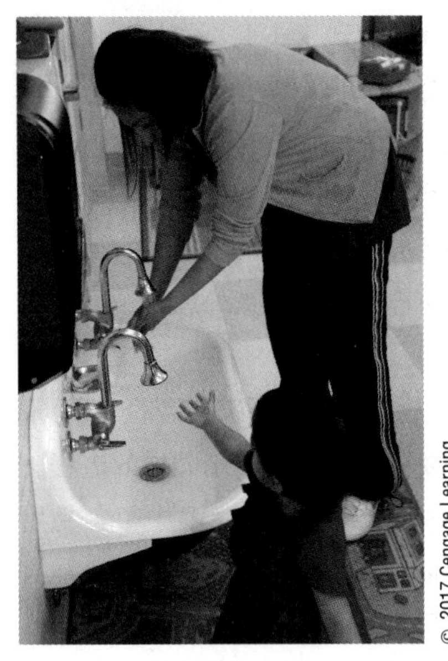

图9–7　照护者们应当让洗手成为他们和孩子的常规

正确的洗手方法包括用温水湿润整只手，用香皂洗手，用手掌心搓手指之间、手背、指甲周围。用清水冲洗，搓洗皮肤以去除微生物和肥皂沫。用没有颜色的一次性纸巾擦干双手。把纸巾扔掉，这样别人就不会拿到。你也可以使用小毛巾。每个儿童用自己的毛巾，然后就放在洗衣篮里。

能站在水槽边的脚凳上的学步儿可以独立洗手。请你待在附近，这样就可以口头上提醒他们这些步骤，并在有需要时提供身体上的帮助。唱一首他们最喜欢的歌或者背诵一首儿歌都可以让洗手的时光更美好。此外，为了促进儿童对科学的理解，让儿童有机会探索水，你可以问问他们手臂和手的感觉如何、溅起的水花如何、清理溅出的水需要用到什么。

一天的结束

在每个儿童的一天结束时，你要收集自己的想法并决定和儿童的家长分享什么事情。为了帮助你记忆，或者为其他照护者收集信息，回顾一下儿童的作品册或报告单上的笔记。这种分享时间让家庭成员参与进儿童的一天中，并为儿童从学校到家中提供过渡。

正如在本节中多次提到的，常规照护时间可以设计成支持和强化发展与学习两个方面。唱歌、背诵歌谣和手指活动，以及探索水的特性可以促进儿童多方面的学习。下一节中，我们将把注意力转向计划学习经验。

阅读检查站

在继续阅读之前，请确保你可以回答目前为止材料讨论的以下问题：

1. 为什么灵活的日程安排在婴幼儿项目中很重要？你如何向孩子的家庭成员解释这种灵活性？
2. 列出三种常规照护时间，解释如何利用每一个活动来促进儿童的发展。
3. 为什么如厕是一项复杂的发展技能？

计划学习经验

在吃完饭到睡觉前，婴幼儿们处在活跃的时期（alert time）①，在这个时期他们对周围的世界有强烈的意识并且被吸引。这就是照护者同他们一起进行特殊活动的时间（见第三部分）。婴幼儿发现自我，和你或其他人游戏、谈话和互动。儿童们在这种活跃的状态下通常

① 活跃的时期：白天儿童对周围世界产生注意并被吸引的时刻。

玩得很开心并积极地让自己融入世界。

明确在你的照护下婴幼儿保持活跃的时间段。要明确每个儿童会在何时使用由你挑选的恰当的材料，以及儿童何时会和你一对一或在小团体中共处。每个婴幼儿每天需要一定时间和自己的照护者游戏。这种游戏时间是你除换尿布、喂食和哄睡之外的时间。

当你和婴幼儿游戏时，你会发现他们能保持兴趣的时长，因此可以在儿童感到厌倦之前停止游戏。儿童只是在学习如何与他人互动，在高度专注的时间中也需要休息和没有压力的时间。面对一个婴儿，你可以花几分钟和他玩“够和抓取”的游戏，其中进行一分钟左右的视觉聚焦的活动，以及一分钟左右的“站立、弹跳和歌唱”的游戏。观察婴儿的反应来决定是否需要将活动延长至两分钟、五分钟或更久。将互动时间和单独游戏时间交替安排。如果婴儿偶尔得到刺激和互动，他们会保持更长时间的活跃。

学步儿在游戏中花费的时间越来越多之后，他们应该有机会进行自我指导、挑战以及与照护者互动。学步儿在白天也需要安静、不被打扰的时间。持续的活动，特别是在团体环境中，会让他们在情绪和身体上都感到疲惫。

NAEYC 的发展适宜性实践指南帮助了我们理解如何创造学习经验：

（1）为所有领域的发展提供经验。包括：身体、认知、语言、社会性和情绪。

（2）建立在儿童已知和力所能及的基础上。

（3）促进知识和理解、过程和技能以及学习品质的发展。

（4）支持家庭文化和语言，与此同时发展所处学习共同体的共同文化。

（5）为每一个婴幼儿设定切实可行的目标（Copple & Bredekamp，2009）。

此外，弗里曼和西姆斯（2009）挑战性地让教师去评估他们工作的知识完整性。检查教育程式和课堂实践，往往会发现教学实践更多的是针对教师，而不是针对个人或一群孩子。例如，通过提供给婴幼儿的一本彩色画册或几页纸，关注的是教师们和其他成年人（如家人）的观念而非婴儿的学习需要。当婴儿有能力拿起勺子时，他们就能拿起粗蜡笔。此时，他们就该被鼓励在白纸上自己做标记。

下面将详细地讨论怎样为婴幼儿创建课程。

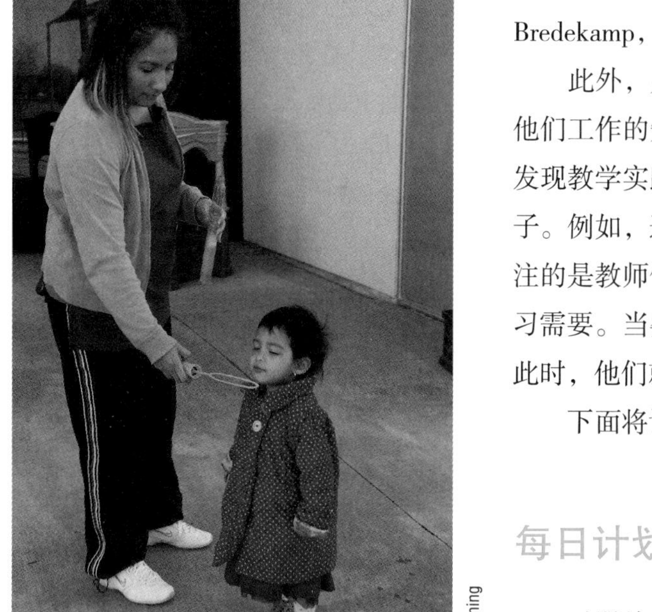

© Cengage Learning

图9-8 计划一天中的时间与每个婴儿或学步儿进行一对一的互动

每日计划

对婴幼儿和年龄稍小的学步儿，你应当为每个儿童规划每日计划（见图 9-8）。通过使用发展里程碑（附录 A）收集观察数据来评估儿童的四个领域的发展。分析你的数据并确定儿童分别在独立和被帮助条件下的技能，将这些技能转化为每日计划（daily plan）①。

D P 在提供过一些有计划的经历（planned experiences）②之后，你可以使用这些数据和记录来规划第二天的新经验，这被称为评估—规划—教学循环。作为一个循环，照护者可以从过程中任一环节开始。然而，婴幼儿教师对使用基于实证的实践变得越来越负责。如果你从观察数据开始，你能更容易地向你的主管、助理教师和家长解释你所做计划的根据或调整。假设你提供了表 9-1 中列举的一或两个经历。你会收集和记录哪些数据，你又会如何运用这些信息来规划下一次的学习经历？

表 9-1 两名儿童周计划的样例部分

儿童姓名：		周：
发展区域	材 料	照护者策略和评论
身体：（看） 罗伯托：视觉追踪	红色丝带蝴蝶结	在婴儿能聚焦的位置举着蝴蝶结。缓慢地将丝带向一侧，向前，向另一侧移动。停止。同婴儿讲话，再重复移动蝴蝶结。
娜奥米：转移注意力	红色和蓝色丝带蝴蝶结	在婴儿能聚焦的位置举着红色蝴蝶结。举起蓝色蝴蝶结并举在距离红色蝴蝶结几英尺的位置上。观察眼睛焦点的改变，持续更换两个蝴蝶结的位置。

在计划你要给儿童提供的经历时，除了考虑儿童的发展需要和能力，你还应考虑到他们的兴趣和文化。如果你想要一个婴儿寻找被隐藏的物件，可以藏一个孩子喜欢的响铃。课程的经验应当通过介绍新技能来和反复练习与强化旧技能相平衡。介绍太多新技能会过度刺激婴儿或使他们觉得过度疲惫。仔细解读孩子的非言语沟通来知道他们什么时候应该停止体验。考虑到文化适宜性，你应当为学习体验选择能够反映教室内儿童的文化和背景的学习材料。比如，当孩子玩泥巴时，选择各种深浅不一的棕色和粉色 / 桃红色，或使用筷子或八字叉（澳大利亚命名的一种带有刀刃的叉子），而不全是刀叉。

与家庭和社区的联系

你已经决定遵循施瓦茨（Schwarz）和卢肯比尔（Luckenbill）（2012）的建议邀请家庭成员捐赠反映其背景的物品，以帮助你的材料更加真实和准确。如果你想在戏剧表演区域中准备材料，你可以让家长带一些材料放到幼儿园的儿童厨房。你可以建议他们考虑“多余的”餐具、烹饪用的平底锅和阅读 / 写作用的材料（比如，烹饪书、最爱餐厅的菜单）。反应是压倒性的！如果你知道你的选择将传达你关于身份和主导文化的价值观，你将如何决定首先要发布哪些材料？你又如何让家人参与到这个决定中来？

① 每日计划：根据对儿童的具体观察，每天设计学习计划的方法。

② 有计划的经验：课程经验。旨在提高和支持儿童在教育计划中的个体学习需求、兴趣和能力。

此外，对于每一次有计划的经历，你应考虑扩展或适应，这样你就可以灵活地处理孩子对材料的反应。例如，你怎样才能让你的经历变得不那么具有挑战性或者更具挑战性呢？

每周计划

对较大的学步儿，你可以每周计划经历，但必须在周内修改每周计划（weekly plans）①来满足儿童的需求。做整周计划能让你有能力仔细地规划学习环境（参见第八章）并提供适当的材料、设备和用品。材料是课程的重要组成部分，应该经由照护者精心挑选以激发孩子们的思考和学习（White，Swim，Freeman，& Norton-Smith，2007）。婴幼儿通过与材料的互动进行学习，通过对物体的抓握、品尝、摇晃、打击、投掷、拆解和听来建构知识。选取开放式材料，如积木、黏土和沙子，因为这些材料能给孩子提供丰富的体验，每个孩子都可以通过使用它们来满足自己的需求和想法（Curtis & Carter，2015）。

学习区域

如第八章所述，学习区域提供空间和材料，并鼓励使用特定空间。根据孩子们的需求、兴趣和能力，为每个学习区域选取材料。这样做的时候要特别留意，因为如果选择不当会影响孩子的发展。太过简单的材料会过于无趣，太难的又会令人沮丧。使用当前流行的材料或那些标有“教育性”的材料，对于促进孩子们或某个特定儿童的发展可能是适合的，也可能是无效的。另一方面，为每个孩子选择适合发展的材料可以促进他们的成长和技能发展（见第三部分）。

例如，你会注意到乔斯好像很关注户外的风铃。你想要他练习抓取物体，所以你要在他

聚焦研究：婴儿的脑发育

正如本书中多次提到的，婴幼儿使用他们现实生活中的一切东西——人、材料、设备——来开发他们的脑。当我们将年幼儿童看作是有能力的、发育的构建者，它就强调了成年人在打开“一个为他们的发展奠定基础的可能性世界”（Lewin-Benham,2010,p.1）中的作用。在《工作中的婴幼儿：使用瑞吉欧启发的材料来支持脑发育》这本书中，勒温-贝纳姆（Lewin-Benham）提出某些特定材料是怎样作为有效资源帮助婴幼儿构建神经网络的，从而使婴幼儿有能力使用更高阶的思考技能来在两个或多个概念中建立复杂的关系。其中特别强调了“开放式材料”的使用，“因为它们有更多的使用方法，因此，可以满足不同兴趣的儿童的需要”（p.11）。这些材料也能激发孩子长时间的专注，这也为超长注意力提供了证据，而任何有助于集中注意力的经验也能增强脑的学习能力。

勒温-贝纳姆倡导使用更多的自然材料，如纤维、木屑、树叶、黏土，同时还有人造材料如锡箔纸、纸张、硬纸板管道、网眼和油漆，以这些作为参与感觉和构建脑的工具。短时记忆和长时记忆一定程度上是在成年人通过经

① 每周计划：根据对儿童的具体观察，每周计划一次经验的课程设置法。

验有意识地使用语言来调整意义形成的。婴幼儿需要词语来提供内容，“因为要想思考，你就必须得想些什么东西”（p.31）。当教师讲解发生的事、提问、等待回答、提供解释性语言时，她指引婴儿/学步儿的脑创造能够记住的经验和与之相关想法的路径。例如，一个婴幼儿正在用手操作黏土。教师说：“你这次只用你的拇指和食指就把这一小块揪下来了，你正在用手和桌子把黏土揉成一个球，你要怎么把它黏回到那一大块上呢？（停顿）哦，你只是把它用力向下摁了，这样能行吗？”

教师也可以通过对课程体验有意识地规划来促进婴幼儿脑的发育。教师必须仔细观察孩子们并去了解他们感兴趣的事物，有什么是他们能够不用帮助独立完成的，以及什么会使他们迷惑。感到困惑是学习的一个先决条件。考虑到孩子目前的理解水平，教师应该创造出与孩子期望相反的结果的经验。“教师，就像是对孩子们大脑的行政帮助，提醒，使他们重新集中注意力，激发他们去记忆。”（p.148）另一方面，教师必须在重复与新奇之间找到平衡。成年人往往难以中断工作，因此儿童可以参与他们的工作——即重复活动，教师需要有意识地跟随儿童的步调而不是简单地强迫他们。

勒温-贝纳姆总结了她的著作，得出这样的观点来论述儿童丰富的材料经验，“激发了0～3岁儿童的脑功能，为日后激增的复杂学习打下了基础”（p.158），大量的材料帮助孩子“想象、建立关系、实现项目的想法、做出解释和新发明，用一个词来说，就是‘*思考*’”（p.159）。

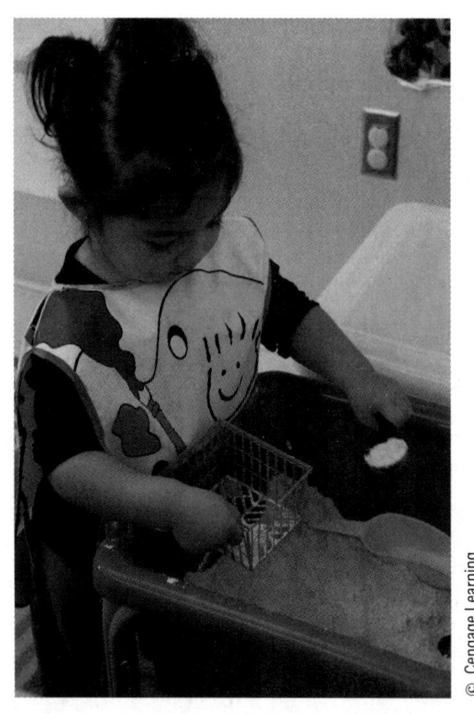

图9-9 基于你先前对每一个孩子的观察来计划具有吸引力和挑战性的经验

可触及的区域内放一个风铃。在伊丽莎白的例子中，你想要她练习在两手中传递物品，所以你用有趣的材料制作出有吸引力的透明积木。当她拿起一块来看时，里面的材料会变换位置，你可以以此鼓励她换一只手来看得更清晰。

项 目

在你了解了孩子们的兴趣和能力后，你就能设计一个丰富的周课程了。与其选择主题，你更应当把那些能够发展为一个正在进行的项目的“*时刻*”标记出来。很多项目（project）[①]没有明确的开端，随着时间推移（参见第五章）和教师的观察和反思，它们逐渐从教师收集的与孩子互动的经验中浮现出来（见图9–9）。一个或两个孩子遇到的小瞬间可成为他们自己的项目（May，Kantor，& Sanderson，2004）。按照我们每日计划的方法，项目应该针对每个孩子或一小群孩子进行个性化设计。

D P 你可以概述经验和问题来支持项目或思路，并整合发展领域。在瑞吉欧·艾米利亚的婴幼儿中心，教师们构建了一种称作“progettazione”[②]的课程规划方法（Rinadi，1998）。该课程以不确定性、没有预定的结果、工作的多样指向为特征。

① 项目：可以激发婴幼儿和教师建构知识的持续性调查。

② Progetazion：意大利语词条，简单翻译为“灵活计划”。

那里的教师规划的是开放式的体验，来促进儿童和他们自己的知识的共同建构。他们认为教师的角色不仅仅是满足孩子的需求或回答问题，而是帮助孩子发现他们自己的答案，更重要的是，帮助他们学会提出好的问题（Rinaldi，1998）。因此，“这是一个基于沟通的动态过程，它生成记录，并由记录重新生成”（Gandini & Goldhaber，2001，p.128）。

如前所述，意大利的瑞吉欧·艾米利亚所使用的教育方法的一个关键原则是儿童的多种语言。孩子们有很多机会和途径来表达他们对世界的理解，因此，孩子们用他们的“一百种语言”来告诉成人和同伴他们知道什么。他们的一些表达方式，包括但不限于用黏土或金属丝进行雕塑、绘画、用所发现的材料搭建、素描、表演故事，以及用围巾舞蹈。这类的课程经验有助于培养和阐述儿童作为一个有能力的积极主动的学习者的形象，他们不断地创造和再创造有关世界的理论。

示例项目

本节提供了能在一群儿童中操作的两个示例项目。适合这个年龄段的儿童的项目的数量和类型只受教师思维的限制。第一个例子来自第八章讨论的蝴蝶花园。学步儿对花园中纷飞的蝴蝶感到好奇，因而问了许多它们如何飞行的问题。你注意到孩子们发现他们可以从教室窗户中看到有蝴蝶的花园。你决定通过在窗边放置一张小桌子来增加他们的兴趣。在这张桌子上，你放置了一本关于蝴蝶的书、两个双筒望远镜，还有两个夹着空白纸和铅笔的写字板，用来画画和写字。这被证实是一个很受欢迎的地方，很多孩子每次都会待上 10 ~ 15 分钟。你决定在墙上贴一张大的画架纸，并记录下你听到的所有问题。查看了列表之后，你决定提供一项新的刺激，所以在花园里添加了一个喂鸟器。孩子们立刻注意到了，想知道还有什么会到花园里来。当黄雀来吃东西时，孩子们就有机会讨论及比较蝴蝶和小鸟是如何飞行的。

另一个是为一群年龄更大的学步儿设计的关于轮式车辆的项目。琼和德里克对一辆小车的轮子掉落下来表现出兴趣。他们立刻注意到，没有轮子小车就不那么容易移动。大约 5 分钟后他们“使劲”推了小车一下，车就倒在了地毯边上。

看到孩子们对小车的不满，苏决定进一步激发孩子对车轮的思考。她把一个正常大小的车轮（经过清洁的）放在房间的中心，等待看孩子的反应。德里克跑过去并爬上去。苏站在后面，等着看孩子们会怎么做。大约 7 分钟后，她坐在孩子们旁边的地板上，问了一些问题，如“这是什么？”“这是干什么用的？”“它是怎么帮助车辆移动的？”“轮子能帮助你移动吗？”“什么能帮你移动？”苏记录下他们的回答，那天晚些时候，当孩子们在午睡时，苏花了一些时间回顾她的笔记。她开始对孩子们对于轮子和人运动的理解进行*网络化建构*（见图 9-10）。

苏决定以孩子们对轮子的兴趣为基础，规划下一周的课程。为了“启动”这个项目，她计划带孩子们到他们的社区进行一次寻找轮子的徒步旅行。她规划好要走的路线，这样他们就能够经过二手车经销店和带有轮胎秋千的游乐场。她给每个孩子准备了一个写字板（例如，用活页夹夹住一张没有线条的纸、裁剪成 9 英寸 ×12 英寸的硬纸板）和一支铅笔，好让他们画出看到东西的草图。这周晚些时候，他们用黏土来代表车轮，如有可能还有汽车。她在他

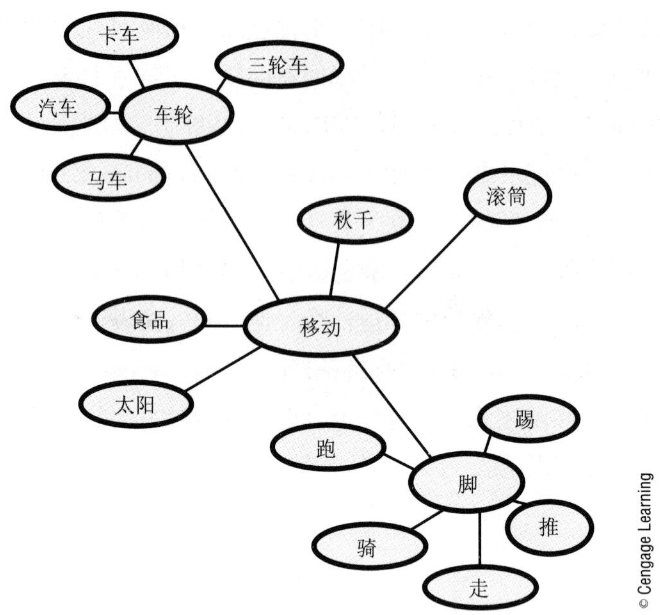

图9-10 在与孩子交谈后由教师构建的关于轮子的网状结构的示例

们使用颜料和黏土的时候把关于交通运输的书放在阅读/听力中心和艺术区域。她计划在建构区加上能适配积木的轮子，这样孩子们就能搭出他们自己的车了。

当然，苏和她的合作老师约尼（Joni）会用数码摄像机（也可拍摄静态照片）记录下这些课堂活动。他们记录对话和工作案例。这些数据会在每天的午睡时间和周五进行回顾，然后计划下周的活动。

如第八章所提到的，瑞吉欧·艾米利亚的教育工作者们谈到了在平凡中发现非凡的重要性（L.Gandini，个人交流，2001.1）。换句话说，早期教育工作者应该在环境中平衡新奇与熟悉的事物。在一个沉闷的雨天有目的地鼓励孩子们探索光线、黑暗和阴影。沃姆（Wurm）（2005）解释了瑞吉欧的教师和孩子们经常参与的四种类型的有重叠的项目：有意图的项目、日常生活项目、自我管理项目和环境项目。对婴幼儿来说，最重要的是日常生活项目和环境项目，两者都可以引入有意图的项目中。日常生活项目是指那些在儿童身上反复发生或持续不断的事件。比如，学习进食和穿衣以及和家人分开和重聚，都是日常生活项目。梅（May）等人（2004）举出了关于客体永久性和身份认同发展的日常生活项目的其他示例。

环境项目作为学习环境的一部分，内化地建构在教室中（Wurm，2005）。换句话说，这些项目直接来自于孩子们的生活和工作空间及材料。孩子们经由不同的积木（如大的、空心的、单块或硬纸板）研究物理科学和构造方法及原理（如平衡、力）。回到我们先前的示例，孩子们注意到在地毯上推着汽车移动时轮子的重要性。当教师们提供激发点来扩展孩子们的思维时，他们就把活动转移到有意图的项目上。有意图的项目是教师细心观察、对儿童日常生活的参与、教师对于灵活的环境体验的计划和设计的共同结果（见图9–11）（Wurm，2005）。因此，优质的婴幼儿课程应为孩子提供从家到学校、从一天到一天甚至是一周到一周的连续性。儿童需要时间建构他们对世界的知识（参见Cross & Swim，2006）。

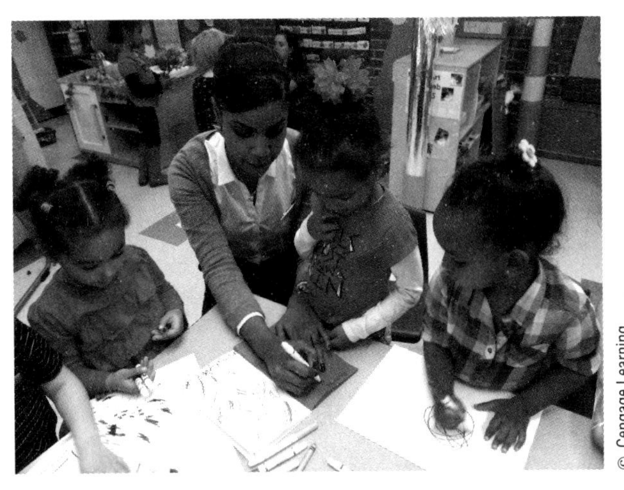

图9-11　有意图的项目源于教师对每个孩子日常生活和环境的观察和关注

教师必须承担反思和评估课程的有效程度（常规照护和有计划的经验）的责任。因此，无论你是为一个单独的孩子还是为一小群孩子做规划，反馈都是课程循环中一个至关重要的部分。你应该征求来自家庭成员、同事、你自身和孩子的反馈。例如，分析有关儿童参与的记录，能保证儿童在正式的、计划好的时间内体验一个有较好平衡性的课程。将这些数据与日常照护时间收集的数据结合起来，应该能够为你照护的每一个孩子提供一个全面的课程。如果你发现任何一个孩子没有得到经过周密思考的照护，那么就需要明确应做出怎样的改变，来提高为每个孩子所提供的保育和教育的质量。

阅读检查站

在继续阅读之前，请确保你可以回答目前材料讨论的以下问题：

1. 列出为婴幼儿制订日常计划的三个原因。

2. 如何利用一个项目让一个孩子的身体、情绪、社会性、认知都参与进去？

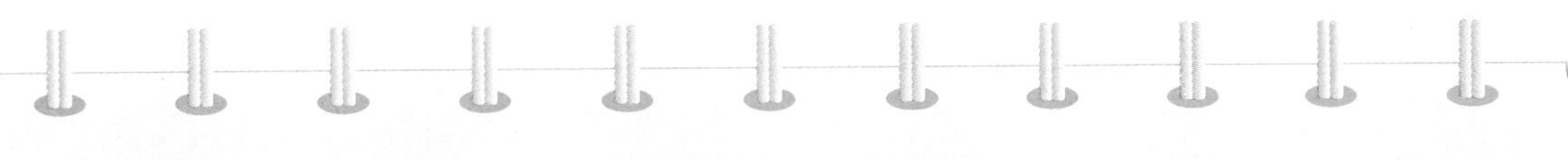

小　结

1. 确定影响课程的主要因素。

婴幼儿课程，或儿童在儿童期发生的一切，包括常规照护时间（例如，进食和换尿布）和有计划的学习经验（例如，日常计划或项目）。家庭文化、项目理念和儿童特征等多种因素会影响课程的开发。

2. 明确为什么常规照护时间对促进婴幼儿发展和学习具有重要性。

常规照护时间（例如，换尿布、喂养、睡眠）的设计应该促进每个孩子的发展和学习。该部分提供了上述常规的指南。

3. 为每个孩子制订个性化的每日、每周的综合课程计划。

照护者还应制订每日或每周综合课程计划。与常规照护时间一样，每个孩子的每日或每周计划都应该具有个性化。

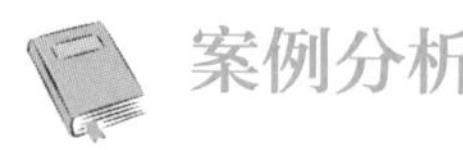

案例分析

卢卡兹和泰勒的挑战

阿普里尔是当地 0 ~ 2 岁混龄班的一名教师。卢卡兹从 6 周大以来一直在她的班级，因此她对卢卡兹和他的家人非常熟悉。卢卡兹是一个 21 个月大的健康孩子，具有出色的口头表达能力。他能说完整的句子，并拥有丰富的词汇量。他有一个亲密的朋友——泰勒，这两个男孩几乎形影不离：他们都喜欢看书、搭建斜坡和玩追逐游戏。她最近注意到这两个孩子在教室里看起来很无聊，并且打扰了两个在不同区域工作的其他人。例如，星期一，麦肯齐正在画架上画画，卢卡兹一边走一边推她的胳膊。当麦肯齐开始哭泣时，泰勒笑了。由于这些行为对这两个男孩来说并不常见，所以阿普里尔决定在接下来的两天里密切关注他们，并收集一些其他数据。

以下是阿普里尔收集的一些数据以及她的疑惑。

（1）卢卡兹在图书区，他拿起一本书，打开一页，然后把它扔回篮子里。他说："这些都是给婴儿看的。"泰勒回答说："是的，婴儿看的，我们走吧。"他们离开了这个区域。（阿普里尔的思考：我上次什么时间添加的新书？他们准备好接受更多文字或更复杂的图画书了吗？）

（2）在建构区，泰勒使用积木搭建了一个简单的斜坡。卢卡兹帮助他在坡道尽头把塑料人排好队。他们把一辆车轮流推下坡道撞倒塑料人。（阿普里尔的思考：还有什么坡道可以挑战他们？我应该问什么问题？我应该担心撞倒塑料人吗？会不会显得太在意了？）

（3）麦肯齐、卢卡兹和泰勒正坐在艺术桌旁玩黏土，卢卡兹正在开车，轮子没有滚动，他受到了车轮不滚动的挑战。当他在手掌之间滚动一个轮子时，他的声音越来越大。麦肯齐叫他"停下"。他伸手去碰她的作品，麦肯齐开始哭了。

1. 在讨论案例的具体细节之前，请想一想一般的计划性课程。在为任何儿童制定个性化课程之前必须完成哪些工作？为什么？

2. 你认为阿普里尔关于卢卡兹和泰勒无聊的初步结论是正确的吗？为什么？使用她收集的数据得出你的结论。

3. 你打算如何规划用以挑战卢卡兹和泰勒的课程经验？这些经验是如何建立在这两个孩子的优势基础之上的？提供每日计划的示例以及正在进行的项目计划。

课程计划

标题：安慰杰克

儿童观察：

杰克，17 个月大，两周前来到这个照护服务项目；他每周上 4 天课。他在主要照护者的怀抱中睡着了，但是当她把杰克放在婴儿床上时杰克又被惊醒了。他在接下来的 18 分钟里都在大哭。

教师解读：

这符合之前的模式；杰克从来没有一次睡超过 30 分钟。他似乎没有在午睡时抱着自己最喜欢的物品；他每天来到照护服务项目的时候都会带一条新毯子。自从他加入我们项目我一直与他的祖母保持沟通。她告诉我自从她的儿子、杰克的爸爸被部署为国民警卫后，杰克就搬来和她及她的丈夫一起生活。她儿子预计要离开 12 个月。

儿童发展目标：

促进信任的发展。

在新情境下寻求安慰。

材料：儿童在家中感到舒适感的物品；爸爸最喜欢的香水（如古龙水或身体喷雾）。

准备工作：请杰克的祖父母确定他觉得舒适的物品，如毯子或毛绒玩具。让他们在物品上喷洒一点他爸爸的古龙水或身体喷雾，然后再将它带到照护服务中心来。

学习环境：

1. 当杰克准备好睡觉时，准备好他的奶瓶并取出他祖父母提供的物品（即毯子）。

2. 用描述性语言让杰克把注意力集中在毯子上。你可以说：“*你的祖母认为你会喜欢这个特殊的毯子。它闻起来很香，就像你爸爸的味道。你想闻闻吗？*”

3. 如果他还没有准备好午睡，就让杰克接触并抱着毯子。

4. 在给杰克喂奶的时候，和他谈谈参加一个新项目有多可怕，但你是多么想帮助他。尝试这样说：

（1）在这里你有些害怕。你想念你的爸爸、祖母和祖父，你祖母一会儿会来接你，我会一直陪着你，直到她来接你。

（2）新面孔对你来说有些可怕。但是你还不太了解我，我是来帮助你的，我喂你吃的，让你保持干净，帮你找玩具玩。

5. 和杰克解释你将抱着他直到他喝完奶。然后告诉杰克，你将用他的毯子把他包起来并将他放在他的婴儿床里。

6. 当你把杰克放在婴儿床上时，确保他的毯子包裹着他。把他的背放在床上并留在附近继续安慰他。如果轻拍他的腹部或轻轻地揉他的手臂对他更有用，就可以试着这样做。

指导思考：

如果杰克在被放入婴儿床时变得很难过，请抱起他来安慰，而后再将他送回婴儿床。

变化：

当杰克感到不安时，可以全天使用带香味的毯子来为他提供舒适感。

拓展阅读

Derman-Sparks, L., & Ramsey, P.G., with Edwards, J.O. (2011). *What if all the kids are white: Anti-bias multicultural education with young children and fami-lies* (2nd ed.). New York: Teachers College Press.

Helm, J. H. (2014). *Becoming young thinkers: Deep project work in the classroom*. New York: Teachers College Press.

Lickey, D. C., & Powers, D.J. (2011). *Starting with their strengths: Using the project approach in early childhood special education*. New York: Teachers College Press.

Marotz, L. R. (2015). *Health, safety and nutrition for the young child (9th ed.)*. Stamford, CT: Cengage Learning.

de Melendez, W.R., & Beck, V.O. (2013). *Teaching young children in multicultural classrooms: Issues: concepts, and strategies* (4th ed.). Belmont, CA: Wadsworth Cengage Learning.

Topal, C.W., &Gandini, L. (1999). *Beautiful stuff! Learning with found materials*. Worcester, MA: Davis Publications.

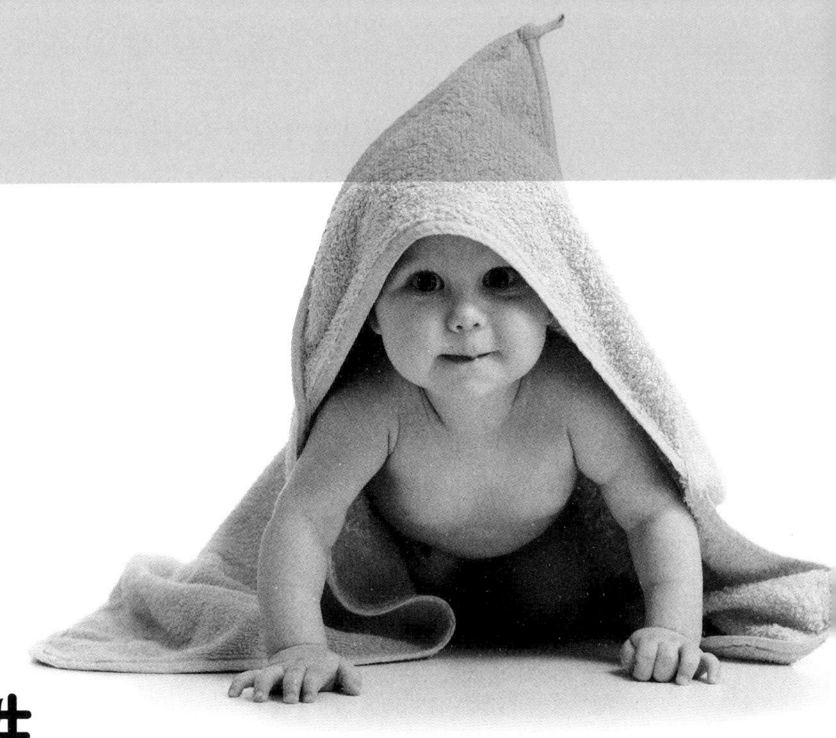

第三部分

开发回应性课程

第十章
早期干预

学习目标

阅读完本章，你应该能够：

1. 描述早期干预。
2. 区分不同类型的早期干预。
3. 总结特殊需求和特殊权利的概念。
4. 解释为什么家庭能力建设是早期干预的重要组成部分。
5. 确定评估涉及的步骤，并将其应用于您自己的实践。
6. 描述与身体、认知、情绪和社会性发展有关的特殊权利的儿童特征和照护。

本章涉及的标准

naeyc 全美幼教协会早期教育工作者专业准备标准

1. 促进儿童的发展和学习

DAP 发展适宜性实践指南

2. 通过教学促进发展和学习

此外，在 NAEYC 发展适宜性实践的标准中，包含了对婴幼儿照护至关重要的六大领域。本章重点讨论的内容是：照护者与儿童的关系；探索与游戏。

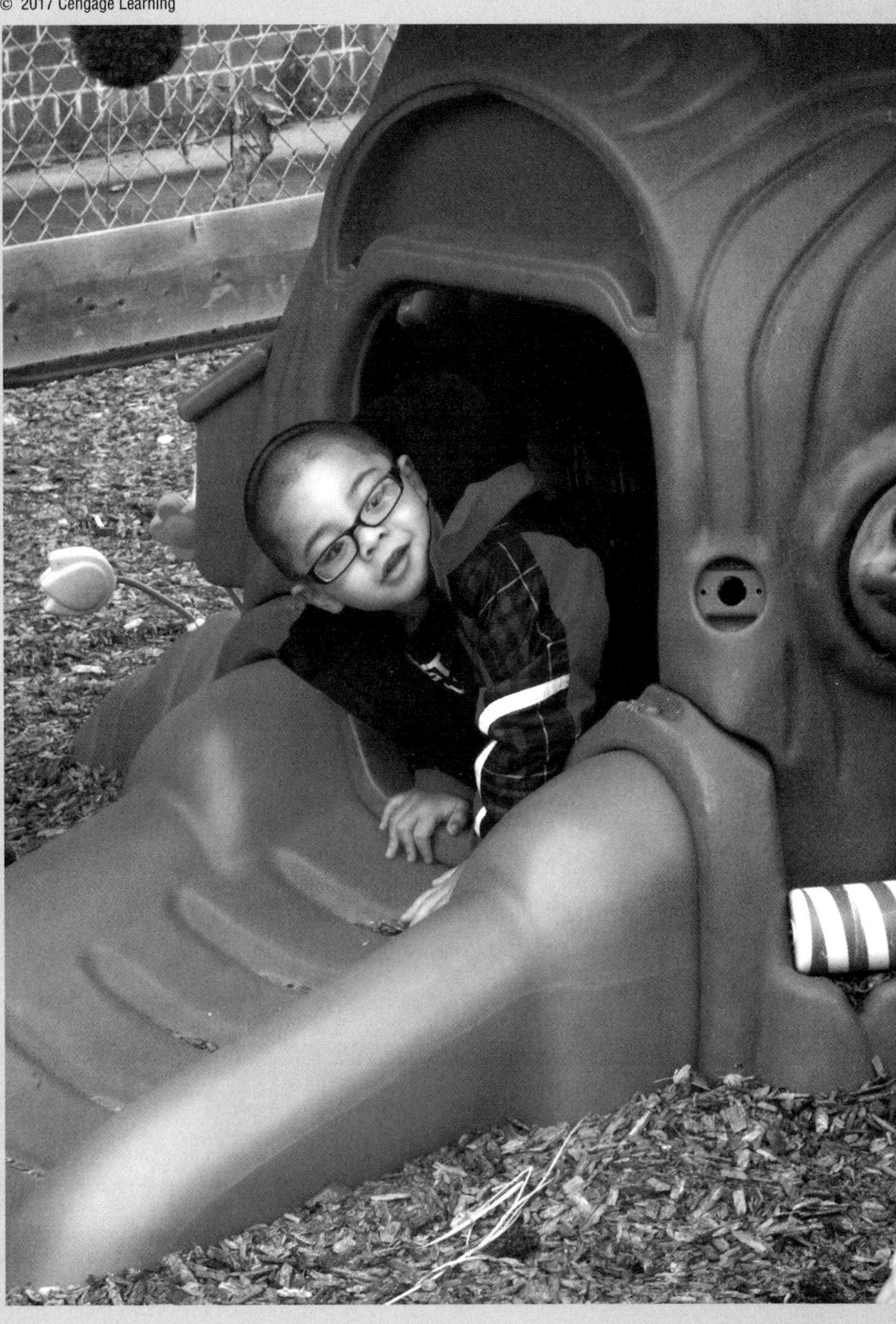

案例分析

基尔斯顿的妈妈是抑郁症患者

两个半月大的基尔斯顿刚到家庭照护中心，她坐在沙发边的婴儿座椅上。基尔斯顿紧握着拳头，她的手臂和腿部时不时摆动或尝试迈步的动作。当其他孩子到来时，他们会微笑并与她“交谈”，照护人员会在附近观看。基尔斯顿没有与任何孩子进行目光接触，几分钟后，她开始哽咽，然后哭泣。照护者比尔接过她，然后说：“你困了吗？你想小睡一下吗？”比尔抱着基尔斯顿走进卧室，把她放在她的婴儿床上，她很快就睡着了。在阅读本章时，请继续思考基尔斯顿的情况，我们将在最后回到她的案例。

什么是早期干预？

早期干预（Early Intervention，EI）[①] 可以在孩子的一生中随时进行。例如，医疗保健专业人员可能会在患有Ⅱ型糖尿病风险的青少年生命早期进行干预。然而，由于它与儿童期有关，因此 EI 意味着对于那些正在经历困难或可能因发育不良而“处于风险”的儿童及其家庭进行尽早或尽快的干预。从最广泛的意义上讲，EI 指的是适用于弱势儿童及其家庭的政策、服务和计划，旨在促进儿童的健康发展，并在特定问题变得棘手之前减少或预防这些问题（Smith & Guralnick，2007）。

在美国，根据《残疾人教育法》（IDEA[②]）C 部分的规定，EI 的概念与帮助残疾儿童（在我们的案例中是婴幼儿）和具有发育迟缓风险的儿童相关联。发展迟缓包括从出生到 3 岁的孩子，他们在一个或多个领域发育迟缓（认知、生理、沟通、社会性、情绪或适应性）或很大可能因生理或精神受损导致发育迟缓，如唐氏综合征或脑瘫。如前几章所述，所有儿童均是在与主要照护者和其他人的社会性互动以及环境探索中来学习的。然而，对于残疾儿童而言，由于他们的损伤特征加之环境不利因素的影响，其学习可能比非残疾儿童受到更多限制。换句话说，当一个残疾的人受环境、社会、态度等因素阻碍，不能最大限度地参与社会时，“残疾”是显而易见的。因此，需要采取具体干预措施，消除残疾儿童面临的环境和社会障碍，并支持他们实现最佳发展。因此，IDEA 为 3 岁以上有损伤、残疾或发育迟缓的儿童提供特殊教育或专门设计的教学。

根据州的自由裁量权，IDEA 的 C 部分也可适用于因贫困、无家可归、有事实根据的虐待儿童、对照护者的依恋程度差、父母有精神疾病和药物滥用等环境因素而面临健康不良和/或社会性情绪困难的婴幼儿。的确，研究证据表明，经历过恶劣环境和虐待的婴幼儿发育

① 早期干预：为有特殊权利或有残疾风险的婴幼儿提供综合服务。服务包括教育、医疗保健和/或社会和心理援助。

② IDEA：美国联邦法律，为 3 ~ 21 岁的所有人提供免费和适当的公共教育的权利和保护。C 部分概述了婴儿、学步儿及其家庭的规定。

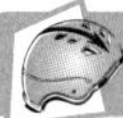

聚焦研究：谈谈早期干预

损伤：一种可能与身体、感觉、认知/交流、适应性或社会性情绪功能困难有关的医学状况、诊断或功能描述。损伤的例子包括脑瘫、耳聋、学习困难、言语和语言困难以及抑郁。

残疾：个体损伤与损伤的社会影响之间的动态相互作用，由环境、社会和观念障碍所致，这些障碍阻止了损伤人群最大限度地参与社会。残疾障碍的例子包括没有坡道或电梯的建筑物、歧视性态度、隔离教育和不充分的医疗保健。

残疾儿童：因个人损伤而受到差别待遇的儿童。见上文的残疾定义。

发育迟缓：根据其所在州的规定并经过专业仪器测量，在以下一个或多个领域经历发育迟缓的儿童：身体发育、认知发展、沟通发展、社会性或情绪发展或适应性发展（IDEA，2004）。

早期干预：为残疾婴幼儿以及具有发育迟缓风险的婴幼儿提供综合服务。服务包括教育、医疗保健、社会及心理援助（Hardman，Drew，& Egan，2014）。

婴幼儿心理健康：能够调节和表达情感，形成安全依恋，具有探索环境和学习的能力。这些技能是在家庭和社区的环境中发展起来的。从出生到3岁，婴幼儿心理健康意味着健康的社会性和情绪的发展。

特殊教育：专门为3岁以上有损伤、残疾或发育迟缓的儿童设计的指导，为父母免费提供以下所有场所（如教室、体育设施、家庭、医院或机构）。

迟缓的可能性是普通人的六倍（Hebbeler，Spiker，Bailey，Scarborough，Mallik，Simeonsson et al.，2007）。不良儿童经历（Adrerse Childhood Experiences，ACE）研究表明，生活困难的儿童可能会有终生的个人和社会问题，导致社会经济成本高昂（疾病控制和预防中心，2014）。因此，有充分理由进行早期干预，以促进婴儿心理健康，并降低因贫困、虐待、忽视或其他早期亲子关系困难而造成的儿童发展风险。

投资早期干预的理由基于这样一个前提，即在孩子的生命早期进行干预会比干预延迟产生更重要的影响（Smith & Guralnick，2007）。因此，干预可以通过促进儿童的整体发展带来长远的收益，包括他们的社会性和情绪健康、教育程度，以及帮助预防晚年的问题。实际上，近年来，国际政策制定者已经认识到，投资早期预防和干预在经济上和道德上都是有意义的，因为它可以减少未来在医疗、社会保障、教育、刑事司法系统方面昂贵的专业服务上的公共支出（Cunha & Heckman，2010；Heckman，2004；Schweinhart，2004；Shonkoff & Phillips，2000；Uren，2014）。

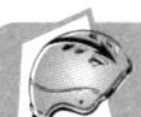

聚焦研究：婴幼儿心理健康

如前所述，婴幼儿心理健康的重点是促进婴幼儿获得适宜的社会性及情绪发展。第三章概述了健康发展需要获得的众多社会性和情绪技能，以及家庭和社区因素如何影响这一发展。这个聚焦研究将调查发展何时脱离预期的轨迹和解决成长领域问题的干预策略。

婴幼儿的心理健康受其成长环境影响。家庭危机，如离婚（参见第六章中的聚焦研究）、虐待或忽视（Osofsky & Lieberman，2011）、家庭暴力（Brinaman，Taranta & Johnston，2012；Ellison，2014），或无家可归（Brinaman et al.，2012）可以破坏亲子关系和/或使婴幼儿需求被忽视。同样，亲子关系中任何一方的问题都可能具有破坏性：

孕产妇抑郁症（Bydlowski，Lalanne，Golse， & Vaivre-Douret，2013）、母亲滥用药物（Flykt，Punamäki，Belt，Biringen，Salo，Posa，et al.，2012；Siqveland，Haabrekke，Wentzel-Larsen， & Moe，2014）、婴幼儿睡眠和饮食失调（Christl，Reilly，Smith，Sims，Chavasse， & Austin，2013）以及非常年幼儿童的攻击性（参见 Bolten ，2013）。尽管这项研究的绝大多数都集中在母子关系上，但菲茨杰拉德（Fitzgerald）、博克诺克（Bocknek）、侯赛因（Hossain）和罗格曼（Roggman）提醒我们，父亲在母亲怀孕期间，通过婚姻关系直接和间接地发挥着重要的作用（2015）。

正如你将在本章后面阅读到的，婴幼儿心理健康问题往往是成人与儿童的关系问题。因此，干预措施必须通过亲子服务（例如，同时满足成人和儿童需求的服务）进行。父母与儿童的互动：例如，结果观察清单（PICCOLO）测量发现增加对语言和情绪关注之类的养育优势可以改善儿童的发展。当使用有助于放松的互动观察治疗方案和亲子互动的观察分析（主要通过录像互动）时，父母对他们的优势有了更深刻的理解，并获得了改进领域的指导（Wheeler，Ludtke，Helmer，Barna，Wilson，& Oleksiak，2013）。虽然使用视频录像最初可能具有挑战性，但治疗师和家长意识到了即刻回顾父母及其孩子的具体行为的好处，并且看到了亲子互动带来的显著收获（Wheeler et al.，2013）。

另一种干预策略，即袋鼠妈妈照护，用于解决婴幼儿心理健康问题。该策略主要用于有依恋和抑郁问题的早产婴幼儿。袋鼠妈妈照护包括母亲与婴幼儿之间长期持续的皮肤接触。博特罗（Botero）和桑德斯（Sanders）（2014）认为，这种照护可以促进健康母子关系的建立，因为它是子宫内生命的外在延伸。贝拉（Bera）及其同事（2014）发现，出生体重最低的早产儿在袋鼠妈妈照护 40 周时体重增加了，同时认知方面也发育良好。更具体地说，体重最低的儿童在矫正出生年龄时达到了对照组婴儿的生长发育水平，然后在接下来的 12 个月内继续超过对照组婴幼儿（Bera，Ghosh，Singh，Hazra，Mukherjee， & Mukherjee，2014）。此外，在第 1 年时，接受袋鼠妈妈照护的婴幼儿在认知发展方面也超过了对照组。虽然这些结果对婴幼儿的发育很重要，但干预对母亲的影响如何？在一项研究的元分析中，阿塔那索普卢（Athanasopoulou）和福克斯（2014）得出结论，袋鼠妈妈护理对母亲有益，因为它可以减少母亲的压力和抑郁，并促进母亲与早产儿更积极地互动。因此，袋鼠妈妈照护的干预在生命的第一年内为婴儿和母亲带来积极的好处。由于依恋在生命的第一年中的重要性，这种积极的结果将为婴幼儿未来的社会和情绪发展奠定基础。

早期干预的类型和层次

根据孩子面临困难的性质和严重程度，存在多种形式的早期干预（Gore，Hastings， & Brady，2014；Baker & Feinfield，2003）。IDEA 的 C 部分，第 303.13 节，列出了一系列可获得的干预服务类型，包括听力和视力服务；辅助技术；家庭培训、咨询和家访；健康、医疗、护理、营养和心理服务；职业、身体和言语治疗；社会工作服务和特殊教学，如学习环境和课程活动的设计。正如你所想象的那样，需要不同类型的具有专门知识的人员来进行每一种干预。可以包括以下人员。

· 有资历的听力专家
· 视力专家
· 家庭治疗师
· 护士
· 职业治疗师
· 物理治疗师

· 语言和语言病理学家
· 定向和运动专家
· 以诊断和评估为目的的儿科医生和其他内科医生
· 心理学家
· 注册营养师
· 社会工作者
· 特殊教育工作者和其他合格的专业人士，如自闭症治疗专科医生和发展领域的专家

在许多情况下，干预团队是多学科（multidisciplinary）[①]的，因为他们涉及两个或两个以上独立学科或专业，同时与儿童及其家庭进行合作。

早期干预水平通常分为三个层次：普遍的、有针对性的和专业级别的（见图 10–1）。普遍服务（universal service）[②]面向所有儿童及其家庭，或为定期服务，以促进儿童的健康发展。普遍服务通常需要进行合理调整，服务对象包括残疾儿童和有其他需要的儿童。各国和各州（美国境内）对儿童及其家庭采用的普遍早期干预措施的程度不同，但总的来说，美国提供的普惠性服务极少而落后于其他国家。其他国家提供的服务措施包括免费或有大量补贴的儿童保育和教育方案、国家 / 地区健康促进项目、免疫计划以及主流学校。

另一方面，有针对性的干预（targeted intervention）[③]措施并不普遍，而是仅针对那些遇到更大困难或压力、需要额外支持的特定家庭或社区。有针对性的干预措施适用于残疾儿童和发育迟缓或有社交情绪障碍的儿童，如依恋障碍和挑战性行为。美国有针对性的干预的例子包括第一步计划（First Steps）和早期开端计划（Early Head Start）。这些通常为短期的干预提供具体支持和指导，以最大限度地提高儿童的认知、生理、沟通、社会性、情绪或适

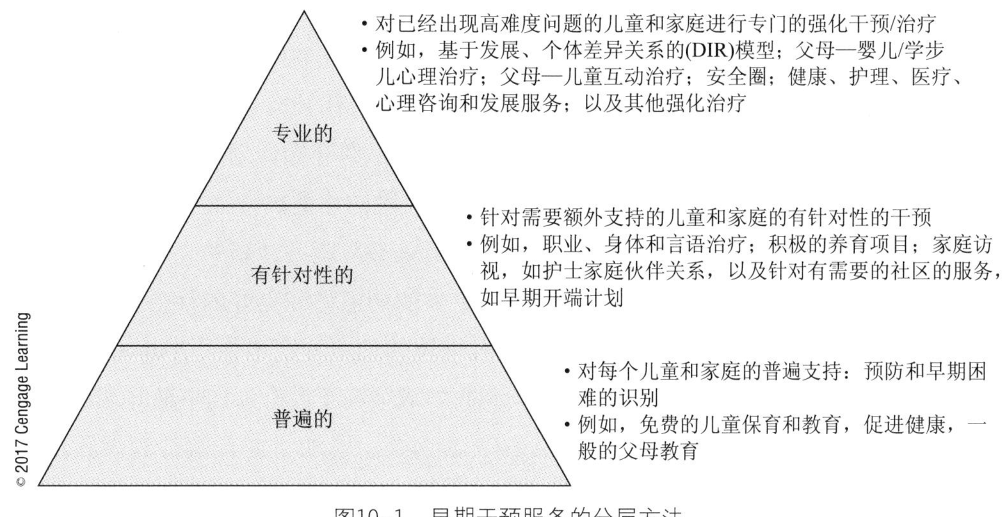

图10-1　早期干预服务的分层方法

① 多学科：干预团队由来自两个或多个独立学科或专业的专业人员组成，他们与孩子及其家人合作。

② 普遍服务：所有儿童及其家庭经常可以获得的方案，以促进儿童的健康发展。

③ 有针对性的干预：针对特定家庭或社区的计划，这些家庭或社区遇到更高水平的困难的问题或压力，需要额外的支持。

应性功能，并预防或最大限度地降低负面结果的产生风险。

最后，专家或专业的干预措施（specialist or specialized intervention）① 往往是长期的，并提供给那些子女经历着持续性挑战或正处于危机中的家庭。专家或专业的干预措施为有急切、复杂或高级别需求的儿童和家庭提供系统治疗，有时会是强化治疗，以及一些其他服务，若不治疗，他们很可能会面临不良后果。

对于许多儿童而言，多级别的干预措施组合可能是最有效的，因为这些干预措施可以通过在个人、家庭、学校和社区层面采取行动来解决多种风险因素。这与布朗芬布伦纳（2001）倡导的生态系统观点一致（见第一章），这是早期干预计划的多学科方法的一部分，如早期开端计划和其他综合早期儿童教育，健康和社会照护计划，如芝加哥儿童—父母中心。然而，无论儿童和家庭是否参与这些混合早期儿童发展干预（mixed early child development intervention）②，或者是其他早期干预计划，重要的是他们所接受的早期干预措施的范围是协调而灵活的（Chen，2014）。

如第一章所述，早期开端计划始于 1994 年，是一项由联邦政府资助的针对低收入孕妇和婴幼儿家庭的计划。该计划从开端计划演变而来，明确为处境不利的儿童和家庭提供早期干预。早期开端计划建立在四个基石上：儿童发展、家庭发展、社区建设和员工发展（早期开端国家资源中心，2014）。此外，该计划还包括一系列 EI 战略，包括以下服务：

· 基于家庭的服务，家庭每周都会被家庭访问者访问。

· 基于中心的服务，在早期学习中心提供照护和丰富经验 。

· 家庭式照护服务，在家庭照护服务计划中提供照护和丰富经验 。

· 健康服务 。

· 父母和社区参与，如小组学习活动和社交活动 。

· 为家庭提供多项上述服务的组合服务（早期开端计划国家资源中心，2014）。

参加早期开端计划和开端计划的所有儿童中约有 12% 被诊断为残疾，并接受特殊教育和 / 或相关服务，以解决他们的发展或学习问题（早期开端计划事实表，2011）。但是，这一数字不包括因虐待或忽视而有发育或学习问题风险的儿童数量。

尽管这个重大计划服务的孩子很少，但是参与服务计划的婴幼儿在发育领域都有积极的结果。例如，他们具有更高的免疫率，更大的词汇量和更好的社会性情绪发展，表现为与同伴交往时攻击率较低以及在玩游戏时对物体的调适程度增强 [National Head Start Association（NHSA），2014]，他们的早期阅读和数学成绩高于没有参加早期开端计划的同龄人（Lee，Zhai，Brooks-Gunn，Han，& Waldfogel，2014）。参加早期开端计划课程的非洲裔美国儿童有更好的认知结果（例如，接受性词汇的增加和持续的专注力）和社会性发展结果（例如，在游戏中增加了与父母的接触；减少了攻击性行为。Harden，Sandstrom，& Chazan-Cohen，2012）。

---

① 专家或专业的干预措施：为具有紧急需求、复杂或非常高水平需求的儿童或家庭提供长期、系统的服务，否则他们将面临巨大风险。

② 混合早期儿童发展干预：干预包括各种方法，可以是基于中心、家庭和 / 或针对儿童和父母。

此外，已发现早期开端计划对父母有积极影响，包括抑郁率降低，教育或职业培训参与度上升以及更高的就业率（NHSA，2014）。研究发现，他们在育儿支持度的指标上得分较高（Harden et al.，2012），特别是对初始依恋回避或依恋焦虑较少的母亲（Berlin，Whiteside-Mansell，Roggman，Green，Robinson，& Spieker，2011）。NHSA（2014）研究发现，参加早期开端计划的父母更有可能每天给孩子读书，并提供更富趣味的家庭学习环境。的确，美国早期开端计划和其他 EI 项目评估的研究显示，将中心式干预与家访相结合的项目比仅依赖家庭访问的项目能给家庭带来更多好处（Love，Kisker，Ross，Raikes，Constantine，Boller，et al.，2005）。

从特殊需求到特殊权利

以发展的眼光看待儿童意味着我们要关注每位被照护的婴幼儿的个体特点。此外，它还意味着要能够发掘每个孩子的优势和找到其发展方向，以支持儿童的最优成长、发展和学习。在美国当前的情况下，教育者倾向于考虑提供能满足儿童已确定的特殊需求（special need）[①]的服务。这种观点起源于联邦法律，特别是 IDEA，其中早期干预与为“残疾”和“有特殊需求”的儿童做准备有关。然而，受意大利瑞吉欧·艾米利亚方法启发的教育工作者更喜欢使用“有特殊权利（special right）[②]的儿童”这一术语，因为这进一步支持了儿童强壮、积极的形象（见第六章）。使用这个短语将重点从童年的缺陷模式（即残疾儿童是“需要依靠的”）转向所有儿童都有权利的信任模式，包括拥有特殊权利的残疾儿童。我们希望你将 EI 问题从缺陷模式（即关注残疾儿童的不足及其教育需求）转变为特殊权利模式（即关注残疾儿童的优势及其教育权利）。

瑞吉欧·艾米利亚的特殊权利方法也借鉴了 1989 年《联合国儿童权利公约》所阐述的儿童权利概念。联合国公约保障儿童的三种权利：生存权、受保护权和参与权（Lansdown，1994）。例如，每个孩子都有权接受教育，免受伤害，并参与做出影响他或她生活的决定。因此，瑞吉欧·艾米利亚的教育工作者扩展了我们个人权利的基本价值，使其包括特殊权利概念（Vakil，Freeman，& Swim，2003）。在这种教育背景下，拥有特殊权利的儿童可以“立即优先”参加课程（Gandini，2001，p.55），并允许其与非残疾同龄人一起进入教室。这种做法反映了瑞吉欧·艾米利亚的教师想要“接受而不是忽视儿童之间差异的概念”（Soncini，2012，p.189）。松奇尼（Soncini，2012）认为，虽然损伤带来了差异，但这只是每个残疾和非残疾儿童表现出的众多差异之一：“我们希望面对这些差异和所有例外情况。每个孩子都有他或者她自己的特殊性。”（p.190）除了对特殊权利的理解之外，我们还认为教师必须开始行动，重点关注每个孩子现有的发展水平，以及在他人帮助下能够达到的发展水平（参见

---

① 特殊需求：一种缺乏模式，侧重于儿童无法做到的事情，他们的局限性或他们需要什么，往往排除他们的优势或能力。

② 特殊权利：基于信用或实力的模式，所有儿童都有权利，包括具有特殊教育权利的残疾儿童。

第二章中的维果茨基讨论）。当教师、孩子和家庭成员讨论差异并接受相互冲突的想法时，每个人都可以真实地看到孩子的可能性和限制（Soncini，2012）。因此，给予一些儿童特殊权利地位被视为改善每个人参与和融入社区的一种方式。

家庭能力建设的必要性

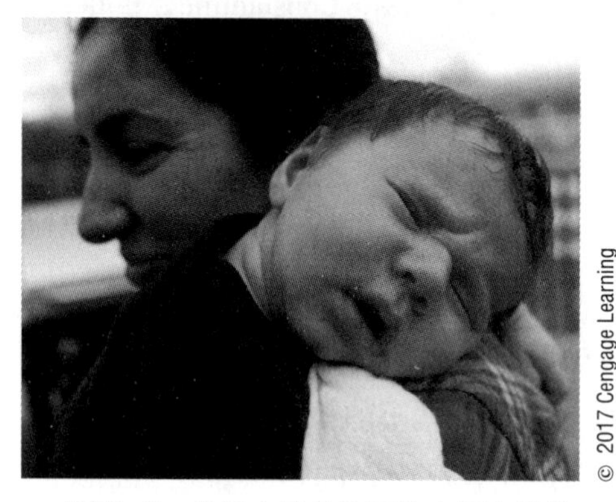

图10-2 父母在培养孩子的幸福方面发挥着至关重要的作用

从传统来说，早期干预方案关注的是那些被认为符合其居住的国家 / 州 / 地区所规定的标准的儿童个人。干预措施可能包括提供教育和 / 或治疗服务，医疗保健和 / 或社会和心理援助（Hardman et al.，2014）。然而，近年来，人们越来越意识到父母在增进儿童福祉、学习和发展方面所发挥的重要作用，并随后将这一术语扩大到包括针对儿童及其父母的干预措施（见图 10–2）。事实上，儿童早期干预方案越来越体现“为了真正满足儿童的最大利益，他们也必须为父母提供最佳服务”（Summers & Chazan-Cowen，2012，p.52）。这一认识导致干预方案给了家庭高质量的支持，包括儿童的福利、教育和发展的双代服务（bi-generational services）[①] 和治疗方案。因此，有效的早期干预方案有两个重点：（1）促进儿童的最佳结果；（2）提高家庭（和社区）满足其子女需求的能力。早期开端计划和美国护士与家庭伙伴关系计划以及英格兰的确保开端儿童中心计划是家庭能力建设（family capacity-building）[②] 的良好范例，这些计划旨在尽早干预婴幼儿家庭的生活。

建立家庭支持儿童发展的能力不仅在早期开端计划等混合干预方案中很重要，而且对于残疾儿童的治疗干预和针对情绪困难儿童所设计的干预计划也很重要。专业人员应与家人密切合作，以便父母能够将专家建议吸纳到日常生活和活动之中，而不是将“干预”留给专家 / 临床医生（例如，每周与治疗师进行一次为期一小时的临床治疗）。例如，身体治疗师可以向行动不便的儿童的父母介绍和说明如何使用四点跪姿练习，然后让父母与他们的孩子一起使用这种练习并评估。或者，对于有行为困难的前语言期学步儿，专家可以示范和解释如何调整和回应儿童的交流暗示，然后将父母尝试与他们的孩子交流的过程拍摄下来。然后，父母和专家可以一起观看录像，来评估互动的方式。这些干预策略可以由父母（和教师）持续实施，而不是仅由专家偶尔进行。当干预策略被纳入家庭日常生活的结构中，并以日常生活方式回应家庭成员报告的目标和挑战时，父母更倾向于定期执行这些策略（Siller，Morgan，Turner-Brown，Baggett，Baranek，Brian，et al.，2013）。研究人员还发现，以家庭日常生活为基础上，

① 双代服务：通过同一计划同时向成人和儿童提供服务。

② 家庭能力建设：专业人员与家人密切合作，了解每个家庭成员的目标和对孩子的愿望。然后，设计策略用于日常生活和活动，以便父母能够改善他们和孩子的日常生活。

聚焦研究：早期干预和建立合作伙伴关系

在对儿童进行评估并认为其从早期干预中获益后，家庭成员、临床医生和教师必须找到建立工作伙伴关系的方法。文献回顾揭示了建立伙伴关系的三个方面：(1)从基于能力的角度出发；(2)分享期望；(3)满足情感需求。

从能力的角度出发，意味着专业人员使用语言来表达孩子可以做什么或正在发展什么能力。例如，不要说孩子不能独立坐着，你可以换一种表达方式，说孩子正在独立翻身。两个观察结果可能都是正确的，但后者强调孩子可以做什么。通过这种方式，重新为教师提供了一种来看待儿童和家庭的新的角度（Weishaar，2010）。

建立这种伙伴关系的第二个方法是教师和临床医生放下他们的专家角色，与家庭构建一个共同的参考框架（Lyons，O'Malley，O'Connor，& Monaghan，2010；McWilliam，2015）。换句话说，作为工作的起点，各方必须分享他们的目标、恐惧、担忧等。父母往往不确定他们的角色，特别是如何参与治疗过程以及他们如何推进策略的实施（Lyons et al.，2010）。明确你对他们的期望以及他们对你的期望可以为工作打下坚实基础。

建立伙伴关系还涉及找到解决和满足参与者情感需求的方法。布拉泽斯（Brotherson）等人（2010）发现，家庭和专业人士有四种情感需求：

(1)需要对儿童的进步抱有一种希望；(2)及时提供早期干预和预防或改善儿童的残疾的紧迫感；(3)家庭经历的多重或复杂挑战所带来的压力感；(4)专业人士因难以应付工作的复杂需要或要求的感觉而体验到的负担过重的感觉。(p.38)

不幸的是，并非所有的情感需求在所有的合作关系中都得到了平等的解决。实际情况中有时只能满足家庭的需求，有时只能满足专业人员的需求，有时能满足家庭和专业人士的需求，有时双方需求都不能满足（Brotherson et al.，2010）。必须更好地落实实践系统，以确保在伙伴关系中合理处理每个人的需求。在埃普列（Epley）等的研究中发现，管理实践和程序对提供者服务于残疾儿童家庭的能力产生了重大影响。如果早期干预的目标是促进儿童的选择性发展，那么各级专业人员必须建立合作伙伴关系，帮助每个人充分参与治疗过程（2010）。

合作关系不仅仅是家庭和专业干预人员之间的关系。早期儿童教育工作者是这个过程的重要组成部分，教师经常在他们的课程或课堂上定期提供干预策略。马特恩（Mattern）发现早期儿童教育工作者很了解早期干预中循证的相关实践。不幸的是，他们认为这些做法没有在他们的方案/教室中得到实施。马特恩得出结论，早期儿童教育工作者需要额外的教育和实践指导，来提高他们提供高质量早期干预策略的能力。该研究表明了给干预团队中每个成员提供支持的重要性，这样可以满足他或她的需求（2015）。

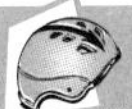

与家庭和社区的联系

在中心式机构的教室里，你为两个有特殊权利的孩子服务。两个孩子都善于交际，并表现出良好的情绪调节能力。他们两个人都受到身体运动的挑战，但病因不同，程度也不同。身体治疗师、职业治疗师每周都为其提供干预服务。你试图实施上文所提到的策略，但在你的课堂中这些并不能够全部顺利进行。你如何在不表现出不支持治疗师的工作或不愿意实施这些策略的情况下，与治疗师沟通你的问题？在谈话中你会具体说些什么？

"可以增加治疗时间的密度，促进各项活动的推广，并增加家庭和儿童共同参与有意义的日常活动的机会"（Siller et al.，2013，p.373）。

阅读检查站

在继续阅读之前，请确保你可以回答目前材料讨论的以下问题：

1. 早期干预的益处有哪些？（1）对孩子；（2）对家庭；（3）对社会。
2. 如何比较这里描述的家庭能力建设方法与你观察到的或参与的 EI 实践？

评估和评估程序

被诊断为患有特定病症或早产、出生体重过低、有过疾病或手术经历的儿童从出生起就有资格获得 EI 服务。在其他情况下，如果婴儿或学步儿后来出现残疾，或者其父母、照护者及其他专业人员认为儿童需要获得额外支持，则家庭可进行评估。资格评估是通过评估孩子，看看婴幼儿是否真正发育迟缓或残疾。C 部分的资格由每个州对“发展迟缓”的定义或者由在资格标准中“处于危险中的儿童”来确定。

教师的角色

教师在对确定特殊权利方面负有特殊责任，特别是对那些因残疾、行为和情绪障碍以及疾病风险较高而遭受贫困的儿童（Spencer，2008；Shahtahmasebi，Emerson，Berridge，& Lancaster，2011；World Health Organization，2011）。彼得森（Peterson）、迈耶（Mayer）、萨默斯（Summers）和吕兹（Luze）（2010）对教师提出六点建议：

（1）密切观察儿童，特别是当他们的家庭面临多重变故时。

（2）制定明确的程序，以确定何时以及如何向家庭提供与残疾相关的服务。

（3）与社区相关人员密切合作。

（4）与医疗保健组织合作，解决健康问题并识别潜在的残疾隐患。

（5）着眼于早期干预策略，防止延误问题。

（6）为残疾儿童的家庭提供服务和支持。

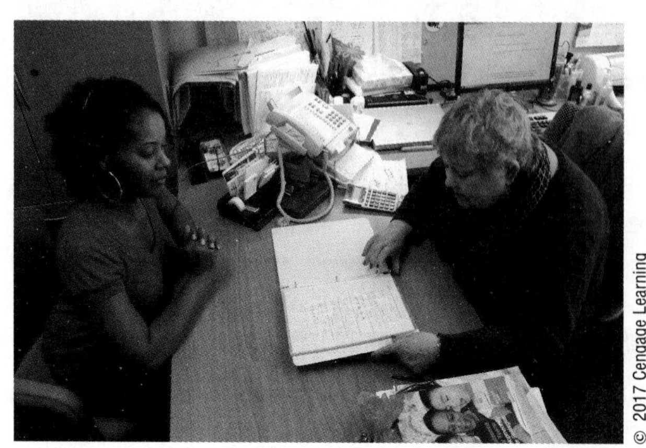

图10-3 教师应先与家庭成员沟通观察的结果，而不是试图诊断特定的疾病或延迟

在仔细观察之后，教师应向家庭成员讲述他们的观察结果，并与家庭成员合作，争取有临床诊断经验的专家协助（见图 10-3）。第一步（联邦政府资助的干预计划），早期开端计划、私人机构、公立学校都应该有专业人员对工作人员进行评估，并提供科学的诊断。只有这样的专家才能科学诊断儿童。作为一名教师，不应该直接告诉家长你认为她的孩子有特殊的病症或发育迟缓。因为这样做超出了教师的专业领域，需要承担法律责任。教师的工作是向家长解释其所观察

到的，并允许家长自己得出结论。教师应该对任何“举红旗”行为（即关注项）或“举黄旗”行为（即要进一步观察的项目）进行记录并且探究背后原因。教师还应该注意孩子的独特优势及兴趣，与孩子、家庭成员和其他相关专业人士一起关注和巩固这些优势和兴趣。

个性化家庭服务计划

在专业人员完成评估后，需要确定具体的教育计划。如果有必要制订这样的计划，需要召集所有必要的专业人员和家庭成员召开会议。会议的目标是制订个性化家庭服务计划，概述专业人员如何提供服务并协助家庭支持儿童的成长、发展和学习。根据难度大小，这些评估可能涉及来自各种不同学科的专业人员。根据 IDEA，评估将免费提供给他们的父母。在这个过程中的每一阶段，专业人员都需要与父母 / 照护者合作（Gore et al., 2014），并在所有筛选、评估和干预实践中对儿童和家庭做出文化意义上的回应（Lynch & Hanson，2011）。

个性化家庭服务计划完成后，作为教育工作者，你有责任执行分配给你或指定给你的早期干预计划的任务。根据家长信息和资源中心（2014），个性化家庭服务应包含以下内容：

（1）儿童目前的身体、认知、沟通、社会性 / 情绪和适应性发展水平和需求。

（2）家庭信息（经父母同意），包括儿童的父母和与儿童密切相关的其他家庭成员的资源，优先事项和疑虑。

（3）预计将为儿童和家庭取得的主要成果或结果。

（4）儿童将接受的具体服务。

（5）在自然环境（如家庭、社区）中，提供服务（如果在自然环境中不提供服务，个性化家庭服务计划必须包括为什么不提供服务的声明）。

（6）儿童何时何地将获得服务。

（7）儿童将获得每项服务的天数或课程数以及每次课程将持续多长时间。

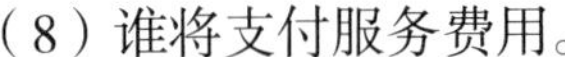

（8）谁将支付服务费用。

（9）监督 IFSP 实施的服务协调员的名称。

（10）在时机成熟时支持儿童从早期干预过渡到另一个项目的步骤（例如，儿童在 3 岁生日后如何从早期干预过渡到学前特殊教育）。

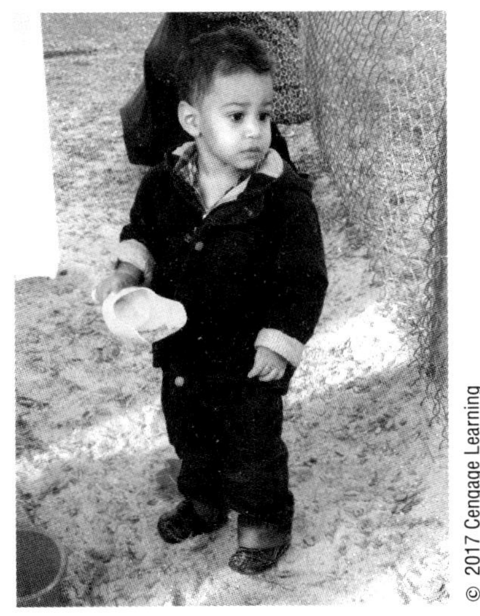

图10-4　尽可能在自然、常态的环境中进行早期干预

自然环境

早期干预计划和服务可以在各种环境中进行。IDEA 的 C 部分要求“在最大限度上满足儿童的需要，EI 必须在自然环境中进行，包括非残疾儿童参与的家庭和社区环境”。因此，法律规定，在非残疾婴儿或学步儿的自然或典型环境中，必须在最适当的范围内提供 EI（见图 10-4）。只有在自然环境中不能令人满意地做到

这一点时，才能在其他环境中提供服务。

这种方法有很多益处。正如社会文化心理学家所说，在日常环境背景下，如家庭或照护服务机构中心，对儿童发展至关重要（Donaldson，1978；Bronfenbrenner，1979；Hogan，2005）。学者提出，与儿童在现实世界中的情境相比，当他们被置于实验或临床环境中时，往往会表现得更糟。熟悉的环境让儿童感觉更加舒适，从而更容易展现出他们的能力。此外，更多的自然环境（natural environments）[①] 有利于以家庭为中心的实践，因为早期干预的重点是帮助家庭学习如何培养儿童的学习和发展，是儿童平时生活和活动所处的日常环境中的一部分。同时，自然环境促进全纳教育（inclusive practices）[②] 实践，因为在这种实践中残疾儿童能够更好地融入同伴当中。

特殊权利儿童的特点与照护

在美国，几乎每个社区都有为残疾和有风险的婴幼儿提供的设施（Odom，Teferra，& Kaul 2004）。这些儿童有时需要专门的设备、照护和课程，儿童照护专家必须学习如何护理特殊儿童。由于不可能在一份文本中涵盖照护具有特殊权利的儿童所必需的所有特殊条件及程序，因此在此提供以下类别和特征的概述：（1）身体和认知 / 语言发展；（2）社会性和情绪发展。然而，信息的第一来源应该是儿童和家庭。通过仔细观察和密切了解儿童，你与家庭建立的伙伴关系应该鼓励家庭成员与你自由沟通信息。当你很了解儿童，并且需要关于残疾的一般附加信息时，联系适当的地方和国家协会和组织，以获得关于如何照护具有特殊权利的个别儿童的信息。换言之，你应该先成为每个孩子的专家，然后熟悉这些障碍或困难对儿童的影响（Brekken，2004）。

身体和认知发展

以下类别有助于解释婴幼儿在身体和认知语言发展方面可能具有的几种常见特殊权利。但是，请注意接下来讨论的每个患有一种或多种损伤的儿童在她拥有的特征和她有权获得的照护方面是独一无二的。

1. 有运动困难的孩子

由于中枢神经系统（CNS）损伤或畸形，有运动障碍的婴幼儿表现出运动发育迟缓、原始反射保留和肌张力异常。伴随运动障碍的三个主要病症是脑瘫、脊髓脊膜膨出和唐氏综合征。有运动障碍的婴幼儿通常也会在其他发育领域出现延迟，因为学习是通过积极探索世界而发生的。对涉及系统运动和感觉刺激与整合的干预研究表明，早期干预可以改善儿童的运动和感觉发育，并鼓励父母支持和接受这种干预。欲了解更多信息请联系美国医学协会、美

---

① 自然环境：法律规定早期干预必须在对正常婴幼儿来说最适合的自然或典型环境中提供。

② 全纳教育：在非残疾儿童的教育环境中为残疾儿童提供支持和服务的行为。

国儿科学会等特定组织的当地分会。

2. 有生物学危险的婴幼儿

一些婴幼儿具有中枢神经系统（CNS）损伤，例如，CNS 感染、创伤、摄入毒素和持续性缺氧。对从特殊的托儿所环境、免费的照护和医疗护理到父母对婴儿刺激等干预措施的研究结果好坏参半，具有非常短期的积极效果，对这一人群的干预措施在父母身上似乎比在孩子身上更有效。欲了解更多信息请联系美国医学协会、当地卫生部门、美国儿科学会或当地儿科医生。

3. 有视力障碍的儿童

在 3 000 例新生儿中，大约有 1 例是失明或视力低下的婴幼儿，其严重程度和病因各不相同。最重要的评判因素是视觉各方面的能力，包括视力、视野、眼球运动、双眼视力、光适应能力、色彩视觉和调节。研究结果表明，早期干预可以帮助视力受损的婴幼儿发展得更接近正常的发育期望。使用团队方法（包括父母、儿童保育专家和其他专业人员）的干预措施比个人治疗方法更有效。欲了解更多信息请联系国家防盲协会、全国特殊儿童委员会、当地卫生部门、盲人或低视力机构。

4. 有听力障碍的儿童

听力障碍按类型（感觉神经、传导性或混合性）、发病时间（出生时或之后）、严重程度（轻度至深度）和病因进行分类。研究表明，早期干预计划应包括家长咨询、工作人员接受听力学培训、语言和语言培训以及将手语作为计划组成部分，灵活地帮助每个家庭，听力障碍人员的参与也成为帮助儿童的一种资源。欲了解更多信息请联系特殊儿童委员会、当地卫生部门和全国聋人协会。

5. 医学上脆弱的儿童

近年来，出现了被称为医学上脆弱的新的健康障碍亚群体（Hardman et al.，2014）。这些人面临医疗急症的风险，并且常常需要专门的支持。例如，使用鼻饲管的儿童需要训练有素的个体来提供必要的营养补充剂。其他时候，医学上脆弱的儿童患有进行性疾病（例如，艾滋病或癌症）或偶发性疾病（例如，严重的哮喘或镰状细胞病；Hardman et al.，2014），这种疾病不仅影响婴幼儿形成自我认同的方式，而且影响其他人如何看待和对待他。从家庭或社区机构/组织寻求信息可以帮助你减轻担忧并帮助儿童的同伴了解特定障碍，以此改善同伴关系。

6. 有认知和一般发育障碍的儿童

一些婴幼儿在信息处理、问题解决和认知等几个方面都表现出发育延迟，如把信息应用到新情况的能力。这些问题可能有环境或遗传方面的影响，如唐氏综合征或致畸性损害。全球的婴幼儿中存在运动、认知、语言和社会性情绪方面的发育延迟的情况是较常见的。有认知和一般性发展障碍的儿童会以较慢的速度达到一个最高点，这一最高点的发展水平也较低。研究强调，早期干预可以防止未接受干预的轻度学习困难儿童的智力功能下降。通过积极的父母参与和培训，对有中度和深度学习困难的儿童的方案更有效，但对于有轻微学习困难的婴儿和学步儿而言，所有方案似乎都不太有效。欲了解更多信息，请联系美国智力和发展残疾协会、当地特殊教育管理局，或特定协会的地方分会，如唐氏综合征协会。

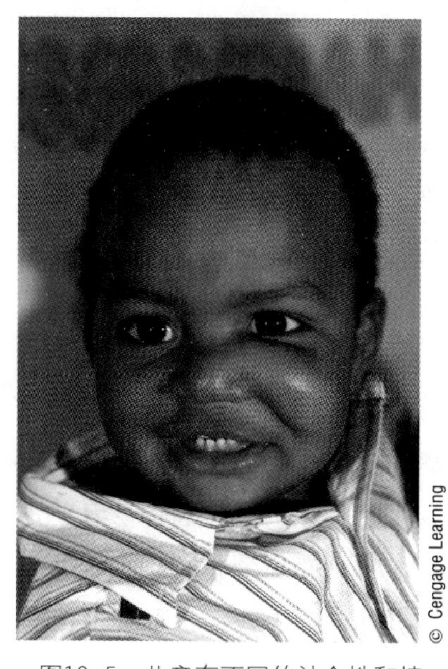

图10–5 儿童有不同的社会性和情绪需要

7. 有语言和交流障碍的儿童

出现发声问题的婴幼儿有言语障碍，而使用语言规则有问题的儿童则患有语言障碍。早期干预研究结果表明，通过早期干预可以改变沟通障碍。欲了解更多信息，请联系美国语言和语言协会、美国语言听力协会、言语和听力协会，以及言语和语言障碍协会的地方分会。

社会性和情绪发展

本节概述了婴幼儿在情绪和社会性发展方面可能表现出特殊权利的几种方式。然而，这里的类别并不仅限于社交和情绪发展，因为每个人发展领域的相互作用方式是不同的（见图 10–5）。

1. 患有自闭症谱系障碍（ASD）的儿童

患有 ASD 的婴幼儿在发育速度和顺序，社会互动（即极度退缩），对感官刺激的反应，交流以及与人、事件和物体有恰当关联的能力方面表现出障碍。ASD 在一般人群中的发病率正在上升，但患病率的估计差异很大：从 68 个中有 1 个孩子（疾病控制和预防中心，2014a）到 143 个中有 1 个孩子（Hardman et al.，2014）。然而，总体而言，男性比女性多 3 ~ 4 倍（美国精神病协会，2014）。早期评估的数据表明，仅 18 个月大的婴儿便可进行是否患有 ASD 的准确诊断，但是这些工具未能识别出许多以后会表现出明显症状的婴儿疾病（Watson Baranek，& Dilavore，2003）。许多研究继续研制工具，提高婴幼儿 ASD 诊断的可靠性（参见 e.g.，Brian，Bryson，Garon，Roberts，Smith，Szatmari，et al.，2008；Honda，Shimizu，Nitto，Imai，Ozawa，Iwasa，et al.，2009；Wetherby，Brosnan-Maddox，Peace，& Newton，2008）。对包括父母在内的结构化 EI 计划的研究取得了非常令人鼓舞的成果。欲了解更多相关信息，请联系美国自闭症协会、自闭症之声或当地的心理协会。

2. 反应性依恋障碍

反应性依恋障碍是指那些在他们的早期关系中经历过严重问题或中断的儿童。患有依恋障碍的儿童无法与主要照护者形成正常的依恋关系。依恋障碍似乎是婴幼儿期照护严重不足的结果（Hardman et al.，2014，p. 190）。这种紊乱导致严重的情绪依恋问题和社会关系发展不良（Cain，2006）。欲了解更多信息，请联系所在州婴儿心理健康组织、当地精神卫生机构和社区特定组织（如早期开端计划项目）。此外，美国儿童和青少年精神病学会（AACAP）为家庭和教师提供有用的信息和资源。

3. 精神健康障碍

精神健康障碍是指可能在婴幼儿发育期开始出现的各种独特的儿童特征，如刚刚描述的反应性依恋障碍。尽管这种疾病的患病率非常低，但还有很多现在已经知道会出现的严重疾病，如抑郁症、儿童期精神分裂症和焦虑症。然而，一些研究表明，特定父母特征（如抑郁症状）和婴儿特质（如气质成分）的相互作用会使儿童抑郁症症状更明显。

4. 多重残疾儿童

根据 IDEA 联邦法规的定义，许多儿童正经历多种残疾或伴随的损伤，这意味着他们有不止一种确定的异常情况。这种特殊的结合导致了非常严重的教育问题，以至于个人无法适应专门为特殊需要而设计的特殊教育方案（34 联邦法规 300.8（C）（T）［2006］，as cited in Hardman et al.，2014）。

5. 患有胎儿酒精综合征（FASD）的儿童

患有 FASD 的儿童在产前发育期间暴露于不利的环境因素中——酒精，严重病例的儿童通常伴有发育迟缓、面部畸形、智力低下、冲动和行为问题（McDevitt & Ormrod，2013）。其他儿童，虽然在产前暴露于酒精中，却没有表现出同样的严重后果。这似乎是由于母亲饮酒的数量、频率和持续时间以及其他母婴特征（如营养）所造成的。研究人员和医学专业人士尚不知道需要摄取多少酒精才能产生小的影响而不是大的影响。由于这些儿童的特点不同，我们已制定了许多不同的干预方案（参见 Chandrasena，Mukherjee，Raja，& Turk，2009；Davis，Desrocher，Moore，2011，供审查）。

阅读检查站

在继续阅读之前，请确保你可以回答目前材料讨论的以下问题：

1. 解释婴幼儿在身体发育、认知/语言发育和社会性情绪幸福感方面可能具有的三种需要特殊关注的方面。如果你对婴幼儿的这些特点不能完全掌握，你会怎么做？
2. 作为专业教育工作者，在支持儿童特殊权利及其家庭方面，你的角色是什么？

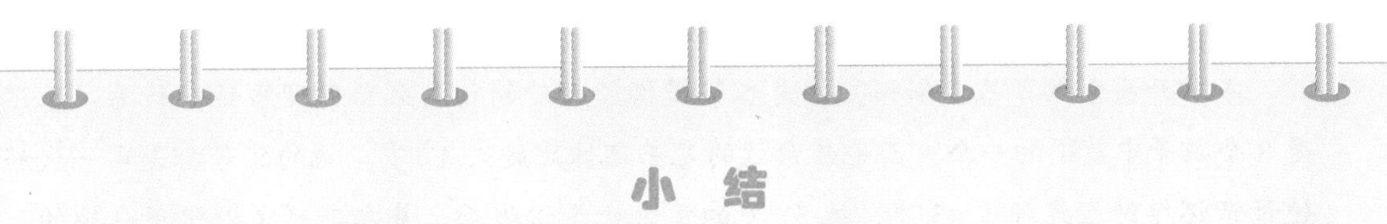

小 结

1. 关于早期干预。

EI 项目的前提是，在生命早期而不是晚期提供干预，干预可能更有效、成本更低。高质量的 EI 可以通过促进儿童在关键领域（身体、认知、交流、适应、社会、情绪）的发展来减少潜在的发育迟缓。

2. 区分不同类型的干预。

本章讨论了针对残疾儿童和处境不利儿童的普遍的、有针对性的和专门的干预措施，以儿童和父母为重点的双代方法似乎是增强儿童成果的最有效方法（Geddes，Haw，& Frank，2010）。

3. 总结特殊需要和特殊权利的概念。

我们将早期干预从缺点模式（专注于有特殊需要的儿童）重新定义为以信誉或实力为基础的

模式（关注儿童的特殊权利）。这对实践具有重要意义，在支持儿童及其家庭的过程中，我们应当避免使用“高危”和“贫穷”家庭或残疾儿童，“发育障碍”“行为问题”和“特殊需要”等词汇。相反，我们应该承认每个孩子的独特优势。

4. 解释为什么家庭能力建设是早期干预的重要组成部分。

早期干预提高家庭支持儿童发展的能力——适当的双代干预，尽早应用可以改变儿童的发展轨迹，从而提高成就和独立性，并促进家庭能力和福祉。在早期干预中与家庭合作意味着积极倾听每个家庭成员的目标和愿望。它还要求家庭和其他专业人员合作解决任何会使儿童面临不良发展“风险”的结构和环境因素。

5. 确定评估和评估过程中涉及的步骤，并将其应用于自己的实践。

教师在确定特殊权利方面负有特殊责任，但他们不是进行具体诊断的人。教师经常通过向家庭成员解释他们观察到的内容并允许家庭成员得出自己的结论来开始这一过程。你应该始终注意儿童的独特优势和兴趣，与儿童、家庭成员和任何其他相关专业人士一起关注和建立这些优势和兴趣。当对家庭进行诊断时，教师会加入其他具有诊断职责的专业人员的团队，详细解释评估以及治疗过程。

6. 描述与身体认知、情绪和社会性发展相关的特殊权利的儿童的特征和照护。

本章最后总结了常见损伤、障碍或残疾的方面或特征。至关重要的是，你理解每个具有上述一项或多项问题的儿童拥有独一无二的特征，而且他有权获得护理。

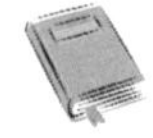

案例分析

基尔斯顿的妈妈是抑郁症患者

本章开头介绍了基尔斯顿，但是本节提供了额外的信息来帮助理解她的行为。基尔斯顿是 8 个孩子中最小的一个，而她最亲近的兄弟姐妹比她大 17 岁。她的父母都是第一代移民。她母亲怀孕时已经超过 45 岁，她 57 岁的父亲死于心脏病。基尔斯顿是剖腹产分娩的，自从她出生以来，母亲因为产后抑郁而对她的照顾很少。她接受的大部分照顾来自兄弟姐妹、堂兄弟和其他家庭成员。家人的悲痛是显而易见的。具有善意但数量众多的照护者为基尔斯顿提供了非常不一致的护理。她的照护者有着不同的面孔与性格，这可能有助于解释她为何缺乏与他人交往的欲望。她所在的托儿所是由一对已婚夫妇胡瑞卡和比尔拥有和经营的。他们为基尔斯顿安排了一位主要照护者来弥补她家庭照顾方面的不足。比尔将围绕她的需要建立一贯的日常生活；他尝试温和地跟她说话，以增强她的信任感和安全感。

基尔斯顿的母亲显然担心她的女儿不能像其他孩子那样正常发育，但似乎由于抑郁而无法提供帮助。幸运的是，胡瑞卡和比尔参加了早期开端计划的合作，并且能够鼓励基尔斯顿的母亲并对其进行评估。发展专家下周将与她的母亲和兄弟姐妹见面共同商讨。

1. 你认为患有抑郁症的家庭成员对两个月大的孩子的社会性和情绪发展有什么影响？用

证据证实你的想法。

2. 参考 IFSP 的推荐元素列表，你希望家庭计划包括哪些服务、定位和战略？为什么？

3. 比尔应该如何继续与基尔斯顿的母亲建立关系？建立强大的关系对基尔斯顿有什么益处？

 课程计划

标题：袜子分类

儿童观察：

伊马尼（Imani），22 个月大，每周和一位言语和语言病理学家一起工作。她越来越善于通过声音和手势来交流自己的需求和想法。例如，今天吃零食时，她在桌子中央指着葡萄说“猿”。

儿童发展目标：促进口语发展，用手势交流愿望。

材料：10 ~ 11 对儿童袜，装袜子的篮子。

准备工作：分开 5 ~ 6 双，混合在篮子里；把篮子放在地板上；如果必要，在篮子周围留出空隙，以便工作；保留其他的袜子，以备不时之需。

学习环境：

1. 当伊马尼准备开始体验，用描述性的语言把她的注意力吸引到袜子上。你可以说：“我带这些袜子给你，你能用它们做什么？”

2. 邀请伊马尼触摸袜子，如果她还没有描述她触摸到的东西。为了解释你可以说“哦，你在摸画着白色圆点的小红袜子”或者“这个条纹袜子柔软吗”。

3. 鼓励伊马尼将袜子进行配对。通过告诉她找到两个相同的袜子来解释什么是配对。

4. 当她开始配对时，请她描述一下袜子。

5. 为了鼓励她说话，询问她摸到的袜子的特点。

6. 如果她拿着一只袜子，但还没有进行配对，问她应该要和哪只袜子进行匹配，鼓励她指出她需要的袜子。

7. 用类似的方式描述她的成功之处，例如：“加油，把 5 双袜子都匹配起来。”“你已经把两双波尔卡圆点短袜匹配起来啦。”

8. 邀请其他孩子和伊马尼一起匹配袜子。如果可能的话，鼓励孩子们描述他们的袜子，或者互相帮助寻找特定的袜子。

指导思考：

如果伊马尼变得沮丧，用情绪谈话来描述她的感受。例如，如果她很沮丧，你可以说：“当我无法理解你的交流时，我感到很沮丧。你可以告诉我吗？我真的很想知道。”

变化：

把袜子团成球扔进篮子里。计算袜子的数量或描述在篮子里的袜子。

拓展阅读

Dunst, C.J., Bruder, M. B, & Espe-Sherwindt, M. (2014). Family capacity-building in early childhood: Do context and setting matter? *School Community Journal*, 24(1), 37-48.

Early Childhood Technical Assistance Center (ECTA). (2015). *The effectiveness of early intervention*. Retrieved February 9, 2015, http://ectacenter.org/topics/effective/effective. asp

Helms, C. (2011). *The effectiveness of early intervention programs'poverty capstone*. Retrieved February 9, 2015, http://www2.wlu.edu/documents/shepherd/academics/cap_11_Helms.pdf

Keilty, B. (2010). *The early intervention guidebook for families and professionals: Partnering for success*. New York: Teachers College Press.

第十一章
出生至 12 个月婴儿的教学

学习目标

阅读完本章，你应该能够：

1. 选择适合这个年龄发展的教学材料。
2. 设计适合婴儿（0 ~ 12 个月）个体发展水平的教学策略。

本章涉及的标准

naeyc 全美幼教协会早期教育工作者专业准备标准

1. 促进儿童的发展和学习
4. 使用发展有效性的方法与儿童及其家庭建立联系

DAP 发展适宜性实践指南

2. 通过教学发展和学习
3. 制定课程以实现重要目标

此外，在 NAEYC 发展适宜性实践的标准中，包含了对婴幼儿照护至关重要的六大领域。本章重点讨论的是：探索与游戏。

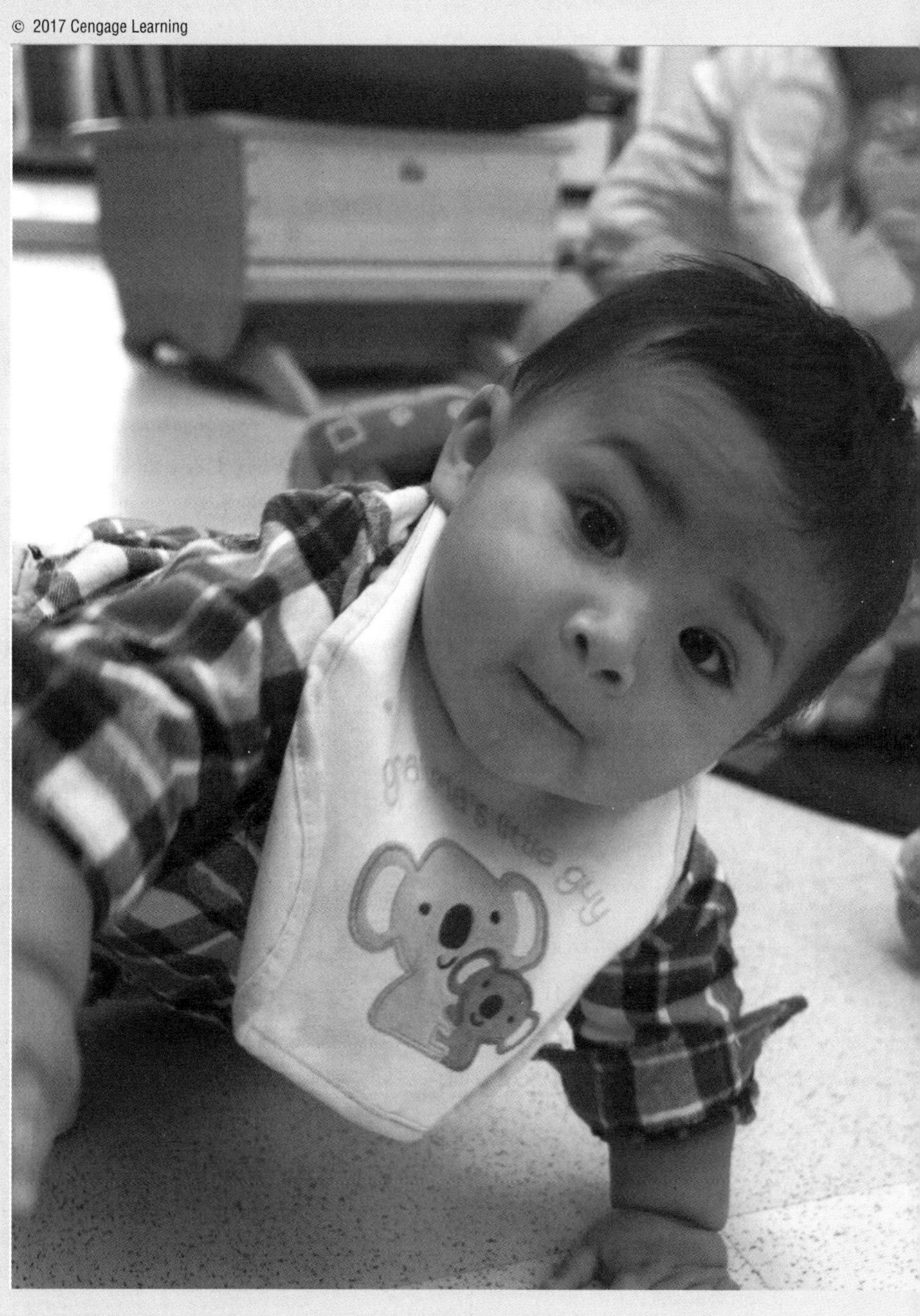

案例分析

特蕾莎

6个月大的特蕾莎躺在地上，蹬着腿，挥舞着手臂。她看着玩具收音机，并用手指着，一边流着口水。她随着音乐咿咿呀呀仿佛也在唱歌。照护者埃利打开了玩具收音机，特蕾莎蹬着小脚咯咯笑着。她看向电视，蹬着小脚。埃利微笑地看着她，特蕾莎也回以微笑。她飞快地蹬着脚。当特蕾莎看着另一个婴儿韦恩时，埃利和她说话。特蕾莎试图用双臂从地板上撑起来，她翻转过身子，但仍趴在地上。她踢了一脚，努力抬起膝盖变为爬行的姿势。她把脚压在家具上。在这段时间里，她已经转了大约180度。

材 料

2～3个月的婴儿往往不需要大量的玩具来保持愉悦的心情。他们需要的是具有敏感性、能够积极回应的成人与他们交流。研究发现，新生儿最重要的玩具是人脸。他们可以盯着它，人脸既能表达情绪同时可以给予反馈。随着孩子年龄的增长，醒着和玩耍的时间越来越长，他们对探索周围的世界越来越感兴趣。

针对4～8个月的婴儿，需要为其提供可操作的材料，这些材料对婴儿来说必须是安全的，以便他们用嘴咬或者进行身体上的触碰等。婴儿已经发展了一些动作技能，但是他们对胳膊和手部肌肉的控制仍很有限，使得他们对待玩具或自己仍显得有些粗鲁。引人注目的玩具激发了婴儿的兴趣并延长了他们的玩耍时间。

随着婴儿的成长以及活动范围的增加，他们将接触更广大的世界。所有触及的物体必须是安全的，能够安全地品尝、触摸或移动的。年龄较大的婴儿更需要空间，因为他们要继续发展对粗大动作的控制，如爬行、站立、拉动和投掷物体。引人注目的材料能刺激婴儿选择和使用这些材料。要操作的材料必须足够小，以便用手掌和手指或拇指和食指抓住，但不能小到可以吞咽。

因此，给予1岁以下婴儿的材料必须同时具有挑战性和安全性。每个婴儿操作的物体都可以抓住甚至把它们放入嘴里。在让婴儿接触玩具之前，要确定它是否安全。每个玩具应符合以下所有标准：

（1）足够大保证不能放入嘴中（使用节流管测量物体；见第八章）。

（2）没有会划伤皮肤或眼睛的锋利尖端或边缘。

（3）可以清洗。

（4）没有可以挤压的活动部件。

（5）涂漆表面为无毒涂料。

（6）足够坚固，能够承受咬、撞击和投掷。

当你确定一个材料是安全的，下一步要做的是评估它对于儿童来说所具有的挑战水平。

观察婴儿可以用几种不同的方式来使用玩具和材料，这是在为婴儿实践和发展新技能提供更多的机会。照护者要经常更换玩具，使它们看起来新鲜且有趣。要对年幼的婴儿有挑战性，每种材料都应该做到以下几点：

（1）吸引婴儿的注意力，让她想以某种方式与物体互动，如伸手、推动、抓住、咬或转动，并能够一遍又一遍地练习这些动作。

（2）具有足够的可移动性，能够使婴儿成功地操纵物体，并用手臂、腿、手、眼睛、耳朵或嘴巴对物体做出反应。

（3）可以在多个复杂级别上使用，以便婴儿能够逐渐使用更高的技能操作它。

材料类型

小玩具和一些可抓握的物品
泡沫块
摇铃
纱线或纹理球
可以安全地扔的软球
可以攀爬、翻越、爬上和在周围走动的家具
用于敲打和击打的玩具
堆叠或嵌套的积木
木偶
桶和用于填充和溢出的物体
不会被打破的镜子
能够发出声音的玩具
图片
方便运动的婴儿床
光滑的玩具
发出声音的玩具
可供爬行的材料
外表有纹理的物体
蜡笔
能够学说话的图片
一到四块拼图

材料可以是自制的也可以是购买的，图 11–1 提供了一些自制材料的建议。

照护者促进婴儿发展的策略

教师可以通过观察来获得决策所需的重要信息，特别是在策划一个具有回应性以及适宜性课程之时（见第五章和第九章）。这种持续的观察、计划、实施、再观察的发展循环过程对于一名专业教育者来说至关重要。评估儿童或许具有一定的挑战性。由于在评估对儿童的期望值方面存在固有的困难，一些权威专家建议照护者不要评估儿童。但是完全避免评估是不可能的，而且这样会导致保育和教育缺少明确的目标。因此，最好的方法是通过每天正式和非正式的儿童观察，并根据观察到的发展结果不断调整课程，同时尊重每个儿童的独特性。当教师规划课程时，能够平衡在所有发展领域中用于支持和挑战技能的经验，他们就能达到发展适宜性实践指南（Copple & Bredekamp，2009）中概述的“通过教学促进发展和学习”的核心概念。

响桶

薄膜罐（塑料或金属）：放入一茶匙未煮熟的谷物，盖上盖子，并用彩色胶带粘住桶的上方。

旋转的挂物

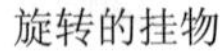

从人造奶油桶上切下盖子的中央。仔细切割，留下干净光滑的边缘。使用剩余的轮辋环，缝上三条可洗印花带子，带子大约为3英寸长、2英寸宽。将其挂在婴儿床上方或放在婴儿手腕上。

块状材料

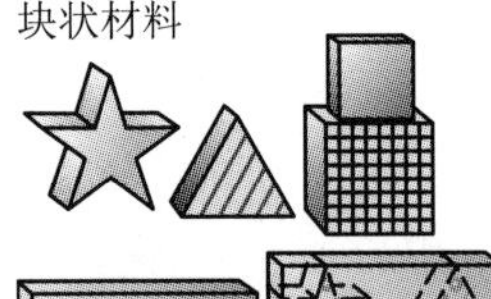

将泡沫橡胶切成正方形、圆形、矩形、三角形等，用缝制的印花带子包在泡沫橡胶外面。也可以用几块泡沫橡胶拼接成一个大的形状。

离合器球

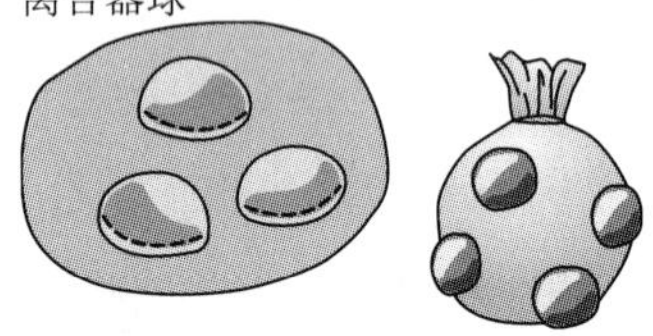

剪出一圈色彩鲜艳、可水洗的面料，将聚酯填充物填充在面料的一部分中并缝合在一起，形成一个块状物。重复，再制成一个块状物。在圆的边缘缠上麻布，把圆圈拉近用聚酯填充物来填充布料里面。然后把块状物缝在面料外部。

智力玩具

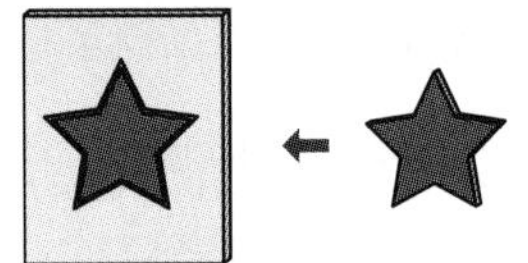

在一块厚纸板上画一个简单物体（用白土和水的混合物覆盖整个图案和纸板），按照形状切下物体，将剩余部分放置到框架中。

玩偶

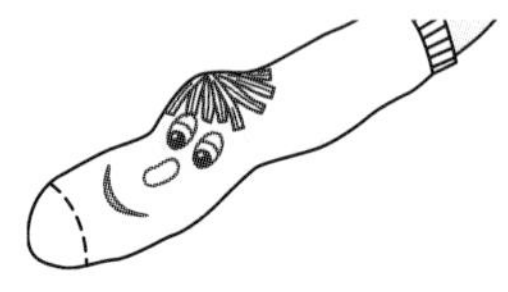

在儿童尺寸的白色袜子上，使用无毒防水笔在袜子的一侧画一张脸，在袜子脚跟凸起的位置做出玩偶的头发。

图11-1　自制材料类型

聚焦组织："零到三"（ZERO TO THREE）组织

这个专业组织致力于帮助专业人士和家长更多地了解:（1）婴幼儿的发展;（2）为婴幼儿提供适宜照护的方法;（3）当前公共政策中的话题。此外，这个组织还有很多资源提供给那些想向婴幼儿和他们的家人进行早期儿童教育宣传的人。

"零到三"为教师、家庭、干预专家以及与婴幼儿一起工作的其他专业人员提供了许多高质量的资源，包括书籍、视频和杂志。此外，该组织提供了许多专业培训机会。它为一些项目提供了可参照的已成型的培训，如培养读写能力：培养教师的技能，培养5岁以下儿童的语言和读写能力；防止虐待和忽视儿童：儿童照护中心的父母/提供者伙伴关系（PCAN）。此外，你可以在你的中心预约一个实地培训师进行反思性监督或识别婴幼儿的发展困难等。

然而请记住，发展适宜性实践要与家庭成员建立关系。因此，你需要的不仅仅是通过观察成为一名敏感的教育者，你还需要倾听家庭成员的意见，并深入了解影响儿童发展和学习的情境问题（例如，家庭或社区特征）。当你获得有关儿童情境或特定发展问题或挑战的更多信息时，你可能需要上网搜索或阅读学术资料以了解更多信息。当地大学、公共图书馆或专业组织可以提供许多资源。“聚焦组织”提供的是关于一个组织的信息，可以极大地帮助教师学习他们的专业知识。

身体发育

从出生到4个月大，婴儿身体发育迅速，但个体差异很大。一个婴儿可能很早就开始翻身，而另一个婴儿可能很早就会伸手去拿东西，但翻身稍晚些。从出生时的反射运动开始，婴儿对身体的大部分部位的肌肉控制能力迅速增强。一般来说，发展是从简单到复杂的运动。

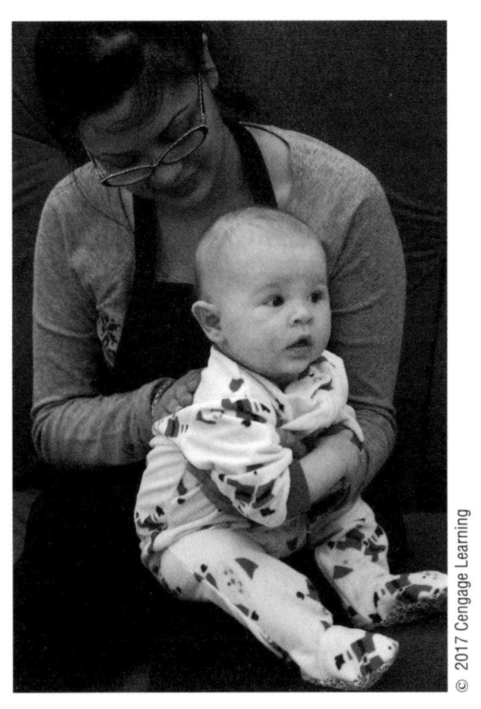

图11-2 婴儿很快获得了高水平的肌肉控制能力

控制开始于婴儿的头部和颈部，并继续向他的肩膀、背部、腰部和腿部发展。例如，婴儿能够在控制肌肉坐下之前先抬起头，能够在用腿站立之前先坐下（见图 11-2）。肌肉控制（muscular control）[①]也从身体中部向手和脚发展。逐渐地，婴儿可以一定程度地控制他们的手臂和腿，并且在可以用手指抓住或拿起东西之前先控制手。婴儿既使用这些发展中的运动技能，又使用他们的其他感官（例如，视觉、听觉、触觉、嗅觉和味觉）来发现不同，同时体验他们所在的世界。

随着婴儿年龄的增长，他们越来越有动力去掌握身体技能并探索他们的环境（McDevitt & Ormrod，2013）。这种发展是通过长时间和一天中大部分时间保持清醒和警觉来促进的。到6个月大时，例如，婴儿可以坐在高脚椅上，有意识地抓住物体，并有目的地敲打它。在生命第一年的后半段，他们的肌肉变得更加协调，因为头部、颈部、手臂、胸部和背部肌肉被同时使用以保持独立坐姿。他们开始用全身的肌肉来移动身体，直到最后他们能够迈出第一步。

从反射到主动控制

新生儿的运动是反射性的，它们在没有婴儿控制的情况下发生。这些反射运动对于人类物种的生存是必要的。例如，如果婴儿吮吸和吞咽必须通过教才能学会，那他们很可能在获得必要的肌肉控制来执行这项技能之前饿死。举一个相对没那么可怕的例子，反射性的手和

① 肌肉控制：获得对肌肉的有意识的控制，以便当婴儿或学步儿希望它们出现时，可以发生诸如伸手、抓握、痉挛等行为。

出　现	吞咽*、呕吐*、咳嗽*、打哈欠*、眨眼、觅食、惊跳反射、抓握、踏步反射、足底反射、排泄废物、紧张性颈反射（TNR）	抬躯反射、流泪*（哭伴随眼泪）	降落伞反射、平掌抓握、钳握				
（年龄）	（出生）	（1～4个月）	（4～8个月）	（8～12个月）	（12～18个月）	（18～24个月）	（3～4岁）
消　失		抓握、吸吮（自愿）、行走、觅食、紧张性颈反射（TNR）	惊跳反射	手掌抓取、足底反射	抬躯反射	降落伞反射	排泄反射（成为自愿的）

注：*永久的；在人的一生中都会出现。

图11-3　婴幼儿反射概述

手臂运动发展成一种抓握—摸索动作，这种运动独立于视力发展。然而，在接下来的几个月里，手和手臂的运动将成为直接的、自愿的活动，受到视觉的控制。图11-3提供了关于反射通常何时出现和消失的信息。如果婴儿没有如预期那样获得对其他反射的自主控制，这可能就是神经系统出现问题的征兆（Ohgi，Arisawa，Takahashi，Kusumoto，Goto，Akiyama et al.，2003）。

新生儿无法控制或独立支撑他们的头部——与身体的其他部位相比，头部太大、太重。然而，在第一个月内，婴儿获得了足够的力量和控制力让他们在躺着的时候可以抬起头。不久之后，他们便可以用手臂靠在地板或床上抬起头部和胸部。

在前3个月，婴儿还忙着发展腿部协调，他们的腿在空中踢着，并在一定范围内撞击着。婴儿左右滚动并踢腿。他们的上背部和下背部肌肉正在发育，因此有一天，当他们蹬腿并向一侧滚动时，他们会一直向一侧发力至背部或腹部，然后宝宝就翻身了！

通过持续练习，婴儿有意识地翻身。到了6个月，大多数婴儿可以进行翻身。如前文所述，他们还尝试依靠自身重力而进行运动（如借助帮助坐立或独立坐立）；同时，他们试图迈步子［运动（locomotion）①］并向前移动身体。爬行（creeping）②，被认为是婴儿的第一种运动方式（见附录A），涉及用手支撑着往前或是用腿推动着身体去爬行。里根趴在地上，伸手去抓取玩具。她扭动着身体，胳膊挥舞着，腿向后蹬着。她一点点靠近玩具。为了成功拿到玩具，里根用她的头、脖子、手臂和腿来上下移动和抬起她身体的上部而不翻倒，她甚至可以用手、膝盖支撑身体慢慢站起来。

婴儿5个月以后，肌肉控制能力迅速提高。以前低活动量的婴儿可能会表现出突然的运

① 运动：克服重力向前或向上移动（如爬行和步行）以获得稳定的尝试。

② 爬行：通过空间移动身体的策略，包括婴儿用手臂拉动身体，有时也用腿推动身体来帮助移动。

动量增加，因为她学会了独自坐着，或由爬行进化成缓慢行进（crawling）[①]，并在行进中对立使用手臂和腿时，手和膝盖支撑地面，先缓慢地移动一条腿，然后又移动另一条。缓慢行进成为他们快速而高效的运动方式，婴儿通过缓慢行进来接触他们从未体验过的世界。学完爬行后，婴儿很快借助物体或是在成人的帮助下，开始尝试站立。当婴儿在直立站立时获得稳定性后，他们便努力练习向前迈步行走。在实际完成行走之前，需要进行多个月的运动。

德夸文（De Quavon）站在椅子旁边，看着阳光下地板上闪闪发光的玩具，他向它倾斜身体并伸手去够它但没能够到。他从椅子边开始走了一步并紧紧抓住椅子，中间的距离仍很大，他还是够不到玩具。他又走了一步，手从椅子上滑了下来。他现在独立地站着，他又走了一步，停了下来，又走了一步，然后摔倒了。德夸文开始尝试自己行走了，他最初尝试了站立、踏步、迂回行走、坐下或摔倒等动作，他努力自己重新站起来然后再试这些动作。

动态系统框架有助于我们理解儿童与环境的多层交互作用会影响婴儿在其动作和行动中经历的长期和短期变化（Newell Liu，& Mayer-Kress，2001）。德夸文将数千次重复这个过程，这个过程使他的小肌肉得到锻炼，同时协调性在这个过程中得以增强。婴儿在开始走路的第一个月内，从一个双腿跨开的姿势向前迈出一小步，到双腿逐渐并拢向前迈一小步（Adolph，Vereijken，& Shrout，2003）。作者认为，这种一次又一次的行走经历有助于婴儿逐渐像成年人那样行走。为了完成这项发展任务，德夸文需要开阔的空间，他可以在那里行走而不会撞到家具，也不用绕着地板上的玩具走动。

为了促进婴儿身体发育，获得最佳发展，应该满足他们对营养和睡眠的基本需求。成年人应提供足够的空间，使他们能够滚动、爬行、攀登、伸展、站立和步行。当然，照护者不需要教婴儿背部弯曲、向玩具爬行或让自己依靠结实的家具，婴儿天生便已习得。照护者要确保婴儿的衣服不会限制其运动，要为婴儿提供安全圈，并提供安全、适宜的玩具和材料，从而促进婴儿的运动。负责任的照护者同时需要非常谨慎地为婴幼儿提供游戏设备，因为护栏很容易成为限制移动的监狱。轮式助行器或固定式跳跃器会对婴儿的背部造成过度的压力，限制头颈部、手臂、胸部、背部、腿部和脚部肌肉的发育和协调，同时也过分强调腿部运动。对婴幼儿的身体发展来说，安全的地面环境是十分必要的。

精细动作操作

如前所述，新生儿最佳的玩具便是人脸。他们被人脸吸引，经常试图触摸它。因为新生儿的反射性抓握，所以他们的手会紧握任何接触他们的东西。婴儿会用两只手抓住物体。渐渐地，婴儿开始张开手并用整只手“掌握”玩具。在最初的6个月里，手臂的运动从无规律的挥舞发展到精心控制的伸展。婴儿使用肩膀、手肘、手腕和手部动作来协调自身，从而有目的地伸手并完全掌握目标物品。因此，当他们变得更加熟练，能够自如地抓住物体时，他们的注意力经常转向操作（manipulation）[②]、触摸、移动、敲击或者使用物体。这不是一项

---

① 缓慢行进：婴儿或儿童用手和膝盖移动的同时使用手臂和腿相对移动的策略。

② 操作：包括伸展、抓取和放开物体；在第一年的发展里，对物体的控制从反射性移动到自愿。

简单的任务。正如希利（Healy，2004）所说：

> 尽管婴幼儿基本上从出生就拥有简单的肌肉控制，但将反射运动动作转变到受控模式中需要很长时间。婴幼儿需要经过一段较长的时间才能看到并触摸身体、嘴巴和手。起初，婴儿的动作似乎是随机发生的，但当他在空间上感受到自己的身体时，联系就建立起来了……以帮助婴幼儿按照特定的行动计划协调肌肉。

随着婴儿的发展，操作过程变得更加复杂。例如，儿童学习如何将玩具从一只手移动到另一只手。他们经常伸直手指，试着捅或戳自己和周围的物体。他们试着推、拉，也可能会不断重复他们的动作。此外，他们还用拇指和食指抓握物体，完善钳握（pincer grasp）[①]能力。经常进行这种动作，他们的手部肌肉得到发展，眼手协调能力也因此提升。他们因为没有很好地控制捏的力度，有时可能会捏到其他孩子，从而会伤到其他人。

这些婴儿也在练习手臂力量控制；现在他们可以拍手并把两手放在身体中间进行击掌。他们的手可以抓住一些物体，因此他们可以将物体撞在一起。他们可以拿着蜡笔并用它们做标记（参见附录 A）。当婴儿长到大约 8 个月大时，他们已经能控制自己的手臂以及手上动作，能够轻轻触摸或抚摸物体。

8 个月到 1 岁的婴儿也开始使用左右手来分别完成不同的任务。他们可以用一只手拿起一个玩具，把它转移到另一只手上，然后再拿起另一个玩具。在 1 岁末期，婴儿将能使用拇指和食指来帮助抓取物体（见附录 A）。例如，斯坦利右手拿着一辆玩具车。他伸出左手，用手钳住一个木块，然后把它叠在另一个木块上。然后他把车转到左手，用右手拿起一个塔，把第二个木块放在塔上。

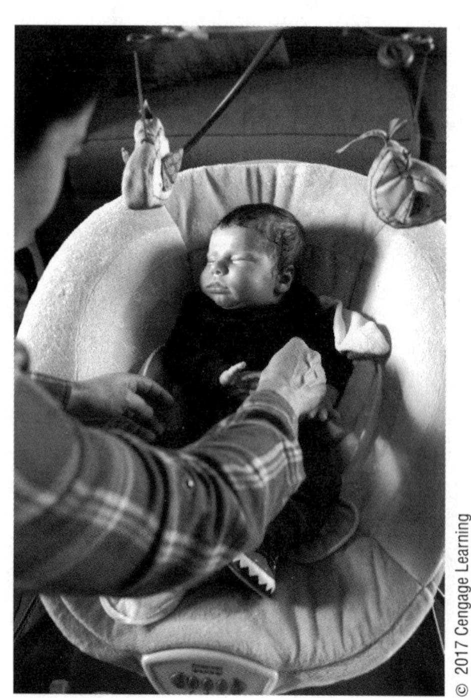

图11-4 大多数新生儿每天要睡17小时

照护者必须提供能够支持精细动作技能发展的材料，如各种响桶玩具、软泡沫块、不同大小和纹理的球、清洁毛绒动物和其他开放式物品以引起他们的兴趣。参见表 11-1 的课程实施建议以获得启示。无论如何，照护者所提供的物品必须是安全的、无危险的，并且不能小到可以吞咽。

睡 眠

大多数新生儿每天的睡眠时间是 14 ~ 17 小时（见图 11-4），他们一次睡 2 ~ 10 小时。像成人一样，婴儿在睡眠—觉醒周期中经历不同的状态。表 11-2 列出了睡眠—觉醒周期中的六个状态。婴儿的生活方式在生命的头几个月通常是有规律的。婴儿的饮食和睡眠时间是规律的且变化缓慢的，对于照护者来说婴儿的发展变化是可以预测的，照护者可以很

① 钳握：一种用大拇指和食指握住物体的方式。

表 11–1　课程实施的建议——身体发育

儿童行为	材　料	照护者策略示例
反射	手指、响桶	轻轻抬起婴儿的身体。将物体放在婴儿手掌中
抓握反射（手闭合）		
惊跳反射	镜子、悬挂饰物	抚摸并抱住婴儿让他平静下来
肌肉控制（从头到脚发展）		
头和脖子		
转头	填充玩具	将婴儿放在自己的背部或腹部。把玩具放在一边
支撑头直立		当婴儿直立时，支撑婴儿的头部
仰卧时轻微抬起头		让婴儿仰卧
无支撑地固定头		让婴儿直立并保持
保持头部在中线位置	悬挂饰物，婴儿床	在婴儿床的中心上方放一些东西
躯干		
挺胸		让婴儿仰卧
有支撑地坐着；可能会试图抬高自己的身体；如果躺下没有机会坐起来，可能会受惊		将婴儿置于坐姿，用手臂或枕头支撑头部和背部，延长婴儿坐着的时间
前后倾斜	可以接触到的玩具	保证婴儿周围没有尖锐物体。婴儿容易摔倒
坐在椅子上	带靠背的椅子	为了安全起见，使用椅背带，让婴儿坐在椅子上，但时间应很短，因为婴儿的肌肉很快就会疲劳
短时间内无支撑地坐着	安全、平坦的坐立空间	放置在婴儿可以坐、玩或观看的安全区域。婴儿很快就会疲劳，然后躺下
提高自己的坐姿	平坦的表面	保持区域内没有物品
独自坐着		提供短暂的坐立时间，婴儿可能很快就会疲劳
腿		
仰卧和俯卧抬腿		提供允许随意踢腿的衣服
从腹部向背部翻滚		将婴儿置于可以自由和安全移动的地方，保持婴儿床两侧朝上。在换尿布的时候把手放在婴儿身上
双腿站直		短时间内保持婴儿站立姿势。当婴儿弹跳时，紧紧抓住婴儿
站立时跺脚		牢固地保持婴儿直立，并为婴儿提供平坦的表面以便其移动双脚
从背部向腹部翻		将婴儿置于可以自由和安全移动的地方，保持婴儿床两侧朝上。在换尿布的时候把手放在婴儿身上
抬起手和膝部		将婴儿置于平坦、坚固的表面
在支持下站立		婴儿站立在平面上时，握住婴儿的两侧或双手

续 表

儿童行为	材 料	照护者策略示例
使自己站起来		握住婴儿的手，允许婴儿用自己的肌肉拉起自己。检查家具和架子，确保当婴儿拉家具和架子时，它们不会翻倒
站着抓住家具或扶手	结实的椅子、长凳、桌子	拿开可能会倾倒的家具
没有帮助下站立	平坦的表面	允许婴儿独自站立
蹲和站		注意有棱角的家具，根据需要可以给家具垫角。婴儿经常站在家具（桌子）下面，头容易撞到
手臂		
随机移动	玩具	将物品放在婴儿够得着的地方
达到	能发出声音的色彩鲜艳的玩具	将物体放在婴儿稍微够不着的地方，当婴儿伸手去拿时给婴儿
视觉引导伸手拿物体，触碰	婴儿床、活动玩具	提供婴儿可以触碰的玩具，提供婴儿可以准确击打的大玩具
抛出物体	柔软、轻便的玩具和物品	选择轻便但不会移动并撞到其他孩子的玩具，将婴儿置于他可以安全扔东西的地方
手		
手的张开、握紧	带手柄的玩具	将手柄放在拳头里；帮助婴儿握紧拳头
用手玩耍	彩色塑料手镯	将五颜六色的、安全的物品放在婴儿的手上，吸引婴儿的注意
用手抓住物体，动用整只手，并用其他手指抵住拇指	有凸起的玩具	将物体放在婴儿够得着的地方
用拇指和食指	能用一只手抓的玩具	将物体放在婴儿够得着的地方
用拇指和其他两个手指	玩具、布娃娃	提供足够小以便婴儿抓紧和拿起的物体
用手指戳	枕头、球、小盒子	提供可以戳的柔软物品。要小心，因为婴儿可能会戳其他孩子的脸、眼睛等
握住并使用钢笔、蜡笔	平坦的表面、油毡记号笔、蜡笔、纸	提供材料和空间。显示标记的位置（纸上，而不是地板或桌子上）。当婴儿使用记号笔或蜡笔时，请与婴儿在一起。允许孩子做他想做的标记的种类和数量。表扬孩子的兴趣和努力。当孩子不想再继续时，可以把材料收起来
伸手去拿、触摸、划物体	有纹理的物品	提供不同纹理的物品，婴儿可以抚摸，而不只是抓和捏。向婴儿展示轻柔的抚摸并为婴儿描述纹理，例如，“羽毛是柔软的”。允许婴儿轻轻地抚摸物体
用优势手堆砌积木	积木、小物体	允许婴儿选择用哪只手来堆砌物品

续　表

儿童行为	材　料	照护者策略示例
脱衣服	有大纽扣、拉链的衣服	婴儿的手指开始操作按钮、拉链，允许婴儿玩这些东西。婴儿不知道什么时候脱衣服，什么时候穿衣服。如果你想让婴儿继续穿着衣服，就不要脱衣服
眼手协调		
将手臂移向物体；可能会错过	玩具，瓶子	放在婴儿够得着的地方
用手抓住物体；可能抓住或错过	玩具，瓶子	放在婴儿够得着的地方
用一只手拿起物体，把它移到另一只手上	任何形状的小玩具	把玩具放在婴儿周围，这样孩子就可以用双手了
双手使用对象	可敲击的玩具	用木块、铃铛、球玩敲击游戏
一只手握住物体，一只手伸出和探索	足够小以至可以抓握的物体	同时提供几个刺激婴儿兴趣的物品

表 11–2　睡眠—觉醒周期

睡眠—觉醒周期
酣睡。呼吸是规律的，眼睛紧闭、不动，孩子是相对静止的
浅睡。肌肉比安静的睡眠时更紧张，眼睛可能静止或有快速的眼动（REM），呼吸不规则，并且有自发的惊吓、吮吸和有节奏的行为
假寐。眼睛睁开或闭着，活动增加，呼吸更快、更有规律，偶尔微笑
安静活跃状态。眼睛睁开，环顾四周；身体不动，呼吸比睡眠时更快。在这种状态下，婴儿最关注环境，将注意力集中在存在的人或物体上。随着婴儿长大，他们处于这个状态的时间会增加
积极活跃状态。孩子是清醒的，有身体和肢体活动，虽然孩子在这种状态下的时间较少。与处于安静活跃状态相比，更倾向于关注外部刺激和眼睛聚焦
哭。活动频率和呼吸频率升高，孩子有哭声和痛苦的面部表情

容易地适应。如果饮食和睡眠时间不稳定，就会给婴幼儿本身和照护者带来压力。

新生儿睡眠相对较轻，深度睡眠时间只有20分钟左右。到3 ~ 4个月大的时候，婴儿的夜间睡眠通常比白天多，但婴儿在夜间醒来是整个婴儿期和儿童期都会普遍存在的现象（Goodlin-Jones，Burnham，Gaylor，& Anders，2001）。随着婴儿开始四处活动，开始爬或行走，他们的睡眠模式发生改变，这时候他们的睡眠时间就减少了。但成人仍然应该鼓励婴幼儿每天充分休息，计划周详的早期教育项目会为婴儿提供午睡时间以满足3岁以下儿童的个人需要。大约1岁时，婴儿在早上和下午的睡眠时间点更加明确，他们有更多的时间保持清醒去玩耍。受到孩子自身对睡眠的需求以及家庭睡眠规律的影响，每个婴儿有自己的睡眠时间。如果婴儿在早上5点醒来准备接受婴幼儿照护服务，那么这个孩子可能需要比能在家睡到早上7点的婴儿提早一点入睡。

睡眠—觉醒周期的稳定性逐渐增加不仅仅对婴儿的生长和身体发育很重要，对其社会性发展也很重要（Feldman，2006）。睡眠—觉醒周期比较稳定的婴儿与 3 个月大时的母婴同步性相关。高危早产儿表现出更紊乱的生物节律，更容易产生负面情绪，且母婴同步水平较低（Feldman，2006）。早产婴儿数量的增加，让教师和父母必须找到方法来帮助这些婴儿形成他们合适的睡眠—觉醒模式。

进食和长牙

从出生到婴儿 6 个月大的时候，婴儿应该用母乳喂养或用配方奶粉喂养，照护者需要有详细的计划确保每天婴儿都有足够的母乳 / 配方奶，并妥善储存。你还可以鼓励母乳喂养的母亲有计划地喂养婴儿，可以通过提供舒适、私密（如果需要）空间来做到这一点。例如，可以使用屏风来将沙发与房间的其余部分临时隔开。喂完宝宝后，将屏风返回到正常使用或存放的位置。有关详细信息，请参阅母乳喂养与后期发育。

许多儿科医生建议婴儿在大约 6 个月大时开始吃固体食物，这可能是他们的第一次牙齿萌出时间。咀嚼和吞咽固体食物需要协调不同的用于吸吮的肌肉。当家长要求时，照护者可以开始给孩子吃固体食物。建议使用的勺子与婴幼儿家中使用的相同，这样婴儿就不必适应勺子的不同大小以及形状，同时他们能学会从勺子中取出食物并吞下它而不会吐出或窒息。

聚焦母乳喂养：母乳喂养与后期发育

“人如其食”是我们许多人在生活中经常听到的谚语。这句话是长期以来的观念基础，也就是说为了健康，你必须吃得好。母乳这种天然的资源，被许多人认为是满足婴儿营养需求的最佳食物。最近的研究表明它具有长期的健康益处。例如，井、林、云、郭巍、王（2014）使用来自 12 个不同国家的研究对母乳喂养和肥胖之间的关系进行元分析，发现母乳喂养是降低儿童肥胖发生率的重要因素。

研究中还探讨过这种做法是否有益于身体发育以外的其他领域，如认知、社会性或情绪发展。将关注点从营养领域延伸到其他发展领域，强调喂养关系（即父母和孩子围绕食物建立的动态互动）会影响生活。长期习惯（Parlakian & Lerner，2007），这种延伸的关注点也很重要，因为它可以帮助父母理解他们扮演的角色所具有的影响力（Passehl，Mccrroll，Buechner，Gearring，Smith，& Trowbridge，2004）。

许多研究结果认为母乳喂养和后来的认知发展之间存在联系（参见 Benton，2008，一篇综述），然而其中的联系机制尚未明确。一些研究人员假设，母乳中高水平的脂肪酸会影响后来的认知发育，因为脂肪酸在生长过程中会融入大脑，这些脂肪酸在细胞膜中发挥重要的结构性作用，帮助细胞间更轻松地交流（Benton，2008）。田中（Tanaka）、昆（Kon）、大川（Ohkawa）、吉川（Yoshikawa）和清水（Shimizu）（2009）研究了红细胞膜中 DHA（一种脂肪酸）水平与 5 岁以下极低出生体重婴儿的认知功能之间的关系。结果显示，配方奶喂养的婴儿 4 周时 DHA 水平显著低于母乳喂养的婴儿。在 5 岁时，母乳喂养的婴儿在三种不同的认知功能测量中得分显著更高。在他的研究综述中，本顿（Benton，2008）得出结论：“在早产儿中，新生儿的饮食会对大脑发育产生持久的影响，从而影响认知功能。”

母乳喂养对社会性和情绪发展的影响也是许多研究人员感兴趣的。2008 年，研究人员对儿童心理健康问题的早期决定因素进行了研究（Robinson，Oddy，Jianghong，Kendall，de Klerk，Silburn，et al.，2008）。此讨论的有意思的结果是，母乳喂养时间的缩短与更大的儿童心理健康问题有关，特别是儿童的内化行为（孤僻 / 抑郁）和外化行为问题（好胜 / 暴力）。最近一项针对 8 ~ 11 岁儿童的研究发现，在外在表现和被诊断患有注意力缺陷多动障碍方面，母乳喂养是一种保护因素。特别是在控制儿童和母亲的智商因素变量后，母乳喂养与内化、外化行为问题、ADHD 的诊断降低有关（Park，Kim，Kim，Shin，Yoo，& Cho，2014）。这些研究表明儿童早期和中期的心理健康受到儿童环境中各种产前、围产期和产后变量的影响，其中就包括母乳喂养。母亲对母乳喂养的信念重要吗？

白（Bai）等人考察了母亲对至少 6 个月的纯母乳喂养的看法（2009）。他们发现，所调查的母亲表示母乳喂养对自己和婴儿的情感均是有价值的。因此，采用母乳喂养的母亲可能更能满足婴儿的情感需求。也许母乳喂养的观念在她们的社会环境中是根深蒂固的，因为这些母亲还报告说得到了家庭成员的支持以继续这一做法，即使他们感受到社区中其他人的反对。这种对婴儿营养和情感需求的强烈重视抵消了他们从家人之外的其他人身上感受到的消极情绪。

从这方面研究中得出结论的困难在于，许多母乳喂养的妇女，特别是在美国，往往经济上更富裕，受教育程度更高，具有更高的智力，使之难以将母乳喂养因素与一系列环境效益区分开来（Benton，2008，p.28）。然而，美国和世界各地都在鼓励低收入家庭将母乳喂养作为喂养方式，来降低喂养婴儿的经济成本（参见 Fornasaro-Donahue，Tovar，Sebelia，& Greene，2014 和 baale，2014）。莫滕森（Mortensen，2007）对最新关于母乳喂养对社会能力影响的文章的评论指出，母乳喂养对儿童心理健康的影响独立于认知能力和母亲智力的整体测量。母乳喂养对儿童心理健康的影响需要开展更多研究以更清楚地理解这种复杂的关系。

尽管如此，从业人员还是需要继续考虑他们的做法和政策，以便为想要母乳喂养的家庭提供另一种支持。一个重要的支持是为母亲设置一个安静的空间供其使用，如果需要，母亲白天可以在那里进行母乳喂养。此外，在婴儿保育时期遵循所有关于储存和准备母乳喂养的指南将是有益的。另一个支持的例子可能是与家庭进行有关母乳喂养优势和挑战的讨论。虽然这是最“自然”的喂养婴儿的方式，但对于现今的双职工家庭来说，这绝不是一个简单的过程，因为大多数母亲均要在第一年内返回工作岗位。

因为婴儿对牙齿的反应不同，所以进食模式可能会也可能不会被牙齿打乱。有时新长出的牙齿会使婴儿非常挑剔和烦躁，而有时新长出的牙齿似乎对婴儿的行为没有影响。长牙的婴儿经常喜欢咬东西，甚至是咬你用来喂养他们的勺子。如果婴儿感到疼痛，可以用一块包裹着冷磨牙环或碎冰的干净的布给孩子的牙龈冰敷。因为正长牙的婴儿可能会大量流口水，所以他们可能需要在不进食的时候仍穿着围兜，同时需要经常更换围兜来使衣服保持干燥。

喂食的过程同时也为婴儿提供了社交的机会；婴儿可能因为照护者在喂他们的时候有短暂分心而发出咿呀的声音从而引起照护者的注意，并在进食间歇对照护者甜蜜微笑。这种相处交流对促进之后的社会性发展非常重要。通过描述他们正在做的内容或他们是如何进食的来鼓励互动。例如，一个早期儿童教育工作者可以说，“罗尔宾，你今天自己一个人拿着瓶子”或者“詹姆斯，你现在正拿着杯子喝水，你还可以慢慢将它倾倒，这将是一个新的挑战！”即使婴儿在尝试使用新的东西（如杯子），他也可能不准备放弃旧的（如瓶子）。

控制粗大和精细动作的进步，对婴儿接下来几个月的进食有帮助。大多数婴儿表现出对自己进食感兴趣，并表现出对照护者来喂的抵抗，即使他们还并不能很好地用勺子。顺从孩子的需求来让他们握住并使用勺子。如若符合家庭文化以及婴儿的喜好，可以为他们提供手指食物（finger foods）[①]，以避免有些食物可能会被浪费。事实上，即使习得了使用勺子的

① 手指食物：年龄较大的婴儿和学步儿可以轻易地自己吃的食物，如饼干和干麦片。

技能，婴儿也经常同时使用手指和勺子。婴儿希望将食物放入口中，所以他们会尽其所能地完成这项任务。因此，要考虑饮食环境的选择，为溢出物、掉落的食物和其他混乱状况做好准备。最重要的是，因为只有很少的食物能送到他们的胃里，所以要认识到婴儿可能会比预期更快地感到饥饿。

在选择餐具时要小心。婴儿通常在第一年末会有 4 ~ 8 颗牙齿，他们倾向于用他们的新牙齿去咬任何放进嘴里的东西（见图 9-5 牙齿生长图）。塑料或一次性餐具往往不能承受婴儿牙齿的啃咬。婴儿应该能熟练地拿着自己的瓶子，1 岁左右的孩子可能会开始使用没有盖子的瓶子。为婴儿提供大小适宜的杯子，这样他们可以独立或在成人简单的帮助下完成这些技能的学习。

阅读检查站

在继续阅读之前，请确保你可以回答目前材料讨论的以下问题：

1. 5个月大的狄波拉正坐在地板的软垫上，她在看刚刚被扔掉的玩具。她向前探身，摔了一跤，哭了起来。描述下一步你要做什么。解释你为什么要这么做。
2. 列出三项照护策略用以促进 7 ~ 11 月龄婴儿的精细运动操作。

认知发展

早期儿童教育工作者为儿童提供保育和教育。我们所做的事对发展中的孩子非常重要，尤其是当考虑到脑发育时。神经心理学家简·希利（Jane Healy）在她的《儿童成长思维》（*Your Child's Growing Mind*，2004）一书中讨论了婴儿的脑发育。

> 令人惊讶的是，虽然脑细胞的数量实际上减少了，但脑的重量在婴儿出生的第一年可以翻倍。当神经元对看到、听到、感觉到或尝到的刺激做出反应时，它们会发出信息，建立起与相邻细胞的新的物理连接，并将它们连接到有效的中继系统中……在出生后的前 6 个月中，由于感觉信息轰炸婴儿的脑所以他们变得异常活跃，大脑必须学会接收并处理这些信息并将它们从一个区域传递到另一个区域……突触连接通过反复使用而加强，如果连接失败，他们就会消失……对视觉、听觉、感觉、嗅觉和味觉的每一种反应都会产生更多的连接。（pp.17-20）

这意味着照护者要利用一切机会进行教育，他们知道增加婴儿在生活和非生活世界的体验就是增加最终的智力。

皮亚杰的认知发展理论把生命的头两年归结为感觉运动阶段的一部分。婴儿在此阶段通过感觉和运动来获得信息。“在这个阶段，思想和行动是无法区分的。婴儿的第一次认知是感觉和运动定向的”（Bergin & Bergin，2012，p.98）。婴儿利用他们所有的感官（视觉、听觉、嗅觉、味觉和触觉）来建立关于物体、世界和他们在其中的位置的物理知识并在这一过程中

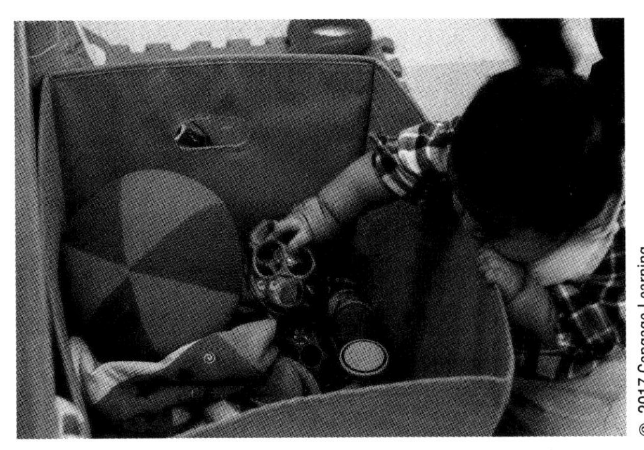

图11-5 对于刚开始能够移动的婴儿来说，球会给他们提供认知和身体上的新挑战

改善感官。移动自己、移动他人和改变物体会使他们的感官协调一致（见图 11-5）。例如，当听到声音时，婴儿将头转向声音传来的方向。

正如第二章所讨论的，感觉运动阶段被分成六个阶段，前四个阶段在生命的第一年是明显的。在每个阶段，婴儿都发展出新的行为。在第一阶段，新生儿的行为是条件反射性的。婴儿很快开始从被动的条件反射转变为主动搜索。每个感官都发挥作用。在第二阶段，婴儿开始协调他们的感觉。他们开始发展口腔协调、眼睛协调以及眼耳协调。一个行为可以刺激另一个行为。例如，反射性的挥动手臂可以吸引婴儿的注意力，使他的视觉集中在自己的手上。

在接下来的两个阶段，婴儿继续使用从感觉和运动中获得的信息来丰富他们对世界的看法。然而他们现在的行为是重复一个有趣的反应或维持有趣的景象（第三阶段，复制）。这开始于空白的重复，在第四阶段（协调）中发展成有组织的、有目标导向的行为。皮亚杰假定，在协调阶段的最后，随着对感兴趣的项目的全面搜索，无论是视觉搜索还是手动搜索，客体永久性的概念得到了发展。当婴儿正在观看的物体消失时，她通常用眼睛搜索，而不是手动搜索。当她手持的物体消失时，她会开始搜索它。

皮亚杰的理论包含许多关于儿童认知发展的研究。随着科学发展，最新关于客体永久性的研究改变了我们以前对婴幼儿能力的看法。巴亚热昂（Baillargeon，2004）、查尔斯（Charles）、里韦拉（Rivera）（2009）发现，2 ~ 6个月大的婴儿表现出获得客体永久性的迹象，且逐渐巩固了这一知识，并将其与他们的伸手行为联系起来。约翰森（Johnson）和穆纳卡塔（Munakata）（2005）指出由于错误驱动和自组织学习的机制，婴儿的认知能力得到了发展；或者如希利（2004）所说，婴儿出生时“就伴随着认知需要”（p.50）。换言之，婴儿从错误中学习，并且反复尝试获得期望的反应。这种积极的知识建构“受到物质（例如，物体、空间）和社会（教育学）环境相互作用的严重约束”（p.156）。关于使用物体辨别任务的最新研究显示，母亲患有抑郁症的婴儿在辨别新奇物体的能力较差（Bornstein，Mash，Arterberry，& Manian，2012）。没有抑郁症病史的母亲的婴儿很容易能分辨出来，这就提出了社会环境如何影响认知发展特别是如何影响婴儿对物体的理解的问题。创造促进认知发展的最佳环境的重要性不可低估。此外，研究的结果表明，皮亚杰低估了儿童的能力，尽管知识的建构和预

与家庭和社区的联系

你和你的合作伙伴一起照顾6个孩子，这里面包括两个婴儿。这些婴儿已经快7个月大了，你要让他们的父母做好准备，以应对婴儿认知、社会性和情绪上的变化，尤其是分离焦虑。你将如何开始与家人的对话？在谈话结束时，你想让他们明白什么？为什么现在就开始谈话而不是在婴儿们明显感到焦虑前开始谈话是十分重要的？

期的行为顺序在理论上得到了发展。这些结果证明了照护者不断参与以研究为基础的专业发展的重要性，这让他们能够关注和支持儿童的能力发展。

婴儿每天接收并处理大量的信息。同化和顺应的过程有助于他们理解新信息并存储以供将来参考。存储的信息可以是关于对象或人的属性（如他们的行为或行为方式，他们怎样移动，他们如何感觉），以及他们观察到的与物体或人进行互动的结果（例如，怎样做会产生何种行为以及导致某些可预测的后果；McDevitt & Ormrod，2013）。婴儿将他们存储的知识的不同方面结合起来，关于因果关系的概念在这一过程中得到发展。

客体永久性（object permanence）[①] 概念的建立是阶段四中的一项重大发展，尽管根据皮亚杰的说法，这个过程直到后来才能完成。婴儿渐渐将人们和玩具视为真正的实体，即使婴儿看不到它们，也依然知道物体没有消失。有了这个概念，婴儿现在可以积极地通过视觉和手搜索不在他们眼前的人或物体。婴儿在心理上构建对一个人或物体的客观存在概念，真实实体的这种心理表征成了后期越来越复杂的表现形式的基础。

由于这些萌芽的表现技巧婴儿开始模仿并不在他眼前的人和事物。他们出现了延迟模仿（deferred imitation）[②] 行为。这需要足够的认知能力来记忆和再现他们过去所看到和听到的令他们感兴趣的事情。许多研究人员、家长和教师都认为婴儿的记忆能力很差或定义不清楚。然而，对延迟模仿的研究表明，婴儿关注模型的行为（而不是模型的面部；Koling，Oturai，& Knopf，2014）并产生高度详细的记忆表征（Jones & Herbert，2006），这些表征本质上是功能性的，而不是任意的（Kolling et al.，2014）。因此，婴儿能够留意到“正确”的信息，以便以后模仿它。此外，当婴儿观察到一个复杂的行为，但不能立即模仿时，他们可能在稍后的类似情况下再现观察到的行为，行为的准确性和细节表明，他们的记忆必须具有同样高的质量（Jones & Herbert，2006）。

研究人员一直对改善婴儿延迟模仿的策略感兴趣。帕特尔（Patel）、盖洛德（Gaylord）和费根（Fagen）（2013）对改变听觉和视觉环境是否影响婴儿的模仿能力进行了研究。他们发现，只有当测试当天的房间以及音乐与较早的学习环境相同时，6 个月大的婴儿才会对木偶进行完全模仿，而 9 个月大的婴儿在音乐改变时也能够进行延迟模仿，房间改变时则不会；而 12 个月大的婴儿在房间、音乐均改变的情况下，都能进行延迟模仿。因此，研究者得出结论，幼儿在 1 岁半以后，较少依赖背景线索进行延迟模仿。

赫伯特（Herbert，2011）对 12 个、15 个月的儿童模仿行为中语言与模仿行为配对是否能够改善模仿行为进行了研究。她发现接受口头提示的儿童比没有接受口头帮助的儿童表现出更好的表征灵活性。这些结果表明，当语言提示和行为模仿结合在一起时，婴幼儿在新的情形中能够更好地表达（Herbert，2011）。巴尔（Barr）、若比 - 科利尔（Rovee-Collier）和卡姆帕拉（Campanella）（2005）研究了婴幼儿在观察示范行为一天后，主动检索（即身体上模仿观察到的行为）或被动检索（再次观察相同的行为）对长期行为模仿的影响。更具体

① 客体永久性：即使人或物体此刻不在视线内，也依然知道物体没有消失而是客观存在的。

② 延迟模仿：对一段时间之前出现的他人的行为进行模仿。

地说，是让 6 个月大的婴儿坐在照护者的膝盖上，研究人员使用木偶表现三种序列的行为。第二天，研究人员回到家中，让一组婴儿再次观察同样的行为顺序（即被动检索），另一组与木偶互动并模仿木偶的行为（即主动检索）。两组婴儿“在 2 ~ 2.5 个月后再现了目标动作”（Barr et al.，2005，p.273）。在这个实验中，反复暴露在主动和被动的模仿行为中会导致儿童当时甚至几个月后模仿行为的能力更强。综上所述，这些研究项目表明，婴儿在生命的第一年可能具有比先前想象的更强的延迟模仿技能，这表明教师可能需要重新思考他们应如何支持儿童的能力发展。

具有教育敏感性的照护者能够使用多种策略来增强婴幼儿的认知发展。在婴儿的特定阶段，选择和布置一个具有吸引力的环境可以刺激婴儿做出反应。重复并讨论婴儿的行为，有利于为他们提供一个及时回应且语言丰富的环境。请参阅表 11–3 课程实施的建议——认知发展。

聚焦实践：来自现场的声音

我在一个 6 周到 18 个月的混龄班级工作。保罗和亚伯拉罕都 8 个月大，他们坐在垫子上玩附近架子上的玩具。我拿了一条小毛毯，把玩具放在垫子上。保罗坐下时，我用毯子盖住他正在玩的毛绒小狗，然后说：“小狗去哪儿了？”保罗紧张地看着我。我回答说：“我们找找小狗吧。”并慢慢地把毛毯从毛绒动物身上拉下来。这时候，亚伯拉罕坐在保罗旁边，看着那条狗被毯子覆盖和拉开。当我再次把狗遮盖起来时，保罗伸手抓住另一个玩具。然后我转向亚伯拉罕，把毯子盖在他的玩具上。亚伯拉罕立刻抓起毯子，把它从玩具上拉下来，他开始微笑、拍手。我们重复了好几次这个游戏。然后我把毯子盖在亚伯拉罕的脸上，添加了一个变化的物体。他以同样的方式做出反应，把毯子拉下来，微笑、大笑、拍手。

这次游戏使我受到很大启发，因为在此之前，我一直以相同的教育策略对待保罗和亚伯拉罕。如果我为其中一个计划一个活动，就会邀请另一个参加。我了解到，并非所有 8 个月大的孩子在所有技能上都处于相同的发展水平。虽然我应该知道这一点，但我想我现在更清楚了。

表 11–3　课程实施的建议——认知发展

儿童行为	材　料	照护者策略示例
皮亚杰的感知运动发展阶段		
子阶段一（反射）		
进行反射动作——吮吸、眼睛转动、手和身体移动		提供无拘束的衣服、整洁的婴儿床，方便婴儿自由移动
从被动搜索到主动搜索	有视觉吸引力的婴儿床，婴儿床旁边的墙壁、物体；偶尔有音乐、唱歌、谈话、敲钟	在婴儿的活跃期提供引起注意的环境
子阶段二（区分）		
从重复中产生小的、渐进的变化		为婴儿提供变化；带婴儿四处走动，抱婴儿，把婴儿放在婴儿床上。观察、讨论、记录变化
协调行为，例如，声音激发观察	脸和声音，音乐玩具，音乐电话，响桶	打开音乐玩具，放在婴儿能看到的地方

续 表

儿童行为	材 料	照护者策略示例
把手、物体放进嘴里吮吸	婴儿可以抓握并且安全放入嘴里的物体	将物品放在手中或触手可及的地方。婴儿试图把一切都放进嘴里。确保他们只能接触到安全的物品
移动手、物品到可见的位置	婴儿可以抓握的物体	提供可以让婴儿自由移动的衣服。将物品放在手中或触手可及的地方
组织愉快的运动活动并重复活动		为重复动作提供时间、空间
子阶段三（复制）		
产生运动活动，引起兴趣，并有意识地重复该活动	吸引注意力的物体：对比鲜明的颜色、变化的声音、多样的纹理、设计	观察婴儿重复的动作。挥舞胳膊可能会打到他的婴儿床；婴儿会更多地挥舞胳膊再一次打到婴儿床。观察婴儿重复了哪一个动作。提供便利的材料，如婴儿床上的新物品
重复有趣的动作		婴儿可能用拳头捶打腿。注意观察确保儿童行为是安全的
进一步发展手眼协调；寻找物体，伸手去拿它并准确地接触它	玩具	把积木、娃娃、球、其他玩具放在婴儿触手可及的地方
模仿看到或听到的行为	玩具、食物、身体	发起行动；等待婴儿模仿；重复动作，例如，微笑、张开嘴
皮亚杰的客体永久性概念		
子阶段四（协调）		
视觉上跟随对象	吸引视觉注意的玩具、瓶子或物体	给婴儿展示一个玩具。玩一会儿，然后把玩具藏起来，拿出来再玩一遍
当对象消失时，用眼睛短时间进行寻找		
不手动搜索		
看到物体的一部分；当物体消失时有意寻找整个物体	熟悉的玩具、瓶子、响桶、齿环、球、娃娃	用毯子或纸盖住物体的一部分。婴儿会拉出物体或推开毯子，也就是玩躲猫猫
用眼睛追随着物体直到物体消失；看向物体消失的地方；失去兴趣并四处张望；不再寻找物体	玩具和吸引视觉注意的物体	放置物体在婴儿的视力范围内。留出时间让婴儿专注于物体，在儿童的视野内缓慢地来回移动物体。移动物体直到儿童看不见它，例如，将球滚到婴儿身后
建立客体永久性概念，当物体消失在视线内，仍明白物体是存在的，例如，儿童会寻找在盒子后面的玩具		玩躲藏游戏，例如，将娃娃藏在毯子下面；把积木放在你身后
因果关系		
了解他人的行为		用言语表达照护者自己的行为，例如，“我把球抛在身后”
模仿与游戏		
模仿别人的行为；把行为当游戏		介绍新的相类似的游戏，给予婴儿游戏的时间和空间

语言发展

有效沟通（productive communication）[①] 涉及使用动作向他人表达信息，婴儿使用噪声、哭泣和手势作为他们最早的有效沟通形式（如 Southgate，van Maanen，& Csibra，2007）。研究表明，婴儿会改变哭声的音调和持续时间，以及哭声之间的停顿次数，来传达他们经历情绪的深度和强度（Cecchini，Lai，& Langher，2007）。甚至新生儿也会以不同的方式哭，这取决于他们是受到惊吓还是不舒服。实证研究支持成年人能够读懂婴儿的哭声以确定是痛苦、愤怒、烦恼还是寻求照顾的交流（Cecchini，Lai，& Langher，2010）。虽然这一系列的研究并不是完全确定的，但应该相信读懂线索可能会帮助照护者提供回应性照护。

婴儿使用多种声音作为他们语言的一部分，他们在吃饭、玩耍的时候通过舌头和嘴巴制造出声音。他们用喉咙、唾液、舌头、嘴巴和嘴唇发出咯咯声、尖叫声、啪啪声和呼噜呼噜声。在生命的头两个月里，婴儿开始发出重复的、像元音一样的声音，这些声音可以归类为咕噜声。自发的微笑在出生后几天内就出现了，即使对于早产儿来说（Kawakami，Takal-Kawakami，Takai-Kawakami，Kawakami，Tomonaga，Suzuki & Shimizu，2008），笑（微笑的表情加上发出的笑声）也往往会出现。人们曾经认为，自发的笑容和笑声是更有意识的社会行为的前兆。然而，最近的研究发现，15 个月大的孩子会产生自发的微笑（Kawakami，Kawakami，Tomonaga，& Takai-Kawakami，2009），但这一结论还没有被完全证实。

当婴儿听到有人跟他们说话，会刺激他们发出声音（参见洛克的父母选择假说，2006）。对话的过程很重要，当照护者看着婴儿，同时交替地听并且回应婴儿的谈话时，有效的对话就会发生。一对一的对话是刺激婴儿后期更加积极发声的关键因素（Henning，Striano，& Lieven，2005）。那些并非直接指向婴儿个体进行的谈话并不能有效刺激婴儿说话，成年人经常在孩子面前交谈，或者打开广播或电视节目，这些活动都没有让儿童参与语言对话。

随着时间的流逝，婴儿的哭声、咕噜声和唠叨声有助于婴儿发展出言语的生理机制。婴儿发展过程中，咕噜声阶段后就是很长一段时间的咿呀期，咿呀期声音继续变化并开始出现辅音（例如，g，t，k，b，r）。对于那些缺乏教育敏感性的人来说，婴儿的咿呀似乎意义不大。然而，根据惠利（Whalley，2008）的说法，婴儿咿呀是帮助他们学习语言的重要步骤，因为这些运动行为探索有助于婴儿学会控制发声所需的肌肉。

婴儿似乎是先发声，然后才把声音切碎再生产。他们不断地尝试这些声音，并慢慢地改变。这种差异可能是由发出相同声音的嘴巴的不同部分导致的。咿呀的声音是儿童自发的行为而不是有意识地发出来的。他们咿呀地说不同的语音，并把它们组合成两个和三个音节的声音。他们控制气流产生单词般的声音，并改变他们发声的强度、音量、音高和节奏。

在社交隔离中婴儿不会发出咿咿呀呀的声音，而会听周围的声音。当你重复婴儿刚刚发出的声音时，他们可能会模仿。在 6 到 10 个月大的婴儿中，偶然的母亲行为被发现有助于

① 有效沟通：使用动作向他人表达信息。婴儿从使用噪音、哭喊和手势到使用复杂的语词方面都有所进步。

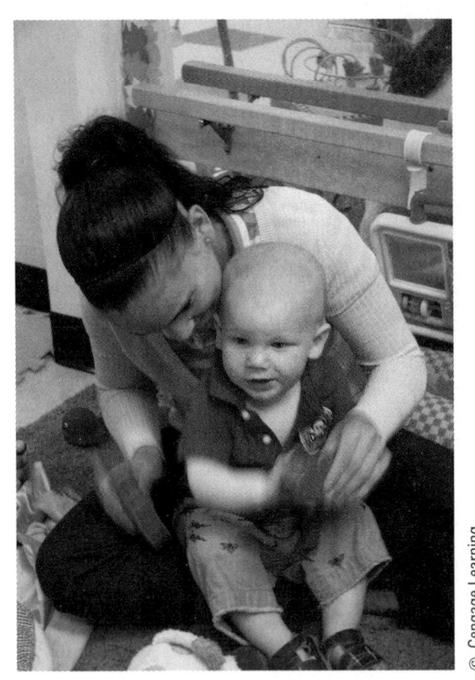

图11-6 照护者聆听并重复婴儿发出的新声音

更频繁、更复杂和语音上更高级的发声行为（Goldstein，King，& West，2003）。与婴儿的行为和发声相关的声音刺激似乎增强了他们言语的发展，因此也增强了他们对语言的控制。这种刺激也有助于婴儿开始进行说—听—说的双向沟通过程。他们发现，当他们说话时，你会倾听；婴儿让你跟他们说话（见图 11-6），咕噜声和咿呀声是用来表达愉悦和传达情绪的。对话包括音高和音量，这些音高和音量听起来像音节或单词的字符串，婴儿模仿这些声音并主动发起个人具有社会交往意义的谈话。

研究人员发现，在婴儿 6 个月大的时候，他们可以区分词汇单词（lexical words）[①] 和语法单词（grammatical words）[②]。词汇单词是与物体或事件（如名词、动词和副词）有具体或抽象联系的单词，而语法单词本身意义不大，但会影响其他单词的含义（如冠词、介词或连词；Shi & Werker，2001）。此外，婴儿表现出对词汇单词的明显偏好（Shi & Werker，2001，2003），这可能与这些词的语音和重音有关。为了回应这种发展的偏好，教师应该使用丰富的语言来标记和描述环境中的物体和事件。例如，当一个婴儿仰面躺着看吊牌时，你可以说："你在看闪闪发光的吊牌。它在阳光下闪闪发光。"更重要的是（这也是需要每天给婴儿读书的主要原因），许多图书将一两个单词与物体的大图配对，加强了孩子对词汇的掌握。每个孩子每天都应该享受到教师一对一为其阅读的机会（Vukelich，Christie，& Enz，2012）。

1 岁左右，婴儿会说出他们第一个可识别的单词，并使用声音、咿呀学语和单词的组合来与他们自己和他人交流（McDevitt & Ormrod，2013）。广泛研究证明，早期的口头交际（如咿呀学语、第一个单词）对后期语言发展有重要影响。在一项研究中，以 12 名较晚说话者（Late Talkers，LT）（LT：即未能产生至少 50 个单词或任何两个单词组合的儿童）和 12 名典型发育中的说话者（Typically Developing Talkers，TDT）为研究对象，LT 和 TDT 能产生等量的自发发声（Fasolo，Majorano，& D'Odorico，2008）。两者能力的区分比较重要的是所生成的语音的复杂度（TDT 产生的复杂度更高），更具体地说，LT 会说最简单的音节结构（即辅音—元音）的比例显著高于 TDT，而会说包含两个不同辅音的音节的比例则低于 TDT（Fasolo et al.，2008）。研究中还发现了哪些其他变量与语言发展有关？

一种最新的关于婴儿咿呀学语的研究聚焦于所谓的面向对象的发声（Object-Directed Vocalizations，ODVs）。当婴儿在看到触手可及或正在握着的物体时发出非哭泣的语前发音时，它被定义为 ODV。最新的研究表明，婴儿 ODV 的偶发社会性反应与 15 个月大时的词汇

① 词汇单词：与对象或事件（例如，名词、动词和副词）具有具体或抽象联系的词。

② 语法单词：是一种功能词，本身没什么意义但影响其他词的含义（例如，冠词、介词或连词）。

大小有着不同的关系，这取决于照护者的标记和婴儿说话对象之间的匹配程度（Goldstein & Schwade，2010）。更具体地说，那些为儿童提供匹配的物体标记的母亲，她们的孩子在 15 个月大时的词汇量会比那些母亲仅仅对 ODV 做出相似语音而非词汇反应的孩子大得多。这项研究以及无数其他研究均支持这一观点，即照护者在生命的第一年对婴儿咿呀学语和集中注意力的反馈程度能够预测婴幼儿语言的发展。

专业照护人员使用多种策略来帮助婴儿语言发展。

（1）对话：说出单词、句子和重复的念诵；大声朗读故事，并展示不同面孔和设计的婴儿照片。

（2）唱歌：哼唱你自己的音乐、最喜欢的曲子；打非洲鼓或录制吹风笛的声音。

（3）背诵：童谣的节奏可以用来回应婴儿的行为。如果他通过搓手来抚慰自己，那就选择一首节奏缓慢的童谣。如果她正在剧烈地晃动她的腿，选择一个快速、稳定的节拍。

（4）阅读：书籍应该是每个孩子最喜欢的工具，通过经常给孩子们读书来支持孩子对阅读的热爱。关于年幼儿童的读书清单，请参阅附录 D。

（5）倾听和回应：婴儿会发出声音；如果没有人倾听和“回答”他们，这种谈话就会减少。

（6）发起对话：几乎每一次与婴儿的接触都是一次交谈的机会。日常的身体照护，如喂食、换尿布、摇晃，都是你和婴儿必要的一对一互动情景。总是说话或保持安静都是毫无意义的。婴儿需要平衡语言、对话和安静的时间。

有关支持语言技能发展的其他策略，请参阅表 11–4 中语言发展课程实施的建议。

表 11–4 课程实施的建议——语言发展

发起 — 回应		
开始发声 对另一个人做出口头答复		用声音或单词“回答”婴儿 抱婴儿：看着婴儿的眼睛；对婴儿发声、说话、唱歌；倾听婴儿的反应；说话、再唱；倾听；等等
发声，重复发声，练习几分钟，然后延长练习时间		与婴儿交谈，表现出兴趣，看着婴儿
用咕咕声、咿呀声和微笑回应交谈		直接和婴儿说话
模仿声音		向婴儿发声、说话、唱歌
寻找说话的人		找好自己的位置，这样当你们交谈时，婴儿可以看到你
当被叫到名字时看向你		叫婴儿的名字，和婴儿说话
发出辅音		
回应自己的名字		当你和那个婴儿谈话时，用婴儿的名字
重复音节、单词，例如，再见		给频繁的行为贴上标签，对婴儿的语言使用做出反应，例如，说“再见”然后挥手；偶尔重复

续 表

听起来像谈话		对婴儿的“谈话”做出口头回应，例如，“奥莉正在和她的卡车说话”
把单词与对象联系起来，例如，说“凯蒂”——指向凯蒂	熟悉的玩具、物品	指向或触摸你口头标记的对象
哭		
当烦恼或沮丧时，会哭泣		同情婴儿。立即对婴儿的哭声做出反应
用不同的哭声来表达饥饿、不适、愤怒		关注婴儿哭泣所表达的需求
引起注意的哭声		找出婴儿想要什么
发出语言		
使用重复元音的咕噜声		模仿，回应，和婴儿交谈
发出像音节的咿呀声		用谈话来回应
喋喋不休地与他人交谈		用谈话来回应
发出双音节和三音节的咿呀声		用谈话来回应
说话强度、音量、音高和节奏		和婴儿说话时使用正常的说话方式和语调
呼喊		对婴儿的感情做出反应
使用名称：妈妈、爸爸		在谈论妈妈和爸爸时加强语气
听起来像是对话		对婴儿的“谈话”做出口头回应，例如，“奥莉正在和她的卡车说话”
一遍又一遍的重复、练习		允许婴儿用单词玩耍 回应和鼓励

情绪发展

与照护者积极互动可以帮助婴儿培养良好的自我感觉。在生命的最初几个月里，婴儿在参与许多不同的事件时能获得他们的基本安全感，并获得信任他人的能力。虽然这个过程需要几个月，但重要的是要从出生时就培养这种安全感。安全感和信任感产生于和他人的关系中，而不是由婴儿自己产生的，婴儿从别人对待他们的方式中获得安全感。两个重要的照护者行为分别是及时对婴儿的痛苦信号做出反应和对婴儿的压力、需要或愉悦信号做出正确反应。家长和早期儿童教育工作者应当积极合作，与婴儿建立良好关系，使婴儿获得安全感。

从婴儿 4 个月大时开始，他们表现出越来越广泛的情绪。快乐、幸福、恐惧和沮丧等情绪通过他们的各种声音表现出来，如笑声、咕噜声、哭泣声还有身体运动，如快速踢腿、挥动手臂、跳跃、摇晃自己、微笑。

许多婴儿在出生后第一年的后半年以及第二年都会经历所谓的陌生人焦虑（stranger anxiety）①（McDevitt & Ormrod，2013）。那些婴儿不认识或认识但不常见的人可能会发现婴

① 陌生人焦虑：9 个月大的儿童对不同或未知的人表现出的恐惧；表明他们的认知能力逐渐增强。

儿害怕他们，婴儿可能会哭泣、畏缩、藏起来或者走开。在婴儿开始将自己构建为独立的个体时，这些行为非常正常。重要的是“陌生人”不要觉得他们的做法是错误的。代班教师可能会经历这种婴儿不愿接近的情况，因为婴儿已经建立了对主要照护者的熟悉和依恋，而代班教师相对来说是不同的、未知的。

也是在这个时期，婴儿可能表现出被母亲或其他主要照护者遗弃时的分离焦虑（separation anxiety）[①]。如果主要照护者离得太远或看不见，婴儿可能会变得紧张或心烦意乱。抓住每一个机会告诉孩子你会离开也会回来。向婴儿介绍另一个照护者，并解释这个人会好好照顾他，直到你回来。告诉婴儿你什么时候回来，这一点很重要。

由于认知能力的发展，婴儿的愤怒情绪也越来越多。婴儿会设想目标或愿望，并积极追求这些目标，如若没有达到这些目标，他们便会产生愤怒或挫折感。例如，当托马斯不想让他父亲在下班时间离开时，他可能会爬过去抱住他父亲的腿。或者他可能会爬到门口，在他父亲离开后敲门。托马斯清楚地表达了他想让他父亲靠近他的愿望，并且表达了他对父亲无法这么做时的悲伤（通常通过愤怒来表达）。教师必须帮助婴儿和家庭成员建立常规来处理由于每天分开而产生的情绪（Balaban，2006）。婴儿会用许多方式来表达他们的愤怒、焦虑和恐惧，教师必须学会分析他们的行为和所表达的信息（Marion，2014）。

在出生的第一年，婴儿更善于表达他们的喜好，并显示出逐渐独立的迹象。提供他们喜欢的玩具不仅增加了他们玩玩具的乐趣，而且增强了他们对自己世界的掌控感。正如前面所讲的，身体发育也让婴儿在进食和穿衣方面更加独立。允许他们独立完成尽可能多的任务，有助于增强他们的认同感或“自我”的概念。

气　质

气质，或叫婴儿的基本行为方式，在出生后的前 4 个月逐渐显现。如前所述，婴儿具有不同的气质或适应周围环境的方式。你需要了解孩子九个行为类别中每一方面的情况（活动水平、规律性、对新情况的反应、适应能力、感觉阈值、积极或消极情绪、反应强度、分心和坚持；有关描述参见第三章），以便你能够适应孩子对世界的态度，以及帮助他处理日常情况。如前所述，围绕气质的重要问题是教师创造孩子与环境之间拟合优度的能力（Marion，2014）。尽管婴儿有不良反应，家庭成员仍提供回应性照护，这样孩子们发展为学步儿时，能够在互动中有更多的热情和更少的愤怒（Kochanska，Aksan，& Carlson，2005）。预测照护者提供回应性照护会产生类似的结果是合乎逻辑的（见图 11-7）。

确定孩子属于哪个类别需要特别的观察。有些孩子的行为类别容易辨认，而另一些可能很难。婴儿活动水平明显，他们可能会踢或蠕动，或者他们可以在睡觉或醒来的时候安静地躺着。高度活跃的婴儿可能会不断地踢掉被子、用衣服缠住自己，他们的身体会进行很多活动。婴儿可能需要经常被检查以确保他们可以自由移动，不会被毯子或衣服缠住。毯子可能更麻烦，因为它很少会全部都盖在婴儿身上。婴儿套装或长罩衫和袜子可以让醒着的婴儿保

① 分离焦虑：恐惧表现为失去与主要照护者的身体或情感联系。

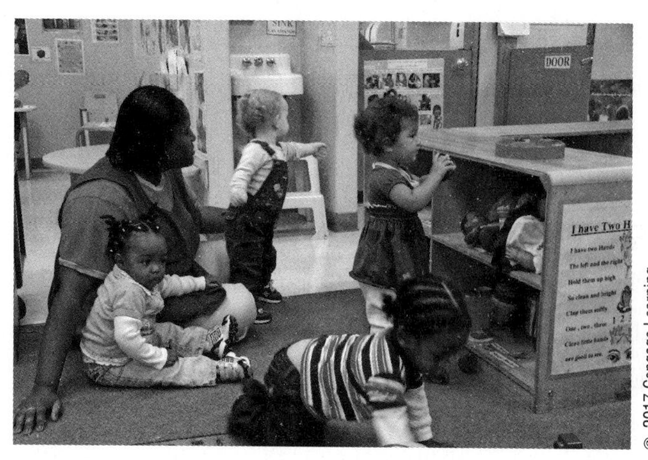

图11-7　家长以及照护者可以接受并回应婴儿一个微笑或一个拥抱

持温暖。非常安静的婴儿似乎很容易照顾，他们很少掀开被子，或者需要调整衣服。然而，他们可能需要被抱起来四处转转来刺激他们身体的运动。

婴儿对刺激的反应可能会消耗其不同程度的能量。一名婴儿每次都会大声哭，另一名婴儿会非常痛苦地呜咽，偶尔也会大声哭泣。当照护者对婴儿的哭声做出反应时，需要学习通过音量之外的其他线索来确定他们压力的类型和严重程度。照护者可能需要检查那些哭闹的婴儿，以确保他们的需要得到满足。教师必须参与其中并保持专注，利用她对每个孩子的理解来创建适宜的学习经验。

婴儿行为的坚持性在观察中是一个十分具有挑战性的方面，因为坚持性经常与其他行为联系在一起。举个例子，婴儿试着站立，然后向前迈步，执着于想要行走的婴儿会一次又一次地站立。只有经过多次尝试，摔倒才成为其不再尝试的影响因素；其他婴儿只坚持几次，便停止尝试，转向一些新的任务或兴趣。因此，缺乏坚持性看起来更像是缺乏关注。照护者必须使用三个“*A*”来帮助坚持性水平低的婴儿继续尝试以便掌握必要的技能（参见第四章）。

行为规范

在婴儿 1 岁左右时，他很容易受到外部的影响，如口头上说“不”或坚定的表情，这有时可能会让婴儿改变他们的行为。对你的限制性词语或表情进行解释。例如，当婴儿把食物扔到地板上时，照护者可以说：“不，你需要把胡萝卜放在盘子里吃。请把胡萝卜放进嘴里。”有时婴儿会停止自己的不良行为。你可以看到他们拿起食物或玩具，开始投掷，然后停止手臂动作，小心地把物体放下。这种早期的自我限制可能是由于注意力分散而不是由自我控制引起的。尽管如此，承认这样的行为可以帮助孩子更好地理解什么是可接受的行为。

一旦婴幼儿具备了一定的口头表达能力，可提高换位思考能力并使用三个“*A*”策略来引发其积极的情绪。请记住，促进自我调节行为最有效的方法是关注恰当的行为，将消极行为重定向为积极或期望的行为比将注意力转向消极行为效果更好（参见第六章）。一定要相信孩子的动机，相信孩子们总是愿意做出好的行为。

照护者可以使用几种策略来促进婴儿的情绪发展。虽然身体发育可以通过移动婴儿、玩具等来加强，但情绪发育需要的不仅仅是控制，它需要持续的互动。当涉及婴儿时，“注意”“认可”和“协调”在孩子的日常情绪发展中起着至关重要的作用。以下策略将帮助照护者在进行常规照护、有计划的学习经历和一般互动时意识到这三个“*A*”：

- 把你的注意力集中在孩子的需要和兴趣上。
- 与孩子进行眼神交流。
- 进行有意义的身体接触。
- 使用语调、声音和话语回应他。
- 试着去感受儿童的情绪——孩子是兴奋的、快乐的还是沮丧的？
- 与儿童融洽相处。让他用声音引导你。
- 让儿童直接参与体验 / 互动。
- 离开婴儿时，向他说明你会去房间的什么地方或者什么时候回来。

有关支持情绪发展的其他方法，请参阅表 11–5 关于课程实施的建议——情绪发展。

表 11–5 课程实施的建议——情绪发展

情绪—感觉类型		
表现出压力	抚慰、交谈、音乐、唱歌	确定原因。改变情况来减轻压力，例如，换尿布，改变姿势，和婴儿说话（孩子可能感到无聊）
表现出快乐	有趣、有挑战性的玩具、物品	提供给婴儿愉快的体验，例如，给婴儿洗澡，拥抱，交谈，微笑
表现出生气或沮丧		确定原因。消除或减少原因。转移婴儿的注意力，例如，把婴儿转过来看别的东西
表现出害怕		抱着，安慰婴儿。移除产生恐惧的物体或改变情况，例如，抱住被突然的嘈杂声惊吓到的婴儿
在重复游戏中表现出乐趣	最喜欢的玩具	提供最喜欢的玩具。在重复的动作中分享快乐，比如拍手
对陌生人表现出恐惧		详细介绍新朋友。不要让陌生人靠得太近。给婴儿一点时间去适应远处的陌生人
表现出开心、快乐、欣喜；用微笑、咯咯笑和咧嘴笑来表达幽默		一起笑，咯咯地笑。玩一些有趣的游戏，例如，“摸摸你的鼻子”；伸出你的手指，慢慢触摸婴儿的鼻子，并且兴奋地说“我要摸摸你的鼻子”
表现出愤怒		让婴儿踢腿、挥动手臂、尖叫和哭闹一段时间。确定愤怒的原因。如果可能的话，减少或消除原因。用抚摸、摇晃和抚慰的话语帮助婴儿平静下来 口头肯定理解婴儿的愤怒和痛苦 保持冷静，给予安慰和支持
表现出焦虑		使用平静、轻缓的语调谈话，唱歌。拥抱并抚摸孩子。如有必要，带孩子脱离焦虑情绪
通过发脾气表现出愤怒或沮丧		如果可能的话，确定并消除婴儿产生焦虑和愤怒的原因。用冷静的语调谈论孩子的目标以及其他追求目标的方式。有时可以抱着婴儿，抚慰婴儿。帮助婴儿开始一项新的活动。保证孩子的安全，但忽视他们发脾气
表现出独立性——帮助进食和自己穿衣服	小孩能使用的杯子、勺子、衣服	允许帮助进食和穿衣，这需要很多时间和耐心，可以通过延长进食时间来适应婴儿

续 表

表现出喜爱		用微笑、拥抱、依偎来接受和回报表现出来的爱
情绪—感觉控制		
减少哭泣	活动，引起婴儿注意的和婴儿喜欢的玩具	邀请婴儿参与一项活动
用声音反映感情		对表达的情绪做出反应，例如，安慰（通过谈话）哭闹的孩子，改变情境
被抱着时感觉很舒服		在婴儿需要时始终抱着，抚摸、拥抱和安抚
有时当你和他谈话或唱歌时，会停止哭泣		保持平静，抚慰哭泣的婴儿
控制行为		
开始学会服从“不”		谨慎地使用“不”，以便婴儿在必须控制自己的行为时能够确定重要情境。使用坚定、不生气的语调和匹配的非语言信息，以便表现出清晰的消息
有时抑制自己的行为		向婴儿提供关于自我控制的详细反馈；例如，婴儿举起手臂扔东西，但是（没扔）放在了桌子上，此时可说，“你想要扔掉蜡笔但没有。现在，扎卡里可以使用它了”

社会性发展

照护者必须与婴儿在情绪上建立联系，来满足他们的社会性需要。事实上，在婴儿刚出生的头几个月，有一个负责任的照护者对婴儿来说至关重要（Herr & Swim，2002），照护者可以使用几种策略来促进这个年龄段婴儿的社会性发展。照护者可以迅速回应婴儿的需要，并可以通过看、抱、抚摸、交谈、玩耍、拥抱和摇晃婴儿等行为来发起和他们的互动。在互动时，教师应记住使用积极的沟通技巧，如积极地倾听和镜像。研究已经证明，镜像对婴儿具有积极影响。镜像水平较高的母亲的孩子（2 到 3 个月大的），亲社会行为和社会期望值排名更高，这些婴儿对微笑、发声和凝视的反应更频繁（Legerstee & Varghese，2001）。

依恋理论认为，正如婴儿对父母产生独特的依恋一样，在照护服务机构中，他们能够对主要照护者产生额外的依恋。因此，之前讨论的用于在婴儿和教师之间建立情绪关系的许多策略，如看和抚摸还能够发挥支持依恋的双重功能。

依恋理论和已有研究已经确定了依恋发展的阶段。安斯沃斯（Ainsworth，1982）明确了婴儿在生命最初的几个月中与依恋发展相关的社会行为。

第一阶段：无区别社会反应（2 ~ 3 个月）。

· 定向行为：视觉固定、视觉跟踪。倾听、觅食、调整坐姿。

· 吮吸、抓握来获得或保持接触。

· 信号行为：微笑、哭泣和发出其他声音使照护者接近或接触。

第二阶段：区别性社会反应（6 个月或以上）。

聚焦实践：依恋物

“在照护服务项目中是否应该存在安全毯”是教师、管理者/出资人经常提出的问题。在过去的四十多年里，研究者、教师和家庭一直就儿童依恋物的问题展开激烈的辩论。鉴于事情的复杂性，这一辩论还会持续很久。

由于各种各样的原因，婴幼儿对某个物体产生依恋。与童年时期没有依恋物的大学生相比，在童年时期对物体有强烈依恋的大学生表现出更高的嗅觉敏感性、触觉阈值和寻求触觉刺激的水平（Kalpidou，2012）。婴幼儿可以通过依恋物来缓解压力，参加全日制照护的儿童比只参加半日制照护的儿童更有可能对某一物体产生依恋（Fortuna，Baor，Israel，Abadi，Knafo，Gagne，et al.，2014）。当面对中度痛苦的医疗程序时，如果有儿童的依恋物或母亲在场能使儿童不那么痛苦（Ybarra，Passman，& Eisenberg，2000）。然而，依恋物和母亲同时出现并不能提供双倍的安慰。另一方面，如果一个孩子没有对任何一种物体产生依恋，即使附近有安全毯对他来说也没有任何益处；他们会和没有依恋物和依恋者支持的孩子一样痛苦（Ybarra et al.，2000）。

作为使用过渡性物体差异的潜在原因，家长的育儿态度和行为已经被广泛研究。早期研究发现，大多数被研究的父母对于过渡性物体在孩子生活中的重要性持肯定的观点，特别是在睡觉的时候（Triebenbacher，1997）。在可以接受拥有/使用过渡性物体的时间以及婴幼儿什么时候应该放弃过渡性物体的问题上，母亲支持孩子可以更多和更长时间地接触过渡性物体，而父亲与母亲之间存在着明显的结果差异（Triebenbacher，1997）。母亲之间也存在着群体差异；白人母亲比黑人母亲和拉美裔母亲更广泛地表示她们的孩子想要/需要过渡物品，目前的研究表明，生活在纽约的白人母亲比生活在东京的日本母亲的孩子更可能有一个依附于过渡性物体的孩子（分别为62%和38%；Hobara，2003）。

在一项父母育儿行为的研究中，发现使用四种高接触性育儿行为（母乳喂养、喂养孩子、与婴儿一起睡觉、在转入睡眠期间抱着/护理）的母亲与使用三种或更少高接触性行为育儿的母亲相比，婴儿对物体的依恋率显著降低（Green，Groves，& Tegano，2004）。睡眠安排是霍巴拉（2003）跨文化研究的一个重要变量。在她的研究中，日本母亲与婴儿睡在同一个房间（60%）或和孩子同床共枕（38%）的数量明显多于美国母亲（分别为4%和2%）。如果婴儿整晚都能得到母亲身体上的安慰，他们就不需要从别处寻求安慰了。此外，由于同床共枕的睡眠意味着“睡觉时间对于日本儿童来说不太可能成为具有压力恐惧的时刻”，从而进一步减少了日本婴儿对安全物的需求（Hobara，2003，p.186）。

其他研究者研究了婴儿对主要照护者的依恋史是否与对依恋物的需要相关。依恋物是毯子的婴儿与对母亲的依恋无显著相关（Donate-Bartfield & Passman，2004）。这项研究的有趣之处在于，儿童使用依恋物的方式会因为他们与主要照护者依恋情况的不同而不同。回避型—依恋毯子的婴儿虽然最初他们似乎比其他婴儿在分离时能更好地适应环境（例如，在陌生人情境中与母亲分离期间），但他们会表现出冲突。当照护者回来时，他们与母亲仍保持分离，仍只抱着他们的玩偶。结果表明，尽管会发生冲突，和安全型—依恋毯子的儿童相比，回避型—依恋毯子的儿童能够更好地使用无生命的物体来缓解分离的不适（Donate-Bartfield & Passman，2004）。

孩子们什么时候应该练习不再使用依恋物？特里本巴赫尔（Triebenbacher，1997）的研究发现，母亲和父亲都表示他们的孩子应该在2～3岁的时候放弃他们自己的依恋物（如在正式上学之前）。质性研究结果显示，父母们希望孩子在上学时更加自信、成熟、独立。这似乎与有些研究结果相矛盾——即使在青春期，依恋物也是很常见的。在样本中，37%的青春期女孩有过渡物，并且有过渡物的女孩比没有过渡物的女孩更容易产生悲伤的情绪（Erkolahti & Nyström，2009）。需要更多的研究来更好地了解这种关系的内在原因。

如果儿童使用过渡物来缓解焦虑，我们为什么要禁止家庭式或中心式照护服务机构使用过渡物品呢？正如第三章中的研究所建议的，许多在照护服务机构的孩子一整天都有很高的压力，在白天使用依恋物，可以减轻一些压力，帮助儿童在情绪和社会性上得到健康的发展。

· 能够区别熟悉的人和陌生人，并对他们产生不同的反应。
· 展现不同的微笑、声音和哭泣。

第三阶段：积极寻求接近和接触（大约 7 个月）。

· 目的在于唤起母亲或依恋者回应的信号。
· 便于接近搜索的运动。
· 手和胳膊的自主运动。
· 跟随、接近、持续—活跃的接触行为。

社会性互动

因为婴儿在出生时就具有社会性，所以在生命的第一年里婴儿与他人的互动显著增加。逐渐发展的能力使他们能够参与一些新的社会活动。他们不断发展的操纵物体的身体技能有助于构建自我和非自我概念的认知发展。当他们学会自己移动身体，婴儿会遇到不同的人或远离这些人。他们现在可以发起与其他儿童和成人的互动，以及回应其他人与他们的互动。

婴儿很难清楚地将自己的期望与需求和别人的分开，因此他们经常感到恐惧、怀疑，偶发性黏人。他们对人和物品的占有欲十分强烈，这些物和人似乎仍然是婴儿的一部分，不完全分开，因而他们似乎属于婴儿。

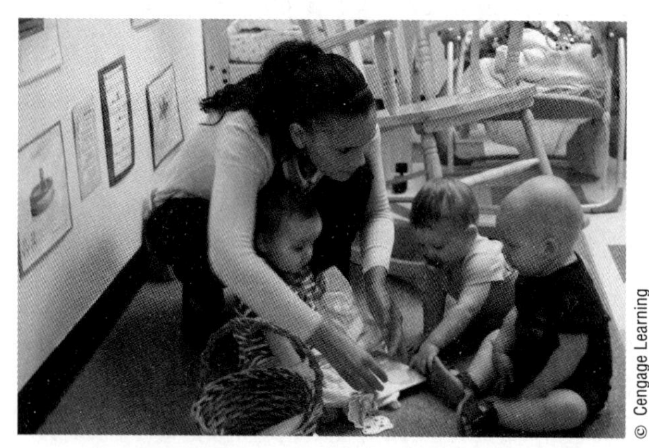

图11-8 照护者帮助能够坐立的孩子积极探索材料以及与他人互动

较低的师幼比和主要照护系统有助于满足婴儿的社会需要（Gallagher & Mayer，2008）。在这种情况下，教师对婴儿更加熟悉，从而能够更好地满足每个婴儿对安全和社会交往的需要（见图 11–8）。通过观察婴儿行为，你可以知道师幼关系质量的情况。例如，安全依恋的婴儿会停留在“可信任的照护者身边，对新来的婴儿保持必要的疑虑”（Gallagher & Mayer，2008，p.82）。

有关支持 1 岁以下儿童社会性发展课程实施的其他策略，请参阅表 11–6。

阅读检查站

在继续阅读之前，请确保你可以回答目前材料讨论的以下问题：

1. 当婴儿使用诸如咕咕声或咿呀声之类的语言时，照护者需要使用哪些策略？至少阐述使用其中三种策略的理由。
2. 描述 3 至 10 个月大的婴儿的认知发展过程。将两个发展变化与照护者策略相匹配。
3. 当婴儿开始表现出强烈的情绪，如对难以达到目标的愤怒时，照护者还需要哪些其他的策略？至少阐述三种选择该策略的理由。
4. 描述 8 至 12 个月大的婴儿的社会性发展过程。将两个发展变化与照护者策略相匹配。

表 11-6　课程实施的建议——社会性发展

儿童行为	材　料	照护者策略
依　恋		
表现出与父母的特殊亲密度；对父母的声音、触摸、存在、缺席的不同反应		接受婴儿对你的反应不同于对他父母的反应。密切观察父母与婴儿的互动，模仿父母的一些照护行为、声音和其他特征
熟悉一个主要照护人（重要他人）		由同一个照护者提供大部分婴儿照护，其他照护者可以偶尔分担责任
表现出对家庭成员的强烈依恋 对家庭成员不同的回应		加强对家庭成员的依恋
表现出对一位特定照护者的熟悉		为特定的婴幼儿分配特殊的主要照护者，一个照护者可以照护4个或以下的婴儿（重要他人）。主要照护者承担与婴儿情绪有关的责任，同时为整个孩子提供照护
对于依恋的成人表现出强烈的喜悦和沮丧		接受并分享快乐，在婴儿沮丧的时候，通过安抚、抚摸和唱歌让婴儿保持平静
其　他		
辨认出父母的声音		抱着婴儿。微笑并与婴儿交谈
看着人		将婴儿放在可以看到你移动的地方。带着婴儿到处看看其他人
与人交往时显示出更长久的注意力		在婴儿觉醒的时间与他们互动
对父母表现出与其他人不同的行为		接受不同的回应
与人交往		发起互动，回应；将婴儿放到或带去可以遇见人的地方
笑		和婴儿一起玩，和婴儿一起笑，回应婴儿的笑声
通过运动、声音、微笑和哭泣来寻求家人和照护者的注意		迅速和持续地回应婴儿快乐、悲伤或愤怒的请求
抵制来自其他人喂养和进食的压力		鼓励但不要强迫婴儿进食。根据婴儿的节奏调整停止和开始的时间
对一些陌生人感到害羞		在遇到陌生人时，抱住婴儿并为婴儿提供安全保障。让婴儿有时间在陌生人接触或触摸他之前听到并看到陌生人
可能会害怕陌生人		不要让陌生人照顾不想被陌生人抱的婴儿
保持父母或照护者在视线内		允许婴儿跟着你。安排空间让婴儿可以从房间的不同区域看到你
变得自信；发起行动以满足需求		鼓励婴儿的信心。观察确定婴儿是否具有攻击性并需要更多关注
对人有占有欲		向婴儿口头保证你会在这里，并会再回来与他们交谈和玩耍
对材料有占有欲	很多玩具	提供足够多的玩具和材料，使婴儿不需要分享
可能需要关注		即使你可能正在忙着照护另一个孩子，也要提供积极的口头关注

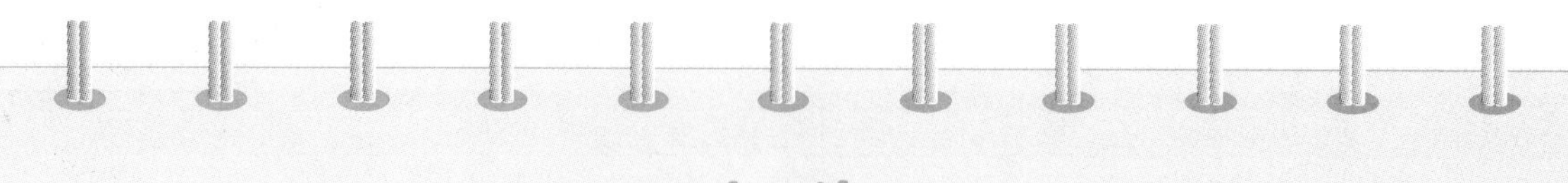

小 结

1. 选择适合婴儿发展的教学材料。

早期儿童教育工作者必须选择可以支持儿童发展、具有挑战性并且安全的材料。此外，应该选用低结构化的材料，让婴儿可以用不同的方式使用它们。

2. 设计适合婴儿（出生至 12 个月大）个体发展水平的教学策略。

教师根据对婴儿发育的具体观察做出教育决策。

这不是一项简单的任务，因为出生至 12 个月大的婴儿的每个发展领域都达到了多个里程碑。早期儿童教育工作者必须经常正式和非正式地观察婴幼儿的期待、需求、技能、兴趣的变化。例如，当婴儿到了不同环境，开始自言自语，产生了对陌生环境的焦虑，并表现出强烈的情绪时，教师必须计划一个具有回应性的课程来反映婴儿能力的不断变化。

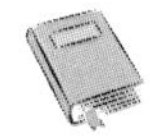

案例分析

特蕾莎对毯子的依恋

特蕾莎的父母都需要工作。她的母亲工作到很晚，她的父亲很早就去工作。特蕾莎需要母乳喂养，但她的母亲每周只有一天在家，其余时间她的父母都不在家。她的母亲会拿出先前冷冻的母乳，并解冻。

特蕾莎的父母都很关心女儿。他们尝试在同一时间休息，以便能多陪陪“特里熊”，特蕾莎被爸爸妈妈唤作“特里熊”。有时他们会一起散步，轮流抱着孩子。特蕾莎很喜欢这种运动，且即使她坐在她的前置托架上也时时望向她的父母，但她对周围的环境和声音也感到好奇。她不停转动身体，所以她的父母正在考虑买一个新的背包让她可以骑在他们背上从而更好地环顾四周。

虽然她的父母非常喜欢目前的时间表，但现在工作的变化要求特蕾莎每周有两个早上都要去照护服务机构。她最近开始参加家庭照护服务，并正在学习调整和过渡。她似乎与她的照护者艾莉建立了牢固的联系。艾莉很快发现特蕾莎很容易因给她的绸缎毯子和用舒缓的声音说话而平静下来。当特蕾莎心烦意乱或试图入睡时，特蕾莎会咬着她的毯子。

1. 应该允许特蕾莎保留毯子，并让她咬毯子吗？

2. 如果你拿走她的毯子，特蕾莎会怎么样？ 为什么你认为会发生这种情况？

3. 婴幼儿什么时候才不再需要“依恋”他们最喜欢的东西，为什么？

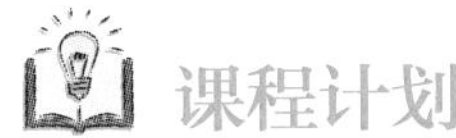

课程计划

题目：拉过来看看

儿童观察：

马塞尔爬的速度很快，他在房间里爬动，与不同的人和物体接触。例如，他爬到塔那里，将五个塔堆放起来，并将一个人形雕像放在上面。然后他爬到积木架上，坐在地板上，呜咽着，指向书架顶部敞开的图书。

儿童发展目标：

发展站立的技能。

描述解决问题的策略。

材料：最喜欢的书和坚固的家具。

准备工作：把家具放在房间里一个方便的地方。把书放在家具中间打开。

学习环境：

1. 当马塞尔爬到新家具前，指出他最喜欢的书在上面时，请他看看这本书。举例来说，你可以说：

"那是你最喜欢的关于猫的书。你想看看吗？"

2. 鼓励马塞尔考虑一下他怎样才能拿到这本书。使用开放式提示来促进问题解决，例如：

（1）我想知道你怎么才能拿到这本书。

（2）你需要如何移动你的身体去拿书？

3. 为他移动身体的想法提供支持。你可以通过以下方式进行支持：

（1）口头描述他想要做什么（例如，"你用胳膊拉家具，就这样，继续"）。

（2）提供建议来帮助他（例如，"你跪着，把脚放在地板上"）。

（3）提供身体指导（例如，仅在需要支持时才把手放在孩子背后支持他的身体）。

（4）鼓励他们坚持（例如，"你正在努力去触碰这本书，再试一次，我想你可以摸到它"）。

4. 密切关注马塞尔面对挑战时的情绪反应。如果他似乎超出了"有益的沮丧水平"，那么给他一些解决问题的建议。例如，你可以说："你努力尝试才能得到那本书。它太高了，够不着。你需要我扶你站起来，还是我把书递给你？"

指导思考：

密切注意身体或情绪超负荷或疲惫的迹象。如果出现这两种情况，则为马塞尔换一本他喜欢且适合他发展水平的书。和他一起读那本书，享受一对一的时光。

变化：

把他最喜欢的玩具或乐器放在他能够拿到的坚固架子或家具上面。

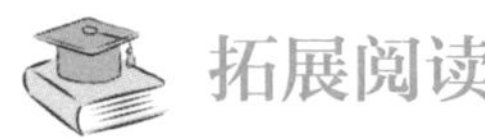

拓展阅读

Banning, W., & Sullivan, G. (2011). *Lens on outdoor learning*. St. Paul, MN: Redleaf Press.

Epstein, A. S. (2014). *The intentional teacher: Choosing the best strategies for young children's learning (rev. ed.)*. Washington, DC: National Association for the Education of Young Children.

Essa, E. L., & Burnham, M. M. (Eds.) (2009). *Informing our practice: Useful research on young children's development*. Washington, DC: National Association for the Education of Young Children.

Ochshorn, S. (2015). *Squandering America's future: Why ECE policy matters for equality, our economy, and our children*. New York: Teachers College Press.

Roffman, L., & Wanerman, T., with Britton, C. (2011). *Including one, cncluding all. A guide to relationship– based early childhood education*. St. Paul, MN: Redleaf Press.

第十二章
12 ~ 24 个月学步儿的教学

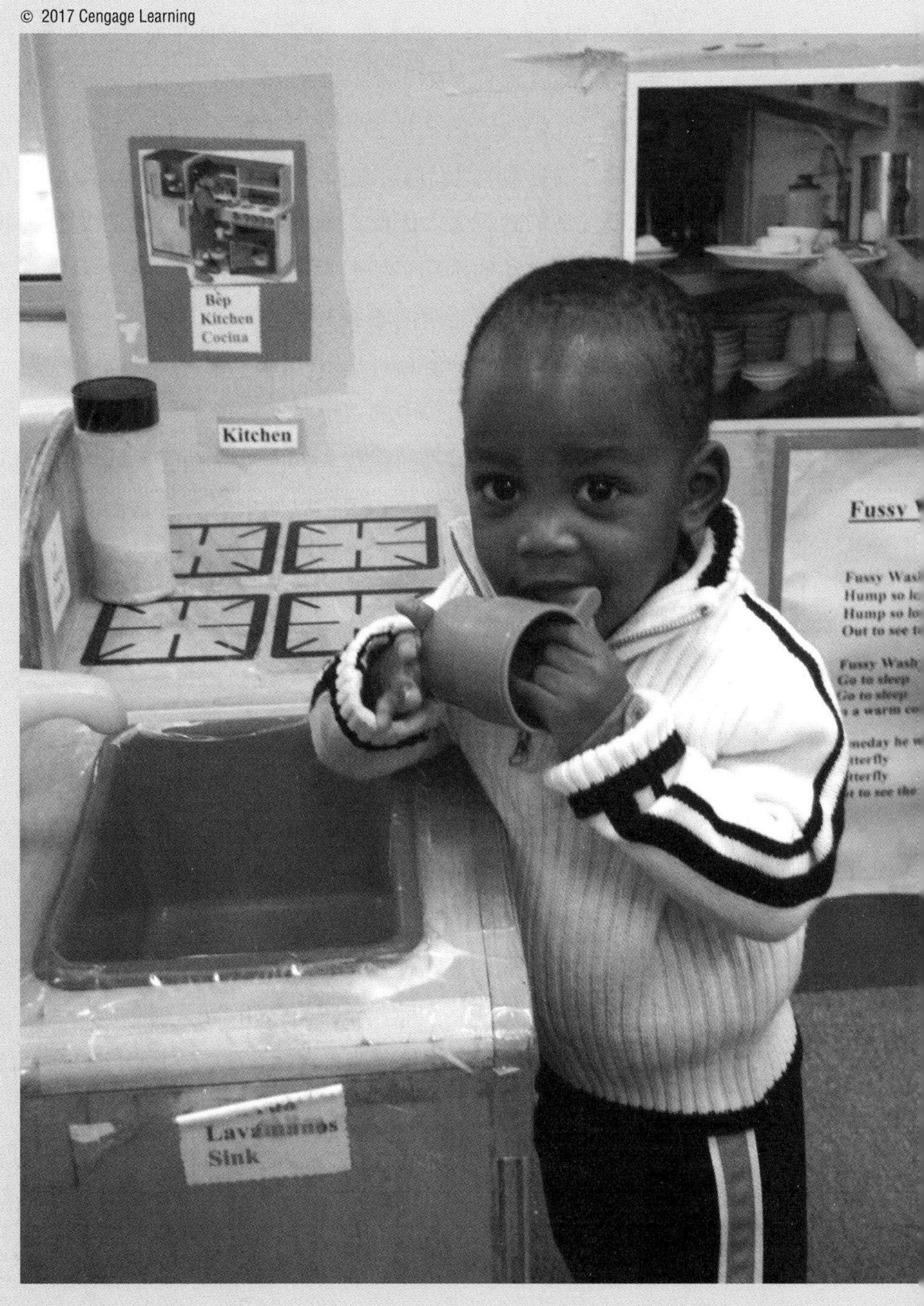

学习目标

阅读完本章，你应该能够：

1. 选择适合年龄稍小学步儿发展的材料。
2. 设计适合年龄稍小学步儿（12 ~ 24 个月）发展水平的教学策略。

本章涉及的标准

naeyc 全美幼教协会早期教育工作者专业准备标准

1. 促进儿童发展和学习
4. 使用发展有效性的方法与儿童及其家庭建立联系

DAP 发展适宜性实践指南

2. 通过教学促进发展和学习
3. 制定课程以实现重要目标

此外，在 NAEYC 发展适宜性实践的标准中，包含了对婴幼儿照护至关重要的六大领域。本章重点讨论的是：探索与游戏。

案例分析

伦尼咬人

23个月大的伦尼走到一个儿童尺码的摇椅前，背靠着它，并且坐下。他摇晃着，看着其他孩子。他从摇椅上下来，盘坐着去捡积木并把它放到腿上。他拿起一辆积木车，站起来，四处走动。他左手拿着积木车，试图用右手再装一个积木进去，他成功了。他把积木车放在地板上并推动它。他先弄掉了一块积木，然后又弄掉了五块积木；他把它们装回去。贾斯帕路过，伦尼说："不。"当他分神的时候，特蕾西拿走了积木车。伦尼伸手去拿，但没拿到。他咬了特蕾西的胳膊；当她放下积木车的时候，他把它捡起来并开始往里面放积木。他捡起积木车和一个积木包，站起来，自言自语地走来走去。

学步儿用他们的全身去学习——而不仅仅是用他们的脑。他们通过双手学习到的比通过耳朵学习的更多。他们通过触摸、说话和尝试来学习，而不是直接被告知。他们从实践中学习，这会引发他们的思考。因此。他们可以专注于发现周围的世界。如果你认为学步儿的注意时间短，就用流动的水和一块肥皂去观察他们。洗手可以成为孩子们早上的主要活动！因此，早期儿童教育工作者需要重视和尊重学步儿的这一独特时期。他们可以通过有意识地做以下事情来证明自己的价值和对学步儿的尊重。

- 学步儿照护实践中的三个"*A*"——关注、认可和协调。
- 技术娴熟且耐心的观察者，能够帮助解决问题并提供积极的观点。
- 增加学步儿发展的知识，以便理解其日常的努力和挑战。
- 分享学步儿的快乐和发现。
- 展现对学步儿的喜爱。

材 料

学步儿通过身体去解决问题。观察学步儿的游戏5分钟，你就会看到他们走路（看起来像徘徊）、爬、拿东西、扔东西，并不断推倒他们能找到的任何东西。

对于刚满1岁的学步儿来说，走路是一项重大发展。当他们蹒跚学步的时候，他们对拉或推的玩具非常着迷。他们可能会爬过物体，可能会玩骑轮式玩具，可能会一次又一次地抓住并扔掉物体。这些大肌肉活动并不是为了刺激成年人，而是学步儿正常的"大肌肉"活动（Carlson，2011）。在接下来的12个月里，他们将以新的和多样的方式练习移动身体，从而提高他们的能力。

当他们在构建自己世界的内部时，他们的想象力得以发展。随着他们开始使用玩具进行想象力游戏，他们的游戏将在未来几个月内发生改变。教师需要提供可以进行此类游戏的材料。图12–1提供了支持学步儿发展的自制材料示例。

拉线玩具

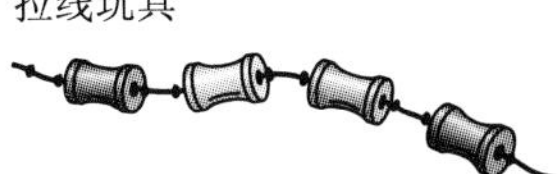

使用普通或涂漆的空线轴。在长长的晾衣绳上穿入空线轴并打结。

投掷盒

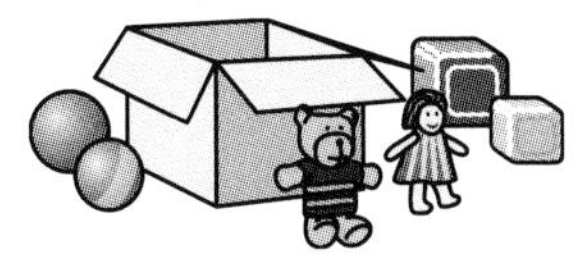

收集几个小而柔软的玩具并放在纸板箱中。向孩子展示如何取出物品，远离盒子，然后将物品扔进盒子里。涂饰盒子内部以将其作为目标吸引孩子的注意力。

探索桶

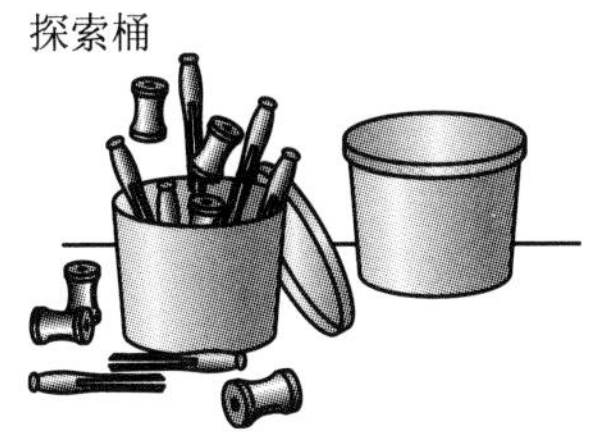

将一个固体放入人造黄油桶中，盖上盖子。当孩子们摇晃桶时，他们会听到声音。鼓励孩子们取下盖子，发现里面的东西。盖上盖子。桶的内部有几个可用的不同物体，如塑料衣夹、大木线轴。

隧道

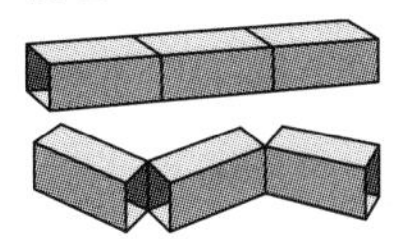

使用结实的长纸板箱，以足够让孩子爬过。切出末端并用胶带把边缘封住，以防止刮伤孩子和撕裂盒子。将几个盒子首尾相连放置或以正方形、Z字形图案放置。

玩偶

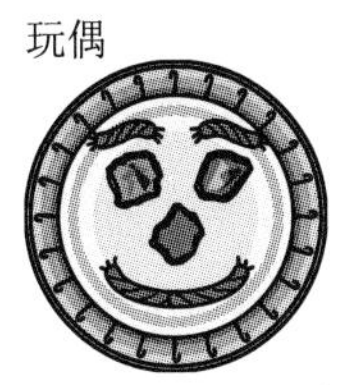

使用一个纸盘子，撕下彩色纸，剪断纱线，然后将碎片粘贴在纸盘上，变成一个滑稽的鬼脸。这些玩偶没有木棍手柄会更安全。

图12-1 自制材料示例

聚焦实践：来自现场的声音

我是来自大学附属照护服务机构班级中（出生至22个月）的一名教师。过去几周，我和孩子们一直在做一个纸的游戏。我们已经通过触摸、撕裂、标记、绘画等探索了不同重量的纸张（例如，纸巾、打印纸、报纸）。今天，我希望他们给纸袋上色。我把扁平的袋子贴在一张更大的纸上，因为我觉得这样对他们来说会更容易些。两个孩子分别是13个月大和15个月大，他们立即开始揭胶带。通过交流我发现他们不想让袋子被贴住，我帮他们揭开胶带，打开包。15个月大的沙斯塔开始在袋子的四边（不是底部）用颜料上色。袋子干了后，我邀请孩子们在教室里找物品并将其放进袋子里。最后，我们围绕他们收集的物品展开了很多对话。

材料类型

表12-1 材料类型

拉线玩具、手推玩具	低且宽的平衡木
卡车、汽车	玩具人或小雕像
低的、能骑的带轮玩具	工具：锤子、扫帚、铲子
低的、能爬的三级梯	能将物品放入和取出的桶
积木	按扣玩具

续 表

有水和沙子玩具的区域	沙水游戏设备
能扔的柔软的玩具	球
镜子	电话（如果是真的，切断电源）
娃娃和玩偶	毛绒动物
拼图	带盖子或盖子能拧下来的容器
图画书和卡片	光盘、数字音频设备
纸、无毒记号笔、蜡笔	彩色颜料

照护者促进学步儿发展的策略

身体发育

当学步儿能够移动时，一个不断扩大的世界就向他们敞开了大门。他们走路、蹒跚、奔跑、摔倒、撞到东西，却坚持在他们的世界里四处走动。他们走路不稳，可能会因为踩到一个物体，或者因为离得太远或者走得太快而摔倒。他们正在学习调整自己以保持直立。他们为了练习新技能而带来的纯粹乐趣而东奔西走，尽可能地从一个地方到另一个地方。从走路中获得的经验使他们的行走变得更加稳定，并能够开始像成年人一样行走（Adolph，Vereijken，& Shrout，2003）。失败是一种宝贵的学习经历（Joh & Adolph，2006），所以应避免过快地纠正孩子；要让孩子站起来再试一次。

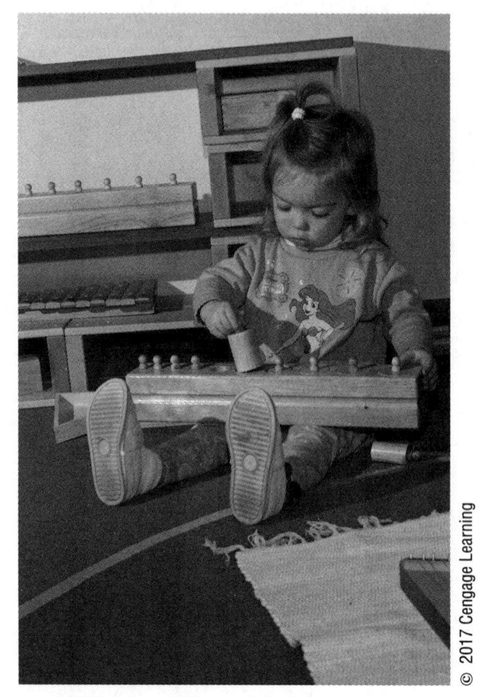

图12-2 身体发育促进认知发展

学步儿通过推、拉环境中的物体来练习行走。适合儿童尺寸的学步车、小推车，甚至椅子都成为他们努力的对象。避免制定诸如“椅子必须在桌子旁”之类的规则，因为这会使正在尝试新技能的孩子感到沮丧。当孩子的行为不容易被约束时，你也会感到沮丧。为了说明这一点，罗伯托，一个14个月大的在家庭式托育服务项目中的孩子，喜欢一边倒东西一边搬运东西。他找到了喜欢的地方或藏东西之处：床下、废纸篓里，甚至是水槽和马桶里。他的教师没有试图阻止这种行为，而是为他提供了材料。具体来说，教师给了罗伯托一篮子可以藏的东西，然后鼓励他在一天结束前将所有物品收回篮子里。

在这一年的下半年，学步儿会变得更加具有稳定性和协调性。他们可以站起来、蹲下、抓、直立，而不会摔倒。他们几乎会爬上所有的东西，甚至会试图爬出成年人放置他们的区域，如婴儿床，而且他们很快就会成功。他们通过抓住栏杆或扶手来在上下楼梯时保持平衡，但他们仍不会交替双脚。这些孩子现在可以快速移动，无论是走路还是跑步，都可以双脚跳跃。他们越来越擅长踢球。大约 22 个月大时，他们可以踏上大轮子的脚踏车，他们喜欢推拉玩具和物品。他们可以将物体扔向目标，而不是随意投掷和抛掷，尽管他们很少会击中目标。

学步儿也在发展他们的精细动作技能，这增加了他们对手指和手腕的控制。他们探测、扭曲和转动物体（见图 12–2）。他们可以有意识地让自己的肌肉放松，这样他们就可以更容易地放开抓住的物体，让自己能够放下或扔掉物体。他们在松开或抛出物体时也更准确。这些增加的精细运动技能能够让大约 18 个月大的学步儿一次翻几页书；到 24 个月大的时候，大多数学步儿就可以一页一页地翻书了。

有些孩子可能喜欢使用一只手胜过使用另一只。如果孩子表现出这种偏好，请允许她使用自己更擅长的手。例如，在使用勺子时，孩子可能偶尔会使用另一只手。如果孩子偶尔这样做，是无害的。照护者应该让孩子使用自认为舒适的手，并养成持续的用手习惯。不要试图让习惯用左手的孩子去用右手拿器具和玩具。因为这个孩子的神经系统模式会随着他的左利手而发展。若试图改变孩子的用手习惯可能会使神经和肌肉产生压力。

有关支持身体发育的其他方法，请参阅表 12–2 中促进儿童身体发育的课程实施建议。

表 12–2 课程实施的建议——身体发育

儿童行为	材 料	照护者策略示例
运 动		
可能更喜欢爬着走		允许学步儿在需要时爬行。当孩子刚开始走路时，爬比走路更快
自己走		允许学步儿在需要时独自行走。当孩子寻求帮助时，请伸出援助之手
在帮助下爬上楼梯	楼梯	提供扶手或你的手以帮助孩子保持平衡
在帮助下爬下楼梯	楼梯	提供扶手和你的手。下楼梯时孩子的平衡能力依旧很差
爬上物体	低矮、坚固的家具、设备、盒子	提供可以攀爬的设备、家具，例如，长软椅、坚固的纸板箱、有泡沫覆盖的斜坡
向后走	平地板、地面；没有玩具	鼓励孩子向后走，小心孩子遇到障碍
停止和开始跑步	空旷的区域	提供平坦的行动空间。若在斜坡上，孩子可能会因为跑得太快而脸朝地跌倒
双脚跳	低台阶、积木、塑料箱	当一个孩子跳到地板上时，让其他孩子远离跳跃点。有时在孩子跳跃时抓住他。放开并稳住孩子，这样他就可以再爬再跳
踢物体	大球：沙滩球、高尔夫球、足球、排球、橡胶球	提供儿童可以踢球的空间，且球不会走得太远，例如，踢向一个大纸板箱或角落
扶着栏杆走上楼梯；扶着栏杆走下楼梯	台阶和路	为孩子安全地上下走动提供设备和时间
向目标投掷物体	装了豆子的沙包袋；球、盒子、纸板或切有大洞的木头	将目标放在游戏区域的边缘，这样物体就会远离儿童

续 表

儿童行为	材 料	照护者策略示例
循环踩踏板	低的自行车；不是高的三轮车	提供快速和慢速骑行的空间，有转弯曲线和圈道，让走路的孩子远离该区域
精细动作操纵		
显示手的偏好		允许学步儿使用他选择的任何一只手
用手指出物体	图片、书籍、物体	玩指点游戏，例如，打开图画书，指向树
扔物体	柔软的小物件	提供学步儿可以扔物体的地方和目标
滚动和抓住物体	大球、小球	坐在地板上，双腿打开，伸展，并与学步儿来回滚动球
更有助于穿、脱的衣服	纽扣、按扣、拉链、卡片、书籍、服装框架板、穿着衣服的大娃娃	允许学步儿尽可能多地做。当学步儿需要帮助时协助他
拉拉链	拉链板、书籍、有大拉锁的带拉环的衣服	提供带有足够大拉环的大拉链，以便小手捂捏和拉。展示另一只手拿着织物的位置
增加手腕灵活性；活动手腕转动物体	能扭曲和转动的小物体；罐子和螺旋盖子	提供能够激发操作兴趣的玩具，例如，在几个侧面增加有吸引力的内容或者纹理。演示打开和关闭罐盖
养成用手习惯		允许孩子拿起物品并用自己偏好的手去使用它们。不要将其改为另一只手
翻书页	书的硬纸页	给孩子读书，仔细翻动每一页，抓住右角，然后将手向下移动到页面中间，轻轻翻动页面
用工具挖	铲子、勺子、匙；沙子、泥土	提供不锋利且不会弯曲的工具。提供指定的用于挖掘的空间

阅读检查站

在继续阅读之前，请确保你可以回答目前材料讨论的以下问题：

描述一个 16 个月大的学步儿在粗大动作和精细动作上的运动技能，以表现他获得的额外的肌肉控制能力。

认知发展

根据皮亚杰的理论，认知发展和身体发育是相互关联的。在第五和第六个阶段，标志着实验和心理试误的开始。到了这一年的年底，一些学步儿开始向前运算思维转变。孩子开始有意识地尝试从未尝试过的新动作，并探索物体新颖和独有的特征。换句话说，他基于过去对物体的认识来构建物体的新用途。他试图探索如果以新的方式使用物体会发生什么。她尝试将对象与其他对象结合起来以创建新的做事方式，并使用心理试误的方法来发现新的问题解决方案。心理试误比身体感官试误快得多，因为在身体感官试误中，儿童必须操纵物体。现在，学步儿可以在头脑中做出关于某些事情可能如何起作用，或者他可能如何影响某个物体的决定。显而易见，将身体和心理技能相结合，这一新近获得的发展使学步儿能够以新的方式探索物体，从而构建对世界的新认识。

正如你所看到的，这是一个学习的阶段，因此应该提供给孩子学习的机会，包括学会如何学习。很多时候，成年人会给孩子答案，并让他们记住，而不是提供一个可待解决的问题。这是一个严重的错误。“除非孩子们发展解决问题的能力……否则他们的大脑仍然不发达”（Healy，2004）。儿童通过他们对环境的经验来构建他们对世界的知识和理解（Elkind，2003）。然而，皮亚杰认为，知识是个体建构（individual constructivism）[①]的，个体通过与材料、设备和环境中人的互动，创造新的理解、解释和现实（McDevitt & Ormrod，2013）。成年人必须提供适宜发展的学习经验，以挑战学步儿当前可能实现的发展水平（Copple & Bredekamp，2009），这种不平衡会影响他们现在和将来的发展。例如，随着客体永久性概念在孩子心中变得更加牢固，学步儿可能会搜索他们所看到的移动和隐藏的对象。所以玩捉迷藏的游戏，如“小狗，小狗，你的骨头在哪儿”会使孩子们参与挑战。他们自己或者当成年人提示他们时还会去探索物体隐藏的位置。梅（May）、坎特（Kantor）和桑德森（Sanderson）（2004）介绍了一个课程活动，该活动源于两个孩子对客体永久性的认知调查。在这个项目中，教师通过一些活动来支持孩子们的兴趣，这些活动通过提供新的隐藏机会，来支持学步儿的学习与发展。

聚焦组织：全国早期儿童教育协会

这个国家组织创办于20世纪20年代，最初被称为全国托幼教育协会（National Association for Nursery Education，NANE）。这群敬业的志愿者组织了会议、出版了报纸和其他出版物。此外，他们在第二次世界大战期间通过公共事业振兴署（Works Progress Administration，WPA）制定并实施了托儿所和照护服务项目。1964年，NANE重组并更名为全美早期儿童教育协会。随着联邦“开端计划”（Head Start）作为反贫困战争的一部分启动，许多人的注意力都集中在早期儿童教育上。该组织目前已扩展到为100 000多名成员提供大量服务。例如，该组织支持了两届年会和四个出版物：《儿童》（*Young Children*）、《儿童研究季刊》（*Early Childhood Research Quarterly*）、《超越期刊》（*Beyond the Journal*）和《儿童教育》（*Teaching Young Children*）。该组织还通过制作可与家庭和社区成员共享的书籍、视频和小册子来支持教师的发展。高质量的早期儿童计划可以通过该组织获得认证（见第五章）。全美早期儿童教育协会影响早期儿童教育领域的另一种方式是通过早期教育工作者专业准备的国家标准。换句话说，全美早期儿童教育协会与大学和学院的教师密切合作，以确定所有早期儿童教育工作者（无论是初级还是高级课程）应具备的知识、技能和倾向。

年龄稍小的学步儿有兴趣观察他们自己和他人行为产生的影响，也有兴趣了解因果关系（cause and effect）[②]。这些小探险家尝试去探索和行动，并观察他们行动的结果。和成年人一起使用试误法对世界进行探索、尝试新的做事方式时，学步儿可能会得到指导。例如，投掷沙子会发生什么？我可以先滑下滑梯吗？

研究人员发现刺激性的游戏对1岁以后学步儿的认知发展比前几个月更重要。根据希利

① 个体建构：皮亚杰认为，每个人都能通过与他所处环境中的材料、设备和人的互动，各自创造出新的理解、诠释和现实。这也被称为认知建构主义。

② 因果关系：在感知运动发展过程中，观察可以帮助孩子识别动作和效果之间的关系。

（Healy，2004）的观点，儿童 1 岁后环境中有趣且具有挑战性游戏材料的可获得性“预测了后续的智商以及在学期间阅读和数学方面的成就”。学步儿现在能够遵循一个，有时是两个步骤的口头指示（回想一下，6 个月大的婴儿在观察模型后可以模仿三种顺序行为，见第十一章）。将玩具与其日益增加的存储和回忆心理表征能力进行配对，导致其能够掌握延迟模仿能力。模仿行为经常出现在孩子们的游戏中。例如，当照护者洗孩子的脸部时，孩子会在之后洗娃娃的脸来模仿。然而，重要的是要认识到儿童在特殊行为中产生新颖的想法（或他们已经单独建构的想法）。早期儿童教育工作者应该仔细观察儿童游戏的主题以及其内心世界的见解，而不要对孩子表现出的消极或令人不安的行为过度反应。在观察时，教师也可能会注意到学步儿会使用一些重复的游戏行为，以相同的模式开发自己的游戏。

在这段时间内，游戏开始从模仿变为象征。象征性游戏（symbolic play）① 是儿童对物体产生感受或想法的表现。当他们扮演简单角色时他们开始将过去的经历与现在的世界联系起来。婴儿和学步儿通过模仿与特定道具相关的行为开始象征性游戏，学会用一种东西替换另一种东西，并表现得好像是他们熟悉的其他人（Isenberg & Jalongo，2001；Van Hoorn，Nourot，Scales，& Alward，2003）。西蒙娜可能假装自己是一名厨师，在锅里搅拌勺子做汤。你可能会听到西蒙娜说“加更多盐”，正如厨师在品尝味道后所说的那样。象征游戏有几个功能：儿童可以表达冲突，并在假装世界中解决。他们可以假装成其他人或物体，从而将他们对其他人或物体的理解与他们自己分开，并尝试做出与他们自己相似或不同的行为（见表 12-3）。由于这些原因，游戏是成年人观察和调整孩子情绪生活的窗口（例如，他们的担忧、恐惧和欢乐；参见 Honig，2005）。然而，当教师观察孩子的游戏时，必须谨慎行事。虽然学步儿经常模仿一个人的行为，但他们也通过将现实和幻想结合在一起来对自己的情况进行自我调整。例如，从未被打过屁股或被家人打过的学步儿可能会打一个玩偶。因此，为了准确起见，教师应该在做出解释之前观察一段时间的游戏行为（Marion，2004）。如果经常发现令人不安的行为，那么它应该作为一个警示标志，并应该寻求专业游戏治疗人员的帮助，因为儿童在说话前所经历的创伤的记忆可能会被持续保留，并可能重新发生，即使他们不能口头描述这些经验（Green，Crenshaw，& Kolos，2010）。

在 22 到 24 个月时，照护者可以通过木偶或玩偶进行角色游戏（role playing）② 来确定孩子认知的情况。通常情况下，陷入困境的孩子会非常清楚地向照护者解释（口头或非口头）可能令人不安或烦恼的情况，角色扮演也是让孩子以积极的方式获得反馈的好方法，这是使用三个“*A*”的好地方，也是帮助他们解决问题并继续培养良好自尊的好方法。

语言发展

学步儿的语言从较少依赖声音和咿呀学语扩展到更多地使用可识别的单词。孩子通过与

① 象征性游戏：儿童对物体、感情或思想的象征性表现。

② 角色游戏：孩子们用木偶、布娃娃或其他戏剧表演材料等道具进行表演来表达他们的想法。

表 12-3　课程实施的建议——认知发展

儿童行为	材　料	照护者策略示例
皮亚杰的感知运动发展第五和第六阶段客体永久性		
观察玩具被隐藏和移动；寻找它被移动的地方		和孩子一起玩游戏。在孩子看的时候隐藏物体。让孩子看着你将物体移动到毯子下面的不同位置。提问："它在哪里？你能找到吗？"观察并让孩子找到对象。描述他们观察和思考的行为
看到物体消失，心里记住物体，并找出它去哪里了		让孩子思考并搜索物体。提供线索，只有在孩子采取行动后仍然需要帮助时才提问，与孩子一起玩躲猫猫游戏
因果关系		
探究因果关系		允许并鼓励孩子进行搜索以确定某个动作与其效果之间的关系，例如，"是什么让球到了桌子底下？"
视自我为因果主体		口头确定孩子是行动的原因，例如，"拉夸塔踢了球"
探讨事情发生的各种方式	水上玩具、水盆	让孩子有时间玩水和玩具，发现水和水中物体的不同行为
采用积极的试误方法来解决问题	窄口牛奶盒，不同大小和形状的物体	提供时间和材料，刺激孩子思考和尝试想法，提出问题但不告诉孩子答案或展示给孩子看
物体的实验		提供多种用途的开放式玩具和材料。鼓励孩子了解他或她可以有多少种使用方式。提出问题，让孩子有时间进行实验，问："会发生什么？"
心理实验和试误		
根据过去的具体经验，在心理上尝试思考		让孩子有时间找出解决方案。如果孩子寻求帮助，帮助孩子思考这个问题，例如，"你可以用什么来拿到那块积木？"
模仿和象征性的游戏		
模仿他人的行为		鼓励孩子假装：像学步儿格温一样喝水，像佩儿一样去拾取玩具。想想你自己的行为，孩子会复制你所做的。确保你的行为是当你看到儿童模仿时感觉舒服的行为
把模仿游戏变成惯例		让孩子重复自己的游戏并发展自己的喜好。例如，孩子可能会看到你拥抱另一个早上来的孩子，并模仿你的拥抱。孩子可以重复这种模仿并发展这一行为
扮演角色		鼓励孩子通过戏剧道具或材料（如木偶）表演或谈论问题
尝试新角色		为孩子假装成其他人提供衣服和材料

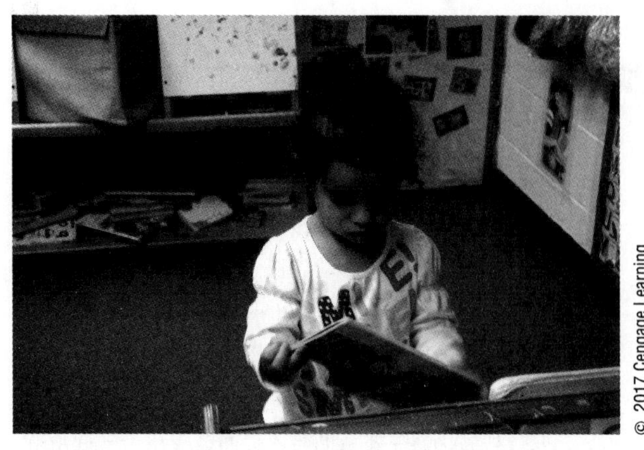

图12-3 提供各种类型的材料供儿童阅读和讨论

他人的积极关系学习语言。拥抱、无条件的爱和协调的互动都能够创造与他人交流的强烈需求。当孩子们拥有积极的人际关系时，他们希望与更多的人进行互动，从而获得更多口语知识和所谈论的话题知识（McGee & Richgels，2012）。当成年人说话清晰，表达意思明确，并使用恰当的具有挑战性的词语时，儿童就会学习口语规则。学步儿使用许多近似的单词，当被认可和扩展时，就会成为他表达词汇的可用部分。此外，照护者必须小心不要去批评儿童的言语模式。强迫孩子“正确地”重复一个句子或单词通常会压抑他的沟通欲望。对一个说话晚的孩子使用手语和图片符号，可以在没有任何直接提示的情况下产生更多的语言输出（Leech & Cress，2011）。因此，即使有其他形式的交流，孩子也会自发地产生表达性语言。即使在孩子产生表达性语言之后仍坚持使用标志或图片符号也可以继续支持其语言发展。

学步儿可能会过度概括（overgeneralize）①。“哇哇”可能意味着要喝任何东西；“妈妈”可能意味着任何女人。词义通常是灵活的。学步儿可以把任何一个圆的东西称作球。这段时间是通过你使用单词来标记动作和对象，并扩展词汇量的时候。这也是通过指出要听到的声音并命名这些声音是什么，让他们更多地了解周围世界的时候，到了 18 个月大，学步儿会对世界进行分类，这时候他们会问发生了什么事情和有什么声音。

年龄稍小的学步儿的词汇量迅速扩大：在 18 个月时，发育正常的孩子的词汇量通常为 5 ~ 20 个单词，而到了 24 个月，已扩展到 150 ~ 300 个单词（Vukelich，Christie & Enz，2012）。因此，这种快速增长通常被称为语言爆炸（language explosion）②。学步儿通过不断询问“这是什么”来促进自己的语言成长。虽然这可能会耗尽他们生活中成年人的精力，但学步儿应该能够有学习周围环境中以及阅读中人和物品名称的机会。

儿童像成年人一样以功能性的方式使用口语。他们用它来表达需求、指导他人、寻求信息，并与他人互动（见表 12-4）。学步儿现在会使用名词、动词和代词（例如，我、我的、你），因为他们将单词组合成两个和三个单词的句子。这些孩子产生电报语言（telegraphic speech）③，即一系列传达思想或行动但却遗漏了单词的语句。一般来说，电报语言几乎完全由词汇词而不是语法词组成（McDevitt & Ormrod，2013；关于词汇词和语法词的区别见第十一章）。例如，当卡梅伦看到他的母亲从她的钱包里取出钥匙圈时，说“钥匙车走”。她回答说：“是的，我有我的钥匙。我们要上车了。”当一个学步儿使用电报语言时，重要的是要关注整个环境，因为同一个短语可以用来传达至少两种不同的想法。例如，“我的球”可能意味着“我的球在哪里”“放回我的球”，甚至“我的球从斜坡上滚下去了”。

① 过度概括：使用一个词来表示许多不同的事物。

② 语言爆炸：婴幼儿经历了词汇量迅速增长的时期，并可以使用这些词语进行交流。

③ 电报语言：婴幼儿将两个或三个单词组合成一个只包括关键词的句子（例如，“走，爸爸”）。

表 12-4　口头语言的功能性使用和照护者反应示例

类　别	示　例	含　义	照护者策略示例
表达需求	更多	我想要更多果汁	请多喝果汁
指导他人	走，Di（照护者名字的缩写）	现在请让我一个人待着吧	你想自己和玩偶玩
寻找信息	去哪儿	爷爷去哪儿了	爷爷不得不去上班，小睡后他会回来的
与他人交流	捉迷藏	让我们一起玩我最喜欢的游戏——捉迷藏	捉迷藏是一个很有趣的游戏，我们一起玩吧

有关支持语言发展的其他方法，请参阅表 12-5 中课程实施的建议——语言发展。

阅读检查站

在继续阅读之前，请确保你可以回答目前材料讨论的以下问题：

1. 列出三种有助于儿童认知发展的象征性游戏。
2. 在儿童的语言中找出两种可能的发展方向，并陈述两种策略，每一种都是照护人员可以用来促进儿童语言发展的。

情绪发展

学步儿寻求依赖和独立。埃里克森（1983）将这种发展危机称为解决自主与羞愧、怀疑的需要，这是他发展理论的第二阶段。对于许多任务，学步儿都需要获得帮助。照护者可为学步儿提供情绪力量和安全感，接受他们非常真实的依赖，同时帮助他们独立。例如，大多数学步儿不具备拉动外套拉链的精细运动技能。但是，我们可以帮助他们拉上拉链，将两侧放在一起，然后拉紧拉链并将其拉到一半的位置。在情绪上，他们需要支持，以肯定他们作为个体的重要性，他们可以做出一些选择并自己完成所有事情。随着两岁生日的临近，学步儿能够更多地照顾自己（例如，穿衣服和脱衣服，自己吃饭），从而进一步与照护者分离。他们日益增长的成就感增强了他们对自我价值的积极感受，并展示了对因果的理解。

强烈地感受和表达情绪。当他们获得与情商五个领域相关的技能时（见第三章），学步儿可以在极端情绪之间变化，如微笑或大笑，紧接着尖叫或哭泣。他们也可以同时经历一种以上的情绪，这对他们来说很困惑。当介绍一种新材料时，他们可能会同时兴奋和恐惧。这个年龄的学步儿的许多举动都是从成年人那里学到的，因为我们的反应会影响学步儿的反应。在第二年结束时，孩子们的幻想增加了。它们非常真实，有时可能令人恐惧，导致压力增加。学步儿可能会害怕分离或被家人遗弃，害怕怪物、噪声，害怕被马桶吸走或失去控制。他们可能会在游戏中表现出这些感受。此外，对年龄较大的孩子的研究表明，焦虑情绪可能会对所展示的游戏质量产生负面影响（Christian，Russ，& Short，2011）。更具体地说，较高水平的焦虑感与游戏期间较低的组织水平和情绪过程显著相关。学步儿的教师应仔细观察游戏，

表 12–5　课程实施的建议——语言发展

儿童行为	材　料	照护者策略示例
咿呀学语		回应学步儿的咿呀学语
重复、练习单词		重复学步儿的话。偶尔把它扩展为一个句子，例如，“走了”“牛奶都喝完了”
模仿其他人、物体的声音		享受学步儿的声音。播放声音游戏：指向物体并发出物体声音，例如，狗吠声
在谈话中使用文字和手势，期望别人理解其意义		熟悉学步儿的话语和手势。你经常要猜测学步儿说的是什么。发表声明或提出问题以确定你的解释是否正确，例如，“泰勒，你想出去吗？”
即使他不能说出来，也会回答许多问题和命令		选择一些可以经常使用的问题和命令。学步儿会通过许多经验了解成年人的意思，例如，“去找你的外套”
对某些单词使用单词近似意思		观察学步儿的行为，以帮助你体验孩子正在经历的事情。在孩子看、指向、伸手可及的地方，你看到了什么？说一个单词或句子来测试你是否正确地解释了这个单词
在当下的语境中使用单词		注意学步儿正在做什么、说什么或现在需要什么。学步儿的谈话是关于眼前的需求和欲望的，而不是过去或未来的情况
识别熟悉的图片	图片、图画书	口头标记对象。让学步儿指向或命名熟悉的图片
快速扩展词汇，标记对象		口头标记孩子世界中的对象和行为。指向并触摸对象。同时将标签扩展为句子，例如，“球，迈克尔有一个球”
学习社交词，如“你好”“拜托”“谢谢”		始终如一地在正确的语境中使用社交词汇。对孩子说“请”和“谢谢”
用语言来表达需求、欲望或指挥他人		倾听孩子对需求和命令的表达。口头回答让孩子知道他的话引起你的注意，你理解他们。使用文字和行动来满足孩子的需求或解释为什么你不能满足他们，例如，“牛奶已经没了”，或者“我们现在不能出去。正在下雨”
提问；询问“那是什么”		回答孩子经常问的问题。这就是孩子学习标签和其他有关世界的信息的方式。提供反映孩子语言能力的答案，例如，“那是一朵花”对于一个孩子来说可能是好的，而另一个孩子可能从中受益更多，“那是一朵雏菊。看看它精致的花瓣”
使用名词、动词、代词		与孩子正常交谈，这样孩子就可以听到完整的句型
学习介词		在自然环境中使用，例如，“在桌子下滚动的球”“将书放在架子上”
使用两个或三个单词的句子		跟孩子说短句和长句。鼓励孩子并通过详细说明回应孩子的句子，例如，孩子：“穿上？”照护者：“是的，你需要穿上外套”

与家庭和社区的联系

你在一个为从出生到 12 岁的孩子服务的领域工作。你专门在一间教室里教从出生到 18 个月大的婴幼儿。学步儿是如此有趣，但对你来说也是一个挑战——他们是非常快乐和有爱的，也是愤怒和恐惧的。几乎对每个孩子来说，极端情况每天都会发生。在与家长的谈话中你已经注意到，他们也同样经历了你在应对这些情绪表现上的一些挣扎。你决定在一天结束的时候邀请所有的家长一起吃饭(其他人会帮助照顾孩子)。你想在吃饭的时候进行非正式的谈话，所以你决定在卡片上写下问题来帮助引导谈话。你会问什么问题？为什么？如何帮助家庭成员互相交流，帮助他们处理孩子的情绪和自己强烈的情绪？

以确定孩子的情绪状态是否会对其产生负面影响。如果是产生负面影响的情况，情绪谈话（见第六章）可能会减轻一些负面的情绪状态，并帮助孩子参与更高质量的游戏。

成年人在帮助年龄稍小的学步儿处理强烈情绪方面的问题发挥着重要作用（见表 12-6）。他们将照护者和其他孩子的回应解释为反映了他们的自我价值。儿童的感受很容易被批评伤害，他们害怕不赞成或被拒绝，尽管他们很容易感到沮丧，但他们正在学习表达一些感受和欲望，早期儿童教育工作者应该接受并承认他们的情绪。如果你想帮助他们找到表达自己情绪的其他方法，那么就要专注于教他们愿意展示的行为，尊重这些表达中的文化差异。

研究表明，学步儿对收拾程度较高的任务的遵守与其个体特征（较低的愤怒倾向和社交恐惧感）和母亲特征（敏感性和任务结构）有关（Lehman，Steier，Guidash，& Wanna，2002）。因此，成年人应帮助孩子学会控制强烈的情绪并遵守要求使用三个“*A*”。照护者必须对自己进行审查，并识别他们正在向易受影响的学步儿传达什么样的情绪信息。照护者有责任提供继续促进孩子发展的积极的学习环境。

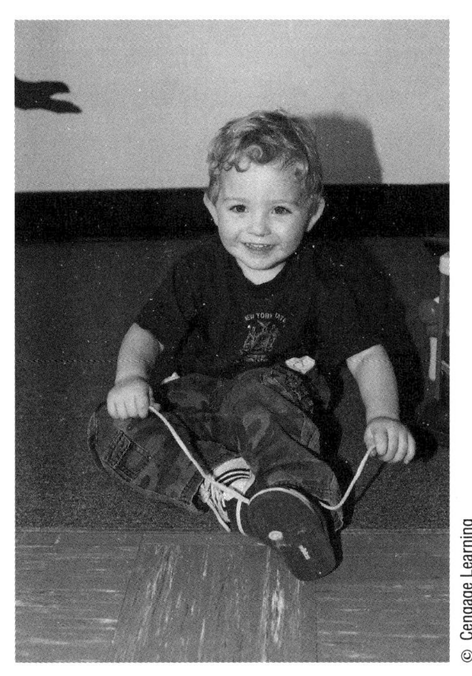

图12-4 系鞋带时哪部分可以使他感到独立?

教师还可以通过创造新的常规或维持现有的常规来应对孩子情绪困扰的现象（Simpson & McGuire，2004）。例如，琳达女士帮助每个家庭创造自己的告别习惯，包括拥抱、亲吻、从告别窗口挥手告别（Balaban，2006；Herr & Swim，2002）。因为共享阅读可以提供安全感并缓解儿童的情绪波动（Rosenkoetter & Barton，2002），琳达女士使用书籍让孩子们在和家人分开后平静下来。她随时可以找到一些关于情绪的书籍，并用它们让孩子与最喜欢的物品或私人物品分开（有关书籍建议，参见 Zeece & Churchill，2001），孩子们被送到家庭式托育机构后她会逐一阅读。当孩子对它们的存在做出积极反应时，她也可以帮助家庭为孩子提供安全物品（如毛毯、毛绒动物玩具）（见第十一章）。

因为学步儿仍然正在学习调节强烈情绪的技能，他们的愤怒和沮丧有时可能会使他们不堪重负，并通过暴躁的脾气来进行展示。成年人应尽可能通过关注和改变导致孩子沮

表 12–6 课程实施的建议——情绪发展

儿童行为	材 料	照护者策略示例
情绪—情感的类型		
认识别人的情绪		在表达情绪方面保持一致，例如，快乐——微笑和大笑；愤怒——坚定的声音，没有笑容
可能会害怕新奇或陌生		向学步儿介绍新朋友、新体验。小心不要让别人撞着孩子。允许儿童以自己的速度接近或离开他人
表现兴奋、喜悦		以类似的兴奋回应孩子，例如，触摸一朵漂亮的花、一只动物
表达幽默感		和学步儿一起笑
表现出感情		接受并用身体和口头表达反馈感情
发脾气		确定并排除可能的原因。冷静地参与其他孩子的活动
使用游戏来表达情绪、解决冲突	积木、洋娃娃、家庭物品、衣服、动物玩具	为表现恐惧、沮丧、不安全感、快乐提供道具
寻求对成人的依赖和安全感		进行抚摸、拥抱、抚触等互动；快速、持续地响应学步儿的需求
寻求扩大独立性		允许学步儿自己尝试活动，只提供必要的帮助
表现一种情绪或同时表现多种情绪		如果没有你，学步儿可以成功，不要帮忙
		识别孩子的情绪，回应孩子的需求
寻求批准		当孩子的行为是积极的时，提供口头和非口头的认可
可能会引发新的恐惧		倾听孩子的恐惧。真正接受他们。安慰孩子，向孩子保证你的关心和你的存在
增加幻想		听听孩子的幻想。享受有趣、快乐的幻想。当孩子有可怕的幻想时，安慰孩子并确保他的安全，例如，“厨房里有一个怪物”
可能会增加攻击性		在附近保持警惕、注意提醒，有时将物体或儿童从情境中移开
在日常惯例中寻求安全感		提供一致的日常程序，包括让孩子完成他已掌握的任务，以提高能力和促进独立性
有时拒绝家庭成员或照护者		允许孩子用言语和行为表达拒绝。继续表达你对孩子的感情
控制情绪—情感		
开始学习对错		用语言表达哪种行为是正确的，哪种行为是错误的。说明理由。因为学步儿才刚刚开始概念化正确与错误，他们只是偶尔可以用这个概念来控制自己的行为
强化所需的行为		当学步儿控制自己的行为时，提供积极的反馈
将他人的反应作为自己行为的控制者		使用单词、面部表情、手势来表示对孩子行为的认可和反对
可以抵制改变		在变化发生之前解释变化。提供改变的理由，并尽可能提供选择
走向极端，从可爱到苛刻		让孩子表达情绪和行为的波动，接受孩子作为一个个体拥有的情绪。通过替代行为建议，帮助孩子积极地传达其要求

丧的情况、提供选择和使用情绪谈话来防止其发脾气（见第六章）。当然，并非所有情绪剧变的来源都可以被改变或消除。在那些情况下，孩子会经常发脾气。有人认为孩子们发脾气是因为他们生气了，然后在生气结束后表达悲伤。新的研究表明，愤怒和悲伤在节奏上同时发生——悲伤的声音往往发生在整个发脾气的过程中，愤怒发生在情绪的最高点（Green，Whitney，& Potegal，2011）。了解儿童情绪的节奏可以帮助成年人知道应在何时进行调解。一般来说，最好让孩子在开始发脾气后发泄一下。拿开任何可能导致安全问题的物品，然后避免与他互动，直到他发脾气结束。当学步儿仍然生气时试图进行互动往往会增加愤怒，并进一步使已经超负荷的认知系统混乱（Green et al.，2011）。当发脾气结束时，他可能会寻求安慰。提供安慰并平静地谈论正在经历的情绪、发脾气的原因，以及一个人的情绪和身体失控的感觉是多么可怕。

如前所述，儿童通过与成年人的互动来学习是非观念，他们使用这些信息来指导他们的同伴互动（见第三章）。学步儿刚刚开始使用单词，他们会对一些标签和命令做出回应。但是，只有单词并不能控制他们的行为，除非他们内化语言并构建对与错的概念。随着学步儿试图了解成年人对这种行为的反应，这些概念不断被修改和扩展。在这个年龄段，学步儿仍在学习如何把自己从行动中分离出来，以充分理解这个想法："我喜欢你，但我不喜欢你在做的事。"因此，照护者需要找到方法帮助学步儿区分是非，同时仍然接受每个孩子都是一个有价值的人，无论他的行为如何。

使用积极的指导策略

婴幼儿也可以通过说"不"来表达否定。他们追求独立可能会导致其行为与所要求的相反或去执行他们自己的想法（而不是成年人的）。通过提供选择或重新关注学步儿感兴趣的事物来改变命令的表达。例如，你可以把表述从"把玩偶带走"改成"玛丽珍，你想把玩偶放在床上还是毯子上"。允许孩子在两种积极和同样理想的结果之间做出选择有助于孩子学会做出决定以及更好地控制自己的环境（Swim & Marion，2006）。

然而，不要单单依赖语言；必要时使用身体接触或干预。例如，在一个孩子有机会击中他人之前，用手挡住他有威胁性的手臂，以防止有害行为发生。吃完零食后将孩子带回餐桌旁清理干净。一般来说，提供适当的监督可以让你避免许多可能导致孩子"陷入麻烦"的情况。此外，在孩子表现正确的情况下，始终如一地使用三个"*A*"的照护方法。这将帮助孩子知道什么是正确的。如果你发现自己说"我知道这将会发生"，下次不要预测它，要防止它发生（Marion，2014）。

阅读检查站

在继续阅读之前，请确保你可以回答目前材料讨论的以下问题：

列出四个年龄在 12 ~ 24 个月之间的学步儿可能会有的恐惧，并说明你应如何应对这些恐惧。

社会性发展

学步儿从他们自己的角度看世界。当他们发展出客体永久性的概念时，他们开始把自我与其他对象区分开来。他们开始用一些词来表示他们是独立的个体，例如，我、我的、是我。这一重大发展为他们自我概念的终身扩展及其与他人的互动提供了基础，并为学步儿提供了自我形象的最早体验机会。在任何发展阶段，照护者的接纳都非常重要。这种接纳将被内化为孩子的一部分。

然而，在这一时间段，他们还在与自我意识做斗争，他们不得不作为一个群体的一部分——我们中的我——来平衡生活和学习。换句话说，学步儿正在扩大与他人的关系。这需要儿童开始意识到其他人的感受，并且慢慢地理解别人的意图。有人认为婴儿和学步儿不能产生亲社会行为，因为他们没有能力主动积极地去影响他人。麦克马伦（McMullen）、阿德曼（Addleman）、穆尔（Moore）、穆尼（Mooney）、西斯克（Sisk）和富尔福德（Fulford）等（2009）研究提供了明确的证据，证明婴儿和学步儿参与了彼此之间积极的社交互动——分享、关心、遵守规则和合作。因此，他们为我们提出了挑战，让我们重新把亲社会行为（prosocial behavior）① 定义为婴幼儿沟通和行为的一部分，这一部分将有助于在群体中创造积极的情绪氛围——并且这一部分涉及婴儿对一个或多个婴幼儿和成人个体的积极的、可辨别的、外向的社会表达（p.21）。

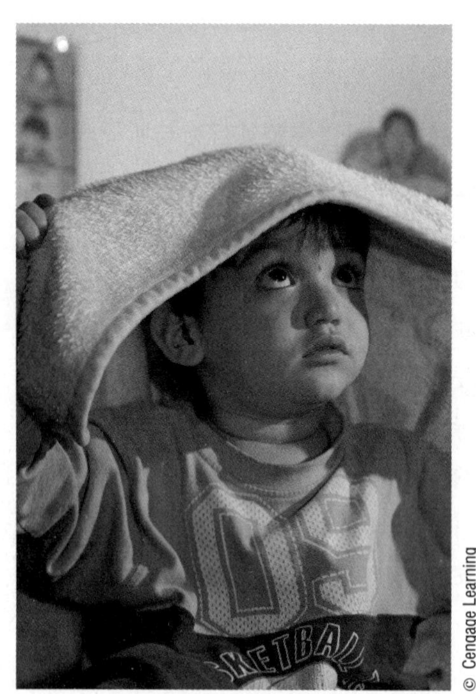

图12-5 学步儿进行熟悉的游戏，如通过捉迷藏与同伴和教师互动

这一定义明确支持将婴儿和学步儿视为具有社交能力、能够彼此间建立牢固联系的群体（见图 12-5）。婴儿和学步儿可以对朋友表现出明显的偏好（Riley，San Juan，Klinkner，& Ramminger，2008）并通过特殊方式（如拥抱）打招呼，或者通过变得悲伤或寻求不在场的朋友来展示这一点。因此，他们对待朋友的行为是不同于同龄人或同伴的。

另一组研究人员（Kärtner，Keller，& Chaudhary，2010）想知道亲社会行为是否可以被测量：（1）自我概念和自我—他人差异的测量，或（2）母亲人际反应（服从、学会帮助他人）关系社会化目标（Socialization Goals，SGs）的测量。对于在柏林长大的孩子来说，早期的自我概念与学步儿参与亲社会行为有关。相比之下，母亲强调服从的孩子的亲社会性更强（无论他们住在哪里，柏林或德里）。学步儿能够社会化地思考与他人的互动行为，情绪低落会影响他们与他人互动的方式。

但并非所有的与同伴的互动都是积极的。哈伊（Hay）、卡斯尔（Castle）和戴维斯（Davices）（2000）发现当学步

① 亲社会行为：婴儿或学步儿使他人受益的自发交流和行为。

聚焦研究：年龄稍小学步儿的同伴互动

许多研究人员对儿童如何在生命的最初几年获得复杂的社交技能感兴趣，他们从广泛的角度来研究这种发展。例如，戴伊诺特 - 绍布（Deynoot-Schaub）和瑞克森 - 瓦尔拉芬（Riksen-Walraven）进行了一项研究，观察了70名学步儿和他们的同龄人在照护服务机构进行的90分钟自由玩耍的情况。他们发现15个月大和23个月大的孩子与照护者接触的可能性明显高于同龄人（Deynoot-Schaub & Riksen-Walraven，2006a），同时15个月到23个月的孩子与照护者的负面互动率呈下降趋势（Deynoot-Schaub & Riksen-Walraven，2006b）。此外，婴儿与照护者的互动主要是积极的，而在与同伴的互动中积极与消极基本持平（Deynoot-Schaub & Riksen-Walraven，2006a，2006b）。

这些研究人员在研究由同伴发起的同伴互动相关因素时发现：在师幼比较高的教室里，发生了更多由同伴发起的同伴互动（Deynoot-Schaub & Riksen-Walraven，2006a）。根据维特曼（Wittmer，2012）的研究，当学步儿与教师有着温暖、相互关爱的关系时，他们能表现出更高的社交能力。此外，在婴幼儿环境评价量表（Infant Toddler Environmental Rating Scale）（Deynoot-Schaub & Riksen-Walraven，2006a）的教学活动和社会性互动分量表中，在评分较低的环境中，儿童与同伴的消极互动性会更强。在研究纵向数据时，研究人员还发现15个月大的学步儿与同伴的消极互动性越高，其在23个月大时攻击性和破坏性行为的评分也就越高（Deynoot-Schaub & Riksen-Walraven，2006b）。换句话说，当儿童出现在较低质量的课堂环境中越多时，儿童会更频繁地发起与同伴的负面互动，而早期的负面互动可以预测未来与同龄人之间的攻击性行为。作者得出结论："儿童照护的质量会影响早期的同伴互动。而早期的同伴互动可以促进儿童社会不良情绪的调整，增强儿童的发展福祉。"（Deynoot-Schaub & Riksen-Walraven，2006a，p.725）

这个研究从二元角度评估了儿童间的相互作用。换句话说，研究者仔细考察了两个人之间的互动：学步儿和教师或学步儿和同伴。学步儿能成功地在一个三人群体中进行互动吗？石川（Ishikawa）和哈伊（Hay）（2006）在一个实验观察室中，研究了3个互不认识的学步儿互动时的社会行为。在715个确认样本中，有193个（27%）被发现是三人互动组。这项研究表明，学步儿可以积极并成功地参与两人或三人的互动过程（Ishikawa & Hay，2006）。与成人研究相反，在没有冲突的情况下，学步儿更有可能参与三人互动。这项研究表明，学步儿能够与同龄人进行复杂的社交互动。同时，研究进一步解释了三人互动小组变化的影响因素，可能有助于理解早期同伴关系对儿童日后社会性发展的重要性（Ishikawa & Hay，2006）。

这篇文章清楚地指出，儿童应该在家庭分组中得到照护（见第一章），因为它最接近许多家庭中自然形成的关系。但是，研究对同伴关系的这种安排有何看法？麦基（McGaha）、卡明斯、利帕德（Lippard）和达拉斯（Dallas）（2011）发现，学步儿表现出强烈的同情心和对婴儿的关怀（帮助抚慰哭闹的婴儿或将玩具拿给婴儿）。成对的学步儿和婴儿似乎能创造出双方理想的关系，因为特定的孩子会相互寻求玩耍或帮助。然而，在这项研究中最重要的是，在学步儿和婴儿的组合中照护行为开始延伸到更小的年龄上。在和婴儿互动之后，学步儿会在互动中变得更加小心和温柔（McGaha et al.，2011）。另一项研究发现，如果两名学步儿之间很熟悉，那么这个学步儿更有可能对另一个学步儿的哭声做出反应（Mayuko，Kenji，Tadahiro，Toshihiko，& Tetsuhiro，2012）。

儿（18 ~ 30个月大）在互动期间将敌意归咎于熟悉的同伴时，在行动中会倾向于使用武力。换句话说，如果同伴指向或伸手去拿一个学步儿正在使用的物体，他很可能会抗议，收回物体，或者在身体上伤害同伴。这种模式的结果尤其引人注目，因为它表明一些学步儿可能倾向归因于敌对意图，这会影响他们与熟悉同伴形成积极关系的能力，并且"甚至在孩子进入正式照护小组前，就可能会发生这种社交误解"。

照护者应该通过提供描述性语言来帮助学步儿解释同龄人的情绪和行为。举例来说，如果一个学步儿伸手去拿另一个孩子的玩具，教师应该描述其所处情境，并提供另一种想法和可能的策略。“伯克，你看到利比在用擀面杖压橡皮泥。你也想去压吗？这是给你的另一个擀面杖。”然后，你应该让利比参与到对话中来，通过说“伯克喜欢你压平橡皮泥的方式，他正看你工作，他也想使用擀面杖，我找了一个给他”来帮助她理解伯克的行为。与学步儿交流有关人员的意图和行动，以帮助年幼的孩子开始学习以他人视角看问题的重要性。

年龄稍小的学步儿玩玩具和材料，在游戏过程中唱歌和说话。学步儿参与单独游戏（solitary play）[①]（独自玩耍），参与平行游戏（parallel play）[②]（在附近但不与其他孩子一起玩），并如前所述享受与朋友的社交互动。学步儿应该决定他们想要与他人进行什么样的互动。然而，研究表明，教师可以通过使用各种教学策略创建积极的语言环境，支持孩子的社会性发展，如表现出对孩子活动的兴趣，并提出开放式问题（Meece & Soderman，2010）。这些策略非常关键，因为它们为孩子提供思考和游戏主题的切入点——让你或其他孩子有机会以受孩子欢迎的方式加入正在进行的游戏，而不会破坏游戏的流程。然而，重要的是，学步儿仍在努力表现出他们的所有权，还没有准备好分享多种用品和设备，在需要的时候，他们可以相互参与到平行游戏中。

有关支持社会性发展的其他策略，请参阅表 12-7 中课程实施建议——社会性发展。

表 12-7　课程实施的建议——社会性发展

儿童行为	照护者策略示例
自　我	
以自我为中心：只了解他自己的观点	通过情绪谈话来帮助学步儿，使其意识到应为伤害别人而感到难过
做事要有观点，要从自己的角度看问题	认识到孩子的想法和别人的想法及感受是一样的。帮助孩子识别自己的想法和感受。和他说另一个孩子会如何对待同样的情况
识别属于自己的材料	允许孩子拥有玩具
使用我、我们、你、你们	口头回应孩子对代词的使用，强化孩子在自我和他人之间的区别
与他人的关系	
寻求家人或照护者的陪伴	让学步儿跟着你。当你离开他的视线时要告诉孩子
发起平行游戏	与学步儿一起玩游戏
偶尔分享	提供足够的材料和设备，鼓励分享，但不是必需的
在某些人面前可能会害羞	不要强迫学步儿与所有人互动，可以让孩子保持距离进行观察
参与平行游戏	提供材料和空间，让学步儿可以玩自己的材料，但彼此靠近

① 单独游戏：独自玩耍；孩子可能会看旁边的孩子，但他们还没有互动。

② 平行游戏：较大的婴幼儿与类似材料接触并共享物理空间但不进行交互的游戏。

续 表

儿童行为	照护者策略示例
开始意识到别人的感受	帮助孩子识别和表达他人的行为及感受，例如，“艾伦在哭，他很难过”
扩大社会关系	鼓励孩子与他人互动。当孩子遇到新朋友或成人时，要在场并提供支持
寻求他人帮助	在需要时持续提供帮助。表扬孩子在一些自己做不到的事情上寻求帮助，例如，穿上鞋子，然后在系鞋带时寻求帮助，而不是哭闹
想要帮助、协助完成任务，清理	鼓励孩子帮忙把玩具放好，清理干净，等等。和孩子一起工作，如果孩子看到你如何做，孩子可以成为一个非常好的帮手
可能做与要求相反的事	仔细说出你的要求，尽可能提供选择。在给定命令（“现在就这样做”）时，孩子的消极情绪通常以说“不”的形式出现
难以分享	提供足够的玩具和材料，不要求孩子分享。建议另一个孩子在孩子玩完之后再玩这个玩具。为等待想要玩具的孩子提供其他替代玩具
参与平行游戏	提供玩具、材料和空间，让孩子们在附近玩耍。和他们每一个人交谈，让他们选择是否要交换玩具或做其他事情

阅读检查站

在继续阅读之前，请确保你可以回答目前材料讨论的以下问题：

描述一个学步儿与他人互动的两种情况。描述一个学步儿独自玩耍的两种情况。每种情况下成人的角色是什么？为什么？

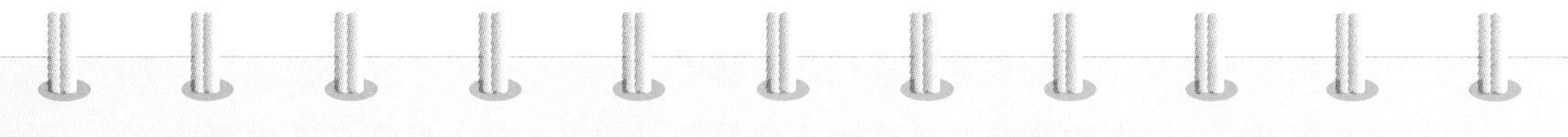

小 结

1. 选择适合学步儿发展的材料。

早期儿童教育工作者必须选择支持发展和安全的材料。此外，材料应该是开放式的，以便在平行游戏中学步儿可以用多种方式来使用它们。随着年龄稍小学步儿对在同伴身边玩耍更有兴趣，你应确保你拥有多种相同的材料，以最大限度地减少分享的需要。

2. 确定适合年龄稍小学步儿（12 ~ 24 个月）的策略，这些策略对个体发展是有效的。

在 12 ~ 24 个月，学步儿花费大部分时间探索他们的环境。他们用手、嘴、眼睛和耳朵探索物体。他们渴望发现当他们不断地填充容器时，有多少物体适合给定空间直到溢出来。负责任的照护者会仔细规划学习环境，鼓励这种重复的探索性实践。此外，学步儿对与成年人和同龄人的互动越来越感兴趣。他们寻求与他人“交谈”，展示物品并表达出自己的感情。成年人在帮助学步儿控制自己的情绪并与同龄人积极互动方面发挥着重要作用。

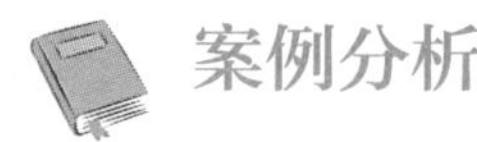

案例分析

伦尼咬人

你在本章前面遇到的伦尼，他一直在努力恰当地表达自己的欲望。他知道咬人对于得到他想要的东西是非常有效的。路易丝和她的同事们对伦尼的咬人行为和发脾气感到非常沮丧，路易丝记录了每一个细节。在那段时间里，伦尼咬人四次；在第一周的观察中，他发了五次脾气，第二周则有四次。路易丝担心有些孩子会开始躲避他，有些孩子口头上拒绝与他玩耍，而且一个被咬过不止一次的孩子在伦尼靠近他时变得明显不安。作为伦尼的主要照护者，路易丝决定邀请伦尼的父母和中心主任参加会议讨论她的观察，了解他在家里的行为，并讨论解决这些行为问题的可能方法。

在会议当天，伦尼的父亲因自己的父亲突发疾病无法参加会议，路易丝首先表达了对伦尼祖父的关心，然后分享了一些关于伦尼和他成长的积极的逸事。然后她问伦尼的母亲他们在家里看到的伦尼的行为。伦尼的母亲为他辩护，没有提供什么细节。当被直接问及咬人行为时，她大声说："不管我们打他多少次，我们都无法让他停止咬他姐姐。"在被调查时，她说："我们只有每次都打他屁股，才能解决他咬人的问题。他就不再咬我们了。"

路易丝问伦尼的母亲，他们在家里使用了哪些其他方法是她可以在学校使用的，并在道德和法律上解释她不会打孩子，因为这样可能会对孩子造成伤害。但是伦尼的母亲无法想出任何其他方法。路易丝稍微改变了谈话主题，询问他咬人和发脾气的可能原因。他的母亲不清楚他咬人和愤怒爆发的可能原因是什么，在家里，伦尼只会咬他的姐姐，但似乎在各种各样的情况下都会发生。

路易丝和伦尼的母亲分析他们需要更多地关注他咬人和发脾气的潜在诱因或原因。他们决定仔细观察伦尼，然后在下周举行一次后续会议。

收集了以下数据：

- 伦尼在学校咬了两个拿走了他玩具的孩子。
- 在学校，当伦尼被告知是时候停止玩耍和打扫卫生时，他发了三次脾气。
- 当学校禁止在草地上骑三轮车时，他发了两次脾气。
- 姐姐不让他玩她的玩具时，伦尼在家大发脾气两次。
- 伦尼不想睡觉时，在家里发了三次脾气。
- 姐姐拿走伦尼的玩具时被咬了两下。

数据显示了伦尼的一些明确的行为模式，路易丝和他的母亲似乎认为他不能很好地应对挫折或者无法实现他的个人目标或想法的情况。他们创建了一个计划，其中包括使用以下工具：标记和表达感受，提供自我舒缓的玩具，在行为改变之前对伦尼发出警告，并设置明确、积极的限制。该计划还涉及每周讨论在家庭和学校的工作策略。

在实施该计划一个月后，伦尼的行为在学校得到了显著改善，但在家里则没有。路易丝开始为伦尼父母提供一些相关技巧。她还邀请他们在教室里待更长的时间。他们慢慢改进了策略，并报告说伦尼在家里咬人和发脾气的情况已经减少了。

1. 在案例开始时（本章开头），你是如何在情感上对伦尼的行为做出反应的？你会如何处理和表达这些感受？

2. 路易丝在第一次会议期间的行为是如何影响见面结果的？你认为有什么积极的影响？

3. 你认为路易丝建议一次使用四种新策略是个好主意吗？为什么？

4. 路易丝和父母都没有描述伦尼的语言发展水平。语言发展与伦尼所表现出的沮丧 / 愤怒行为之间的关系可能是什么？

课程计划

标题：平行游戏

儿童观察：

阿斯马拉和格桑是最好的朋友。他们从婴儿时就一直参与你的项目，现在他们 20 个月大了，他们表达了对彼此强烈的情感。例如，昨天，格桑比正常时间晚到了。阿斯马拉问了两次"格桑在哪儿"。你向她保证他应该在路上。当他到达时，她微笑着跑去迎接格桑的拥抱。格桑爸爸因为格桑迟到了向她道歉。他说："我们睡过头了，因为格桑昨晚做了一个噩梦。他也想念你。"

儿童发展目标：

继续发展亲社会技能。

参与平行游戏。

材料：木制的积木块和人物雕像

准备工作：将小雕像放入篮子并放在积木架上。在孩子们到达之前，放几个积木并在区域周围放置几个小雕像。这应该能引起他们对新材料的关注，并激发他们探索的兴趣。

学习环境：

1. 当一个或两个孩子注意到新材料时，鼓励他们仔细观察。为了说明，你可以说："那些是干什么用的？你如何使用它们？继续摸摸它们。"

2. 孩子们在探索材料时观察。拍照并在笔记中记录每个孩子如何探索和开始使用小雕像。

3. 通过让他们单独使用材料来支持平行游戏。

4. 鼓励他们在处理材料时与你交谈。使用开放式提示来促进对话，例如：

（1）我想知道格桑把"人"放在那座塔顶上，那些"人"在做什么。

（2）阿斯马拉，你把"人"放在了积木上。你是假装这是一辆车吗？（听回答）哦，他们上车要去哪里？

5. 承认亲社会行为，如果发生的话。你可以通过口头描述你观察到的东西来做到这一点（例如，"阿斯马拉，你把那个小雕像放在格桑的积木旁边，他现在也在使用它。你把小雕像分享了给他"）。

指导思考：

因为阿斯马拉和格桑是亲密的朋友，他们之间的情感既可以是积极的，也可以是消极的。

使用新小雕像时要密切注意孩子的情绪。如果出现负面情绪，请准备好进行情绪谈话，或将它们改为其他小雕像。

变化：

在该区域添加汽车或动物以支持角色扮演。

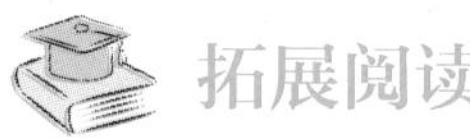

拓展阅读

Armstrong, L.J. (2011). *Family child care homes: Creative spaces for children to learn*. St. Paul, MN: Redleaf Press.

Honig, A.S. (2009). *Little kids, big worries: Stress — busting tips for early childhood classrooms*. Baltimore, MD: Brookes.

Kersey, K.C., & Masterson, M. L. (2013). *101 Principles for positive guidance with young children: Creating responsive teachers*. Washington, DC: National Association for the Education of Young Children.

Meier, D. (2009). *Here's the story: Using narrative to promote young children's language and literacy learning*. New York: Teachers College Press.

Wein, C.A. (2014). *The power of emergent curriculum: Stories from early childhood settings*. Washington, DC: National Association for the Education of Young Children.

Vecchi, V. (2010). *Art and creativity in Reggio Emilia: Exploring the role and potential of ateliers in early childhood education*. Contesting Early Childhood series. New York: Routledge.

第十三章
24～36个月学步儿的教学

学习目标

阅读完本章，你应该能够：

1. 选择适合24～36个月婴幼儿发展的教学材料。
2. 设计适合24～36个月婴幼儿发展水平的教学策略。

本章涉及的标准

naeyc 全美幼教协会早期教育工作者专业准备标准

1. 促进儿童的发展与学习
4. 使用发展有效性的方法与儿童及其家庭建立联系

DAP 发展适宜性实践指南

2. 通过教学促进学习和发展
3. 制定课程以实现重要目标

此外，在NAEYC发展适宜性实践的标准中，包含了对婴幼儿照护至关重要的六大领域。本章重点讨论的是：探索与游戏。

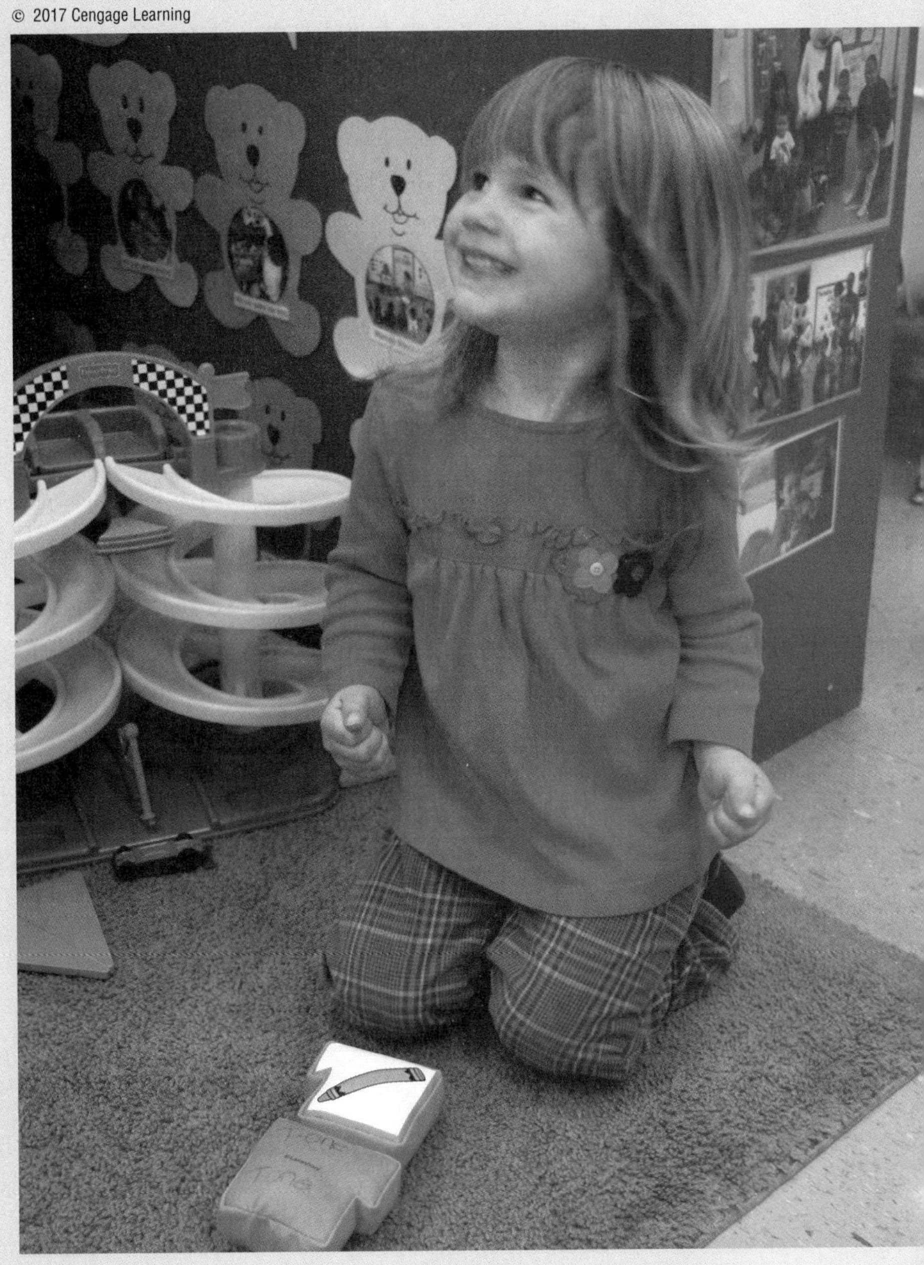

案例分析

明明学习英语

26 个月大的明明在走廊里玩玩具消防车。她在地板上推了一会儿消防车，之后把它带到了院子里。陶老师问她拿的是什么，明明面带微笑地回答道：“一辆卡车。”陶老师继续问她是什么样的卡车，明明笑着回答道：“红色的。”紧接着，明明捡起一个球并说道：“看我扔球。”扔完球之后，她又玩起了玩具消防车并且告诉陶老师：“我找不到梯子。”陶老师找到梯子后准备帮她放在玩具消防车上。明明请求道：“让我来。”之后，明明放了一个消防员的玩偶在卡车上玩了起来。她对陶老师说：“看这辆卡车，它要去哪儿呢？”

在明明玩玩具消防车的过程中，梯子掉了好几次，明明会说“哦，不”然后去看陶老师。最终，明明带着这辆消防车找陶老师帮忙，并指着梯子说“它容易掉下来”，希望陶老师帮她把梯子固定在玩具上。明明看着陶老师如何固定好梯子，之后继续玩起了消防车。当其他的儿童拿起玩具消防车且准备玩耍时，明明会告诉那名儿童“我想要玩这辆消防车”。比尔把玩具消防车还给了明明，明明说了句“谢谢你，比尔”。

材　料

这个年龄段的儿童是积极热情的学习者，他们一旦学会了新技能就马上使用，并且能够进一步发展它。儿童喜欢用到大肌肉的活动（如骑在玩具上和追逐嬉戏），也喜欢能够发展他们小肌肉的运动，如玩串珠或者使用蜡笔做标记，这些可以帮助他们控制和操作更多的物体。儿童会更加关注活动过程而非为了创作出作品。他们喜欢发挥想象力来探索自己的世界，儿童的游戏融合了他们的想象力、语言、新想法、观察到的行为，以及对自己和他人的理解。儿童可以通过造句来分享自己的想法。他们喜欢听故事和参与到押韵、手指演奏、音乐和唱歌活动中。因此，成年人必须仔细选择材料和设备，引导儿童进一步发展和学习。

材料类型

平衡木
玩具车或自行车
货车
不同类型的障碍物（木质、泡沫、纸板）
用于运输物品的大型玩具卡车
带扭盖的罐子
把手
大珠子和细绳
拼图
攀登设备
摇摆船
能通过玩具卡车、玩具汽车的圆筒
娃娃
能放在一起或者拉开的物品
大钉子和木板
标记、蜡笔、钢笔、粉笔

平衡木

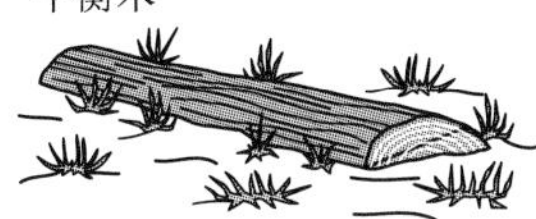

将胶带贴在地板上作为引导儿童行走的路线。在院子里进行活动的时候，可以把平衡木支柱的一部分埋起来，这样就能使平衡木与地面保持几英尺高，但注意不要把平衡木插在支柱上。

钉板

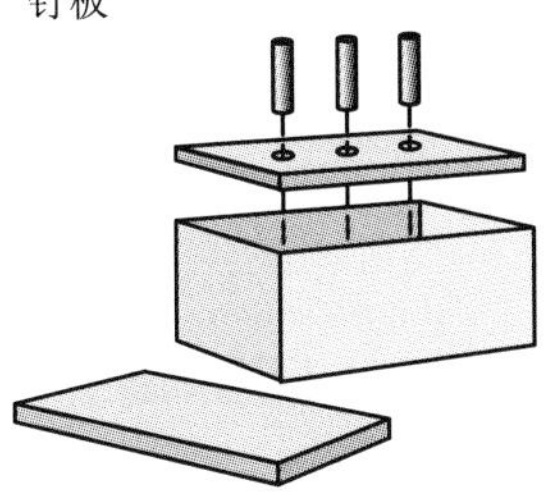

切一块厚纸板放在盒子的底部（如鞋盒或礼物盒）。在纸板上打孔，并将销钉切成大约2英寸的长度，还可以根据需要进行喷漆。把硬纸板和钉子放在盒子里，并盖上盖子。

沙槌

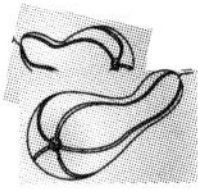

秋天收集一些葫芦并晒干。摇动葫芦，种子会发出嘎嘎声。

肥皂画

把一些肥皂片、水和食用色素混合在一起，并用手动打蛋器进行搅拌。搅拌完成后，撇去肥皂水。之后可以利用它在桌面、架子纸或冷冻纸上画画。

拼图

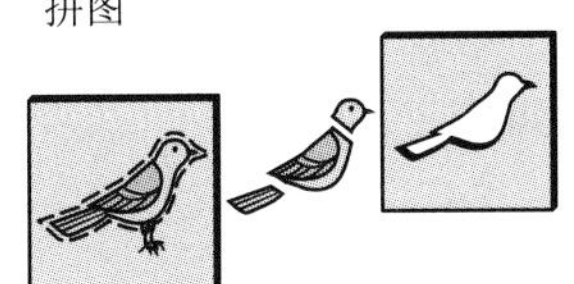

从杂志上剪下一张完整的彩色图片，并收集两块略大于图片的纸板。

（1）把图片粘在其中一张硬纸板的中间。

（2）在图片和纸板上涂上透明粘合剂，然后用铅笔在图片上勾勒出三到五个肉眼容易辨认的部分（头、腿、尾巴），并且小心地把每一部分剪下来。

（3）在另一块硬纸板上剪一个比图片轮廓再大一点的洞。

（4）在有洞的硬纸板上粘上衬垫，然后就可以进行拼图。如果有必要的话，可以进行适当的修剪，这样会更容易拼。

配对游戏

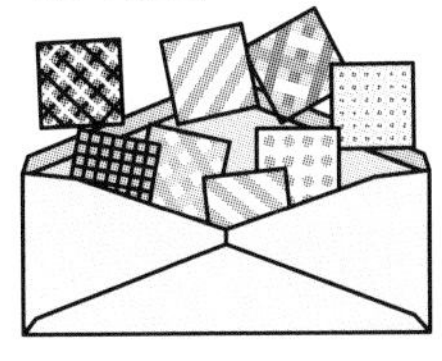

从壁纸样书中剪下两个2英寸见方的图案，然后做成6对不同图案的方块，装在信封里。游戏的时候，可以先把它们混合，然后再进行配对游戏。

角色游戏盒

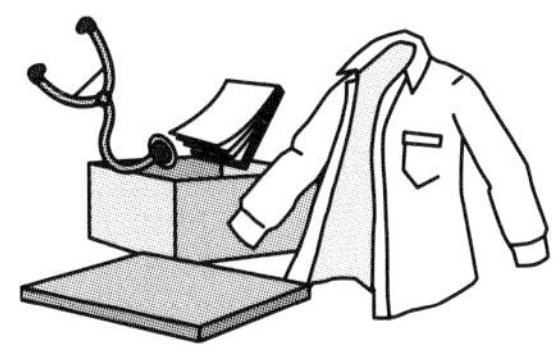

为特定的故事或角色制作道具。例如，把一个装有听诊器、白衬衫和小垫纸的鞋盒作为扮演医生的道具；也可以在另外一个更大的盒子里放上儿童使用的消防员帽、靴子和雨衣。教师可以根据对儿童的游戏观察来收集材料或选择活动，这些都能够促进儿童的发展。

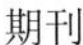

期刊

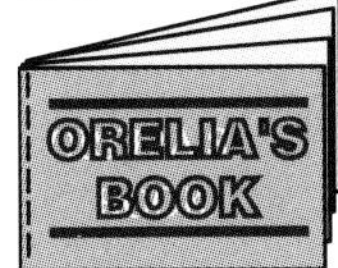

把无衬纸缝起来或钉在一起。每天早上让儿童找出他想玩的玩具或要做的活动，并备注说明儿童选择了什么；也可以让儿童自己在纸上乱涂乱画，或者把备注内容读给儿童听。周五可以把书交给父母，当儿童在家的时候，鼓励家庭成员对其进行记录和插入一些图片。

木偶

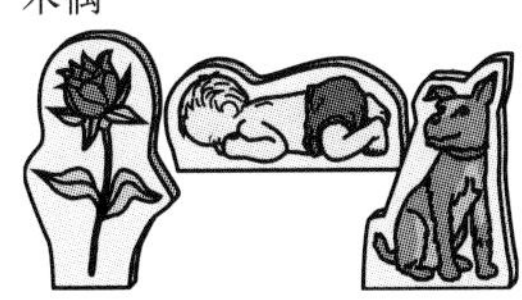

从杂志上找出画了人（婴儿、儿童、成人、消防员、警察、医生）、动物或其他物体（如汽车或房子）的图片。将图片粘在一块1英寸厚的白色松木板上。使用钢丝锯从三面切割图片的外部，并且直接切开底部。将边缘打磨光滑，涂两层无毒的密封剂，就可以将图片制作成木偶。

图13-1　自制材料的例子

黏土和器皿
建筑材料：木材、泡沫塑料、胶水
节奏乐器
木偶
油漆和各种器具
查看和谈论音乐来源的图片（iPod、CD 等）
用于装扮的衣服
配对游戏

活动示例

以下是帮助儿童建构知识的活动示例，以及所涉及的一些物品、概念和操作。

探索

烹饪

食谱	搅拌	看
口语	拍打	听
测量	闻	尝
筛选	感觉	

种植植物

胡萝卜	豆芽	观察
红薯	食物	比较
豆类	照顾	图表
生菜	生长速度	

陈述

口语

谈话	诗歌	唱歌和音律
信息采集	歌	戏剧表演
讲故事	手指游戏	

物体

岩画、种子、松果

使用找到的物体或身体部位（如脚、手）进行绘画创作

图片

杂志、照片

艺术媒介：蜡笔、绘画、撕和粘

图书

没有文字的图画书

命名簿

带有故事情节的书籍，可以用自己的语言阅读或讲述

早期儿童教育工作者促进学步儿发展的策略

早期儿童教育工作者需要认识到对现有课程进行规划的重要性。应该为第二天或接下来的几天做计划，而不是提前安排几周甚至几个月以后的课程。课程经验必须基于当前已有的知识，即儿童可以做什么，儿童对什么感兴趣，以及儿童在各发展领域面临什么样的挑战。这样的课程才是有价值的。

身体发育

这个年龄段的儿童无论在快速或舒缓的运动中，还是在跑步和走路中都能够保持平稳，他们可以向后走，也能快速跑，并且保持平衡（见图 13–2）。因此，年龄较大的学步儿能比以前更加灵活和平稳地进行移动（Adolph，Vereijken，& Shrout，2003），并且双脚交替上楼。虽然在年初玩骑乘类的玩具仍然具有挑战性，但到了年底，他们就可以骑三轮车了。他们可以上下跳，也可以从物体上跳，或者向前跳。他们会花几个小时来进行攀登和跳跃，踢球和投球也会变得越来越准确和富有趣味。但重要的是要记住，儿童在运动技能的发展上可能存在文化差异。已经发现在同一时期，非洲和非裔美国儿童运动能力已经有所发展，但亚洲文化中某些国家儿童的部分运动技能发展速度却相对较慢。这些不同是“育儿价值观与实践，家庭生活和祖先的遗传贡献”之间复杂作用的结果（Trawick-Smith，2010）。

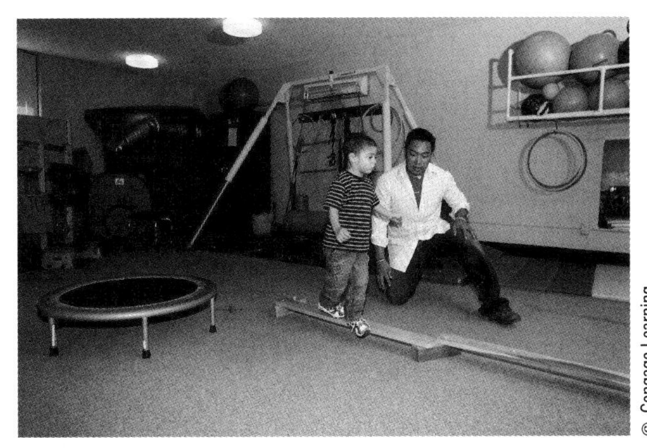

图13–2 儿童变得更加协调，可以在较小的平面上保持平衡

年龄较大的学步儿的精细运动技能也会继续发展。他们的手眼会变得更为协调，因此可以准确地触碰、抓取和投掷物体，但仍然难以独立地使用每个手指。他们可以扭来扭去地穿衣和脱衣，也可以利用小肌肉来抓住衣服，然后扣上扣子和拉上拉链。他们能够将物体放在一起，并且很喜欢把物体放在一起然后分开的这一过程。这一时期的学步儿可能会使用右手或左手进行运动，但大部分学步儿直到 3 ~ 4 岁时才会牢固确立用手习惯（Marotz & Allen，2013）。

学步儿会使用这些新获得的运动技能来表现他们的独立性，并参与日常活动（见表 13–1）。他们吃饭的时候会使用勺子，并学习使用叉子。这个年龄段的一些儿童会长出 20 颗乳牙，应该教他们如何刷牙。同时，这一时期内儿童可以在照护服务机构中建立睡眠习惯，午睡之前，他们可以自己去洗手间洗手，坐在小床上脱下自己的鞋子，并把鞋子放在小床下面，然后靠近床头躺下睡觉。当他们睡醒的时候，可以自己去洗手间，然后回来穿上鞋子（当然早期儿

表 13–1 课程实施的建议——身体发育

儿童行为	材 料	照护者策略示例
大肌肉运动		
弯腰	物体掉落和拾取：桶和塑料环	激发儿童对游戏的兴趣。与儿童一起玩游戏，鼓励儿童独立游戏或与同伴进行游戏
爬	低目标：尝试向上爬	选择安全的材料和安全的高度
跳	能跳两到三步的器材	保持跳跃活动时地板或地面的干净，不需要跳得很高，选择能保护儿童肌肉平衡的安全高度
单脚站立	抬起一只脚的歌	编一首关于单脚站立的押韵顺口溜或歌曲。儿童单脚站立的时间只有几秒钟，多提供反馈并鼓励儿童重复尝试
随音乐跳舞	音乐、围巾或布料	播放儿童喜爱的音乐，并提供围巾或布料，让儿童按照节奏移动
扔	大纸袋或塑料盆；碰碰球、纱线球	为儿童提供可投掷的目标。装饰目标，让孩子瞄准篮圈或门
精细运动		
翻书	书本	当一起阅读时，鼓励儿童进行翻书活动
自己穿衣和脱衣		给儿童留下时间整理衣服。演示如何按住纽扣和纽扣孔、拉链和布料等
扭	带盖子的罐子；塑料或金属螺母和螺栓	提供容易扭转的物品

童教育工作者需要帮助学步儿系鞋带）。如果其他人还在睡觉，学步儿可以选择一些安静的活动，例如，看书、听故事或者戴上耳机听音乐。

这个年龄段的许多儿童也会对学习如何上厕所感兴趣，并且在 36 个月大的时候完全参与到这个过程中。当早期儿童教育工作者观察到此类行为时，可以与学步儿的家人分享观察结果，进而确定如何帮助学步儿发展这项技能。正如第九章所讨论的内容，每个家庭对于何时以及如何帮助学步儿上厕所有不同的看法，因此早期儿童教育工作者应做好与学步儿的家庭成员进行持续沟通的准备。当决定帮助学步儿学习上厕所的时候，鼓励家庭成员给学步儿穿上她可以快速并且轻松脱掉的衣服。他需要轻松地进入洗手间，偶尔也需要询问和提醒去卫生间。

认知发展

大部分 24 ~ 30 个月大的儿童都处于皮亚杰认知发展阶段理论中的前运算阶段（preoperational stage）①。前运算阶段中的第一阶段是前概念阶段（preconceptual）②，

① 前运算阶段：皮亚杰认知发展阶段理论中的第二阶段，在这一阶段中，学步儿基于感知进行推理。

② 前概念阶段：皮亚杰认知发展理论中前运算阶段的第一个阶段，在这个阶段中，儿童可以从心理上对一些物体和动作进行分类。

发生在 2 ~ 4 岁。这一阶段的儿童能从心理层面对一些物体和动作进行分类，心理符号部分地脱离了经验。儿童早期非语言分类被称作图像收集，在这种分类方式中，儿童会专注于物体的具体特性。这一时期儿童形成了一些言语前概念，但其言语的含义可能会随着时间而发生变化。

前概念阶段儿童正在建构和组织自身对世界和广泛知识的理解。他们开始能够对物体进行分类，但在数量、空间和时间的概念理解上则非常有限。由于儿童喜欢常规和重复活动，因此他们对时间的理解更多的是基于一件事情发生后紧接着发生另外一件事，而不是基于对时间流逝的理解。

符号功能在前概念阶段得到发展。它涉及以下心理表征，这里将以复杂性递增的顺序进行呈现，其中一些在感知运动阶段已非常明显。儿童在寻找隐藏物体的过程中，即使看不到它，该物体仍然存在于儿童的思维中（不会停止存在），这些经验构成了具体表征思维的基础。在延迟模仿中，儿童会模仿别人的行为，即使那个人并不在场。正在玩象征性游戏的儿童可能会给照护者一块石头，并告诉照护者“吃这个苹果”，用石头来代表真正的苹果。这一阶段儿童的绘画形式主要为涂鸦，儿童会使用各种材料进行涂鸦尝试，或者开始使用图形来表示某样东西，一个儿童可能指着他在纸上做的标记说这是他的名字。图式（mental images）[1] 是儿童在脑海中进行内部动作的画面。语言很容易被用来表达对象或行为，随着儿童语言的发展，他们会内化词汇、意义、图式和思想；从维果茨基的观点来看，语言在认知发展中起着至关重要的作用。这种思想的内化允许儿童使用个人语言来指导和规范自己的行为（见第二章）。

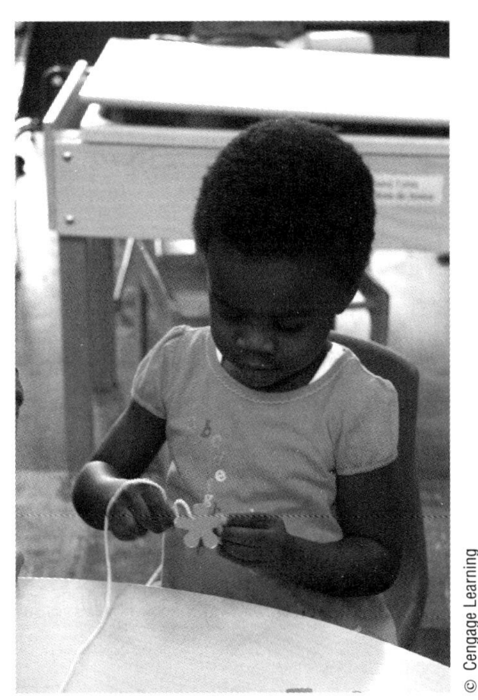

图13-3　利用小木块、珠子和其他的材料支持儿童数学概念的发展，例如进行一对一的对应和排序活动

这个年龄段的儿童是积极的探索者，他们通过行动和观察世界来获取信息。作为问题解决者，他们不再通过反复试验的方式，而是通过思考和对物体的实际操作来构建问题解决策略。儿童会思考是什么使事物运转，物体是由什么构成的，以及行为是如何发生的。如前所述，他们会通过观察、提问、操作、分类和测量来了解自己的世界（见图 13-3）。根据皮亚杰的说法，儿童会建构或学习三种不同类型的知识。

儿童通过移动物体和观察物体的变化来建构物理知识。他们能够观察拉、推、滚、踢、跳、吹、吸、扔、摆动、旋转平衡物体和物体掉下时的不同效果，并从观察中推论出物理知识。物理知识一部分来源于对物体的观察，而另一部分则来源于物体的不同属性及其具体反应（DeVries，2000）。因此，教师可以通过提供材料和设计活动，来帮助儿童发现物体的物理特征。

在前概念阶段，儿童可能会尝试把物体按顺序进行

① 图式：儿童可以在心里进行一系列的动作。

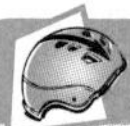

聚焦实践：来自现场的声音

我是当地大学的准教师，也是学步儿班级中的一位助理教师。我一直在学习关于学步儿语言和认知发展的知识，并决定与儿童一起学习。我设计了一个由两部分组成的游戏。首先，我会说出身体一个部位，并让儿童指向他们身体的那一部分。如果他们成功了，我会指向另一个身体部位，看看他们是否可以叫得出名字。游戏的第二部分更具挑战性，但它可以帮助我真实地评估儿童语言和概念的发展状况。

当儿童被邀请和我一起游戏时，3个不同的儿童都告诉我“不”，并离开去其他地方玩。最后，阿玛尼来到我身边，坐在我的腿上。我们开始进行游戏，指出我命名的所有身体部位对阿玛尼来说很容易。当我指她的时候，她能够给她的腹部和头部命名，但直到她厌烦游戏并离开去其他区域玩耍前，她都不能给她的鼻子命名。然后我注意到萨姆在和“土豆头先生”一起游戏。我走过去并指向身体的不同部分，问：“这是什么？”当我举起土豆头先生的手时，萨姆说：“手。”然后，我问道：“你有其中的一个吗？”他说：“不。”然后，我说：“嗯，为什么呢？”萨姆说：“因为它不一样。”我说：“你有手指吗？”他说：“是的。”并告诉我它们在哪里。然后我说：“土豆头先生的手是否有手指？”萨姆说：“是的。”然后，我看着他说：“这是什么？”萨姆回答说：“一只手。”我问道：“你有一只手吗？”他微笑着说：“是的。”然后他看着我说：“它们是一样的。”

虽然没有完全按我的计划进行，但我还是与两个不同的儿童进行了积极的互动。我了解到，教师应该找到合适的方法来实现他们的计划，并且计划中目标应该是儿童可以实现的。我还了解到，萨姆知道手的命名，阿玛尼知道腹部和头部的命名，萨姆能够独立地比较他的身体部位和玩具的身体部位。

排列，比如，把一组由大到小的三个纽扣放在一起。但是当物体数量增加后，儿童就可能无法确定排序的逻辑。儿童主要通过猜测的方式把物体排成一个系列，或者排序（seriation）[①]，因为他们不理解一系列物体的关系：一个同时比其他物体小或大的物体应该被放在中间。然而，这些关于物体属性的物理知识正是通过他们与材料的持续互动而发展起来的。

儿童构建v的第二种知识是数理逻辑知识，这是其通过发现物体之间的关系而获得的。儿童可以以一种全新和抽象的方式来对数量、数字、空间和时间进行比较，并探讨两个或两个以上的物体或事件。儿童能够在各种材料之间寻找关系，游戏和活动中的关系有助于刺激和加强儿童的建构能力。例如，给儿童提供一组物体让他们进行排序和分类，能够帮助他们注意到颜色关系。

儿童能够在与他人各种形式的交流中学习到第三种知识，即社会专用知识（DeVries, 2000）。例如，他们可以从别人那里学习物品的名称、单词的含义和今天是周几。儿童会从照护者那里学习教室规则，照护者在照护服务项目中承担着向儿童提供该类信息和帮助儿童建构社会专用知识的主要责任。

由于学步儿仍处于前逻辑阶段，因此这一时期儿童与成人会有不同的体验。即使一名儿童和一名成年人有着同样的经历，他们也会学习和体验到不同的东西。简·希利在她的《儿童成长思维》中提供了几种帮助缩小认知差距的方法。

---

① 排序：根据颜色、长度或大小等标准按顺序排列（例如，小号、中号、大号）。

1. 当你和儿童一起解决问题时，请谈谈你自己的问题。“我想知道我应该如何开始？”“我可以把它们放在一起吗？”“它有效吗？”“会发生什么事？”“我是怎么做到的？”

2. 问儿童类似的问题。简单地询问儿童，并保证儿童有充足的时间思考和回答。

3. 让儿童多次重复每个问题的解决方案来帮助他进行理解。

4. 鼓励儿童自主进行理解。询问“你认为为什么会这样？”“为什么有 / 没有效果？”

以这种方式进行交流不仅可以缩小认知差距，而且能从情绪和智力上吸引学步儿。年龄较大的学步儿需要在情绪和智力层面上同课程与环境进行互动，成功地完成一次挑战能够让儿童感受到自己的能力和价值。精心策划学习，肯定各学习领域（如数学、社会研究）工具的价值，可以使儿童课程知识变得更为完整（Freeman & Swim，2009）。应该给予儿童机会，让他们自己去调查所关心的科学问题（如生物、微生物、重力），并在这个过程中引导儿童使用科学工具，进行观察、记录和验证假设。儿童会拥有一些与数学概念相关的日常经验，例如，能够帮助解决问题的测量学和几何学。儿童可以单独学习这些经验，也可以将其整合到学习经验和活动中（详见第九章和第十四章）。

但这里有一个需要注意的地方：在任何情况下都不应该强迫或要求儿童参与这些活动。这些学习经验应该是环境中可供儿童选择的众多选择之一。此外，以这种方式设计课程，可以确保课程内容始终依据实际情况开展。

有关支持认知发展的其他方法，请参阅表 13–2 中课程的建议实施——认知发展。

表 13–2　课程实施的建议——认知发展

儿童行为	照护者策略示例
皮亚杰前运算阶段，前概念阶段	
非语言分类	
制作图形集合	允许儿童自己创建分类。鼓励儿童使用艺术形式来表现物体、想法等。听一听儿童自己对分类系统的解释
口语前概念	
在不同时间使用不同的单词	听一听，并要求儿童说清楚不同词语的用法，如果有必要，可以说一说词语的意思
使用个人词汇	结合语境倾听儿童的话语；复述或用提问来确定这些词语的意义
开始对物体类别进行命名	识别并重复物体的分类。扩展语义以包含其他对象。请记住，儿童对某样事物的理解可能不像成人那样具有包容性，所以要与儿童进行交流来确定其确切含义
关注一个属性	加强分类，儿童尚未形成稳定的对象类别
语言推理	
原因各有不同	理解并接受儿童对相似行为的分类。如果需要的话，可以要求儿童进行解释
造成影响的原因	从行动中回顾之前的行为来理解儿童的推理

续 表

儿童行为	照护者策略示例
数 量	
理解“一些、更多、消失了、变大了”	可以把大量的词汇和物品放在一起，作为日常生活的一部分。回应并扩展儿童的使用
数 字	
理解“更多”	可以在日常生活中以比较的方式使用具体物体和单词来识别“更多”的含义。例如，“这个桶里的石头比那个桶里的多”
空 间	
理解“上、下、后、下面、上面”	使用带有动作的空间位置词，例如，“我会举起你”，并描述动作，例如，“梅里尔就在盒子后面”
时 间	
理解“现在、很快”	给动作贴上时间的标签，例如，“让我们现在去洗手”
理解“之前、以后”	可以在日常生活中使用时间词汇，例如，“我们吃饭前先洗手”和“我们午睡后去洗手间”

语言发展

这个年龄段的儿童的词汇量正在迅速增加。他们的词汇可能多达 200 ~ 300 个。日常经验为他们提供了建构新事物的意义和拓展先前学习过的概念的机会。命名是儿童对物体身份进行建构的一个环节。在这段时间里，年龄较大的学步儿通常在说话时会包含语法单词（例如，功能词或空间词）（参见第十一章“语法单词”的定义）。当学步儿从电报语言过渡到使用句子来传达完整思想时，或者当他们开始使用主语—动词—宾语，并包含语法或虚词时，句子长度就会有所增加。例如，“on”“in”“a”和“the”。儿童能把句子说得更完整，并能够在一个句子里同时表达多个想法。

学步儿可以根据记忆重复句子，也可以根据自身对句法（syntax）[①] 的理解，通过自我语言来生成基本规则，从而进行造句（McGee & Richgels，2012）。但是，儿童必须用别人能理解的方式来思考和选择表达自己想法的词语，这可能并不容易，因为儿童必须计划和协调句子的所有部分（单词）。使用的单词越多，儿童造句就越困难。虽然儿童在与其他技能较高的人交往时能学会使用他们语言中常见的词序模式，但儿童并没有被告知他们使用词序的基本规则或原则，这些都是在学龄期才会被儿童发现并学习到的抽象原则。

儿童还能扩展自己的语言结构，并通过两种方式形成新的单词。他们开始使用单词的复数形式和过去时态（见表 13-3）。现在，儿童知道有不止一只手、一只眼睛或一只脚。他们在听别人说话的时候，了解到当提到不止一只手时，这个词会发生变化。[②] 然后他们开始建构自己的复数词汇，例如，hands、eyes 等。然而，在这个年龄段中，他们会对所有的单词

① 句法：单词如何合并成可理解的短语和句子。
② 英文语法中会发生“hand 到 hands”的变化。——译者注

聚焦研究：成人抑郁与婴儿认知发展

在前几章中，我们讨论了婴儿与父母高质量互动的重要性。成年人与婴儿的积极互动，能够很好地促进婴儿社会情绪的发展。患有抑郁症的母亲，则会在与婴儿营造和维持积极、同步互动方面存在较大困难（参见 Wanless, Rosenkoetter, & McClelland, 2008）。但是，这种相互作用是否会影响其他领域的发展？

库特拉（Koutra）、查茨（Chatzi）、巴格丽斯（Bagkeris）、瓦西拉基（Vassilaki）、比齐奥斯（Bitsios）和科格维纳斯（Kogevinas）等人在 2013 年均发现母亲产后抑郁症状与 18 个月大的婴幼儿认知发育下降相关，而与怀孕期间的抑郁报告无关。相比之下，卡普兰（kaplan）、丹科（Danko）、埃弗哈特（Everhart）、迪亚兹（Diaz）、阿舍林（Asherin）、伏格尔（Vogeil）等人在 2014 年发现抑郁得分高的母亲更可能养育出一个低表达能力的孩子。尽管抑郁与儿童认知能力的测量没有关系。这些人的研究结果表明，成人抑郁会导致儿童在早期的沟通表达上存在问题，并且可以部分解释儿童一般认知发展过程中存在的明显缺陷（Kaplan et al., 2014）。在一项纵向研究中，费尔德曼和艾德尔曼（Eidelman）(2009）研究了 126 个年龄范围在 0 ~ 5 岁婴幼儿的母亲。所有婴幼儿都是身体健康、低风险率出生的早产儿。这些母亲被要求在出院前报告她们的抑郁症状。并且在孩子 6、12 和 24 个月大的时候，用录像记录下了母亲和孩子之间的互动。之后根据录像进行孕妇敏感性分析（如积极的影响、认可与儿童沟通）和儿童社交参与度分析（社交启蒙，如注视、警觉性）。同时，使用认知发展量表测量了婴儿在 6、12 和 24 个月时智力的发展状况；使用韦氏学龄前量表和小学阶段智力量表测量了儿童 5 岁时的发展状况。结果分析表明，母亲抑郁会影响儿童的认知发展。更具体地说，根据报告显示，有抑郁症状的母亲的孩子，在婴儿期到 5 岁这一时间段内，认知发展速度较慢。相比之下，另一项纵向研究调查了母亲抑郁与儿童认知结果之间的关系，发现两者之间的关系较弱，母亲抑郁与父母行为之间呈负相关（Kiernan & Huerta, 2008）。

万利斯（Wanless）等人 2008 年在他们的文献综述中讨论了目前关于父亲抑郁的研究，发现研究结果有些混杂。例如，一些研究表明，在患有抑郁症的父母中，父亲在照护儿童上包括游戏和认知刺激活动，花费时间非常少，而其他人则发现父母行为之间没有什么不同。罗格曼（Roggman）、博伊斯（Boyce）、库克（Cook）和琼斯（Jones）（具体参见第三章）等人 2004 年发现早期开端计划的重要性在于：父亲能够营造复杂的环境并带着儿童进行游戏。因此，父亲与婴幼儿之间的互动对其认知发展有重要作用。然而患有抑郁症的父亲在与儿童进行互动时会存在较多的困难。

教师应为所有的家庭和儿童提供支持。定期向每个人提供有关精神卫生资源的信息，进而减少家庭寻求外界帮助的需求。在美国，寻求心理健康支持尚未被普遍接受，早期儿童教育工作者应该提倡把这种行为作为力量的象征，并且为自己所在的学校 / 班级制定相应寻求帮助的政策，我们应该强调心理的恢复能力和如何对其进行保护，而非强调症状行为本身（Lamb-Parker, LeBuffe, Powell, & Halpern, 2008）。

使用相同的复数规则，如“foots”。虽然，他们从未听到过一个成年人使用“foots”这个词，但这意味着儿童主动使用自己的语言来建构对意义的理解。所有单词应用相同的规则这一行为，被称为过度规则化（overregularization）①。大一点的学步儿正在慢慢建构时间概念，他们大部分关于时间的新词汇都是在这段时间出现的。儿童试图从语法上理解过去时这个抽象概念。因此，学步儿经常过度使用过去时态，如用“去（goed）”和“看见（seed）”这样的单词，或者说出一些“吉姆咬了我（Jim bited me）”和“我把这些拿出来了（I bringed

① 过度规则化：将标准语法规则应用到不规则结构词语中的策略，例如，“go”的过去式是“goed”。

表13–3 课程实施的建议——语言发展

儿童行为	照护者策略示例
增加词汇量	
指出和标记对象，例如，“一只脚”“我的鼻子”	注意儿童的意图并详细说明：“玛丽有一只脚。这是一只脚。”引入新的玩具或物品来帮助儿童进行探索和命名。先用一个单词来描述物体，然后用一个句子
综合命名，如红色汽车、大书	可以延伸出儿童如何与玩具或物体进行互动的句子：“雷有一辆红色的车；特维拉有辆绿色的车”
使用动词	识别和命名不同儿童的动作、玩具或物品：“乌尔维把球滚给卡桑德拉（成人）。”“斯图尔特在吃东西”
说“更多”或“很多”	使用表示重复的单词。例如，在零食店询问每个儿童是否想要更多的苹果
使用适当的语序	详细阐述儿童们的短语“移动卡车”到“是的，卡车在移动”
学习韵律模式	说话的时候可以带有表情。重读适当的音节。儿童会进行模仿
改进语法	
使用主语—动词—宾语模式	与儿童交谈，帮助儿童扩展自己的想法
省略语法单词	用完整的句子重复儿童的话
尝试不同的词序	重复儿童的句子，使用不同的词序
使用包含语法单词的较长的句子	回应儿童的想法并进行评论，或者提出问题继续谈话
改进单词形式	
使用复数	使用正确的复数形式。当儿童说“foots”时，重申一遍。例如，“看看你的脚（feet）”
使用过去时态	使用正确的过去时态。当儿童说“他咬着（bited）我”时重申：“他咬（bit）了你？”“告诉我他咬（bit）你的地方”

与家庭和社区的联系

假设你正在参与一个与当地小学有关的照护服务项目。作为18～36个月学步儿的主班教师，大一点的学步儿虽然比较有趣，但是通过以往与其家庭的谈话，你会发现与其合作是一个挑战——家长非常关注入学准备情况。

对于如何定义入学准备程度，家长几乎完全是根据儿童学习识别颜色、书写名字和字母来定义的。因此，你打算做一个有关学步儿入学阅读的公告板。这些展板包括了当前的研究和课堂上的例子，也展示了儿童解决问题、词汇发展、语音意识、自我控制和友谊发展等技能与当下和以后的成功之间的关系。家长阅读过公告板后，可以更坦诚地与教师进行对话，似乎也更能接受对入学准备程度开放性的定义。同时，家长似乎也更放心和更为认可该项目适合儿童。但是，并非所有的家庭都阅读过公告板，如何让所有家长都能够阅读公告板的内容？或者，你能否设计其他方法来告知家长这些信息？

these out）”这样的话。当儿童创造出一个违反语法规则的词时，部分成年人可能会有所担心，并且想要纠正他。如前所述，重复儿童的陈述并使用正确的单词形式进行代替对语言发展更为有效。早期儿童教育工作者应该对过度规则化的儿童给予支持，这些“错误”其实说明了在区分数量、现在时和过去时等具有挑战性的语言规则上，儿童的能力在不断增强。

儿童应该学习韵律模式（prosodic patterning）[①]，或者学习通过适当的重音和变换语调来表达他们特定的想法。他们学习单词的重音和节奏，也学习单词和句法。例如，“my ball（我的球）”和“my ball（我的责任）”表达了不同的意思。

学步儿时期的语言表达能力与小学早期的词汇量和良好的阅读效果有着密切的关系（Rescorla，2002；也可参见 Pullen & Justice，2003）。尽管其关系还没有完全被理解，但在家庭和学校中，成人的互动方式和读写行为会影响到儿童的读写结果（Britto & BrooksGunn，2001；Dodici，Draper，& Peterson，2003；Murray & Yingling，2000；Williams & Rask，2003）。教师必须与家庭建立起伙伴关系，来支持和促进儿童语言和读写能力的发展。虽然父母在家中可以采取多种策略来读书给儿童听（Darling & Westberg，2004），但制作包含高质量儿童文学作品的读写袋和针对有疑问的父母的指南已被证明可以提高较大孩子在家的阅读质量和频率（Dever & Burts，2002）。从逻辑上讲，在儿童发展早期，如果父母能够获得一定的帮助并且每天抽出时间给婴幼儿读书，可以帮助他们获得更好的读写能力（参见 Raikes，Pan，Luze，Tamis-LeMonda，Brooks-Gunn，Constantine，et al.，2006）。

为了儿童提高语音意识或对语音的自觉关注（phonological awareness）[②]（McGee & Richgels，2012），早期儿童教育工作者应该与儿童玩语言游戏，如歌曲、童谣等，这在本书中已经多次讨论。有意识地帮助学步儿，引导学步儿意识到语言游戏中自然节奏的突出和语音分割。当你说每个单词时可以鼓掌，以帮助学步儿思考组成歌曲、手指弹奏或童谣的单词，下一步通过鼓掌来分割单个单词中的音节（Vukelich，Christie，& Enz，2012）。当学步儿熟悉歌曲后，可以在吟唱童谣时重复某一节，并且空出押韵词，要求儿童进行填空（Pinnell & Fountas，2011）。儿童的语音意识与读写发展有关，这个将在第十四章中进行更多讨论。

阅读检查站

在继续阅读之前，请确保你可以回答目前材料中所讨论的问题：

1. 解释为什么早期儿童教育工作者应该关注学步儿的父母是否表现出抑郁。这会如何影响儿童整个的发展？
2. 想象一下，一位同事询问你为什么每天都在家中给学步儿读书，你会说什么，为什么？
3. 比较儿童学习物理知识、数理逻辑知识和社会专用知识的方式。

---

① 韵律模式：沟通策略，儿童学习如何通过适当的重读和语调来表达他们的具体想法。

② 语音意识：有意识地注意口语的语调。

情绪发展

年龄较大的学步儿的自我意识会继续发展。其情绪发展包括积极与消极的自我形象、个人能力和自我接受。这个年龄段的儿童会变得越来越独立，同时也会意识到自己需要帮助，并试图通过取悦他人来表达爱意（见图 13–4）。在 24 个月大时，儿童提出的要求会变少，表达能力则变得更好。每当儿童全身心地投入到学习中时，其参与的时间也越来越长。然而，等到了 30 个月大的时候，这些原本容易相处的儿童会突然变得对自己的东西有更高的要求，占有欲也会更强。他们可能会变得沮丧，对几乎所有事情都说“不”，还会发脾气。也可能突然想要得到帮助，即使那是以前他们能够做到的事情，并且会想去做目前他们无法完成的事，儿童可能会变得好斗、害羞，也会表现得没有实际年龄那么成熟。他们可能会在某一刻充满深情，而下一刻却变得非常冷漠。当同时面临多项选择时，儿童有时会犹豫，但大多数儿童都会有相同的选择。所以，满足儿童的共同需求可能是处理 30 个月大的儿童需求的最好方法。常规为这个年龄段的儿童提供了一致性和安全性。因此在这一时期照护者的组织能力、一致性和灵活性可能会受到挑战。为了自己的利益，也为了儿童的利益，一定要充分利用好三个“*A*”。此外，要经常告诫自己和提醒儿童的家庭成员，儿童不会利用自身的情绪表达或反应来操纵他人（参见 Brophy-Herb，Horodynski，Dupuis，Bocknek，Schiffman，Onaga，et al.，2009），反而会试图寻找方法来应对自身不断变化的情绪。

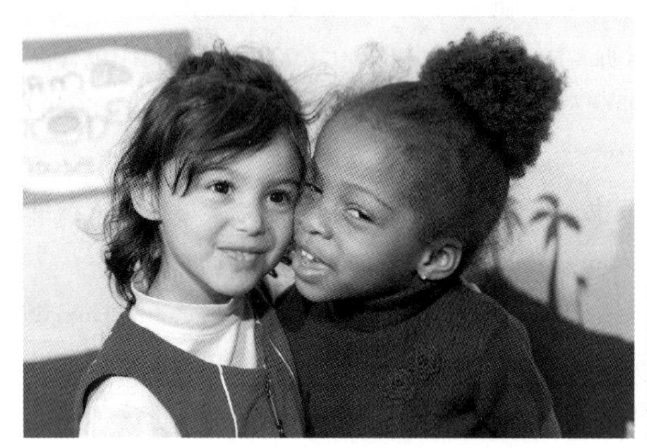

© Cengage Learning

图13-4　朋友之间相互表达情谊

大多数与年龄较大的学步儿一起工作的成年人都想知道，学步儿何时以及如何能够站在他人的视角来看问题。有些学步儿似乎偶尔或短暂地能做到同情他人，这种行为可能表明儿童正在学习在已有社会文化背景中去理解他人的感受（Kärtner，Keller，& Chaudhary，2010）。例如，一个年龄较大的学步儿可能会担心另一个学步儿哭泣，因此他可能会冲过去拍拍那个不快乐的学步儿，可能会给他一个饼干或玩具，甚至也可能会突然大哭起来。斯普拉德（Spinrad）和施蒂夫特（Stifter）发现，当母亲在与非常年幼的儿童的互动中表现出更积极的反应时，学步儿会对哭闹的娃娃和母亲的痛苦表现出更积极的关注。从逻辑上讲，对学步儿情绪有所反应的教师，能够帮助学步儿学会同情并对同伴表现出同情。

当儿童 3 岁时，他们会让你知道他们的感受，然后能够以超出自身愤怒或快乐的方式来表达各种不同的感受。他们强烈地表达自己的情绪和感受，且越来越善于以一种社会可接受的方式来表达自己。而且根据性格的不同，一些儿童的情绪反应会趋向于平静。他们会变得不那么抗拒，用“是”和“愿意”等词来取代先前的“不”和“不愿意”。但是，不同的文化背景会使儿童在社交情绪表达上存在显著差异。根据戴（Day）和帕里汀（Parlakian）（2004）

的观点，以下的情绪表达属性和强度往往因文化而异。

· 情绪表达的强度
· 说话的音量
· 问题的直接性
· 直接眼神接触
· 肢体接触程度
· 手势使用
· 个体空间需求

因此，教师应该意识到并尊重儿童之间的差异。这样做的目的不是在教室内建立儿童之间的一致性，而是在家庭与学校之间建立文化的连续性（Day & Parlakian，2004）。

在文化差异的背景下，学步儿和年龄较大的儿童一样，会用多种方式来表达消极。有时消极行为是儿童维护自己和表现独立的一种方式。他们可能开始或持续地表现出攻击性行为（Baillargeon，Zoccolillo，Keenan，Cote，Perusse，Wu，et al.，2007；Tremblay，Nagin，Seguin，Zoccolillo，Zelazo，Boivin，et al.，2004）。不断扩大的世界给儿童带来了许多新经验，年龄较大的学步儿可能会试图使用带有攻击性的行为来控制自己的世界。

由于攻击性行为与未来心理健康问题之间存在联系，儿童发展早期和早期教育专家特别关注儿童攻击性行为（参见 Collins，Mascia，Kendall，Golden，Schock，& Parlakian，2003）。已有学者发现男孩和女孩在稳定性和可预测性发展上存在差异（参见 Baillargeon et al.，2007；Gill & Calkins，2003；Hay，Castle，& Davies，2000）。大量研究帮助我们了解儿童出现攻击性行为的原因和其发展模式。特伦布莱（Tremblay）等人在 2004 年发现：高稳定攻击性的最佳预测因素是母亲变量（如母亲在上学期间的反社会行为历史，早育和强迫性育儿行为）和家庭变量（如低收入和家庭功能障碍）。相比之下，范阿肯（Van Aken）、琼格（Junger）、杰科维奇（Dekovic）和丹尼森（Denissen）等人于 2007 年发现，父母自我报告的行为与男孩的外化行为有关。具体而言，父母使用言语惩罚的次数越多（如负面评论和威胁）且方式越单一，学步儿表现出的外化行为就越多。在一项跨文化研究中，发现父母解决问题和养育子女的行为会对学步儿的攻击性行为产生影响（Feldman，Masalha，& Derdikman-Eiron，2010）。这与范阿肯等人 2007 年的研究观点相似，在以色列和巴勒斯坦家庭中，无效的育儿行为与儿童攻击性行为有关。此外，对这两个群体来说，较高的婚姻敌对和父母共同的破坏行为与较高的儿童侵略水平有关。同时，文化差异也能预测学步儿攻击水平的高低，例如，对于以色列人来说，家庭妥协和婚姻同情会预示儿童较少的侵略性；而对巴勒斯坦人来说，以协议解决问题的方式则预示着儿童更低的攻击性。因此，作者得出结论，从家庭亲密关系和解决冲突的文化基础出发，可以更好地理解儿童攻击性行为的根源（Van Aken et al.，2007）。

本部分描述了学步儿时期儿童健康情绪发展的行为。在这个阶段中，儿童努力成为一个自主的个体，并能够在适合其能力的环境中完成工作。应该清楚的是，虽然有些活动的本质是破坏性的、混乱的、吵闹的、无礼的和目中无人的，但儿童可以有足够的机会去探索，运用他们的感官，进行身体活动；运用表达能力来发展他们的语言技能。这些行为直接反映了他们在自我发展方面所经历的危机：自主与怀疑。这一时期，早期儿童教育工作者必须表现出对学步儿的尊重，同时提供三个“*A*”的额外帮助以满足学步儿的发展需要。即使对学步儿不一致的行为感到沮丧，教师也应该继续使用积极的引导策略（见第六章），因为成功地解决这种情绪危机对于发展学步儿健康的情绪智力是至关重要的。

当学步儿发展认知技能时，使用象征性游戏和图式，可以让学步儿更容易地回忆和想象可怕的事件或情境。儿童能够表达对黑暗、怪物、特定动物或其他可能在书中读到或在电视上看到过的东西的关注。不幸的是，有些儿童亲身经历过令人恐惧的行为，例如，在他们身上或其家人身上发生过车祸；另一方面，也会有一些经常发生的可怕事件，如战争，身体虐待、情绪虐待或性虐待，由于父母暴力行为而导致儿童恐惧和长期焦虑并对其发展产生长期负面影响就是典型的例子。根据国家儿童发展科学委员会（2010）研究发现，“科学表明，持续暴露在产生恐惧和慢性焦虑的环境中，可能会扰乱儿童整体发育结构并对其终身发展产生影响”。在这种情况下，儿童会经历更大的压力，而压力的增加会影响杏仁核、海马体、前额皮质等脑结构。这些脑结构与情绪表达、情绪调节、执行功能和决策密切相关（见第三章）。早期儿童教育工作者、家庭成员和社区成员可以通过在早期干预项目中学习的有效策略积极影响高度紧张的儿童的发展。早期干预项目主要关注育儿技能、亲子互动和依恋行为以及防止虐待行为等，这些项目已被证明能够改善儿童的认知和社会情绪发展（Goldsmith，2010；Mercy & Saul，2009）。

帮助儿童缓解压力的另一个策略是在班级中养一只宠物，它可以促使学步儿展现出关心他人的行为（见图 13-5）。教师首先应该确定没有儿童会对宠物过敏，并且挑选一些不容易引起过敏的宠物，比如鱼。学步儿在刚开始饲养时应该受到严格的管理，直到他们表现出能够照顾宠物的能力。教师可以通过设定明确的、具体的语言限制，来让预期的行为变得清晰。告诉儿童“保持友善”还不够具体。最好说：“把兔子抱到身上，它喜欢从头到尾被人抚摸。”如果不能在教室养宠物，可以考虑邀请儿童分享他们在家养的宠物。

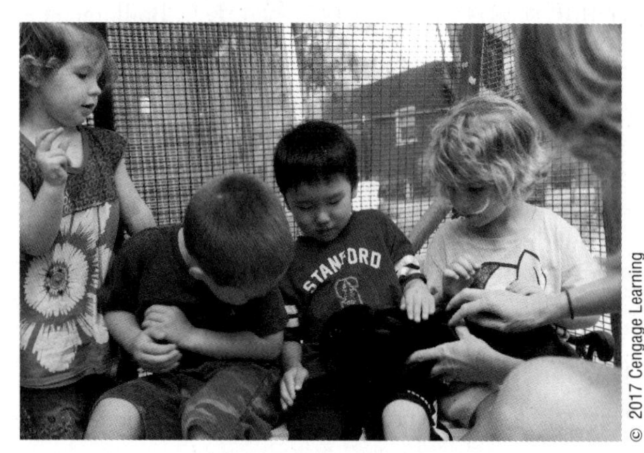

图13-5 儿童能够表现出对班级宠物的关怀行为

有关支持情绪发展的其他方法，请参阅表 13-4 中课程实施——情绪发展的建议。

表 13-4 课程实施的建议——情绪发展

儿童行为	照护者策略示例
情绪和情感的类型	
积极的 自我价值感	给儿童提供适宜且具有挑战性的经验；当儿童成功时，他会对自己感到满意。教师要对儿童的表现和个人价值给予积极的反馈。
消极的 自我价值感	对儿童在任务和社交中遇到的挫折保持敏感，确保儿童的自我价值感。

续 表

儿童行为	照护者策略示例
恐惧感	引导儿童接受真实的情绪，并提供安慰和应对情绪的策略（比如，聊天、读故事，或者依偎一个依恋的对象）。
反应强烈	接受儿童最初的反应，并帮助儿童控制自己的行为；例如，让儿童通过快速骑车或画一幅生气的画来表达自己的愤怒。
消极行为	向儿童重新提出建议，激发儿童对不同活动的兴趣，并描述儿童的感受。
学习热情	强化保持儿童对学习的兴奋。 为儿童提供具有挑战性、发展性和内容丰富的体验机会，帮助儿童掌握技能和发展理解能力。
情绪和情感的控制	
情绪表达	接受儿童的真实情绪而不是去控制它。
身体攻击性行为	为儿童提供锻炼情绪和控制需要的活动，例如，使用木偶进行假想游戏或让儿童成为组织活动的领导者。让儿童画画、使用黏土、跳舞或去户外活动，跑、跳、大叫。

社会性发展

24 个月大的学步儿喜欢和其他儿童一起活动；他们会在玩耍时进行互动，但这种互动是一种平行游戏（见表 13–5）。完全可以让这个年龄段的儿童参与到集体活动中，比如，每个人都坐在同一张桌子上画画。由于学步儿在分享上仍然存在一定的困难，因此他们在与他人进行交流的时候需要一定的支持。促进学步儿之间的互动将有助于儿童参与到合作互动中。到了 30 个月大的时候，儿童之间会互相交流，但他们可能更多是把时间用在争吵上，而不是合作。

根据儿童发展专家的说法，游戏为儿童提供了一种发现他们是谁以及他们能成为谁的方式（Elkind，2007；Honig，2005）。学步儿在戴着围巾跳舞时会变得优雅和协调，他们在扮演超级英雄时则开始探索性别角色，并通过游戏学会控制冲动和坚持完成困难的任务（Honig，2005）。有机会享受各种各样游戏体验的儿童——角色扮演、虚拟游戏、与同伴的社交游戏、个人创意和艺术游戏与成年人进行互动的游戏——其情绪、身体、认知和社交技能会得到发展。事实上，一项研究发现，象征游戏与学龄前儿童的执行能力有关（Kelly & Hammond，2011）。更具体地说，象征游戏的产生与儿童进行假装游戏的能力呈正相关，这种能力是指儿童对情境或物体最初印象的抑制能力。

据推测，在游戏中与同伴进行情绪交流并做出反应的能力会因变量的不同而有所变化。莱文（Levine）和康韦等人（2010）通过镜像自我识别、感知角色扮演、代词识别和代词使用来测量一组学步儿（22 ~ 26 个月）的自我—他人意识。他们发现，自我—他人意识较高的女孩与同伴玩玩具的策略（相同物体的平行游戏）比自我意识较低的女孩更复杂。男孩的自我—他人意识水平则与他们的同伴互动无关（Levine & Conway，2010）。此外，无论是男

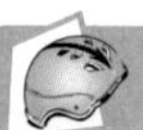

聚焦研究：同伴冲突

婴幼儿都有强烈的欲望，并且会努力去实现它们。在像婴幼儿照护服务机构这样的团体环境中，婴幼儿的这些愿望往往会与其他人想要或需要他们去做的事情相冲突。当愿望无法实现时，婴幼儿会表现出强烈的情绪或产生消极反应，但这并不一定意味着儿童具有攻击性或反社会性。当为了某物争吵的时候，婴幼儿的意图并非是伤害他人，而是以行动保护自己的欲望。这看起来虽然违反直觉，但也可能是一种积极的学习，因为儿童开始考虑为什么其他人会反对他们。换句话说，“随着社会性互动频率和复杂性的增加，儿童必须学会在与他人合作时为自己的决定负责任”（Warren，Denham，& Bassett，2008，p.34）。

虽然我们知道婴幼儿会和同伴发生冲突，但是关于这些冲突内容的实证研究却很少。利希特（Licht）、西蒙尼（Simoni）和佩尔里格洛（Perrig-Chiello）等人在 2008 年对 28 名婴儿进行了纵向调查。在这些婴儿 8、14 和 22 个月的时候，让其在照护服务机构中自由玩耍，并对其进行观察和录像。之后，这些录像带被编码成婴幼儿冲突的实例。研究人员将冲突定义为至少需要三种行为：（1）儿童 A 做了一些影响儿童 B 的事情；（2）儿童 B 抵抗；（3）儿童 A 的影响持续存在，共发现了 98 次冲突（8 个月大的婴儿为 14 次；14 个月大的婴儿为 26 次；22 个月大的婴儿为 58 次）。然后，针对每次冲突分析目标儿童及其同伴的行为。

在第一阶段，8 个月大的婴儿发生冲突的动机表现为“活动中断”和“探索”。“在这两种情况下，婴儿都试图继续与特定的玩具互动，要么抵制同伴打断他们的活动，要么坚持探索同伴拥有的玩具。”在这一阶段，研究人员认为该年龄段的婴儿太小，无法理解所有物或产生嫉妒。因此，婴儿能专注地同他们想要的玩具互动。

在第二个阶段（14 个月大）和第三个阶段（22 个月大）的时候，发生冲突的动机依然是那些与婴儿有关的表现：活动中断和探索。但这些学步儿也表现出了其他动机（例如，14 个月的时候：“唤醒需要”和“产生影响”；22 个月的时候：“感觉寻求是心理学名词”和“主导”），但频率都不到 6%。然而，在 22 个月的时候，控制物体的欲望和强烈的情绪表现动机占比达到了 24%。在经历这些冲突时，年龄较大的学步儿的语言和非语言表达都会涉及儿童自我（例如，“我的”；指着物体和她自己）。

利希特等人 2008 年从这项研究中得出结论：“儿童探索的冲动在同伴冲突中所起的作用一直被低估了。”此外，“将这一年龄组儿童之间的冲突完全归因于一种动机，如占有，这是对儿童能力和他们社会生活的一种误解”。儿童努力推断他人的情绪，并且使用情绪语言来解决社会问题，这些对于形成积极的同伴关系至关重要（Warren et al.，2008）。把儿童所有的冲突都归咎于占有的看法，低估了儿童的努力。

孩还是女孩，都没有发现自我—他人意识和玩具声明（例如，证明其拥有物品）之间有显著的相关性。换句话说，自我认知的衡量标准并不总是与说明物体是“我的”和保护物体不受其他儿童破坏联系在一起。

另一项研究调查了学步儿如何利用同伴的社交来作为参考，指导他们与玩具的互动（Nichols，Svetlova，brownell，2010）。在这项研究中，12 个月大、18 个月大和 24 个月大的儿童分别观看了另外一个儿童对玩具的积极、消极和中性反应的视频。然后给儿童两个玩具（其中一个是视频中的玩具），并记录儿童与玩具的互动。结果显示，12 个月大的儿童在玩玩具时向同伴表达积极或消极情绪，而 24 个月大的儿童在看到同伴对玩具的消极情绪后，玩玩具的次数减少（Nichols et al.，2010）。作者得出的结论是：与成年人相比，这个年龄段的儿童在使用同龄人作为社会参照方面没有成年人那么熟练。但是，相比之下，当儿童看到同伴对玩具表达出恐惧的时候，无论他们的年龄如何，有兄弟姐妹的儿童玩玩具的次数会减少，这是典型的社会参照反应。因此，有兄弟姐妹的儿童可能更擅长识别和应对恐惧情绪。

当学步儿在任务中获得帮助时，他们也就开始学会帮助别人。在前几章（如第三章和第十二章）中，我们从自发的帮助或关怀行为的角度讨论了亲社会行为。斯维托洛娃、尼科尔斯和布劳内尔等人 2010 年将亲社会行为分为三类：工具性（基于行为）、移情性（基于情感）和利他性（舍弃自己的利益或需求）。虽然 18 ~ 30 个月大的学步儿更容易从事有益的亲社会行为，但他们仍需要得到更多成年人的帮助，包括同情和利他的亲社会行为（Svetlova et al.，2010）。因此，学步儿往往希望帮助别人完成重复的任务，如整理玩具，这并不奇怪。在知道会发生什么事之后，如果早期儿童教育工作者能够对某些重复性体验（如整理）建立起习惯，那么学步儿可能会非常愿意合作。通过连续唱两到三遍短歌等，来作为一个提醒学步儿时间差不多到了的方式，以及提供选择性帮助可能促使学步儿有更多的合作行为。此外，许多学步儿希望在日常生活之外给予帮助，他们会想帮你扫地，清理溢出的油漆，或者给教室里的植物浇水。接受学步儿的这些提议有助于他们社会性和情绪的发展——他们能够把自己看作是有能力、乐于助人的人。虽然我们自己清理脏乱的东西或者完成家务会花费更少的时间，但是耐心地教授学步儿这些技能，会给学步儿带来持续一生的益处。

表 13-5 关于课程实施的建议——社会性发展中提供了额外的策略，以支持社会发展的有益方面和其他方面。

表 13-5 课程实施的建议——社会性发展

儿童的行为	照护者策略示例
自我	
意识到自己的能力	提供让儿童满意的材料和设备。提供儿童可以使用的有挑战性的材料
对材料或人的占有欲	提供足够的玩具和材料，让儿童可以控制其中一些玩具并使用一段时间，保证每个儿童与玩具有一对一的时间
其他人	
彰显独立	让儿童自己完成尽可能多的任务。在被需求或预期需要时提供帮助
取悦成年人的行为	向儿童提供口头和非口头的描述性反馈， 意识到儿童需要教师的关注和协调。计划一些儿童能帮助教师完成的活动（如清理）
向他人表达感情	向儿童表达感情，并且带着感情去呈现行为 例如，快乐：大笑、身体兴奋；悲伤：拥抱、拍拍、倾听 当儿童做出这些行为时，提供反馈
识别他人的情绪	标识儿童的行为。用语言表达他人的感受。对行为做出适当的回应。当儿童识别或回应他人情绪时，提供反馈
理解你和我	强化儿童和他人物品的所有权。当说话人正在使用物品的时候，说“它是我的”
指导他人	为儿童提供给同龄人展示领导能力的机会
帮助别人	对儿童自发的帮助行为提出表扬。寻求帮助，这样儿童就能在日常生活中得到帮助
自我控制	
开始分享	提供材料和设备来促进儿童分享 当孩子分享时提供反馈。说出分享的理由 然而，要认识到并不是所有的儿童都能分享

续 表

儿童的行为	照护者策略示例
帮助别人	为有目的的帮助提供机会：打扫卫生，分发物品，帮助整理衣物。感谢儿童的帮助行为。接受儿童主动提供的帮助
进行平行游戏	规划好空间和材料，这样孩子们就可以和其他人玩得很近，而不必在游戏中互动
参与合作	提供玩具、材料和互动的时间，让儿童在玩耍时参与互动。例如，描述每个儿童用这些材料做什么（有多相似，有多不同）
分享	通过提供分享的机会来鼓励，例如，在吃橙子或苹果片时分享
轮流	利用日常生活帮助技能发展，例如，轮流洗手

回应同伴的交流或表现出亲社会行为是否意味着学步儿拥有观点采择的能力？答案是并非完全如此，但通过这种方式儿童能力会得到继续发展。大多数学步儿（像处于前运算阶段的儿童）仍然相信，每个人看待世界的方式都是一样的。即使儿童能把自己和别人区别开来，他们也只是慢慢地发展自己的想法。例如，他们刚刚才开始明白，别人的感受和想法与自己的不同。他们认为，当他们说话的时候，每个人都明白他们话语的确切含义，他们没有意识到，其他人可能会对同样的话语或经历有不同的理解。

然而，观点采择能力发展有助于同伴间的互动和友谊的发展。随着孩子们在集体照护中度过的时间更多，他们有机会发展友谊。麦基、卡明斯、利帕德和达拉斯等人 2011 年的研究表明，婴幼儿能够通过有计划的和自发的互动，彼此建立起持久的关系。尽管这篇文章并没有明确讨论这些友谊中儿童的特点，但对学龄前儿童的研究表明，友谊是基于种族和性别基础发展起来的（例如，Barron，2011）。数据提供了证据，表明儿童的友谊是在他们课堂活动中的互动和对话中发展起来的，因为在这些互动中，儿童会内化一些熟悉（例如，像我们）或不熟悉（例如，不像我们）的内容。因此，如果教师想让儿童与不同种族、民族和性别的人一起玩，她就必须创造一些情境，让儿童可以成对或三人小组一起玩，并相互了解。

儿童会继续在他们的世界中识别“自我”，玩具是他们自己的一部分，他们仍然对他们使用的玩具和材料有很强的占有欲。然而，他们在 24 ~ 36 个月大时增强的自我意识也为扩大与他人的互动提供了基础。这个年龄的儿童越来越能意识到他人的存在，他们把成年人当作资源，当他们需要帮助时，就会向他们寻求帮助。当他们学会如何控制自己的世界时，他们会对别人发号施令，控制人、动物和玩具。正如在前面的情绪发展部分所讨论的，学步儿可以从事工具性、移情性和利他性的亲社会行为。这有利于他们社会关系的建立，因为他们变得更善于识别他人的情感需求并在帮助下做出反应，他们甚至会因为另一个儿童想要而放弃一个玩具。

儿童的自我控制能力正在增强。当他们即时满足的渴望受到限制时，他们有时也会接受延迟的满足。研究发现，学步儿的努力控制能力与母亲的努力控制水平和时间有关（Bridgett，Gartstein，Putnam，Lance，Iddins，Waits，et al.，2011）。研究人员得出结论，当照护者更频繁地利用与儿童互动的机会时，他们就会促进儿童在学步时期发展努力控制能力。同样的，早期儿童教育工作者应该在日常照护中花些时间与儿童待在一起，以便能够在同伴互动期间

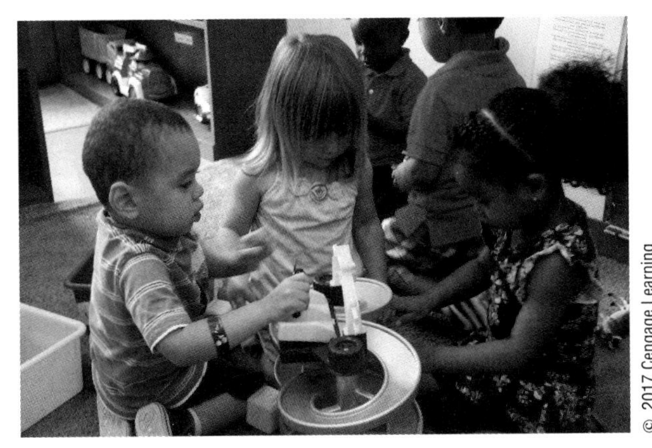

图13-6 有时儿童会进行合作与分享

提供必要的情感和社会支持。努力控制意味着儿童可以偶尔接受轮流的。他们有时可能会决定分享，也有可能会在短时间内合作（见图 13-6）。这项研究有力地表明，儿童身上亲社会品质的最深层意义是一次又一次的合作体验，并开始根深蒂固。有一个重要的成年人来满足儿童真实的需要，以及作为儿童生活中的重要人物，成年人对儿童的同情、关心、尊重和培养，对于儿童发展非常重要。换句话说，经常使用三个“*A*”教育方式的成年人可以帮助儿童在社交情境中与他人进行更加积极的互动。

阅读检查站

在继续阅读之前，请确保你可以回答目前材料讨论的以下问题：

1. 提供两个不同文化中表达情绪的例子，描述这些情绪表达所反映的差异。
2. 描述你将如何帮助儿童证明玩具或物品的所有权。
3. 请描述一个年龄较大的学步儿坚持独立的情境，并说明教师应该如何回应儿童的行为。为什么？

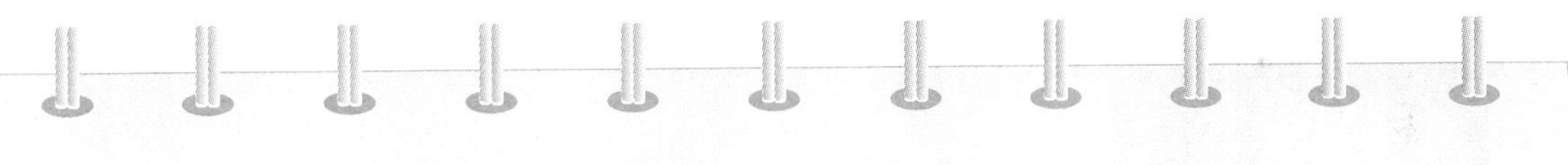

小 结

1. 选择适宜年龄较大的学步儿发展的材料。

早期儿童教育工作者必须选择能够支持学步儿发展、促进学步儿发展和安全的材料。同时，这些材料应该是开放式的，可以在平行游戏或合作游戏中以多种方式使用。

2. 设计适宜年龄较大的学步儿（24 ~ 36 个月）的策略，来促进个体发展。

在 24 ~ 36 个月之间，学步儿的学习能力特别强。他们会问问题（通常是通过他们的行为，而不是他们的语言），并询问可能的答案，以此来学习更多知识，成为一个“大孩子”。“对此有回应的照护者会精心规划学习环境，并鼓励学步儿进行探索。”此外，年龄较大的学步儿会对同伴互动越来越感兴趣，他们会寻找其他人来进行“交谈”，展示物品，表达情绪，作为学习互动的一部分。在情绪上，这一年里他们也会有较大的变化。在上半年，学步儿经常表现出依赖行为，会更频繁地提出自己的要求，并挑战教师的要求。这些都是这个年龄段孩子解决自主与羞怯和怀疑的这一身份危机的典型行为。到了年底，他们的情绪可能会变得更加平静。成年人在帮助学步儿获得社交技能和情绪控制方面扮演着重要角色。

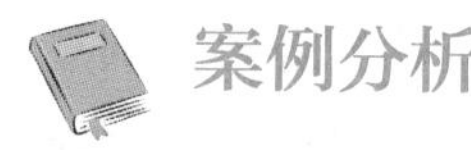

案例分析

明明学习英语

在这一章的开始你阅读过关于明明的故事，可能你还记得她有很强的语言表达能力。明明来自一个低收入家庭，由于她的家庭极度贫困，因此社会服务部门免费为她提供照护服务。她来到机构的时候往往没有吃饭，也没有合适的衣服。她的母亲24岁，平时主要打零工，家里还有3个7岁以下的儿童。

陶老师从日常交流中了解到，明明的母亲英语水平不太好。当第一次举行家长会议的时候，陶老师请求另外一位和明明母亲使用同样母语的人来帮助明明的母亲。当陶老师在向明明母亲讲述她对明明的观察时，发现明明母亲不能很好地理解。因此，她放慢了速度，重点讲述她认为关于明明的最重要的信息，例如，她分享了明明的发展重点应该是语言和认知的发展，但好像明明每天都很饿也很累。通过交流，她们制定了一个方案，重新设计明明晚上的日常安排，来保证明明有更多的休息。同时陶老师还提供了一些社区资源的信息，如当地的一家食品银行，来保证明明一家能够获得足够的食品。

1. 贫穷和缺乏食物对儿童的发展有什么影响？

2. 你认为哪些因素可以帮助明明在认知和语言技能发展上达到目标？陶老师在照护服务机构采取了什么可能有用的策略？

3. 在机构和家庭中还可以提供什么样的支持，来帮助明明实现持续发展和保持与其他发展领域的联系？还能够为明明的家人提供什么样的支持和帮助？

课程计划

标题：我做到了！

儿童观察：

洛根站在门口哭泣，他想要出去玩。他想穿上他的雨衣和雨鞋，因为院子里有大水坑（水很凉，温度很低，没有合适的衣服就不能出门）。他抱着胳膊靠在门上，拒绝穿上该穿的衣服。

教师笔记：

洛根喜欢到外边去玩，但西雅图的天气并不总是能实现他的愿望，我为他准备了必要的衣服，这样我们就可以有尽可能多的机会外出。他无法“找到”实现目标的方法，因此总感觉很沮丧。我将尝试通过用给他选择和帮助他做计划的方式，在室外游戏的过程中来减少他糟糕的情绪。

儿童发展目标：

使愿望与情绪反应保持一致。

参与支持目标的行动。

材料：雨衣、雨鞋。

准备工作：把雨衣和雨鞋放在门旁边。

学习环境：

1. 当洛根来的时候，可以和他讨论下雨的事，描述下雨是怎么发生的，我们外出的话需要准备什么。举例来说，你可以说："外面的雨下得很小，气象预报员说整个上午都可能会下雨，我把你喜欢的雨衣和雨鞋放在了门口，我会告诉你我们什么时候出去，你可以提前准备好。"

2. 可以整个早上都观察洛根。如果他走近雨衣和雨鞋，就去他身边，告诉他雨衣和雨鞋可以防止他们被雨淋湿。也可以问问他今天想在外面做什么，如果有必要，详细阐述他的回答。例如，如果他说"三轮车"，你就回答"你想骑三轮车"。

3. 在距离外出还有 5 分钟的时候，给每个人一个提醒。特别要提醒洛根，他想骑三轮车。每个儿童穿好衣服后就准备外出。

4. 鼓励洛根自己决定：是先穿雨衣还是先穿雨鞋？如果有必要的话，为他完成这一任务提供脚手架支持。先从口头建议开始，提供一个建议（如"我发现解开扣子后穿上外套更容易"）或问他问题（"你是想把雨鞋穿在鞋子外面，还是先脱鞋？"）。如有需要的话，提供物质协助来完成任务。

5. 如果洛根在这个过程中遭遇了挫折或愤怒，教师可以用情绪谈话来帮助他控制自己的情绪。例如，你可以说："当穿不上雨鞋的时候，确实让人容易沮丧。深吸一口气，你可以穿上雨鞋的。"

6. 完成任务后表扬洛根，并鼓励洛根享受"在外面骑三轮车"。

指导思考：

如果洛根由于他的沮丧而变得对玩具或成人具有攻击性，教师应该理解他的情绪，但要向儿童明确表示攻击性行为是不可接受的。你可以这样说："你可以难过，但不可以打我。""打我是不可以的，这让我很伤心。""我能做些什么来帮助你呢？"

变化：

帮助儿童计划另一个目标并实施。

拓展阅读

Dombrink-Green, M., & Bohart, H. (Eds.). (2015). *Spotlight on young children: Supporting dual language learners*. Washington, DC: National Association for the Education of Young Children.

Kagan, S. L., & Tarrant, K. (Eds.) (2010). *Transitions for young children: Creating connections across early childhood systems*. Baltimore, MD: Brookes.

MacDermid Wadsworth, S., & Riggs, D.S. (Eds.). (2014). *Military deployment and its consequences for families*. New York: Springer.

Ochshorn, S. (2015). *Squandering America's future: Why ECE policy matters for equity, our economy, and our children*. New York: Teachers College Press.

Ramsey, P. G. (2015). *Teaching and learning in a diverse world: Multicultural education for young children* (4th ed.). New York: Teachers College Press.

第十四章
发展适宜性内容

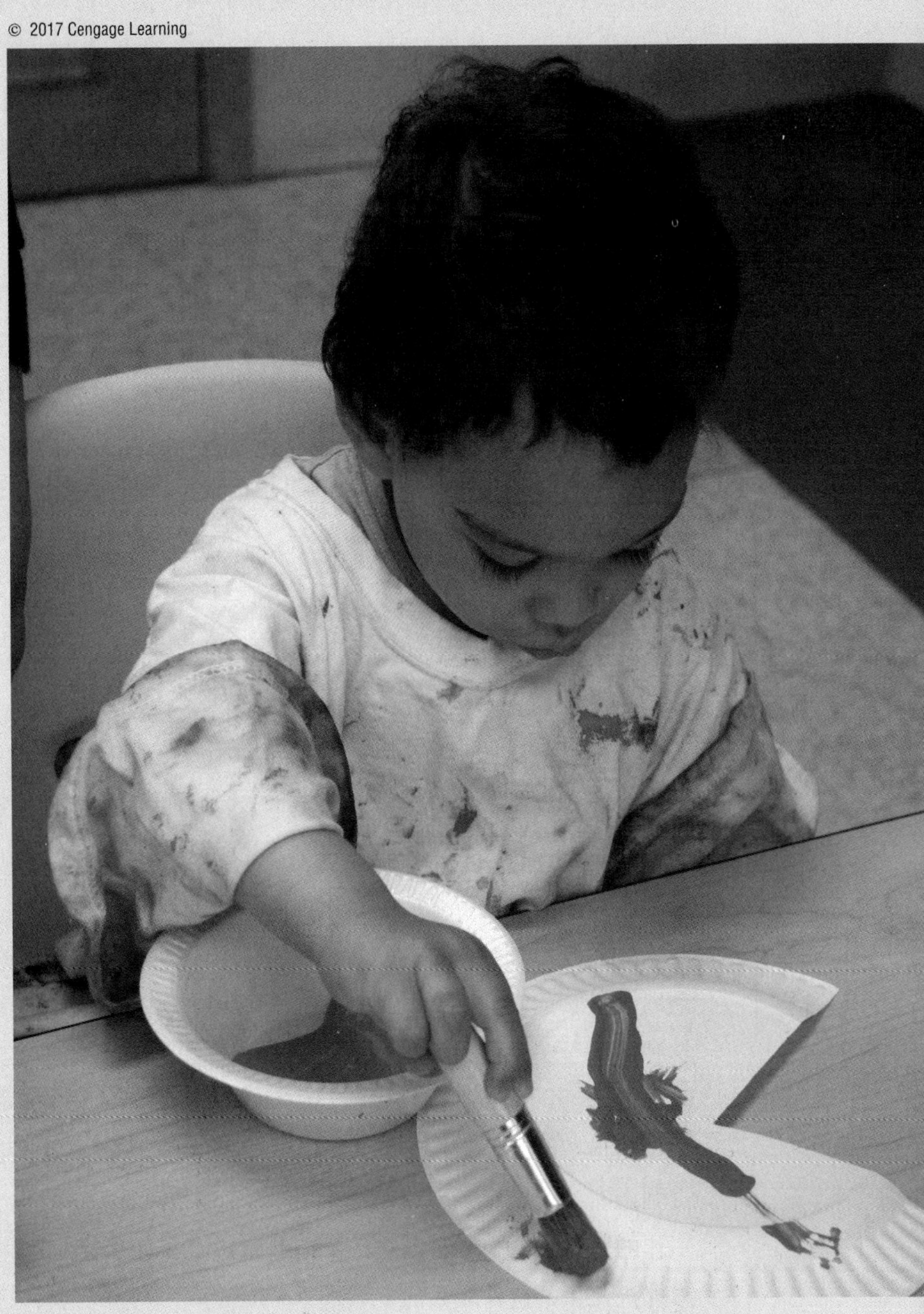

学习目标

阅读完本章，你应该能够：

1. 向婴幼儿清晰地表达与每个内容领域相关联的“重要思想”。
2. 区分每个内容领域中的核心概念。
3. 设计广泛和多样的项目，通过综合活动的方式帮助婴幼儿获得发展适宜性的内容知识。

本章涉及的标准

naeyc 全美幼教协会早期教育工作者专业准备标准

4. 使用发展有效性的方法
5. 以知识内容为基础，构建有意义的课程

DP 发展适宜性实践指南

2. 教学目的在于提高发展和学习水平
3. 通过计划课程来实现关键目标

此外，在 NAEYC 发展适宜性实践的标准中，包含了对婴幼儿照护至关重要的六大领域。本章重点讨论的是：探索与游戏。

案例分析

安德烈娅的探索

22 个月大的安德烈娅站在那里环顾四周。她走到坐在沙发上的小伙伴珍妮身边，并站在珍妮的双腿之间，随着 CD 播放器中播放的 Hokey Pokey 音乐上下跳着。安德烈娅和珍妮开始在旁边跳舞。珍妮躺在地板上，安德烈娅爬到她身上，珍妮走了安德烈娅跟着。她们都安静地躺了一会儿以后，安德烈娅走到放有角色游戏玩具的柜子前，并拿起一个玩具塑料奶瓶，举到嘴里喝。之后她又坐下来，在瓶子里放了三个锁块，照护者艾伦说："你有什么？"安德烈娅摇动瓶子，发出声响。然后她再次摇了摇瓶子，并站起来，开始跳她的"摇摆舞"。她蹒跚地走到艾伦旁边的儿童摇椅上，爬上去，转身坐下，然后开始摇晃。她俯下身，从篮子里捡起一本书，并翻开了第一页。艾伦离开去照顾另一个刚从午睡中醒来的儿童。安德烈娅就在那里一边"读"（在说话时看着书页）一边摇摆，然后寻找艾伦坐在哪里。她环顾房间，发现艾伦后就继续看书。

婴幼儿仍然是积极且主动的学习者，因为他们会通过重复练习来掌握旧技能并获得新技能。发展领域之间是相互影响的，例如，儿童正在发育的小肌肉可以帮助他们更好地控制积木块、镊子和铅笔等物体，也能进一步加深他们对交流、科学和数学概念的理解。把游戏作为课程基础，同时进行富有想象力和探索性的互动可以帮助儿童学习所有内容领域的基础概念。教师可以通过精心设计的早期儿童教育课程来鼓励婴幼儿通过游戏、语言、绘画、建构和各种艺术媒介来表达他们的想法。

指导工作的重要思想

婴幼儿教师必须精通多学科领域的基本学科知识。照护者必须了解非常年幼的儿童在每个学科领域内是如何学习和理解知识的，以及了解每个内容领域的组织方式和各个领域之间是如何相互连接的。由于这是儿童第一次接触这些内容领域的知识，因此早期儿童教育工作者的工作能够为儿童今后的知识理解和成功奠定基础。

虽然读写和数学在儿童后来的学习中占据中心位置，但艺术、社会研究、健康和身体运动以及科学的学习在婴幼儿时期也很重要。如何探索和了解这些内容领域的概念对有效地教学和学习至关重要。诸如解决问题、有目的的写作、通过绘画和动作来表达想法、能够随时间而变化、运动和平衡物体等都应是开放式学习体验的重点。因为学步儿正在努力了解世界是如何运行的，所以关注不同内容领域内的孤立知识并不是一个有效的教学策略。学步儿通过利用有意义的经验，来把过去和当下互动中建立起的各个概念进行联系（回忆第九章项目工作的信息）。因此，高效的早期儿童教育工作者必须明白，自己要有意识地创造学习体验，来促进儿童的这种联系的发展。

如第九章所述，早期儿童教育工作者可以通过计划有效的课程，来支持儿童实现最佳学

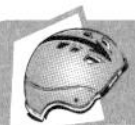

与家庭和社区的联系

你正在为一个富裕社区的家庭提供服务。一些家庭成员非常重视入学技能的准备。你最近从主管那里得知，有些家庭抱怨你“拒绝”教他们的孩子如何写名字和数字。他们担心孩子不能做好入学准备。你将如何分享指导工作的“重要思想”？注意考虑你将选择提供信息的方式以及你将要传达的信息，并解释你为什么做出这些决定。

习和实现教育目标。要做到这一点，教师需要广泛利用有效教学策略和工具来帮助儿童学习。参与对话、引人深思的问题、传统材料的新用途以及利用常规和儿童自发体验都是促进最佳学习的策略。根据 NAEYC（2011a），教师应具备以下教学或者学习方法。

- 从连续的教学策略中汲取经验
- 充分利用环境、时间表和日常常规
- 布置室内和室外环境
- 关注儿童的个体特征、需求和兴趣
- 将儿童的语言和文化与儿童早期发展计划联系起来
- 通过社交互动进行教学
- 为创造性游戏提供支持
- 在课程中使用综合性教学方法

在教育婴幼儿上，一种隐含地传递知识的方法是把这些教学策略嵌入内容领域知识中。换句话说，教师没有通过直接教学的方式明确地教授数学或科学；相反，这些知识自然地交织在一起，作为儿童日常生活和学习的一部分，以及刚刚提到的有意识地学习体验。教师提出的问题可以帮助儿童对内容领域进行深入思考并发展出相应的理论。

内容领域的核心概念

这部分内容介绍了读写、数学、美术、社会研究和科学等领域的核心概念。同时，还讨论了将这些概念纳入课程中的策略。

早期读写

毫无疑问，在我们的社会中，成功需要有优秀的阅读和写作能力。为了达到这个目的，非常年幼的儿童也需要在听、说、读、写和游戏中获得高质量的经验。将这五种技能综合起来便构成了早期读写能力，这些是在掌握常规阅读和写作技能之前的阅读和写作知识。讲故事、背诵已经阅读过的书和涂鸦是发展早期读写的例子。发展早期读写，可以树立一种儿童观，即儿童是有能力的主体，因为这传递出一种信念，即使是最年幼的儿童也在走向读写的道路上。

听

从婴儿出生后（如果父母尚未开始），父母就应该在照护和关键时期内与婴儿进行交谈。正如前面章节（如第三章、第十一章、第十二章和第十三章）所讨论的那样，婴儿听到说话声可以促进其对母语声音、形式和模式的理解。语言同时也可以支持听力的发展。在生命的前三年里，儿童会长时间地关注说话者。此外，婴儿也应该听一些话语以外的声音，如听乐器声、风铃在微风中叮当作响或童谣，这可以让婴儿辨别不同的声音。教师要一遍又一遍地吟诵儿童心爱的童谣。

说

不仅应支持儿童努力发声，而且应该予以鼓励。如在发展里程碑工具（参见附录A）中所提到的有关婴儿开始讲话的典型模式。他们从咕噜到咿呀学语，再到使用电报句讲话。成人可以通过教授手语、参与对话和阐述他们话语的方式来提高儿童的口语能力（更多策略，请参阅第十一章、第十二章和第十三章）。

读

如果家中还没有形成阅读的习惯，那么从婴儿出生那天起就应该开始。在照顾新生儿的同时阅读书籍可能具有挑战性，但值得为此付出努力。向婴儿大声朗读不仅有利于发展刚刚描述的听说技巧，而且可以引起婴儿的共同关注，进而强化基本概念，激发婴儿的想象力（Zeece & Churchill，2001）。同时，阅读也是“成人和儿童联系的机会，一种引导儿童体验‘宁静’以及维持家庭和学校环境之间连续性的方式”（Edwards，Cline，Gandini，Giacomelli，Giovannini，& Galardini，2014）。乌凯里奇（Vukelich）、克里斯蒂（Christie）和恩兹（Enz）等人详细阐述了故事阅读中人类互动的重要性，他们说：“让儿童谈论文本或思考故事中发生的事情是儿童读写能力提升的关键。”（2012）阅读书籍，可以引导儿童掌握所有对话中固有的转换模式。因此，在阅读时成年人应积极与婴儿进行互动。印第安纳州艾伦县韦恩堡的公共图书馆建议成年人应紧跟孩子的脚步，遵循“CAR”方法：

评论并等待（Comment and wait）。*

提问并等待（Ask questions and wait）。*

回应时多增加一些内容（Respond by adding a little more）。*

许多家长和教师都明白，婴幼儿在阅读时，必须自己完成大部分的阅读。因为婴幼儿正在吸收如此多的语言，并开始产生富有表现力的语言，所以指向图片中的东西并口头命名它们特别重要。如前所述，你可以在阅读时为故事或书籍添加更多内容。例如，可以把书中的内容与婴儿的经验联系起来。“你爱你的大象。你每天都和它一起睡觉。”（婴儿看向方盒子）

* 给予孩子进行回应的时间（艾伦郡公共图书馆，Allen County Public Library，2009）。

“是的，它现在就在你的方盒子那里。我们是否应该去接它过来，这样它也可以听到这个故事？”（根据回应，让婴儿到方盒子那里去取大象）如果父母或其他家庭成员不是每天都给婴幼儿读书，那么早期儿童教育工作者应该鼓励他们这样做。书籍互动对所有儿童的发展都很重要，特别是对有视力障碍的儿童（Murphy，Hatton，& Erickson，2008）。

几十年来，研究人员一直关注父母（主要是母亲）如何与婴幼儿进行书籍共享阅读。结果一致表明，阅读行为会因社会经济状况的不同而存在差异。例如，缺乏经济资源的母亲整体阅读时间会比较少，而且当她们阅读时，使用的词汇范围也更为有限（例如，故事讲得少或较少与儿童的其他经验相关联）。然而，最近的研究表明，在低收入母亲群体中，其阅读模式也存在很大差异。具体而言，母亲在与6个月大的婴儿一起阅读时，其语言策略的使用和语言生成上存在差异（Abraham，Crais，& Vernon-Feagans，2013）。研究还关注了母亲阅读的稳定性，因为在6个月大时的母语使用状况可以显著预测儿童在15个月大时的母语阅读状况（Abraham，2013）。在对中西部家庭早期阅读的调查中，研究者基于教学和情绪两个维度对父母阅读习惯进行评估。结果表明，育儿行为、家庭语言（如英语、西班牙语）和儿童发展结果在这两个维度上存在着复杂的交互作用（Cline & Edwards，2013）。爱德华兹（2014）发现，在高收入家庭中，母亲主要在家与儿童进行共享阅读（例如，语音意识和书面语言意识）以及安排几种早期读写行为，学步儿在18 ~ 36个月大时，被发现也会出现这些行为。亲子阅读中父母的行为变化强调了儿童是如何在家中获得不同类型的知识的。在与书籍互动的过程中，一些家庭可能会更具表现力，而另一些家庭则较为保守，这两种方法本身并没有对错之分。教师不应该对其进行判断，而是要了解这些差异，以便建立家庭和机构之间的沟通桥梁。

教师可以选择一些涵盖各种主题，符合儿童兴趣，介绍新概念，适合儿童阅读的材料（见图14-1）。斯特劳布（Straub）与狄奥尼娅（Deatonia）（2006）建议你要密切关注一本书的哪些方面吸引了儿童（例如，颜色复杂或简单的图片，动物或人类角色，标签或故事情节，同一作者的书籍），然后寻找另一本书中与之相同的特征。他们建议不要忽视非常明显的内容，例如，儿童最喜欢的动物（参考聚焦实践部分）。近期研究表明，教师倾向于选择有限的书籍与儿童一起阅读。根据庞蒂蒙蒂（Pentimonti）、朱克（Zucker）和贾斯蒂斯（Justice）等人（2011）的研究发现，目前在教师阅读的426种材料中，叙事文本是朗读时间里使用的主要类型，而字母书籍、童谣、数学概念书籍和多元文化内容的出现率则比较低（Pentimonti et al.，2011）。此外，成年人应选择电子书作为一种方式，为幼儿提供一种不同但仍具有互动性的阅读体验（Hoffman & Paciga，2014）。这些作者提醒到，成年人应该选择“真正的电子书”（实际上包括各种印刷品在内的，能起到书的作用的）。因为它们可以更好地促进语言和读写能力发展，而不是娱乐应用，娱乐应用会使儿童的读写经

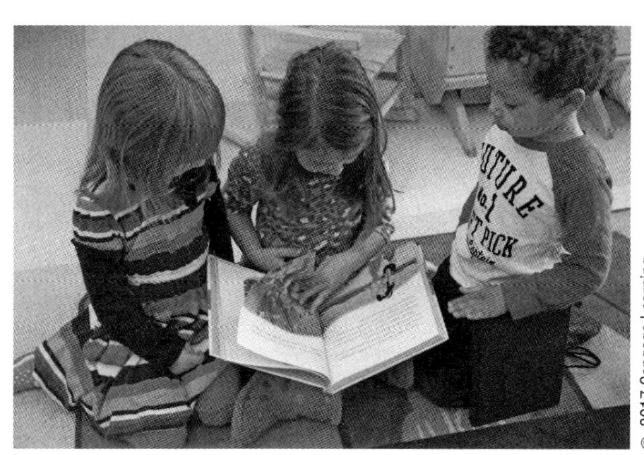

图14-1 教师应提供能够反映儿童兴趣的书籍，涵盖各种主题，并代表不同的性别、种族、民族和生活方式

聚焦实践：来自现场的声音

我是教会机构的老师，每天早上会照护 5 个儿童，下午照护 5 个儿童。两个组的儿童都喜欢看书。我每两周从公共图书馆取一次新书，并邀请图书管理员每个月为我们阅读一次故事。我从她那里学到了一些技巧，比如，如何在整本书中提出开放式问题。令我惊讶的是，儿童的兴趣会影响他们对故事的反应。例如，塞勒涅对有故事情节的书籍感兴趣。菲奥伦佐喜欢恐龙，她不会长篇大论地只读一页。我选择了一本带有不同动物的书，认为这会引起她的注意。直到我们翻到她最喜欢的动物页面，她才表现出很大的兴趣。当我指着恐龙并说出它的名字时，菲奥伦佐微笑着，并开始使用电报式语言与我交谈。

验变得肤浅。为了传递反偏见的态度，书籍应该以准确且无偏见的方式来告诉儿童不同的性别、种族、民族和生活方式（Derman-Sparks & Edwards，2010；Pelo，2008）。根据德曼·斯帕克斯、李基南（Leekeenan）和尼莫（2015）的研究，机构主管应该协助教师反思他们为课堂选择的书籍以及这些书籍所传达的信息，并与家庭建立关系，以便最好地选择那些与文化相关的阅读材料。在为儿童选择书时，当地图书馆的人员也可以提供宝贵的帮助。有意识地选择阅读材料有助于儿童获得知识形成明确的自我认同并培养其对阅读的热爱。

仔细选择一本书，并进行多次阅读。重复阅读书籍是必不可少的，当婴儿多次阅读同一本书时，他们就会开始参与阅读，并用手指或口头说某一对象来识别插图中的对象（Zeece & Churchill，2001）。这些为婴儿的认知技能发展提供了基础，尤其是他们对先前事件的记忆。当婴儿能够行动以后，他们就会给你拿来要阅读的书籍，表明他们对特定书籍或故事的偏好。为了支持婴幼儿语言和读写能力的发展，教师必须仔细规划他们的日程安排，以便每日一对一地进行阅读。尽管每天完成任务可能是一项挑战，但不应低估这种书籍互动的重要性（Vukelich et al.，2012）。附录 C 中提供了一系列按内容分类的样例书籍，可以帮助你规划日常的阅读活动。

随着年龄的增长，一些儿童仍然会对卡片类书籍感兴趣，因为他们希望对环境中的人或物进行命名（即词汇）。但是，因为儿童渴望听到故事，另外一些儿童会把兴趣扩展到包括图画书在内的其他书籍。选择能够引起儿童兴趣，充满幽默感，并能够扩展他们想象力的高质量文学作品是非常重要的（Vukelick et al.，2012；附录 D 包含了学步儿可能感兴趣的图画书清单）。由于学步儿会自主地在图书馆书架中选择书籍，因此教师必须提供各种各样的高质量书籍，书架上也应该备有不同类型的阅读材料，如杂志、图画书、小书册、巨型图书、非小说和故事书。一些新的研究表明，部分家长会把 DVD 和书籍都作为儿童早期阅读的载体（Mol，Neuman，& Strouse，2014），但教师不可以在活动体验或常规中向儿童提供被动的读写教学（即 DVD）。

你照护的每个儿童都需要在一天当中的某个时间与其主要照护者依偎在一起，阅读一本好书（见图 14–2）。由于儿童的持续读书时间很短，因此教师应在一天中计划几个不同的阅读时间。书中所包含的语言模式，对于正处于建构语言阶段的孩子来说，是一个很好的范例。虽然一对一的阅读很重要，但教师也可能会发现两个或更多学步儿有同时听故事的兴趣，他

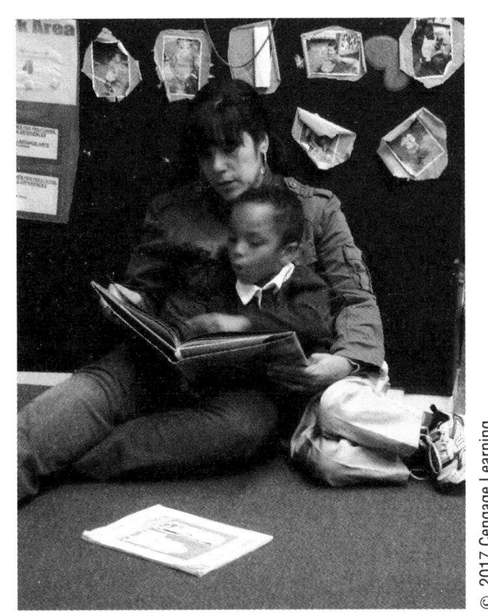

图14-2 对于照护者来说，每次只陪一或两个婴幼儿花时间阅读是很重要的

们也喜欢依偎在沙发上和椅子上一起阅读。由于儿童的注意力和兴趣存在差异，因此集体时间（或圆圈时间）可能不是这个年龄段儿童阅读故事的最佳时间。相反，学步儿的集体时间本就应该是一个团体聚集在一起的积极互动，而不是从头到尾阅读故事。

在阅读图画书之前，可以向婴幼儿展示图画书封面并谈论书中的标题、物体或事件，来帮助儿童理解单词背后的含义。教师可以期待幼儿（大约 15 个月大）积极参与书籍阅读（Vukelich et al.，2012）。当提出的问题得到了儿童的回答时，教师可以进一步扩充答案或询问与第一个问题相关的其他问题。

正如你已经经历过的，学步儿会很高兴把他们已经知道的内容与书中的图片和文字联系起来。例如，如果你之前曾为婴儿吟诵过童谣的书籍，那么他们就会对押韵有记忆，并更可能加入阅读。如果教师发现，儿童没有主动吟诵单词，那么请在该行的末尾暂停，观察儿童是否补充了押韵词（Pinnell & Fountas，2011）。

但需要注意的是，学步儿在参与书籍阅读方面存在差异。有些学步儿非常投入，可以进行指读和发声，但有的学步儿则可能更为被动。学步儿如何集中注意力阅读书籍，与其之后的语言发展有着密切关系（Fletcher，Perez，Hooper，& Claussen，2005）。在这一点上，虽然需要进行更多的研究，但事先假设这些与儿童的其他特征共同影响着成人—儿童阅读互动的质量是合乎逻辑的。因此，教师在与儿童进行互动时可能需要表现出更多的耐心。

早期儿童教育工作者可以通过提供超越书本身阅读体验的方式，来吸引较为被动的儿童。用故事中儿童熟悉的人来制作法兰绒板或木偶，可以鼓励儿童更积极地参与到故事中（McGee & Richgels，2012）；另一个策略是可以邀请儿童使用这些图片来讲述故事。这些经验为把思想运用到口语中提供了实践。

选择能够帮助儿童解决问题的书籍，此类书对儿童会有特别的吸引力。这种利用书籍的方法被称为**阅读疗法（bibliotherapy）**①。在阅读疗法中。为学步儿阅读书籍的目的是帮助他们解决生活问题（如死亡、兄弟姐妹的出生），获得重要的社会情绪技能（如愤怒管理、观点采择），以及了解如何与同龄人一起行动（如加入团体、帮助他人）。研究表明，阅读疗法可以有效地帮助情绪波动较大（Heath，Sheen，Leavy，Young，& Money，2005）、被父母监禁（Hames & Pedreira，2003）、有被虐待和忽视的经历（Kanewischer，2013）、以自我为中心（Sridhar & Vaughn，2000）、遭受种族歧视（Mankiw & Strasser，2013）、内心焦虑（Rapee，Abbott，& Lyneham，2006）和经历亲人死亡（Mankiw & Strasser，2013；Martell，

① 阅读疗法：为学步儿阅读书籍，目的是帮助他们解决生活问题，获得重要的社会性情绪技能，并了解如何与同龄人一起行动。

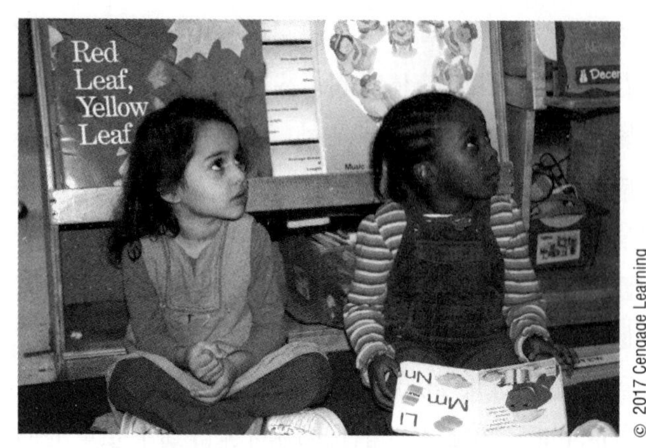

图片14-3　书籍在学步儿的生活中扮演着越来越重要的角色

Witt，& Witt，2013）的儿童。

因此，在学步儿的生活中，书籍会扮演越来越重要的角色（见图 14-3）。大声阅读能够为学步儿提供语言模式的范例；图片能够鼓励学步儿表达自我，并且促进其对语言的理解。教师可以利用这些经验来扩充学步儿的词汇量和培养其讲故事的能力。

在学步儿时期，语言的产生和表达能力与词汇量增加和小学早期阅读结果提升有关（Rescorla，2002；Pullen & Justice，2003），并且会持续影响到儿童 13 岁时（Bartl-Pokorny，Marschik，Sachse，Green，Zhang，Vander der Meer et al.，2013）。如前所述，家庭中成人的互动风格和读写行为与儿童的读写结果相关。如第十三章所述，家庭和教师之间的伙伴关系能够支持并加强儿童的语言和文化发展。支持合作伙伴关系的一个成功策略是教师给父母发放包含高质量儿童文学的家庭读写袋，和一本带有问题供家长讨论的指南。这种做法已被证明可以提高家庭读写活动的参与度（Brand，Marchand，Lilly，& Child，2014）。

博伊斯（Boyce，2014）采取了不同的方法，邀请家庭成员在共同经验的基础上参与书籍制作。例如，学步儿在户外学习环境中展示他们的家庭成员组成、收集树叶和谈论自然物品等。然后，由一名研究人员在学步儿展示的图片中发现其家庭共同经验，并邀请每个家庭用自己的母语制作一本书，记录学步儿对图片的看法（有关其他方向的详细信息，参见 Boyce，2014）。经学步儿的父母同意后，教师就可以复印书籍，然后在教室中使用。根据家庭反馈，这种图书制作有三方面的好处：（1）家庭成员会意识到自己的母语受到了重视；（2）家庭成员可以使用这些书籍来与学步儿进行新的对话；（3）这些书籍可以在家庭中帮助学步儿重温课堂学习的记忆（Boyce，2014）。以这种方式来创作书籍也能够促使早期儿童教育工作者和家庭成员制作关于儿童经历的其他书籍，从而进一步支持儿童读写发展。

为了能够帮助儿童更快更早地进行阅读，早期儿童教育工作者需要帮助儿童的家庭成员理解早期读写技能与阅读之间的差异。市场上有很多帮助婴幼儿阅读的新方法，但目前的证据显示，即使使用诸如“宝宝也能读”（Neuman，Kaefer，Pinkham，& Strouse，2014）这类课程，也不能教婴幼儿进行阅读。事实上，干预组中的那些学步儿（即参加了 7 个月以上“宝宝也能读”课程的儿童），他们对接受性语言知识的掌握程度并不高，也不比对照组中的学步儿能更好地掌握诸如字母知识、识别印刷文字和视觉词汇阅读等重要技能。相比之下，如果父母在早期能够得到帮助，并且每天抽出时间与学步儿一起进行阅读，可能会帮助学步儿获得重要的早期读写技能。

正如第十三章所讨论的，为了促进语音意识（phonological awareness）[①] 的发展，即有

① 语音意识：有意识地注意口语的语调。

意识地注意口语的声音（McGee & Richgels，2012），早期儿童教育工作者和家庭成员应该与儿童一起玩语言游戏。你可能还记得为每个单词拍手或者将一个单词中的音节分段并暂停，然后说出其中的押韵单词，这有助于学步儿思考歌曲、手指游戏或吟诵童谣的组成（Vukelich，2012；Pinnell & Fountas，2011）。利用押韵的词语阅读图画书也有助于儿童语音意识的发展。与发展口语策略相同，教师可以在阅读时用手指指向某个单词从而突出它，或者可以在阅读句子末尾的押韵单词之前暂停并鼓励补充这个单词。附录 D 提供了具有押韵模式的图画书清单。不要忘记你童年时的最爱，如苏斯博士（Dr. Seuss）的《在爸爸身上蹦来跳去》（*Hop on Pop*）或《绿鸡蛋和火腿》（*Green Eggs and Ham*）。通过扩展练习，一些学步儿可能会创作自己的押韵词或歌曲。然而，这是大多数儿童在学前阶段才能获得的技能（McGee & Richgels，2012；Pinnell & Fountas，2011）。

写

读写能力还包括学习以书面的形式交流思想。教师应该为儿童创造日常使用铅笔、钢笔、蜡笔、记号笔、油漆和画笔等书写工具表达自己想法的机会。可以在桌子上放一支铅笔或者钢笔，然后让婴儿坐在成人的膝盖上拿笔在纸上做记号。或者，如果他们能够站起来的话，可以在咖啡桌上放上一些纸和书写工具，也可以放在篮子里方便学步儿使用。涂鸦（scribbling）[①]的价值经常被成年人低估，它涉及无意义的书写和命名，是儿童写作的前奏。因此，在婴儿语言、阅读和写作的发展过程中，涂鸦具有重要的作用。婴儿早期在纸上涂鸦不只是随机的，这是他们进行书面交流的早期尝试。像咿呀学语一样，这些书面涂鸦最终会发展成传统的沟通形式。

通过花时间和精力鼓励婴儿涂鸦，以促进婴幼儿使用和享受写作。要避免问儿童她的涂鸦是什么，这一阶段的涂鸦可能并不代表任何东西。教师可以评论你所看到的内容——从上到下或跨过页面、点和颜色，也可以提供一些描述性的评论，例如，“我喜欢你图画中的橙色和棕色”或“多么鲜明的蓝线”，教师应该把重点放在涂鸦过程而不是最终结果上。同时，不要忘记在环境中显眼的位置展示一些儿童的作品，儿童发展认同感，并尊重儿童表达思想的方法（参见第八章）。这种方式可以帮助学步儿评估自己的工作，并为其他成年人评估这些发展里程碑事件建立示范（如家庭成员和同事）。

儿童早期语言、阅读和写作之间的相互关系就已非常明显。学步儿需要自由地使用纸和书写工具来画画和写字，以及使用绘画方式来表达自己的想法。学步儿会使用线条、圆圈和其他符号来表示他们世界中的物体，这是写作的开始阶段。当教师支持学步儿谈论自己画的或写的东西时，他们就可以把语言和符号（心理表征）联系起来。此外，当教师在写名字、命名和注释时，可以通过使用语言让儿童参与其中，这将有助于塑造如何使用书面文本进行文化交流。例如，你可以这样说：“你想在午睡后画画。我们写张纸条放在你的小柜子上，这样就不会忘记了。”然后，一边写一边说。这样的互动有助于学步儿了解读写活动中角色的

① 涂鸦：无意义的书写符号，是写作的前奏。

多样性：谁做什么，与谁一起做，以及行为的目的（Rowe，2008）。事实上，学步儿、学龄前儿童在学会传统的书写形式之前，就已经理解了书面交流的目的（例如，讲述另一个事实，提出一些要求，记住一个想法或项目）（Vukelich et al.，2012）。

随着学步儿的成长，书面语言也越来越成为他们世界的一部分。他们在家里、杂货店、公共汽车窗外、托儿所或儿童中心都会看到各种印刷品。他们会阅读纸质盒子和零食容器。当照护者阅读故事或讲述故事情节时，学步儿会看书上印刷的文字，并且会关注艺术品、玩具盒或其他珍贵的物品上自己的名字，学步儿希望能够留下自己的标记。

几十年来的研究表明，我们可以预测婴幼儿的写作过程。图 14–4 描述了这一发展顺序，并提供了儿童做标记的例子。一项综合研究发现，虽然每个儿童的涂鸦都有自己的发展速度，但在 1 ~ 3 岁之间，儿童绘画的水平和复杂性在统计学意义上会有显著的提高（Dunst & Gorman，2009）。他们的涂鸦会从随机的标记发展到有意识标记，再到几何形状和简单的图案，最终在学龄前和小学早期可以写字母、单词和传统写作（Dunst & Gorman，2009；McGee & Richgels，2012；Sturm，Cali，Nelson，& Staskowski，2012）。非常重要的是，不要低估涂鸦作为写作基础的价值，因为儿童正是通过标记来证明他们对书面语言功能的理解，即使他们还不能写出传统形式的文字（Vukelich et al.，2012）。然而，到了 3 岁时，儿童就能够使用基本图形对有意义的人、物和事件进行标记（Lancaster，2007）。

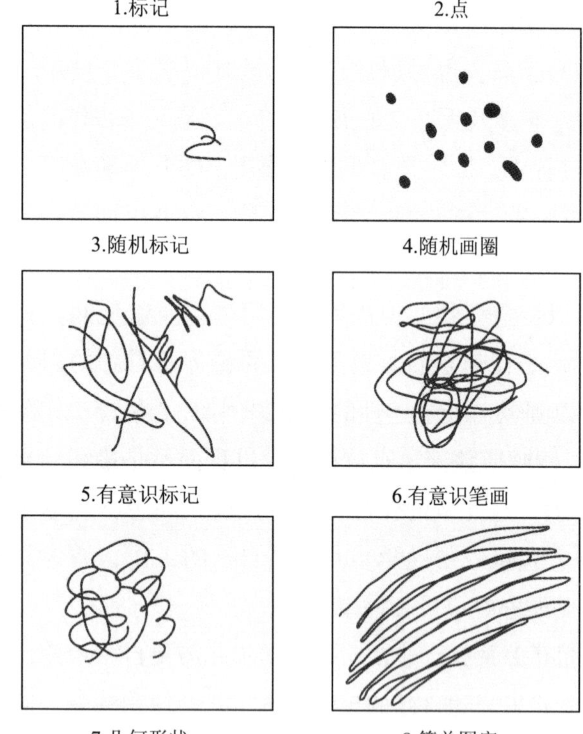

Source: Reprinted with permission from Dunst, C. J., & Gorman, E. (2009). Development of infant and toddler mark making and scribbling. *CELL Reviews*, 2(2), 1–16. Retrieved February 8, 2012, from http://earlyliteracylearning.org/cellreviews/cellreviews_v2_n2.pdf

图14–4 通过研究确定的标记、涂鸦和绘图的顺序和示例

研究发现，儿童的绘画能力与成人提供的机会类型有关。儿童获得的绘画机会越多，他们能够标记和涂鸦的东西也就越多，也就能够越快速地过渡到更高层次的前具象化和具象化绘画阶段（Dunst & Gorman，2009）。因此，通过反复练习，许多儿童就能够进行有意识的标记或画一些几何形状，有些还能够画简单的图形。

可以通过多种方式为儿童提供写作机会（见图 14–5）。创建一个写作中心，并提供再生纸、打印纸、铅笔、钢笔、蜡笔和记号笔等材料。可以根据不同材料提供多种选择。例如，一些学步儿喜欢用力推，所以他们喜欢粗壮的蜡笔，因为这些蜡笔不容易折断；而其他学步儿可能会更喜欢轻柔抓取和推，所以他们喜欢细一点的马克笔。在你稍微引导下，学步儿应能够自我选择和自我调节这些材料的使用。学步儿也可以在画架或黑板上做标记，和在书写中心一样可以使用不同类型的材料（例如，油漆、油画棒、标记笔）。如果你没有可用的黑板，可以通过用黑板漆涂抹一块低矮的墙壁来制作自己的黑板。仔细选择位置，以便它可以被大量使用并易于清洁。一定要添加一个边界，这样学步儿就能理解空间的界限，而不是在任何墙壁上都可以书写。又厚又软的粉笔虽然看起来比较乱，但更容易画出深色的记号；而薄和正常尺寸的粉笔则更容易断裂，导致学步儿产生挫败感。

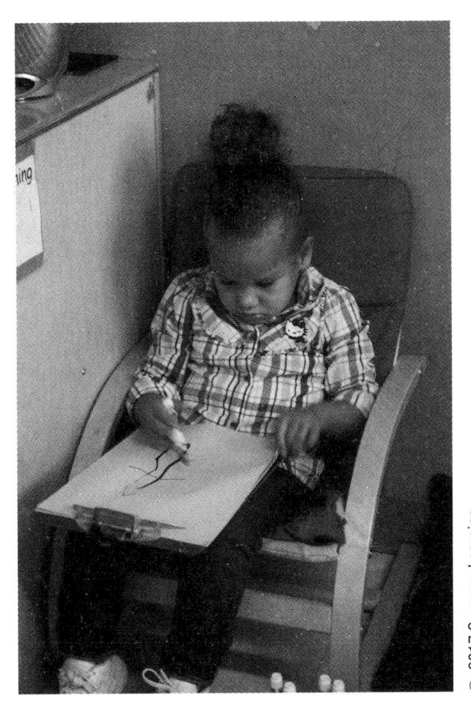

图14-5 为儿童提供各种写作机会

如前所述，成年人在儿童的写作发展中发挥着重要作用。他们为儿童写作树立了榜样：在美术纸上写自己的名字，在课堂故事的书页上写下听到的句子，用笔来记住事情，记录孩子们种植的豆子的成长过程，记录街区的日常经历等。通过这种方式，儿童可以体验到多种有意义的写作。与阅读一样，早期儿童教育者应与家庭成员合作，来支持儿童新兴的写作能力。

游　戏

虽然阅读和写作是婴幼儿课堂的必要组成部分，但教师应该超越这些。教师可以有意地把故事书的阅读体验与其他活动区域的道具联系起来，以支持儿童读写技能的发展。例如，当一些道具与最近读过的故事相联系时，发现年龄较大的学步儿会利用积木进行更多的社会性戏剧游戏（Heisner，2005）。教师应该允许不同活动区域中道具的相互使用，这样学步儿可以构建出更为复杂和出人意料的作品（Luckenbill & Schallock，2015）。威尔豪森（Wellhousen）和贾尔斯（Giles）也建议教师可以提供一定的阅读和写作材料，作为建构区的一部分（2005/2006）。儿童可以使用这些材料来记录他们的想法并绘制他们创造的作品，以及使用一些书籍来支持他们的建构（例如，儿童在建造城市时，可以看一张城市的图片），从而扩展他们的游戏。汉琳（Hanline）、米尔顿（Milton）和菲尔普斯（Phelps）的研究发现，在积木建构中具有较强表现能力的学龄前儿童和非残疾儿童在小学早期会具有较高的阅读能力和更快的阅读能力增长速度（2010）。这些研究者总结：

> ……积木游戏中的建构性、社会性戏剧游戏和读写材料为儿童发展提供了经验，可以帮助他们建立支持其后续读写学习的认知结构。（p.1014）

早期读写技能也可以很容易地融入戏剧游戏领域。例如，如果区域被设计成娃娃家，你可以提供书架、杂志架、书籍、杂志和报纸等。如果你要为娃娃家创建一个通信中心，你可以在桌子上放上电话、电话簿和用于记录消息的记事本。如果该区域被设计成餐厅区，你可以提供一些菜单食谱和食谱卡，并提供用于制作购物清单的纸张和用于接受订单的垫板。这种做法可以使教育工作者有意义地和自然地把阅读及写作融入区域游戏的主题中。

教师还可以把读写融入科学领域或户外学习环境中（McLennan，2012）。当教师带领学步儿给鸟类喂食时，可以鼓励学步儿通过图纸记录他们的观察结果，教师可以记录他们的话。此外，教师也可以拍摄鸟类的图片，并记录学步儿对他们的评价。同时，还可以为图书区选择一些专门的图画书。科普书（有很多图片的）可以放在喂鸟器附近，以便学步儿进行鸟类特征匹配的活动，如颜色或大小。

一般而言，早期儿童教育工作者应为学步儿提供充足的机会，让他们有丰富的阅读和写作经验，来支持早期读写技能的发展。同时，这些经验也能反映成年人是如何定期参与到学步儿的阅读和写作中去的。

阅读检查站

在继续阅读之前，请确保你可以回答目前材料讨论的以下问题：

1. 教师在制定和实施课程时，为什么要关注“大思想”，而不是孤立的事实？

2. 解释成年人在学步儿获得早期读写技能方面的作用。

数　学

年幼儿童的教师应把综合课程的重点放在数学过程和学科标准领域。全国数学教师委员会（National Council of Teachers of Mathematics）（2000）制定了一个支持问题解决、解释、推理、联系和沟通的过程性标准，这一标准涵盖了学龄前儿童需要掌握的数量和计算的核心标准。这里将主要讨论婴幼儿是如何做到以下几点的。

- 推理和建立联系
- 参与解决数学问题
- 交流对数学概念的思考

然后，这些过程性技能也可以被用于解释教师是如何通过观察、提问和分类等策略，来支持儿童计算能力的发展的（例如，数量、计数、测量）。

推理和建立联系

推理是指根据数据或事实逻辑，从而得出结论。推理与问题解决有关，因为良好的问题解决需要使用逻辑推理的方式，来尝试找到解决的方案（Butera，Friesen，Palmer，Lieber，Horn，Hanson，et al.，2014）。长期以来，人们一直认为成年人和学步儿的推理不同，学步儿会表现出更为不成熟的推理。然而，最近的研究认为该结论存在一定的问题，卡斯勒（Casler）、霍夫曼（Hoffman）和埃什尔曼（Eshleman）发现，学步儿和成年人在为任务选择工具时都过分关注工具的功能，从而忽略了工具的其他属性，如大小，这可能会使工具的使用变得不切实际（2014）。因此，学步儿和成年人在选择工具时都犯了严重的标准错误。作者认为：

> ……纯粹基于成熟或感性的术语来解释他们的标准错误可能是不准确的。越来越多的研究表明，所有人都偏向于根据功能对物体进行分类和使用。”（Casler et al.，2014，p.1699）。

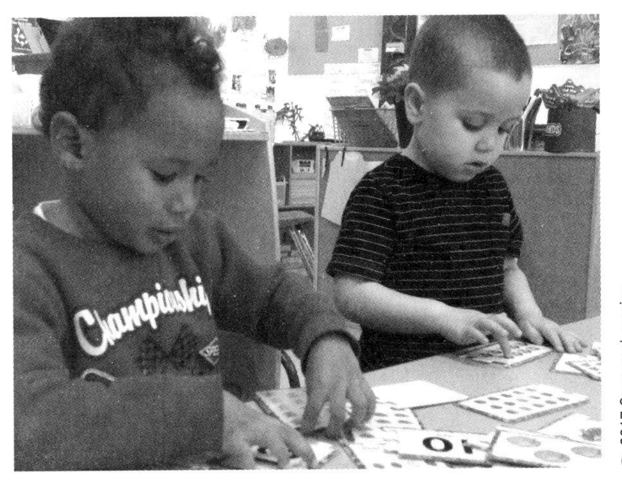

图14-6 为儿童提供各种机会进行比较并找到物体之间的关系

对于其他类型的推理，学步儿可能需要成人帮助来掌握必要的技能和获取理解。

数量、数字、空间和时间的比较是一种以新的、抽象的方式在两个或多个物体或事件之间建立连接的探索。儿童可以发现不同材料之间的关系（见图 14-6）。沃克（Walker）和戈普尼克（Gopnik）发现，仅 18 个月大的学步儿就能从少量的观察中准确地推断出一个高阶关系的因果原理。这意味着学步儿不仅会关注物体的特征，而且会关注物体之间是如何相互作用的。这些研究者还发现学步儿会利用这些新获得的知识来指导他们随后对物体的行动（Walker & Gopnik，2014）。使用虚拟关系的游戏和学习经验有利于激发和加强儿童的建构能力。例如，提供一组物体并让儿童进行整理和分类，可能会促使儿童去注意颜色关系。

解决问题

学步儿在一天中有很多机会去解决问题。当这些自然发生时：因为材料无法用胶水黏合，画笔断裂，轮子从三轮车上脱落，或者植物因缺水而死亡，它们就无缝地融入了学步儿每日的活动中。然而，早期儿童教育工作者也应该有意识地在日常学习经历中为学步儿提供解决问题的机会。布特拉（Butera）等人建议教师应该直接教学步儿进行数学问题的解决，共包括五个步骤（2014）：

1. 问题是什么？
2. 想一些可行的解决方案。
3. 讨论每个解决方案并选择最佳解决方案。
4. 试试吧！
5. 询问“它是如何工作的？”

解决问题时需要全神贯注。因此，教师应该设法减少对学步儿解决问题的干扰。在近期的一项研究中，怀斯（Wyss）、卡纳斯（Kannass）和哈登（Haden）测试了学步儿在进行不同活动时的分心程度。当学步儿在解决问题时，他们更容易分心。他们也发现，处于分心状态的学步儿在测试期的后半段会比前面表现得更好（2013）。作者由此得出结论，学步儿“……可能习惯于干扰者的存在，或者在发展过程中能够更好地抵抗分心”。考虑到这一点，早期儿童教育者应该找到减少干扰的方法，但也应该认识到，教学步儿如何处理问题是一项重要的生活技能，即使对非常年幼的儿童也是如此。

你可能还记得，第六章讨论了利用解决问题的方式来解决社会性问题。在比较两种解决问题的方法步骤时，你应该会注意到其中有许多类似的地方。这里会再次讨论社会性问题的解决，因为它对学步儿而言非常重要。当我们把儿童遇到的问题（例如，冲突、情绪失调）作为社会性问题而不是个别儿童问题来处理时，我们会与学步儿合作，帮助他们学习语言、合作、观点采择和同情（Gloeckler & Cassell，2012）。这其中，最重要的是培养儿童的自我调节能力，帮助他们在面对社会性或认知问题时坚持下去。此外，它还能够支持儿童逐步地获得心理社会能力，从而帮助其解决心理问题。

沟通思维

因为学步儿有时仍会使用前逻辑推理，因此成年人经常会误解他们是如何得出结论或结果的。成人和儿童对经验的理解有所不同，如果一个儿童和一个成人同时处于同一经历中，他们将学习和体验到不同的东西。学步儿在体验过程中会注意到不同的东西或事物显著的特征。通过各种支架，成人可以帮助学步儿注意到其他没有被关注的方面，并通过以下活动来交流他们的想法：

1. 当你与材料互动时，请谈谈你自己的问题。“我想知道我应该如何开始。”“我可以把它们放在一起吗？”“它有效吗？”“会发生什么？”“我是怎么做到的？”
2. 问儿童类似的问题。简单地说一下，并给儿童充足的时间思考和回答。
3. 鼓励儿童多次重复每个解决方案以理解它。“你能再做一次吗？”
4. 促进理解。问：“为什么你认为这发生了？”“为什么有或没有效果？”

可以要求学步儿说出他们总结其他结论的推理过程。当儿童在吃零食时告诉你，你杯子中的牛奶比她的多，这时教师可以使用“你怎么知道？”或“告诉我更多”这样的话，来提示儿童做出回应。

如果一个学步儿说“不公平”，并指着桌子上两堆被分开的玩偶熊时，教师可以问：“为什么这是不公平的？”关键是要与学步儿的动作和语言相协调，这样教师就可以用提示来引出儿童对于自己思想的解释。

算　术

学步儿需要经验来建立对数学的理解，而不仅仅是谈论数学（Franzén，2014）。当提供开放式材料时，学步儿会花大量时间对它们进行计数和分类。学步儿正在发展能够描述他们行动的语言，因此他们不会与你交谈。他们可能会以不同于你的方式使用语言，也可能以相同的方式。最近的研究发现，挪威的学步儿在使用数词和背诵数字序列方面表现出比预期更弱的能力，因此作者想知道这是否是文化差异所造成的（Reikeräs，Løge，& Knivsberg，2012）。刚学会物体的分类标签的学步儿，可能会反复听到成人或年龄较大的儿童说出这些标签。然而，要理解每个标签都有特定的含义，并且它代表了一组特定物品的这种能力仍在发展中。例如，一个学步儿正在使用桌上的积木。你听到她说，“1、2、5、9”，同时触摸到四个物品。一些照护者可能想纠正学步儿的计数，但是最好还是对学步儿做出准确的评价。例如，你可能会说：“你通过数数把每样东西都贴上了标签。”

学步儿经常把东西按顺序摆放，比如，把三个按钮按照从大到小摆放。他们往往在只有三个物品时可以正确摆放，但当提供了更多的对象时，学步儿可能就无法确定排序的逻辑。将对象排列成系列或排序（seriation）①，是学步儿的一种猜测，因为他们不了解一系列对象中的关系：同时比其他对象小并大于其他对象的物品应被放置在序列的中间。然而，关于物体特性的物理知识正是通过他们与材料的持续相互作用而发展起来的。

如前所述，儿童能以新的、抽象的方式在多个对象或事件之间建立联系，并对数量、数字、空间和时间进行比较。当比较两组棍子时，学步儿可以体会到更多和更少这一分类概念，并可能慢慢理解颜色与物品之间的关系。然而，一些数学知识在本质上并不是物理存在的，有些关系并不容易被学步儿触摸或操纵。相反，学步儿必须在头脑中为这些关系构建数理逻辑知识。关于时间，照护者可以在每天例行的工作中自然地谈论因果关系，这有助于学步儿理解前后之间的关系。为了说明这一点，照护者可以说：“你在外面玩耍后很饿，在吃零食前先让我们洗手吧。”婴幼儿似乎直到生命的第三年才开始使用与时间相关的词汇。然后，他们就开始谈论“当我还是个婴儿时”，或者他们甚至可能再次伪装成婴儿。儿童也可以使用非常笼统的术语来谈论他们过去的事件。例如，昨天可能被过度概括为过去的任何一天，而不是之前的24小时（作为成年人使用这个词）。当儿童使用这个词的时候，照护者只需要使用正确的时间来帮助儿童进行表达即可（如上周、上个月、一月）。

聚焦研究：来自现场的声音

我是一所家庭式托育中心的主管老师。我为两个婴儿（9个月大和11个月大）和由我照护的学步儿计划了一个音乐活动。这是我第一次和年幼儿童在一起。我最近读了一篇音乐对非常年幼儿童的重要性的文章，所以我决定试试看。在厨房的地板中央，我放了几个不同类型和大小的碗以及长度不等的塑料管，然后把木制和金属的勺子放在地板上。

我没有带儿童去看那些材料，而是等他们自己去发现。伊桑先找到的，他高兴地尖叫起来，拿起两个金属碗，把它们撞在一起，他眯起了眼睛放下了碗。他抬头看着我，脸上露出害怕的神情。我说：“你发出的声音真大。你害怕吗？（停顿）也许你应该用手敲碗。”之后他开始那样做，然后继续微笑。

凯很快地爬进房间，脸上露出好奇的表情。她伸手去拿管子和一把木勺，并开始用勺子猛敲管子。伊桑和凯在两个不同的场合互相传递材料。他们的社交能力和对材料的投入程度给我留下了深刻的印象。这对他们来说也是一种重要的认知体验，因为他们通过自己的行为独立地创作音乐。但是我还需要考虑其他办法使梅西参与进来，因为她从未参与到这一活动中。

① 排序：根据颜色、长度或大小（例如，小、中、大）等标准排列项目的顺序。

学步儿这种专注于过去的能力会不断增强，早期儿童教育工作者也因此有机会帮助学步儿反思他们最近的行为。对于这个年龄的儿童，反思必须有具体的物体（如图片）和艺术品（如绘画或雕塑）来支撑。霍斯顿（Holsington）发现，拍摄建构游戏的图片有助于促进儿童提出问题、思考问题，并在建构经验之间建立联系（2002）。

美　术

美术包括视觉艺术、表演、游戏、音乐和创意运动、舞蹈体验等。在许多州，如佐治亚州和印第安纳州，已经通过了针对非常年幼的儿童学习此类经验的指南。例如，佐治亚州的创意舞蹈指南中指出，婴儿会对音乐做出反应，年幼的学步儿（12 ~ 24 个月）的身体会随着音乐进行运动，年龄较大的学步儿（24 ~ 36 个月）会随着音乐跳舞并享受音乐［佐治亚州早期儿童照护和学习部门（Georgia Department of Early Care and Learning），2015］。

不幸的是，我们发现自己正处于一个持续对美术产生怀疑的环境中。儿童的教学和学习依赖于创造性的主题，尽管早期读写和数学被认为更重要，但我们仍需要让儿童了解他们周围的世界以及自身的创造力和艺术能力（Samuelsson，Carlsson，Olsson，Pramling，& Wallerstedt，2009）。从婴儿期开始，早期儿童教育工作者就需要引导儿童集中注意力、时间和空间来体验美术。萨缪尔森（Samuelsson）等人认为，美术应该是重要的内在知识，或者说可以利用美术这一艺术形式来更多地了解艺术（2009）。这点与外在知识形成了鲜明对比，其认为艺术是在艺术领域之外的领域发展能力的手段。许多研究人员假设，如果艺术可以被用来证明能促进儿童对读写或数学的理解，那么它们的价值就会增加。菲利普斯（Phillips）、戈顿（Gorton）、皮诺蒂（Pinciotti）和萨克德夫（Sachdev）等人研究了如何利用美术活动来提高儿童的读写能力和其他入学技能准备（2009）。他们发现，艺术课程确实能够为调查中的高风险学龄前儿童提供一些读写能力和入学准备。最近在学校入学技能准备方面的研究发现了类似的结果（Nevanen，Juvonen，& Ruismäki，2014）。无论你采用内在还是外在的知识视角，美术都是婴幼儿课程的一个必备部分。

视觉艺术

只要婴幼儿能坐在你的腿上，并可以钳握，他们就可以开始探索使用各种艺术材料了。教师应该为婴幼儿提供各种各样的材料，如铅笔、钢笔、颜料、蜡笔、记号笔、黏土和面团，从而帮助婴幼儿体验绘画、水彩画、雕刻等活动。尽管有些人可能会建议给学步儿使用油脂或厚实的材料，但最好还是鼓励学步儿自己进行选择。学步儿有权决定什么是最适合自己的。一些学步儿非常清楚他们的兄弟姐妹在学校使用的铅笔类型，其他学步儿也想要“像爸爸一样写字”，还有一些学步儿更喜欢使用粗大的蜡笔，因为它们不太容易被折断。

应该鼓励婴幼儿去了解所提供材料的特性。在他们能够使用这些材料来创作作品表达想法之前，婴幼儿需要了解这些材料是黏的、冷的、硬的，还是可塑的等。换句话说，婴幼儿

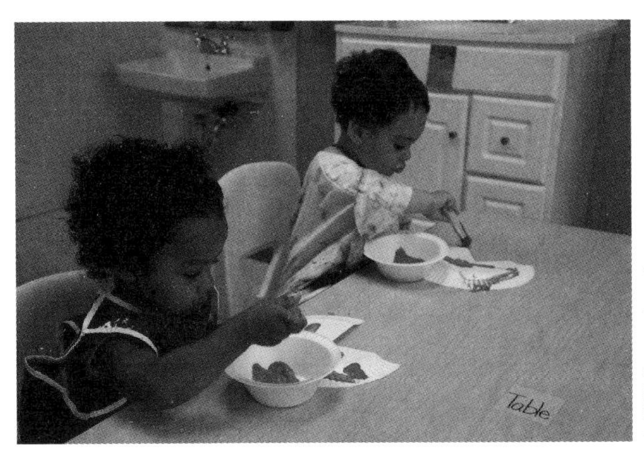

图14-7 年幼的学步儿只需使用一种颜色的颜料就足够了，因为他们只是在学习如何涂抹颜料

在进行创作之前应该先获得有关材料的物理或功能的知识。此外，在婴幼儿刚开始接触艺术材料时，并不需要给他们提供非常丰富的材料以供选择（见图 14–7）。例如，在画架上一次只提供一种颜色的颜料就足够了，这样，与使用粗大的画笔相比，儿童的注意力就会集中在学习颜料是如何扩散的，以及手指的反应。当儿童有了更多丰富的经验以后，可以添加另一种颜色，并开始介绍其他工具（如薄刷、棉签、羽毛）。

到第三年年末，许多学步儿开始命名他们的艺术作品、产品或其他人的艺术作品。例如，一个学步儿在给你看一幅画时可能会说："我画了一条鲸鱼。"这一命名代表她开始认识她可以传达符号意图和绘画概念以及在艺术中表达性地使用材料（Louis，2013）。成年人也可以通过仔细观察和描述他们所看到的东西来帮助学步儿欣赏他人的作品。讨论的内容可以完全专注于颜色、形状和线条的类型（从直到弯），也可以超出艺术家所表现的东西之外（"它是夜晚的花朵"）。这样的讨论可以帮助一个学步儿评价自然，特别是他所在的环境（Ward，2013）。

戏剧游戏

这种类型的游戏能够为儿童提供把语言与想象结合起来的机会。几十年的研究已经证明戏剧游戏（dramatic play）[①] 对问题解决、表征技能、发散思维、数学准备、语言和读写能力的发展起到积极的影响作用。这个年龄段的儿童会使用他们的语言技能，来描述他们的行为并承担新的角色（例如，说出他们认为别人可能会说的话）。在这个过程中，儿童会同时学会把自己的语言融入社会环境中（Honig，2005）。

因此，教师不应该把戏剧游戏区域看作是一个完全独立的"小屋"，而应该把它与其他游戏主题联系起来。教师可以利用戏剧游戏区域来支持其他重点课程的发展。例如，学步儿教师可以把娃娃家改造成儿童艺术创造的博物馆，当作最近活动的拓展。教师可以在这个区域中把儿童的艺术作品裱起来挂在墙上，或在低矮的柜台上展示雕塑以及"博物馆"的图画地图。"像许多博物馆一样，教师可以留出空间来让儿童观察或复制艺术品。"

社会角色的戏剧可以出现在班级的多个区域，积木游戏是促进儿童积极发展的良好途径，这可能是由于儿童在搭建积木时能够扮演一定的社会角色（例如，建筑工人、动物园管理员、坐在鸟巢里的小鸟）。当教师有意把故事书的阅读经验和区域中的道具联系起来时，儿童会在积木游戏中进行更多的社会性戏剧游戏（Heisner，2005）。

因此，教师应提供一定的支持教室戏剧性区域游戏活动的材料，这些活动材料可以不只

① 戏剧游戏：一种游戏形式，能够提供将语言与想象力结合起来的机会。

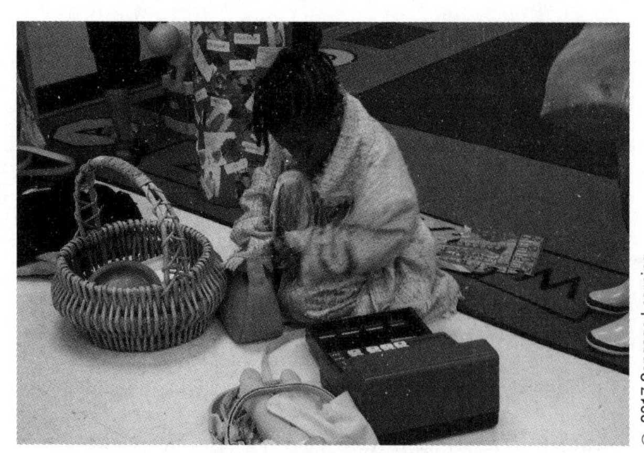

图14-8　戏剧表演可以在戏剧表演区内和区外同时进行

局限于一个活动区域（见图 14-8）。

音　乐

新生儿天生就具有分辨频率和音调的能力（Healy，2004），在出生的第一年，婴儿的听觉辨别能力就会得到极大的发展。例如，纽曼（Newman）发现婴儿在 5 个月大的时候，就可以同时区分不同的人说话的声音，虽然这是一种儿童在 13 个月大时才会发展的能力（2005）。此外，在母亲的报告中，提到音乐是她们与婴儿互动的重要组成部分，尤其是在支持婴儿学习、营造积极氛围和家庭传承方面（Byrn & Hourigan，2010）。音乐也被发现是促进儿童自我意识发展的一个重要因素。通过为期 3 年的纵向研究调查，巴雷特（Barrett）发现，学步儿经常在家中创作歌曲和参与音乐活动（2011）。研究结果也表明，把音乐和讲故事结合起来的方式能够鼓励儿童用多种方式进行表达。事实上，莫尔豪斯（Morehouse）提出儿童应该经常参与音乐创作活动，教师可以通过提供打击乐器（如鼓、沙球）来支持这些活动，并加强儿童与音乐的身体联系（2013）。

就像我们会为婴儿提供均衡的饮食一样，我们也应该为儿童提供一个均衡的听觉环境，因为“舒缓、愉悦、有趣的声音能够激发婴幼儿对语言的好奇心和接受态度”（Healy，2004）。音乐是一种很好的教育资源，教师可以根据自己的需要选择轻音乐或快节奏音乐（见表 14-1）。对于学步儿来说，一边播放古典音乐，一边围成一个圈跟着音乐跳舞，就是一个很好的活动。教师提供一条围巾就可以促进儿童的全身运动，例如，播放“野蜂飞舞”（Rimsky-Korsakov），假装每个人都是大黄蜂，然后在房间里嗡嗡叫。但是，在午睡前播放这段音乐并不能帮助儿童放松和更好地过渡到睡眠状态。

此外，太多、太大和不间断的噪声会造成混乱，从而对儿童发展产生不利影响。因此，照护者必须管理好背景声音（尤其是音乐），并和家庭成员讨论这个问题。

创造性的动作或舞蹈

婴幼儿也应该参与创造性的动作和舞蹈，这就像播放音乐和邀请儿童跳舞一样简单（如果他们还没有参与其中）。教师也可以使用围巾和丝带，来让它们随着音乐舞动。美国国家核心艺术标准联盟（National Coalition for Core Arts Standards，NCCAS，2014）指出，应该通过有指导的即兴体验的方式，促使学龄前儿童对运动改变的指令做出反应。因此，对学步儿来说，玩“不许动”的游戏或参与有指导的动作，如像兔子一样跳跃或像蛇一样爬行，都是对学步儿的合理期望。还可以鼓励学步儿表演熟悉的儿歌或故事。萨缪尔森（Samuelsson）等人认为教师应该给儿童口头反馈，鼓励儿童在舞蹈和审美游戏中表达自己的思想。

表 14–1 音乐资源

以下是一份音乐清单，可以通过各种方式来使用以支持儿童的发展和学习。
乡村 / 民间音乐
Arbo，Rani.（2010）.［Recorded by Rani Arbo & Daisy Mayhem］. *Ranky tanky*［CD］. Middletown，CT：Mayhem Music. Dobbins，J.，& Huliska-Beith，L.（2013）. *A farmer's life for me.*［Book with CD］. Cambridge，MA：Barefoot Books. Dreyer Family Band.（2009）. *Family photograph*［CD］. United States：Mighty Toad Music. Fox and Branch.（2009）. *Take time in life*［CD］. Milwaukee，WI：Fox and Branch. Guthrie，Sarah Lee.（2009）. *Go waggaloo*［CD］. Washington，DC：Smithsonian Folkways. Mitchell，Elizabeth，vocalist.（2010）.［Recorded by Elizabeth Mitchell；ft. Daniel Littleton，and Children of Agape Choir］. *Sunny day*［CD］. SI：Smithsonian Folkways. Sleepytime Rangers.（2011）. *Nashville for babies*：*Lullaby renditions of country music hits*［CD］. Sl：Sleepytime Rangers Records.
教育音乐
Broza，J.，Fink，C.，& Marxer，M.（2012）. *Someone else's shoes*［CD］. SI：Big Round Records. Day，Roger.（2010）. *Why does gray matter? And other brainy songs for kids!*［CD］. Franklin，TN：Roger Davis Productions. Plume，J.（therapist）.（2013）. *Everybody has a story*［CD］. Nashville，TN：Monroe Carell Jr. Children' s Hospital at Vanderbilt. Harman，Mar.（2011）. *Adding animals*［CD］. SI：Music with Mar. Harman，Mar.（2011）. *Subtracting animals*［CD］. SI：Music with Mar. Hartmann，Jack.（2010）. *Rockin' reading songs*［CD］. St. Petersburg，FL：Hop 2 It. Feldman，Jean R.（2009）.［Recorded by Children' s choir］. *Going green*［CD］. Tampa，FL：Progressive Music. Stephens，C.（2012）. *Season sings!*［CD］. Portland，OR：CD Baby. They Might Be Giants（2009）. *Here comes science*［CD］. Burbank，CA：Walt Disney Records；Brooklyn，NY：Idlewild Recordings.
运动 / 动作音乐
Bari Koral Family Rock Band.（2014）. *The apple tree & the honey bee*［CD］. Ann Arbor，MI：Loopylou Tunes by All Media Network.
Feldman，Jean R.（2010）. *Better bodies and brains*［CD］. Tampa，FL：Manufactured by Progressive Media & Music.
Mr. Greg.（2010）. *Lots of fun!*［CD］. United States：GregRoth/Greg BMI.
Pfeiffer，Tessa.（2009）. *Dance it!*［CD］. SI：asseT Productions.
Smith，Aaron Nigel.（2010）. *Everyone loves to dance!*［CD］. Redway，CA：Music for Little People.
其他儿童音乐
Bryce，D.（author）.（2013）. *Aheym*：*Kronos Quartet plays music by Bryce Dessner*［CD］. Los Angeles，CA：Wea Corp. Father Goose.（2014）. *Bashment time*［CD］. New York，NY：Goose Hut. Hope，Charlie，musician.（2009）. *I'm me!*［CD］. Ontario：Little Maple Leaf Productions. Kidz Bop Kids.（2013）. *Kidz Bop party hits*［CD］. New York：Razor & Tie. Laurie Berkner Band.（2014）. *The ultimate Laurie Berkner band collection*［CD］. New York：Two Tomatoes/Razor & Tie. Maggie G.（2010）. *Around the house*［CD］. Burlington，Ontario：The Children's Group.

续 表

McCory，Peter.（2009）. *Get all happy!* [CD]. Warrenton，VA：Peter McCory：Maranna Music. Recess Monkey.（2009）. *Field trip* [CD]. SI：Recess Monkey. Roslonek，Steve.（2010）. *Music time with Steve Songs. Vol. 2* [CD]. United States：PBS Kids. Valeri，Michele.（2010）. *Little ditties for itty bitties*：*Songs for infants and toddlers* [CD]. SI Community Music. Music for Little People（2010）.［Recorded by Various performers］. *Giggling & laughing*：*Silly songs for kids.* [CD]. Redway，CA：Music for Little People. Silverstein，Shel.（2010）. Twistable，turnable man：［*A musical tribute to the songs of Shel Silverstein*］. [CD]. Nashville，TN：Sugar Hill. Yakobian，D. H.，& Nelson，M.（2012）. *Classical for today's kids* [CD]. Encino，CA：Worldwide Success Media.
摇篮曲
Berkner，L.（2014）. *Lullabies* [CD]. New York：Razor & Tie. Hope，Charlie，musician.（2009）. *World of dreams* [CD]. Ontario：Little Maple Leaf Productions. Hot Peas ' n Butter，musical group.（2012）. *Catchin' some peaz*，*the lullabies*. New York：Hot Peas'n Butter. Lite，Lori，&Jacopin，David.（2010）. *Indigo dreams*：*Kid's relaxation music*：*Magical musical melodies relaxing children's bodies and minds* [CD] .Sl：www.StressFreeKids.com. Putumayo World Music.（2011）.［Recorded by Putumayo Kids］. *Acoustic dreamland* [CD]. New York：Putumayo World Music. Springfield，Rick.（2009）. *My precious little one*［*sound recording*］：*Lullabies for a new generation* [CD]. New York：Gomer Records. Various performers.（2011）. *The rough guide to world lullabies* [CD]. London：World Music Network.
摇滚音乐
Billy，Mr.（2012）. *A boy and his guitar* [CD]. SI：Flying Bounce House Records. Billy，Mr.（2010）. *H20-go-go* [CD] SI：GO Kids Music. Billy，Mr.（2010）. *Rock and roll railroad* [CD]. SI：GO Kids Records. Milkshake.（2009）. *Great day* [CD]. Baltimore，MD：Milkshake Music. Not-Its!（2009）. *We are the Not-Its!* [CD]. SI：Little Loopy Records. Recess Monkey.（2011）. *Flying!* [CD]. SI：Recess Monkey. Sulinha.（2012）. *Imagination* [CD]. SI：Sulinha Boucher. Uncle Rock.（2010）. *The big picture* [CD]. Chichester，NY：Jackpot Music.
世界音乐
Barbier，K.，Debussy，C.，Albéniz，I.，& Schumann，R.（2014）. *Evocation* [CD]. Germany：Oehms Classics. Moona Luna.（2010）. *Piñata party* [CD]. SI：Luchadora. Putumayo World Music.（2009）. *Picnic playground*：*Musical treats from around the world* [CD]. New York：Putumayo World Music. Various singers and musicians.（2013）. Based on Tchaikovsky，P.I.（composer），*Max & Ruby in The Nutcracker Suite* [CD]. United States：Koba Music，The Children's Group. Various writers.（2010）.［Recorded by Various performers］. *World music for children*：*Dance the world* [CD]. United States：World Music Network.

社会研究

国家社会研究委员会（National Council for the Social Studies，NCSS，2010）制定了从学前到高中的十个课程标准。该组织为这些课程标准概述了10个主题：

1. 文化
2. 时间、连续性和变化
3. 人、地方和环境
4. 个体发展与认同
5. 个人、团体和机构
6. 权力、权威和治理
7. 生产、分配和消费
8. 科学、技术和社会
9. 全球联系
10. 公民理想与实践

与学步儿一起工作的早期儿童教育工作者有责任在儿童3岁以前为这些概念奠定基础。例如，理解文化的基本特征是观察群体之间的相似和不同之处。婴幼儿的照护者可以以反偏见的方式（参见第九章）来挑战儿童目前对身份、公平、多样性、偏见和歧视的理解，这些理解可能是由于文化中实际存在的或感知的差异造成的。

正如本书多次讨论的，婴幼儿正面临着形成同一性的这一发展任务。因此，智力、身体、社会性和情绪能力发展，以及养成诸如坚持不懈或自我决定等性格，会影响儿童对自己和他人对儿童的看法。所以，注重支持、引导和挑战婴幼儿社会性和情绪能力发展的课程，不仅是一门注重社会研究的课程，也将有助于儿童日后在群体中成功地工作。

最后要讨论的主题是公民理想和实践。你可能还记得在第六章中，儿童形象的概念是指积极参与民主社会的一种社会、道德和政治声明。因此，学习如何参与民主社会成为婴幼儿课程的重点也就不足为奇了。这种参与看起来与学龄前儿童的参与方式不同。生命前3年的目标是帮助非常年幼的儿童了解他们在与自己相关的决策中具有发言权。例如，在婴儿午睡选择毛毯时，可以让儿童自己决定当天休息时盖什么样的毯子。仔细关注婴幼儿的期望，接受期望，并努力将其重新引导到一个更合适的位置上，这将有助于婴幼儿理解她的需要对于其他人（不仅仅是她自己）是重要的。此外，在必要的时候，回应式的早期儿童教育工作者会让婴幼儿参与到问题解决的六个步骤中。这将有助于婴幼儿理解倾听、收集数据和找到共同解决方案的重要性。没有人会期望一个学步儿完全参与到社会中，行使民主自由或追求共同利益（NCSS，2010）。然而，一个强大的课程能够支持婴幼儿学习这些技能，并且帮助婴幼儿成功地参与到群体中去，为以后的学习奠定基础。

科 学

科学是探究性的（inquiry）①——询问和回答问题，同时解决由于调查或意外结果而产生的问题。婴幼儿根据他们的行动或行为而不是语言提问。因此，婴幼儿教师必须详细观察，以计划回应性和参与性的科学体验。如前所述，学步儿通过与对象的互动来构建物理知识。德弗里斯、赞、希尔德布兰特、埃德米斯顿、萨莱斯认为必须满足以下四个标准来支持物理知识的学习，特别是涉及物理相关的概念（2002）。

1. 儿童必须通过自己来进行操作
2. 儿童必须能够改变自身行为
3. 儿童必须观察物体的反应
4. 物体的反应必须立即发生

玩沙子，用积木盖房子，用手操纵黏糊糊的东西（manipulating goop）*，把球滚下斜坡，在不同的容器里装满或倒出水，这些都能给儿童提供物理知识。因此，教师必须提供各种各样的材料和经验，既能激发儿童的问题，又能帮助儿童回答问题。斯托尔、汉密尔顿、奥克斯利、伊士曼和布伦特指出，教师应该明白“儿童拥有解决问题的自然倾向”（p.26）（2012）。德弗里斯和塞尔斯认为，教师应该提供不同长度的塑料管、凹槽造型材料以及许多不同的滚动物体（汽车、大理石、球、鹅卵石等）来挑战儿童对重力的理解（2011）（注：儿童仍可能将物品放入口中，应注意检查物品是否有窒息危险）。随着儿童年龄的增长，他们会建立更复杂的心理关系，并考虑物体的重量、斜坡的坡度，以及各个部分与观察结果之间的联系。虽然学步儿可能仍然会孤立地关注这些方面，但他们也会花大量的时间尝试了解这些材料及其基本特性。

聚焦研究：婴幼儿和媒介

美国儿科学会建议：两岁以下的孩子，不应花时间在电视机、电脑和教育游戏上（American Academy of Pediatrics, 2011），其他年龄段的学步儿参与这些活动也应尽量保持在每天1小时以内（美国儿科学会，2011）。这项政策倡导该建议的原因主要有三个，其中有两个问题值得进一步思考：（1）缺乏证据表明使用媒介对教育和婴幼儿发展有好处；（2）使用媒介可能会对儿童健康发展产生不利影响。但在此之前，我们将调查婴幼儿的媒介使用情况。

学步儿是媒体——电视、视频和电脑游戏的消费者之一。一项家长调查显示，“在23个月的学步儿样本中，100%的学步儿会看电视，90%的会看视频。其中，在观看的时间上，学步儿通常每天会看25分钟的视频，看电视则会超过1个小时”（Weber & Singer, 2004, p.32）。在最近的一项针对婴幼儿（出生至3岁）父母的调查中，数据显示，这一趋势并未减弱，而且儿童明显是在使用丰富媒介的家庭中长大的（Vaala, Bleakley, & Jordan, 2013）。尤其是年龄较大的学步儿（2～3岁）儿童卧室放有电视的父母和相信看电视具有各种好处的父母有较高的媒体使用率。当被问及他们对婴幼儿观看电视或视频的看法时，他们回答了与使用这些媒体相关的积极结果，而不

① 探究性的：询问和回答问题，以及解决因调查或意外结果而产生的问题。
* 操纵黏糊糊的东西：将1杯玉米淀粉和1/3杯水混合制成黏稠状。食谱用料增加至2倍或3倍。

是消极的结果（Vaala，2014），这些信念可以预测儿童的大致观看率。换句话说，持积极信念的母亲的孩子看电视或视频的次数更多。在韦伯（Weber）和辛格（Singer）的研究中发现，有47%的父母和儿童一起观看电视节目，但尚不清楚儿童使用媒体会带来什么样的发展益处（2004）。

对于儿童来说，使用媒体的主要问题在于它不能提供教育或发展方面的好处，只是为制作媒体的公司带来了好处（Cardany，2010）。研究发现，婴幼儿从看电视中获益甚微，这是由于一种被称为“视频赤字”的现象，即他们理解电视中的内容少于他们从现实生活中看到的内容（参见Anderson & Hanson，2010；Courage & Howe，2010）。研究人员研究了帮助非常年幼的儿童克服“视频赤字”的策略，发现父母会更多地关注共同点和时间，而婴儿则更多地关注电视项目本身（Fidler，Zack，& Barr，2010）。当父母主要谈论的是屏幕上的内容时（例如，对屏幕上的内容进行命名或描述），会促进儿童的语言学习（Fender，Richert，Robb，& Wartella，2010；Linebarger & Vaala，2010）。相比之下，其他研究发现母亲与儿童一起看电视时的口头交流比阅读书籍或玩耍时要少得多（Nathanson & Rasmussen，2011）。拉维尼（Lavigne）、汉森（Hanson）、安德森（Anderson）发现共同观看儿童视频会降低婴儿使用母语的数量，但在某些情况下会提高使用语言的质量（2015）。目前还不清楚家庭成员有意将电视作为积极互动的媒介，而不是作为孩子的陪伴者（例如，儿童看电视节目，而大人做饭）的频率有多高。但是，在忙碌的家庭生活中，看电视有可能取代其他已被证明能促进发展和学习的活动：游戏和阅读。

儿童和成人长期久坐不动会对健康产生不利影响，尤其是观看电视。长期以来，看电视一直与肥胖率有关。为了说明这一点，在一项仅关注婴儿、学步儿和学龄前儿童的21项研究的元分析中发现，看电视越多，儿童肥胖的几率就越高，心理社会健康和认知发展方面的得分就越低（LeBlanc，Spence，Carson，Connor Gorber，Dillman，Janssen，et al.，2012）。除了缺乏锻炼这一明显的关联外，研究人员对电视对饮食习惯的影响也很感兴趣。例如，在早期开端计划家庭样本中，在进餐时间观看更多电视节目可以预测成年人和儿童会消耗更多不健康的食物（Horodynski，Stommel，Brophy-Herb，& Weatherspoon，2010）。同样，亚瑟（Arthur）认为，观看电视广告影响了儿童对含糖谷物和休闲食品的偏好（2010）。

电视和视频不应该出现在早期儿童教育环境中。不幸的是，最近的一项研究发现，儿童不仅仅在家里看电视，也会在中心式或家庭式照护服务中看电视。在中心式照护服务项目中，婴儿不看电视，学步儿平均每天看6分钟电视；而在家庭式照护服务项目中，婴儿看12分钟电视，而学步儿则看1.6个小时（Christakis & Garrison，2009）。研究发现，当家庭式照护服务照护者拥有2年或4年的大学学历时，儿童看电视的时间则明显更少（Christakis & Garrison，2009）。美国儿科学会在其政策声明中总结道：“尽管针对婴儿的教育项目有明确或隐晦的营销主张，但儿童是否真的从这些项目中学到了东西仍值得怀疑。”（p.1041 ~ 1042）韦伯和辛格在他们陈述的时候强调了这一主张，没有证据表明“媒体可以以一种发展适宜的方式融入非常年幼的儿童的生活中”（2004，p.36）。

那些较新的技术形式呢？今天婴幼儿所经历的科技世界与我们许多人成长的世界大不相同，过去科学家也曾对如今的科技形式进行过研究（Robb & Lauricella，2015）。例如，当婴儿或学步儿在餐馆中变得沮丧时，她经常会被递给一个移动设备，如智能手机或平板电脑。她似乎立即知道该做什么，她轻击屏幕，不再沮丧。与电脑或电视相比，这些设备不需要太多的手部灵活动作和认知理解来操作（例如，什么会导致结果的发生），那么它们是如何影响大脑发育或自我调节技能的？相关研究主要涉及观看电视，我们对移动设备的使用如何影响婴儿和学步儿的发育和学习知之甚少。为了谨慎起见，我们不提倡两岁以下的儿童使用移动设备，两岁以上儿童在家庭和学校中使用各种屏幕的时间不应超过每天1小时（例如，电视、视频、移动设备和计算机）。此外，我们必须提醒家庭成员阅读和游戏以及其他与儿童互动的好处。如果花费半小时或更长时间用于共享阅读而非观看电视或视频，可能是更为明智的选择，例如，当我们考虑到共享阅读在发展和教育方面的好处（Dodici，Draper，& Peterson，2003；Lawhon & Cobb，2002；Rosenkoetter & Barton，2002）。

探究性的科学课程应该从物理科学扩展到生命科学（如动物和植物学）和环境科学。在之前的章节中（如第八章和第十三章），介绍了生命科学课程的重点是建立与之相关的学习环境。这样做可以帮助教师有意地将课程的重点放在这些方面。例如，建立一个班级菜园，在照料菜园、收割番茄、烹饪青豆和吃新鲜沙拉时，教师可以将植物和人体营养之间的相互作用带入不同的对话中。换句话说，精心设计的环境为讨论和分享健康饮食习惯问题提供了自然又有意义的机会（Kalich，Bauer，& McPartlin，2009）。然而，课程并不仅仅是关于营养的。你可以关注其他重要的生命科学主题，如生物多样性、生态系统（对阳光的需要，蚯蚓使土壤肥沃和通气，蜜蜂为植物和花卉授粉）和生命周期。以探究方式来研究这些内容，实际上是重在培养儿童科学探究的技能，如观察和收集数据（Hachey & Butler，2012）。记住，我们的目标不是用随机的知识（或“事实”）来填充学步儿的大脑，而是提出问题和关注问题，并帮助他们解决这些问题。

相似地，环境科学家会使用跨学科的工具和知识来解决我们的环境问题。第八章介绍了减少、再利用和回收材料的方法，其目的是解决早期儿童教育项目中的社会问题。当规划设计一个学习环境时，能考虑到这些问题，它就可以成为成人与儿童对话的自然组成部分，并可用于形成有吸引力的课程。例如，如果一个学步儿扔掉一张部分使用过的纸，一个成年人可以让他们参与到关于如何回收那张纸的谈话中。环境科学家还关注其他问题，这些问题在早期学习环境中也会自然发生。如果儿童开始从桌子上喝脏水，照护者可以引导他们用饮水器喝干净的水，并引发有关水污染的讨论。此外，当教师带着儿童在附近散步的时候，儿童会注意到别人留下的垃圾，带一个袋子去收集垃圾（如果合适的话）可以证明我们所有人都需要共同努力，使社区免受污染。正如你所看到的，因为环境科学家研究的许多概念都是抽象的，因此我们应该帮助儿童在个人层面上具体地学习和接触它们。潘切里 - 安布罗斯（Pancheri-Ambrose）和特里奇勒 - 卡利（Tritchler-Scali）认为，儿童与自然的接触越多，他们就会变得越有创新精神，越有责任感，越爱护环境（2013）。

阅读检查站

在继续阅读之前，请确保你可以回答目前材料讨论的以下问题：

1. 阐释两种促进数学知识学习的策略。
2. 描述如何帮助儿童利用美术来展示他们对另一个内容领域的理解或他们对美术方面的理解。

在教学中学习内容

在第二章的前言中，你被要求思考和回答发展与学习之间的关系（参见图 2–1）。你可能记得，学习被定义为通过系统的学习、指导、实践和经验来获得知识和技能。在这一章中，我们研究了学习的内容领域，如读写、数学和美术。考虑对婴幼儿使用何种教学方法，可以进一步促进其对话。针对学龄前儿童或小学生传统的教学方法不应对婴幼儿使用。本书所讨论的原则——以婴幼儿为主导的积极探索，这适用于学科领域知识以及我们之前关于支持发展的相关讨论。精心规划的学习经验赋予学科（如数学、社会研究）工具价值，并赋予课程知识完整性（Bredekamp & Copple，1997）。学步儿应该有机会进行调查他们有疑问的科学主题（例如，生物、微生物、引力；参见 Youngquist，2004），并使用诸如观察、记录和验证假设等过程。他们应该具备解决问题、测量和几何等数学概念的日常经验。综上所述，以下对儿童的学习很重要，可以借助工具来帮助儿童做以下事情：

> ……直接参与学科研究，例如，通过进行科学实验，撰写观察报告……收集和分析数据……以及扮演学科专家的角色。（Bredekamp & Copple，1997，p.20）

为了支持学习，教师应该设计一个生成课程（emergent curriculum）[①]，以回应儿童不断变化和演变的特点（Wien，2008）。生成课程是为群体中的特定儿童创建的，它基于当前儿童能做什么、儿童对什么感兴趣以及儿童准备好迎接什么具有挑战性的知识。换句话说，教师从他们对儿童的研究中设计课程（Wien，2008）。一个整体的课程，会关注儿童整体的发展（例如，除了学习每一个内容领域的知识之外，身体语言、认知语言、情绪语言和社交语言也是必需的）。每天和每周的计划通常集中在儿童的个人活动上，但也可能包括一些简短的小组活动，如讲故事、背诵儿歌或玩手指游戏。此外，短期和长期的综合项目（integrated project）[②]，将想法从一天带到另一天，为儿童提供了一种性格和知识发展的机制，处理正在进行的项目自然会带来挑战和需要解决的问题。因此，项目帮助儿童发展自律性（discipline）[③]，并在面对障碍和达到预期目标前专注于一项活动（Glassman & Whaley，2000）。一个综合活动的例子是烹饪：当照护者提供做饭的机会时，儿童会获得认知技能（如转换）、数学技能（如测量）、读写技能（如用于提供信息的书面沟通）、生活技能（如选择健康食品）（Colker，2005；Darbyshire，2004；Houts，2002）。布鲁尔（Brewer）研究了学步儿如何在几个月的时间内研究加拿大鹅（2010）。以儿童的兴趣为基础，为目标而努力，都是素质教育的必要条件。“如果儿童对他们正在学习的材料没有情绪投入，也没有受到教师的指导，他们就不能在智力上成长。”（Olfman，2008，p.62）

本节的其余部分将与你分享三个专门为学步儿设计的项目，来说明如何与儿童一起探索科学和数学知识。其中包括将识字和美术纳入活动的例子。

谢弗（Shaffer）、霍尔（Hall）和林奇（Lynch）调查了一组婴幼儿研究昆虫的过程（2009）。教师们有意决定“重视和培养儿童对昆虫的好奇心”，这是一个挑战，因为成年人一开始对昆虫持负面看法（p.20）。这个项目的出现是因为学步儿花了很多时间在他们的环境（室内和室外，家庭和学校）中寻找昆虫。当发现昆虫时，人们就有机会通过绘图观察和记录观察

① 生成课程：课程设计经验基于先前对儿童兴趣、需要和问题的观察。

② 综合项目：将思想从一天延续到另一天，以此作为发展儿童性情和知识的机制。

③ 自律性：在面对障碍时专注于一项活动以达到预期结果的能力。

结果，创建和修改假设（例如，特定的虫子喜欢生活在什么地方；冬季昆虫会发生什么），提出问题（例如，“如果……会发生什么？”），做实验（例如，在对儿童和昆虫都安全的情况下，尝试一个想法）。此外，当出现一个无法通过实验回答的问题时（例如，一只没有斑点的橙色小虫真的是瓢虫吗），他们找到了一位专家（例如，某儿童的父母是昆虫学家）或一本科普读物（即非小说类书籍）。需要注意的是，关于昆虫的科普读物是存在的，但许多并不是为学步儿编写的；成人对儿童看各种图片的支持和指导使书成为有用的工具。学步儿在与整个小组分享信息时也能得到支持。因此，儿童需要许多不同形式的研究，来学会寻找科学答案。

正如前面提到的，布鲁尔（Brewer）在她的家庭式照护服务中进行了一项关于加拿大鹅的研究，研究对象是 5 个孩子（1 名婴儿、3 名学步儿和 1 名学龄前儿童）（2010）。每次去大坝或公园的时候，她都会带一个“探索包”，里面通常放着卡片、钢笔或铅笔、放大镜、标本盒（带回来供日后观察用）和望远镜。布鲁尔描述了 30 个月的亚历克斯如何专注地看着鹅，然后在纸上做标记（2010）。虽然这些标记还不能代表可被识别的鹅，但他正在从事重要的野外工作，对鹅进行仔细观察和记录，就像一位专业科学家所做的那样。甚至最小的婴儿也参与了科学探索，因为她注意到自己像鹅一样鸣叫和像海鸥一样尖叫，动物会有两种不同的反应。在与小组中年龄最大的儿童讨论时，教师建议用鹅在泥里留下的脚印做一个模型。这不仅激发了儿童对脚印特征的科学探索，而且提供了相应的数学经验（稍后将讨论）。

格雷泽戈尔泽夫斯卡（Grzegorzewska）和科涅茨纳 - 布利查兹（Konieczna-Blicharz）描述了他们与 24 名学步儿（18 ~ 36 个月大）及他们的父母一起完成的一个小项目（2011）。儿童最初被问到一个问题（“我们的教室里有什么东西在发光？”）来激发他们的思考。他们使用了各种各样的光源（如手电筒、蜡烛、灯具），并发现了它们的工作原理（如开关、按钮）。然后，他们测试儿童行为并观察其结果（如打开和关闭开关，让房间由亮变暗）。成人给儿童提供了各种各样的灯泡，并让他们猜哪个灯泡适合一盏特定的灯。作为他们户外活动的另一个方面，他们去了一家有很多灯光可供观察、绘画和探索的商店进行实地考察。此外，他们还可以向在那里工作的专家提问。

显然，这些课程有着丰富的科学概念和原则。例如，学步儿在这些项目中都获得了第一手经验来支持他们的探究。他们都提出了问题，也被提了问题，扩展了他们对物体和生物体如何工作的思考。研究人员向他们提供了如何获取某一主题信息的经验：观察、阅读、寻找专家。在昆虫与光项目中鼓励学步儿比较小说和非小说类书籍。在所有的课程中，学步儿使用画画的方式来记录观测结果，以帮助他们思考思维的变化。总之，教室里的这些学步儿获得了作为科学家的丰富经验。

可以想象，这些学步儿也有机会在这些项目中扮演数学家的角色。虽然在文章中没有明确讨论，但我将假设这里介绍的每个科学课程都是与数学概念联系在一起的（基于对文献的回顾）。在研究和讨论鹅的脚印模型或各种昆虫时，儿童可能会使用描述性语言（例如，高、大、小、瘦）来比较，以说明它们是如何相似和不同（Geist，2009）。此外，学步儿可能会发现，一些脚印或昆虫可以被重新分类，从而归入多个类别（例如，小而瘦）（Horst，

Ellis，Samuelson，Trejo，Worzalla，Peltan，et al.，2009）。此外，学步儿还可以在更有知识的人的帮助下，计算他们检查不同类型的灯泡的数量或他们收集的不同昆虫的数量。这种计数经验对于数字概念的发展非常重要，例如，数字命名，计数和一对一的对应（Linder，Powers-Costello，& Stegelin，2011）。豪厄尔（Howell）和肯普（Kemp）提醒我们，早期数字感是入学前数感的一个重要组成部分（2010）。但是，不应期望学步儿掌握这些概念。相反，我们的目标是创造一个丰富、有意义的环境，在环境中讨论和探索数学概念。这一观点来自一项研究，该研究发现，父母在家里使用"数学谈话"的次数越多，他们的孩子对基数知识的理解越多（例如，数字 4 指的是一组由四个项目组成的集合；Levine，Suriyakham，Rowe，Huttenlocher，& Gunderson，2010）。其结论是，数学语言环境的质量会极大地影响儿童目前的理解水平和未来的成就。因此，我们也有理由期待，当早期儿童教育工作者创造出同样高质量的数学环境时，会对儿童学习产生的积极影响。

因此，在规划一个综合课程时，非常年幼的儿童的教师应考虑如何支持每一个内容领域的学习。因为学习并不是孤立发生的，所以仅关注一个内容领域是不够的。儿童的脑正在努力将新词汇、测量对象的结果、他们对理论的理解与他们对概念的理解联系起来（例如，鸟儿如何飞翔）。但是，科根（Kogan）和平恩（Pin）也提醒我们学步儿的项目工作与学龄前儿童或年龄较大的学步儿不同（2009）。他们认为，非常年幼的儿童的教师应该专注于项目实践，或将项目工作的具体元素引入他们的经验。为了举例说明，教师并没有让儿童参与讨论，以找出儿童已经知道的某个话题和儿童想知道的内容，而是利用通过对儿童的观察来指导儿童进行头脑风暴，找出可能存在的具有挑战性的行为。为了了解儿童的语言技能，应向儿童分别提供刺激，并在儿童接触材料时仔细观察和倾听。通过对观察数据的分析，确定儿童的兴趣水平和内在的问题。

实地工作的机会也应体现出当下儿童的能力发展状况。正如这三个项目所展示的，实地工作的类别可以包括：观察图纸和绘画，制作黏土或其他模型，积木搭建，以及通过戏剧游戏来表达思想。当然，在这些活动中教师可以基于对儿童个人能力的了解，对其表现进行合理期望。一个儿童可能通过做随机的标记来进行观察性绘画，而另一个儿童可能使用几何形状。尊重和重视这两种表达方式，支持这些非常年幼的儿童在项目实施过程中发展书面沟通的个人能力。因为这一时期，部分学步儿会开始合作游戏，因此科根和平恩认为，实地工作经验主要是为单独或平行工作设计的，而稍大一些的学步儿则有机会发展其合作性（2009）。个人工作可以在档案袋中被结合和讨论来代表整个小组的工作。

正如你所看到的，项目工作为儿童提供了一个重要的途径，儿童可以参与到学科领域的知识学习中，并支持了儿童学习能力的发展。事实上，儿童也可能会明白，"我所做的，所说的，所想的都是重要的"，或"我的工作被认真地对待"，或"我可以影响团队中发生的事情"（Grzegorzewska & Konieczna-Blicharz，2011）。这样，我们照护的每个儿童都能获得丰富的学习机会。

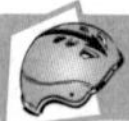

聚焦研究：高质量的活动模式

这本书可以指导你如何创建婴幼儿的生成性与回应性课程。为儿童创建课程的最佳方法是在仔细观察你照护的儿童的基础上自己开发。我们也意识到有一些课程模式可以为你提供额外的结构和方向。如果要选择并实施特定的模式，只有在仔细考虑和调查用于建立该项目的理论之后才可以实施。项目模式可以为你提供指导（就像这本书所做的那样），而不是去帮助你仅仅实施一系列预定的课程活动。

许多高质量的课程模式可能对作为一名班级教师的你或照护服务项目有用；然而，本节仅介绍了一些可以在线获取的信息。适用于婴幼儿的高瞻课程；针对婴儿和学步儿或两者的创造性课程；建立在儿童是积极的意义创造者，需要开放式的材料来探索和发展自己的思维，这一理解之上的华德福课程，因此，游戏是所有这些模式的一个基本方面。此外，规划成人和儿童之间积极的社会互动是每个模式的重要组成部分。

每种项目模式都有相关研究。当然，在评估数据和得出的结论时，仔细关注谁进行研究以及如何衡量结果是很重要的。一些比较项目模式的研究，如爱德华兹，与任何特定的项目模式无关，因此其结论也可能会更为客观（2002）。

此外，在意大利瑞吉欧·艾米利亚的婴幼儿和托幼机构中心的教师，可以教给我们很多关于高质量保育和教育的内容。虽然他们不是一个项目模式，但是他们确实通过各种出版物提供了他们的经验，作为分析和反思自己实践的工具。

结　语

即使在 21 世纪的今天，人类的智力发展和情绪发展之间的巨大差距仍然十分明显。和平与发展是时代的主题，但是局部战争仍在继续，恐怖分子从传播恐惧中获得力量，一些人因为肤色而被杀害。与我们最年轻的公民一起工作的教育工作者有责任为他们的发展和学习打下坚实的基础，尤其是在社会性和情绪技能方面。例如，在采取行动之前要考虑别人的需要或观点，这不仅能为当前的关系行动服务，而且可以为未来带来更大的好处。因此，既然你已经知道了情绪智力教育的重要性，你就必须行动起来，改善下一代的性格。作为婴幼儿照护者，教师在确保我们最年轻的公民学会如何与他人进行人性化和亲密的互动、发展良好的精神健康和健康的自尊心、保持思维和感觉之间的平衡以及提高生活质量方面发挥着至关重要的作用。

教师处于独特的地位，可以促使早期儿童教育领域和社会从完全强调认知技能转变为强调在他人面前保持情绪健康和良好的社会性。通过重视儿童情绪和社会性发展、身体和认知发展等主要领域，可以帮助创建一个重视同情、理解和道德行为及其实践的社会结构。

出生到 3 岁是婴幼儿为情绪和社会智能发展奠定基础的理想阶段。拥有三个“*A*”的能力，并提高自己的敏感性的照护者能够帮助儿童实现最佳发展。在这个过程中，社会也会真正受到影响。祝贺你选择了社会中最重要的职位！

阅读检查站

在继续阅读之前，请确保你可以回答目前材料讨论的以下问题：

1. 使用儿童综合课程的好处是什么？

2. 提供两个如何将社会研究纳入项目中的例子。

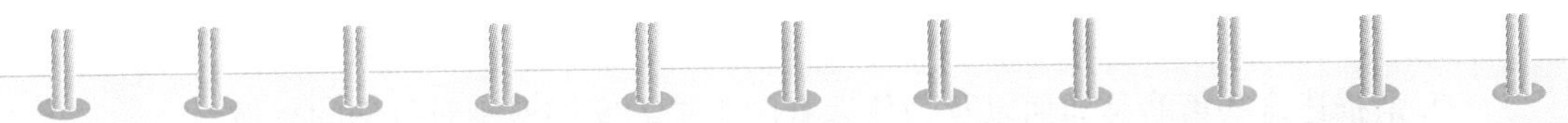

小　结

1. 引导婴幼儿清晰地表达与每个内容领域相关的“重要想法”。

“重要想法”，如解决问题、有目的的写作、通过绘画和动作表达创意、随着时间的推移而改变、锻炼和平衡物体，都应成为儿童开放式学习体验的重点。

2. 区分每个内容区域的核心概念。

除了发展以外，婴幼儿教师还应将内容领域的学习嵌入课程中。内容应涵盖新兴文化、数学、美术和社会研究的核心概念。

3. 制定广泛的策略，让儿童通过综合项目获得促进发展的学科知识。

应向学步儿提供具有挑战性的、持续的学习经验（例如，在每个内容领域建立学习经验并扩展它们的功能）。

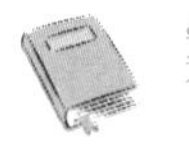

案例分析

安德烈娅的探索

本章前面所提到的安德烈娅，是一个27个月大的来自中上层职业家庭的儿童。她的父母都有极优异的职场表现和全职工作，所以安德烈娅是全职看护的儿童。安德烈娅的主要照护者是艾伦，艾伦通过观察得出结论，认为安德烈娅对音乐、运动和阅读都很感兴趣。在上次和她父母的会议中，艾伦了解到他们也喜欢音乐，经常带安德烈娅去当地公园参加免费的儿童音乐会。然而安德烈娅很少参加艾伦的科学活动。艾伦假设这可能是因为：（1）她可能无意识地支持性别刻板印象；（2）科学活动经常是混乱的，而安德烈娅往往不喜欢“变脏”。

艾伦和安德烈娅的父母一起制订了一个计划，来帮助她从事更多的科学探索。首先，艾伦创作了两种乐器的精美展示。在她探索了一段时间之后，他又加了一件新乐器。艾伦精心挑选乐器，以便在主题上有不同的变化（例如，声音的音高或强度）。其次，运用音乐与科学相结合的策略，帮助她掌握比较与对比乐器、辨别不同音质等技巧。艾伦创建了一个问题列表，放在口袋里，提醒自己这两个内容领域之间可能存在联系。再次，在安德烈娅对“真正的”乐器进行了大量的探索之后，艾伦拿出了各种可以用来制作乐器的材料。当安德烈娅在那个空间工作时，艾伦又一次问了一些问题来帮助她进行科学的推理。例如，他问：“如果你在摇壶里使用按钮而不是鹅卵石，会发生什么？”最后，艾伦把书放在放乐器的地方。这些书既有小说类的，也有非小说类的。艾伦甚至挑选了一些专为成年人设计的非小说类书籍，但里面有令人惊叹的图片。

在很短的时间内，安德烈娅在科学思维技巧的运用上有了显著的进步，并且她探索其他科学材料的兴趣也得到了拓展。

1. 对女孩和男孩来说，学会像科学家一样思考有多重要？为什么？

2. 请描述这些策略是如何以及为什么有助于扩大安德烈娅对科学的兴趣。

3. 还有什么方法可以帮助安德烈娅像科学家一样思考？

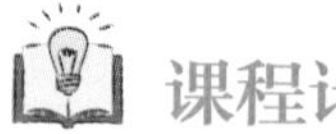

课程计划

标题：故事录音

儿童观察：

教室和社区对于尼古利娜来说都是崭新的。她的家人最近从克罗地亚搬了过来。尽管这是一种文化冲击，但尼古利娜似乎很好地适应了教室。昨天，她妈妈把一本用她的母语写的书送到学校，尼古利娜在午饭前看了九遍。她睡觉的时候紧紧地抱着它。

儿童发展目标：

促进早期读写能力。

与社区其他成员交流。

材料：绘本；用于记录家庭成员阅读故事和播放录音的设备。

准备工作：将每个家庭的书和录音设备送回家。邀请他们用母语阅读本书，记录并将材料送回学校。每个想要参与的家庭录制完后，选择一个便于观察的区域来展示图书和录音设备。

学习环境：

1. 当儿童注意到这本书和录音设备时，加入他们的活动。并邀请另外的儿童和你一起听故事。

2. 解释如何在设备上播放录音，为了说明这一点，你可以说："碰这个符号，当它打开时，你可以触摸这个箭头来听故事。"

3. 观察儿童听故事的情况，在邀请他们听其他版本的故事之前，先谈谈这个故事。

4. 使用图片进行记录，并记录儿童如何参与故事。

5. 当其他儿童听到录音并表现出兴趣时，邀请他们一起来体验。

6. 每次阅读结束后，鼓励儿童谈论这本书。目的是了解他们对不同阅读材料的注意程度。可以使用开放式的提示来促进对话，

（1）"我想知道是谁在读这个故事？你能听出那个人的声音吗？在这里的朋友，有谁听起来像读故事的人吗？"

（2）"每次阅读的故事听起来有什么不同？"

指导思考：

如果儿童为谁来开始录音而争吵，使用社会问题解决协议来确定解决方案。

变化：

邀请家庭成员选择儿童最喜欢的书籍来阅读和记录。当儿童在准备午睡或想念家人时，可以使用这些书籍和录音。

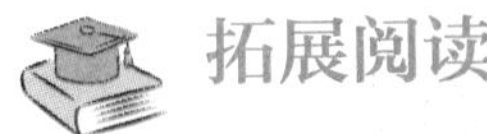

拓展阅读

Ardizzone, L. (2014). *Science-not just for scientists!: Easy explorations for young children*. Lewisville, NC: Gryphon House.

Bentley, D. F. (2013). *Everyday artists: Inquiry and creativity in the early childhood classroom*. New York: Teachers College Press.

Gandini, L., Hill, L., Cadwell, L.; & Schwall, C. (Eds.). (2014). *In the spirit of the studio: Learning from the atelier of Reggio Emilia* (2nd ed.). New York: Teachers College Press.

Lubawy, J. (2011). *Visions of creativity in early childhood: Connecting theory, practice and reflection*. St. Paul, MN: Redleaf.

Nemeth, K. (2012). *Many languages, building connections: Supporting infants and toddlers who are dual language learners*. Lewisville, NC: Gryphon House.

Neuman, S. B., & Dickinson, D. K. (Eds.) (2011). *Handbook of early literacy research* (Volume 3). New York: Guilford.

Shea, M. (2011). *Parallel learning of reading and writing in early childhood*. New York: Routledge.

附录 A　观察和记录工具

附录大纲

- 发展里程碑（清单和评级量表的组合）
  - 从出生到 4 个月
  - 4 到 8 个月
  - 8 到 12 个月
  - 12 到 18 个月
  - 18 到 24 个月
  - 24 到 30 个月
  - 30 到 36 个月
- 运行记录
- 逸事记录
- 室内安全检查表
- 游乐场安全检查表

发展里程碑（清单和评定量表的组合）——从出生到 4 个月

儿童行为	实践（记录日期）	专业人士（记录日期）	观察支持水平
身体发育			
肌肉控制			
反射			
抓握反射			
惊跳反射			
强直性颈部反射			
头部和颈部			
转头			
在支撑下保持头部直立			
俯卧时能稍微抬起头			
头向两侧和中间晃动			
俯卧和俯卧时能撑起头部			
没有支撑就能控制头部			
躯干			
撑起胸部			
有支撑可以坐起			
尝试起身			
如果躺下后没有办法坐起来，可能会表示抗议			
撑起胸部和肩膀			
腿			
从俯卧翻身成仰卧			
臂			
随意移动			
触及			
手			
张开和合上			
保持双手张开			
玩手			
用双手抓住物体			
用 4 根手指压在拇指上			
用拇指和食指			
拿住并移动物体			
手眼协调			
将手臂移向物体；可能碰不到物体			
伸手去抓物体；可能会抓住，也可能抓不到物体			
视觉			
聚焦离眼睛 8 英寸的地方			
眼睛跟随事物			

续 表

儿童行为	实践（记录日期）	专业人士（记录日期）	观察支持水平
能看见超过 8 英寸的物体			
视线从一个物体移到另一个物体			
环顾四周；专注于物体；然后继续视觉搜寻			
听觉			
对声音和音域有反应			
对听到低音和高音有反应			
定位声音源			
睡眠			
白天和晚上大部分时间都在睡觉			
晨睡和午睡的时间较长			
可能有不规律的睡眠习惯			
饮食和排泄			
进食和排便建立规律的时间			
认知发展			
感知运动阶段一			
反射行动			
从被动到主动搜索			
感知运动阶段二			
通过重复产生小的、渐进性的变化			
行为的协调性，例如，寻找声音			
将手、物体放入口中吮吸			
移动手、物体以便能看到它			
产生令人愉快的运动并重复活动			
客体永久性			
眼睛跟随移动物体直到物体消失			
看着物体消失的地方			
失去兴趣并转身离开			
语言发展			
语言发起 — 回应			
制造出声音			
对另一个人进行口头回应			
发出声音，重复声音，继续练习发声			
模仿他 / 她已经知道的一些声音			
声音试验			
发出咕咕声			
在咕咕声中添加音调			
哭泣			
在压抑、沮丧时会不自觉哭泣			
用不同的哭泣方式表达饥饿、不适和愤怒			
发声增加时哭声减少			

续 表

儿童行为	实践（记录日期）	专业人士（记录日期）	观察支持水平
情绪发展			
情绪和情感的类型			
表达兴奋			
表达压力			
表达享受			
表达愤怒			
表达恐惧			
表达抗议			
情绪和情感的控制			
哭泣			
提高声音（说话）			
回应声音（说话）			
通过拥抱得到安慰			
气质（列出表明基本方法的行为）			
活动水平			
规律性			
对新情况的回应：接近或后退			
适应日常变化			
感觉阈值			
积极或消极的情绪			
反应的强度			
分心			
持久性和注意力			
社会性发展			
依恋			
与家庭成员建立特殊亲密关系			
与一名主要照护者建立情感联系			
自我			
认识手和脚			
自发地微笑			
对他人微笑（社交微笑）			
与他人互动			
与人交往			
大笑			
开始与他人交谈			

发展里程碑——4到8个月

儿童行为	实践（记录日期）	专业人士（记录日期）	观察支持水平
身体发育			
肌肉控制			
头部和颈部			
独立抬头			
头部处于正中位置			
在仰卧、俯卧和坐起时能抬起头			
躯干			
撑起胸部、肩部；拱背、臀部			
支撑坐起			
会尝试抬起身体			
如果被放下来躺着，没有机会坐起来，会生气愤怒			
前后倾斜			
坐在椅子上			
没有支撑可以坐一小会儿			
能自己坐起			
腿			
站立时伸直双腿			
站立时跺脚			
从仰卧转成俯卧			
通过手和膝盖抬起身体			
支撑站立			
使自己站起来			
运动			
踢物体表面以让其移动			
用手和膝盖翻身			
俯卧爬行			
坐下时用腿拉、推自己			
手臂			
视觉引导触摸、击打			
扔物体			
手			
用一只手拿起物体并转向另一只手			
双手拿取物体			
抓握和放开物体			
丢弃物体			
进食			
开始吃固体食物（用舌头吞咽的新技巧）			
用杯子喝水（用舌头吞咽的新技巧）			
在“用餐时间”吃固体食物、牛奶、果汁			

续 表

儿童行为	实践（记录日期）	专业人士（记录日期）	观察支持水平
自己吃手指食物 牙齿 第一次出牙：两颗中间的下齿，两颗中间的上齿			
认知发展			
感知运动阶段三 重复有趣的动作 改善手眼协调 寻找物体、伸手触摸并准确触碰到物体 模仿他 / 她可以看到或听到的行为 客体永久性 在物体消失时，（非手动方式）进行短时间的视觉搜索 看到物体的一部分，寻找整个物体 语言发展 咿咿呀呀的音节声音 通过咕咕、咿呀、微笑来回应对话 模仿声音 被叫到名字时会张望 咿咿呀呀地与他人交谈 用声音来表现快乐和不快乐 发出两个和三个音节的声音 改变声音强度、音量、音高和节奏			
情绪发展			
情绪和情感的类型 很高兴看到别人 对重复游戏表现喜悦 表现出不开心 表现出对陌生人的恐惧、失落 表现出对超负荷刺激的挫败感 表现出快乐、愉悦、开心、幽默 表现出沮丧、生气和 / 或愤怒 情绪和情感的控制 在成人与其对话、唱歌给他听时，会停止哭泣 气质（列出表明基本方法的行为） 活动水平 规律性 对新情况的回应：接近或后退 适应日常变化			

续 表

儿童行为	实践（记录日期）	专业人士（记录日期）	观察支持水平
感觉阈值			
积极或消极的情绪			
回应强度			
分心			
持久性和注意力			
社会性发展			
依恋			
表现出对家人的强烈依恋			
对家庭成员的反应不同			
对他依恋的人表现出强烈的快乐和沮丧			
自我			
寻求行动的独立性			
玩自己设计的游戏			
与他人互动			
模仿他人			
和他人一起玩			
通过运动、声音、微笑和哭泣来寻求家人和/或照护者的关注			
跟随家人和/或照护者到同一个房间			
对一些陌生人表现出害羞			

发展里程碑——8到12个月

儿童行为	实践（记录日期）	专业人士（记录日期）	观察支持水平
身体发育			
肌肉控制			
躯干和腿			
抓住家具或用手支撑以站起来			
没有辅助就能站起来			
从站立到坐下			
蹲和站			
运动			
爬行			
向前迈			
爬上台阶			
横向迈步			
在帮助下行走			
爬上家具			
手			
双手可以放到身体中部			
用手指戳			

续 表

儿童行为	实践（记录日期）	专业人士（记录日期）	观察支持水平
手里拿着物品 手持并使用笔和蜡笔 用一只手握住物体，另一只手去触摸和探索 用常用的手堆积木 脱衣服 进食 拿着瓶子 拿着杯子 握住并使用勺子 用手吃大部分食物 开始形成食物偏好			
认知发展			
感知运动阶段四 区分目标 可以专注于拿到玩具并将注意力集中在玩具上 客体永久性 当物体消失时，孩子知道物体仍然存在：孩子寻找在物体后面滚动的玩具 因果关系 理解因其他人引起的行为 模仿和玩耍 模仿他人在游戏中的行为			
语言发展			
喊叫 使用名字：妈妈、达达 回应熟悉的声音 回应熟悉的单词 重复音节、单词，例如，再见 喋喋不休地说话 重复、一遍又一遍地练习 说一两个字			
情绪发展			
情绪和情感的类型 可能会发脾气 拒绝某种物品、情境 发展对玩具、人的偏好 表现出独立性——自己进食和穿衣服 表露情绪			

续 表

儿童行为	实践（记录日期）	专业人士（记录日期）	观察支持水平
控制情绪和情感			
遵守指令：不—不，停下来			
有时抑制自己的行为			
气质（列出表明基本方法的行为）			
活动水平			
规律性			
对新情况的回应：接近或后退			
适应日常变化			
感觉阈值			
积极或消极的情绪			
回应强度			
分心			
持久性和注意力			
社会性发展			
可能会害怕陌生人			
保持家庭成员或照护者在视线范围内			
专注于自己的快乐；可能不会考虑其他人			
模仿游戏			
显示对人的所有权			
显示对物品的所有权			
可能会变得害羞、黏人			
可能会需要关注			

发展里程碑——12 到 18 个月

儿童行为	实践（记录日期）	专业人士（记录日期）	观察支持水平
身体发育			
肌肉控制			
运动			
与走路相比，可能更喜欢爬行			
独自行走			
在帮助下爬上楼梯			
在帮助下爬下楼梯			
爬上物体			
手			
表现出对手的偏好			
滚动和抓住物体			
手眼协调			
涂鸦			
在帮助下穿、脱衣服			

续 表

儿童行为	实践（记录日期）	专业人士（记录日期）	观察支持水平
认知发展			
感知运动阶段五 客体永久性 注视藏起并移动的玩具 寻找物品移动的地方 因果关系 探索因果关系 将自我视为因果的动因 探索事情发生的各种方式 采用积极的试误来解决问题 试验 模仿和玩耍 开始将模仿游戏作为一种仪式			
语言发展			
模仿他人、物体发出的声音 对语言和手势做出回应 婴儿会对很多无法表达的问题和指令给出回应 开始说行话（含混不清地说着一个真正的词） 对某些单词使用近似词来表达 在当下的语境中使用单词 独立看纸板书 在照片中能够识别家庭成员 使用记号笔			
情绪发展			
情绪和情感的类型 用行为和语言表达情绪 识别他人的情绪 表现出幽默感 表现出否定倾向 可能发脾气 使用游戏来表达情感，解决冲突 通过与家人和照护者在一起，寻求依赖和安全感 希望扩展独立能力 情绪和情感的控制 开始明白对、错 强化所需的行为 气质（列出表明基本方法的行为） 活动水平			

续 表

儿童行为	实践（记录日期）	专业人士（记录日期）	观察支持水平
规律性 对新情况的回应：靠近或后退 适应日常变化 感觉阈值 积极或消极的情绪 回应强度 分心 持久性和注意力			
社会性发展			
自我 掌握自我概念 以自我为中心：只了解自己的观点 他人 寻求家人或照护者的陪伴 面对不同的人有不同的行为 用各种行为来获得关注 面对有些人可能会感到害羞 参与游戏			

发展里程碑——18到24个月

儿童行为	实践（记录日期）	专业人士（记录日期）	观察支持水平
身体发育			
肌肉控制 运动 向后走 侧身行走 停跑和起跑 双脚跳跃 踢物体 扶着栏杆上下楼梯；双脚并拢一步一步走 走路时推、拉物体 攀爬 循环蹬踏板 手臂 有目的地投掷物体 手 利用发展中的手指肌肉抓握和释放 拉拉链 涂鸦			

续 表

儿童行为	实践（记录日期）	专业人士（记录日期）	观察支持水平
增加手腕的灵活性，通过转动手腕来转动物体 翻书 用工具挖 用蜡笔或笔制作个人标记 牙齿 使用牙刷			
认知发展			
感知运动阶段六 心理试误 根据已有的具体经验，尝试自己的想法 客体永久性 看到物体消失，能记住并找出物体在哪里 延迟模仿和符号化 模仿过去的事件 参与象征游戏 用象征游戏来解决冲突 用象征游戏来尝试新角色			
语言发展			
使用语言来表达自己，期望别人表达同样的意思 快速扩展词汇，物体分类 指向他人命名的物体和图片 学习社交词汇：你好，谢谢你 使用语言来表达需求和期望 使用语言指示他人 提问题 使用名词、动词、代词 正在学习介词 用名字称呼自己 遵循一步或两步的指示 使用电报语（两到三个词的句子） “读”书 听故事和押韵 涂鸦			
情绪发展			
情绪和情感的类型 将自己的内部感受和外部行为视为一致 同时表现一种或多种情绪			

续 表

儿童行为	实践（记录日期）	专业人士（记录日期）	观察支持水平
寻求应允 可能会引发新的恐惧 增加空想 可能会增加攻击行为 在日常工作中寻求安全感 可能会再次变得害羞 有时会拒绝家庭成员或照护者 情绪和情感的控制 利用他人的反应控制自己的行为 可能抗拒变化 走向极端，从可爱变得苛刻和固执 气质（列出表明基本方法的行为） 活动水平 规律性 对新情况的回应：接近或后退 适应日常变化 感觉阈值 积极或消极的情绪 回应强度 分心 持久性和注意力			
社会性发展			
自我 在识别属于自己的材料后表现出强烈的所有权 使用我、我的、我、你（宾语） 他人 开始意识到别人的感受 认为人会发生身份变化 与其他孩子互动；扩展社会关系 寻求他人的帮助 模仿他人的工作 想要帮助、协助完成任务 行为表现与指令相反 参与平行游戏			

发展里程碑——24 到 30 个月

儿童行为	实践（记录日期）	专业人士（记录日期）	观察支持水平
身体发育			
肌肉控制 运动 腰部弯曲 攀爬 单腿跳 单脚站立 正在学习使用叉子 排便 可能对学习如厕表现出兴趣			
认知发展			
前运算阶段：前概念 非语言分类 制作图形集合 口语前概念 在不同时间使用不同的单词 使用具有个体意义的词语 标记同类物体 重点关注一个属性 口头推理 特殊原因 数量 理解一些、更多、没有、大 数 理解更多数 空间 了解上、下、后、在……之上、在……之下 时间 了解现在和将来			
语言发展			
使用演绎命名 使用归因 使用所有权 使用动作 使用循环 使用否定 学习韵律模式 使用主语动词组合 使用动词宾语			

续 表

儿童行为	实践（记录日期）	专业人士（记录日期）	观察支持水平
可以使用主谓宾 选择和阅读书籍 使用有控制的涂鸦			
情绪发展			
情绪和情感的类型 自尊 感觉自我舒适 感受积极的自我价值 感受消极的自我价值 情绪和情感的控制 以社会可接受的方式独立表达许多情绪 气质（列出表明基本方法的行为） 活动水平 规律性 应对新情况：接近或后退 适应日常变化 感觉阈值 积极或消极的情绪 反应强度 分心 持久性和注意力			
社会性发展			
自我 意识到自己具备的能力 知道自己的性别是男或女 他人 表现出取悦成人的倾向 认识到我和你之间的区别 分享，但不是一贯的 帮助他人 参与平行游戏 可能参与短暂的合作游戏			

发展里程碑——30 到 36 个月

儿童行为	实践（记录日期）	专业人士（记录日期）	观察支持水平
身体发育			
运动与协调 跑动自如 跳到原地或向前			

续　表

儿童行为	实践（记录日期）	专业人士（记录日期）	观察支持水平
已经确定了用手习惯 排泄 正在学习或完成如厕			
认知发展			
前运算阶段：前概念 非口头分类 制作图形集合 口头推理 认为一个动作像另一个动作 从结果到原因进行推理 时间 理解现在、不久、之前、之后			
语言发展			
词汇量超过 200 个单词 创造更长的句子 包括功能词（例如，a、an、the） 使用具有准确性和规范化的复数形式 使用具有准确性和规范化的过去式 听故事，“读”图片、故事书			
情绪发展			
情绪和情感的类型 反应强烈 反应消极 热爱学习 情绪和情感的控制 身体冲突 气质（列出表明基本方法的行为） 活动水平 规律性 对新情况的回应：接近或后退 能够改变日常生活 感觉阈值 积极或消极的情绪 回应强度 分心 持久性和注意力			
社会性发展			
自我 表达占有欲			

续 表

儿童行为	实践（记录日期）	专业人士（记录日期）	观察支持水平
他人			
寻求帮助			
指导他人			
帮助他人			
自我控制			
合作游戏			
分享			
轮流			

运行记录

情境	观察（你看到和听到的行为描述）	分析 / 解释 / 问题

逸事记录

儿童姓名： 观察者姓名： 观察情境：	年龄： 日期：
实际发生了什么 / 我看到了什么：	
反思 / 解释 / 问题：	
儿童姓名： 观察者姓名： 观察情境：	年龄： 日期：
实际发生了什么 / 我看到了什么：	
反思 / 解释 / 问题：	

室内安全检查表

项　目	是 / 否	更正 / 备注	更改日期
一般环境			
地板光滑，表面防滑。 儿童无法接触管道和散热器，或为防止接触而盖住管道和散热器。 洗手用的热水温度在华氏 110 度到 115 度。 电线放在孩子们够不到的地方，并且在门口和交通通道之外。 不使用的电源插座由家具或防震装置覆盖。 将药品、清洁剂和气溶胶锁在一个儿童看不见也摸不到的地方。 所有的窗户在使用时都有固定的屏幕；不使用可扩展的屏幕。 窗户只能从底部打开 6 英寸或更小。 抽屉是关闭的，以防止绊倒或撞到。 垃圾桶总是盖着的。 墙面和天花板油漆未剥落，灰泥未开裂脱落，中心已检查是否有铅漆。 没有携带疾病的动物，如乌龟、鹦鹉或猫。			

续 表

项 目	是 / 否	更正 / 备注	更改日期
孩子们总是处在照护人员的视线范围内。 没有易碎石棉释放到空气中。			
设备和玩具			
经常检查玩具和游戏设备中是否有锋利的边缘、小零件和锋利棱角。 所有的玩具都涂了无铅油漆。 玩具不玩时就收起来。 玩具箱有较轻的盖子或没有盖子。 艺术材料是无毒的，并且有 AO 或 CP 标签。 窗帘、枕头、毯子和柔软的玩具都是用耐火材料制成的。			
走廊和楼梯			
楼梯上没有箱子、玩具和其他杂物。 楼梯照明很好。 楼梯上右手边的栏杆与孩子一样高，扶着不会摇晃；楼梯两侧有栏杆或墙。 应在恰当的位置设置楼梯门。 除了紧急疏散时刻，通往无人看管或不安全地区的封闭大门总是锁着的。 工作人员可以监视进入大楼的陌生人。			
厨房			
垃圾应远离加工或储存食物的地方。 垃圾储存在远离炉子和热水器的地方。 不使用病虫害防治条；除害剂适用于爬行的昆虫，并由持证的防治虫鼠操作员使用。 清洁产品和其他有毒产品储存在原容器中，远离食物，放在儿童接触不到的地方。 食品加工操作台干净、无裂纹和碎屑。 把电线放在不会绊倒人或不易被拉扯的地方。 没有锋利或危险的厨具（例如，儿童可够到的刀）。 做饭时，锅柄总是朝向炉子的后面。 灭火器在紧急情况下很容易拿到。 所有员工都知道如何正确使用灭火器。			
浴室			
需要时可提供稳定的阶梯凳。 插座上有防震装置或插座盖。 清洁用品、肥皂、消毒剂应锁在儿童接触不到的地方。 地板光滑，表面防滑。 垃圾桶每天清空，保持干净。 洗手的热水在华氏 110 度到 115 度。			

续 表

项 目	是 / 否	更正 / 备注	更改日期
应急准备			
所有员工都清楚自己在紧急情况下的角色和责任。 现场至少有一名获得婴儿和儿童急救及心肺复苏认证的工作人员。 急救箱定期检查供应品，并放在工作人员在紧急情况下容易拿到的地方。 定期检查烟雾探测器和其他报警器，以确保它们正常工作。 每个房间和走廊都有一条消防通道，可以清楚地看到。 紧急程序和电话号码贴在每个电话附近，清晰可见。 孩子们的紧急电话号码放在电话附近，在那里可以很快联系到他们。 所有出口都有清晰的标志，没有杂物。 门朝所有出口的方向打开。 婴儿床要摆放在合适的地方，以保证在紧急情况下疏散通道畅通。			

资料来源：Statewide Comprehensive Injury Prevention Program（SCIPP），Massachusetts Department of Public Health.

游乐场安全检查表

项 目	是 / 否	更正 / 备注	更改日期
所有设备			
突出的螺母、螺栓或螺钉用遮蔽胶带或砂纸覆盖。 金属设备不生锈、油漆未剥落。 木材设备没有碎片或粗糙的表面、锋利的边缘和捏 / 压碎部件。 螺母和螺栓很紧。 设备锚固稳定，埋设于地下。 设备应放在适当的位置，使用时不得弯曲。 使用设备的儿童的年龄 / 发展水平与设备的设计是一致的。			
地面			
所有的游戏设备都有 8 ~ 12 英寸的防震材料（如细砾石或木屑）。 每周都要清理表面，防止它们被压实，并寻找潜在的危险（如垃圾、尖锐物体、动物粪便）。 地面上没有积水。 设备锚固处没有裸露的混凝土。			
间距			
秋千架距离其他设备至少 9 英尺。 秋千之间至少有 1.5 英尺的距离。 滑梯有 2.5 ~ 3 注的径流空间。 设备之间至少有 8 英尺的距离。 儿童可以看到设备之间的障碍物（例如，画线或矮树丛）。 自行车、游戏和箱子的区域与其他设备是分开的。 秋千架距离墙壁、栅栏、走道和其他游戏区至少 6 英尺；有一道屏障防止儿童拥挤（例如，在追球时）。			

续 表

项 目	是 / 否	更正 / 备注	更改日期
滑梯			
滑梯的高度不超过 6 英尺。 侧缘至少有 2.5 英寸高。 滑梯在顶部有一个封闭的平台，供孩子们休息和进入滑梯。 滑梯两边有扶手，台阶是平的。 在滑梯底部有一个平面用来减速。 金属滑梯要在阴凉处以防止灼伤。 木滑梯上蜡，或用亚麻籽油上油。 滑动倾斜度等于或小于 30 度。 台阶和梯级之间的距离是 7 ～ 11 英寸，以适应儿童的腿和手臂的范围。			
攀爬器械			
有不同高度的梯子以适用于不同年龄和身高的儿童。 握杆时，铁条保持原位。 孩子能从高处跌落的最大高度是 7.5 英尺。 攀爬器械从上到下设置有规则间距的立脚点。 当孩子们爬到最上端时，有一个简单、安全的“出口”。 保证器械在孩子们使用之前是干的。 把阶梯涂成亮色或对比色，这样孩子们会看到它们。			
秋千			
5 岁以下儿童可使用座椅秋千。 大一点的孩子可以使用帆布吊索和马鞍座。 S 形钩或开口钩已被移除。 悬挂物的直径小于 5 英寸或大于 10 英寸（小于或大于儿童的头部）。 座椅和链条相接的地方是外露的。			
沙池			
沙池位于阴影处；只有消过毒的沙子才可以使用。 如果宠物或其他动物有可能进入沙池，需要将沙池严密地盖住。 沙池框架打磨光滑，没有碎片或粗糙的表面。 沙土至少每两周倒出一次，以检查碎片，并使其暴露在空气和阳光下。 沙池有适当的排水系统。 有毒的植物和浆果从游戏区移除。 游戏区有干净的饮用水源。 有遮阴处。 可以很容易地监控到整个游戏区域。			

资料来源：Recommendations of Statewide Comprehensive Injury Prevention Program （SCIPP），Massachusetts Department of Public Health.

附录 B　婴幼儿照护标准

本节提供有关在职或职前教师标准的具体信息。本附录包括美国儿童发展协会（CDA）能力目标和全美幼教协会的早期教育工作者专业准备标准：初始许可计划。这里给出在前面第五章中所提供的表 B-1，是为了提醒你这两套标准之间的关系。

CDA 婴幼儿托育中心照护者能力标准

CDA 能力标准用于评估照护者在 CDA 评估过程中对儿童和家庭的表现（专业认可理事会，Council for Professional Recognition，2010）。能力标准分为六大目标，即对照护者行为一般目的或目标的陈述。能力目标在所有照护机构中是一致的。这六大目标在十三个功能领域中有更详细的定义，这些功能领域描述了照护者为实现能力目标必须完成的主要任务或功能（见表 B-2）。

每一个功能领域都由一个发展背景来解释，它简要概述了儿童从出生到 3 岁的发展过程，并为功能领域的定义提供了理论依据，且举例说明了合格的照护者行为。确定了三个不同的发育水平：小婴儿（出生至 8 个月）、活动婴儿（9 至 17 个月）和学步儿（18 至 36 个月）。儿童的发展速度不同，对这些发育水平的描述强调儿童在每个发展阶段的独特特征和需要。

每一个功能领域都会有一组示例照护行为来做出进一步解释（这里不包括）。这些例子描述了一种行为，这种行为表明照护者在某一特定的功能领域表现出了一种能力或一种技能。在考核过程中，大多数候选者会表现出其他胜任行为，而有能力的候选者可能不会展示功能领域下列出的所有示例。这些例子是根据儿童从出生到 3 岁的发展阶段来组织的，以强调与小婴儿、有活动能力的婴儿和学步儿共处时所需的特殊技能的重要性。针对几个功能领域给出了具体双语专业示例。

标准中所包含的照护者能力范本应该作为识别个体候选人的重要行为，或者其他更具体行为的基础。CDA 的候选人及个人进行或参加 CDA 培训能够想出许多不同的方式来展示在六个能力目标和十三个功能领域的技能。

有能力的照护者会整合他们的工作，不断地调整技能——总是想着孩子的整体发展。在所有功能领域，有能力的照护者在满足群体需要的同时，对每个孩子进行个性化的照护是很重要的。在每个领域，照护者也必须促进多元文化交流，支持使用不同语言的家庭，满足有特殊需要的儿童。在展示技能和知识的同时，有能力的照护者还必须表现个人素质，例如灵

表B-1 儿童发展协会与全美幼教协会的一致性

儿童发展协会能力领域	1.促进儿童发展与学习	2.建立家庭与社区的联系	3.观察、记录及评估	4.使用促进发展的有效方法	5.使用内容知识	6.成为专业人员	7.领域经验
Ⅰ.安全、健康的学习环境	×			×			×
Ⅱ.促进身体和智力发展	×			×	×		×
Ⅲ.支持社会情绪发展；正确引导	×			×			×
Ⅳ.与家庭建立积极、高效的关系		×		×			×
Ⅴ.运行良好、有目的性的计划			×			×	×
Ⅵ.职业承诺						×	×

表B-2 儿童发展能力目标和功能区

Ⅰ.建立和维持一个安全、健康的学习环境。

1.安全：候选人提供一个安全的环境来预防和减少伤害。

2.健康：候选人促进良好的健康和营养，并提供有助于预防的环境

3.学习环境：候选人将空间、人际关系、材料和日常活动作为资源，构建一个有趣、安全、愉快的环境，鼓励游戏、探索、互动和学习。

Ⅱ.提高身体和智力发展的能力

4.体能：利用各种适合儿童发展的设施、学习经验和教学策略，促进儿童的体能发展（精细运动和粗大运动）。

5.认知：候选人提供适合每个孩子的发展水平的活动和机会，鼓励好奇心、探索和解决问题。

6.交流：积极与孩子交流，提供机会和支持，帮助孩子理解、获得和使用语言和非语言的方式交流思想和感情。

7.创造性：提供机会，鼓励孩子以个人的方式探索声音、节奏、语言、材料、空间和想法，展现他们的创造能力。

Ⅲ.支持社会和情绪的发展，并提供积极的指导。

8.自我：候选人与每个孩子都建立了一种温暖、积极、相互支持的关系，并帮助每个孩子理解并为自己的个人和文化身份感到自豪。

9.社会性：候选人帮助每个孩子在小组中感受到被接纳，帮助孩子学习交流和与他人相处，并鼓励儿童和成人之间的移情能力和相互尊重。

10.指导候选人提供一个支持性的环境，并使用有效的策略，帮助所有儿童以个人和群体的方式进行适当的和可接受的学习和锻炼，并为有持续挑战性行为的儿童提供有效的支持。

Ⅳ.与家庭建立积极和高效的关系。

11.家庭候选人与每个孩子的家庭建立积极、合作的关系，与家庭进行双向沟通，鼓励他们参与到项目中，并为孩子与家庭的关系提供支持。

Ⅳ.保证项目良好运行，目标明确，符合参与者的需要。

12.项目管理：候选人是一个管理者，他使用所有可用的资源来确保有效的运作。候选人是一个有能力的组织者、策划者、记录员、沟通者和合作者。

Ⅴ.保持敬业精神。

13.专业的候选人根据以研究为基础的儿童早期实践知识做出决策，促进高质量的儿童照护服务，并利用机会为个人和专业成长以及儿童和家庭的利益提高知识和能力。

资料来源：Statewide Comprehensive Injury Prevention Program （SCIPP），Massachusetts Departmet of public Health.

活性以及与儿童交流和与家庭合作时的积极方式。

儿童专业认可委员会为对 CDA 证书感兴趣的人士设计了培训和评估系统。更多信息，请联系：

华盛顿特区 20009 - 3547，西北第 16 街 2460 号专业认可委员会

电话：（202）265 - 9090 或（800）424 - 4310

传真：（202）265 - 9161

http://www.cdacouncil.org/

NAEYC 早期教育工作者专业准备标准

全美幼教协会为教师准备项目制定了初级教师和高级教师标准。2010 年 NAEYC 初级和高级早期教育工作者专业准备标准（Standards for Initial and Advanced Early Childhood Professional Preparation Programs）是评价教师教育工作者专业准备项目的国家标准。这个过程包括在年度计划评审中评估职前教师与儿童和家庭相处的表现。对其知识、技能和绩效水平的期望分为七个标准及相应的支持要素。

制定这些标准的目的是实现培养一批服务于 8 岁以下儿童及其家庭的卓越早期儿童教育专业人员这一国家愿景。教师准备标准只是一种途径，用来帮助完成儿童在最佳水平上学习和发展的重大任务。早期教育项目的认证标准适用于发展适性的实践指南、课程内容和评估，教师准备标准以及早期儿童教育融资系统，都共同为这一愿景服务的所有指南创造了这种背景。

因为早期教育工作者参加各种不同的服务和项目，例如，私立幼儿园项目、中心式和家庭式照护服务项目、幼儿园公立学校项目，包括早期开端计划和开端计划的早期干预计划，等等，标准不能僵化或“一刀切”。

以下概述和总结了早期专业准备标准。有关每个标准的更具体的指导方针和示例，请参阅整个文档。更多关于该标准的信息可以从 NAEYC 网站下载。

NAEYC 早期教育工作者专业准备项目标准

标准 1. 促进儿童发展和学习

准备参加幼儿学位课程的候选人需要以儿童发展知识为基础，利用对儿童特征和需求的理解，以及对发展和学习的多种互动影响，为每个孩子创造健康、尊重、支持和挑战的环境。

标准 2. 建立与家庭和社区的关系

准备参加幼儿学位课程的候选人应理解，成功的早期儿童教育取决于与儿童家庭、社区的伙伴关系。他们了解、理解并重视家庭和社区的重要性和复杂性。他们利用这种理解创造尊重、互惠的关系，支持和赋予家庭权力，让所有家庭参与子女的发展和学习。

标准3. 观察、记录和评估以支持儿童和家庭

准备参加幼儿学位课程的候选人了解儿童观察、记录和其他形式的评估是所有早期专业人员实践的核心。他们清楚的了解评估的目标、利益和用途。他们以负责任的方式了解和使用系统的观察、记录和其他有效的评估策略。与家庭和其他专业人士合作，积极影响每个孩子的发展。

标准4. 使用发展性有效性的方法

准备参加幼儿学位课程的候选人明白，儿童的教学和学习是一项复杂的事业，其细节取决于儿童的年龄、特征以及教学和学习的环境。他们理解并使用积极的关系和支持性的互动，并将其作为他们与儿童和家庭一起工作的基础。候选人了解、理解并使用各种适合发展的方法、教学策略和工具来与儿童和家庭建立联系，并积极影响每个孩子的发展和学习。

标准5. 利用学科知识建立有意义的课程

准备参加幼儿学位课程的候选人利用他们的学科知识来设计、实施和评估以促进每个儿童的积极发展和学习。候选人理解发展领域和学术（或内容）学科在早期课程中的重要性。他们了解学科领域的基本概念、探究工具以及学科领域的结构，包括学术科目，并且可以识别资源以加深他们的理解。候选人使用自身的知识和其他资源来设计实施，并评估有意义的、具有挑战性的课程，促进儿童的全面发展，实现预期的学习成果。

标准6. 成为一名专业人员

准备参加幼儿学位课程的候选人，认可自己的职业并做出符合自己身份的行为。他们了解并使用与早期儿童实践相关的道德准则和其他专业标准。他们是持续的、协作性的学习者，他们在工作中展示了自身的渊博知识、反思性和批判性，并能够做出明智的决策，整合各种来源的知识。他们是健全教育实践和政策的倡导者。

早期教育实习经验

寻求NAEYC认证或认可的课程必须提供这三个儿童期年龄组（0～3岁，3～5岁，5～8岁）中的至少两个以及这三个早期学习环境中的至少两个的实习经验（P-12学校，中心式和家庭式照护服务机构，开端计划）。

资料来源：Excerpted from NAEYC，“NAEYC Standards for Early Childhood Professional Preparation Programs，” Position Statement（Washington，DC：NAEYC，2009）. Copyright © 2009 NAEYC. Reprinted with permission. Full text of this position statement is available on the NAEYC website.

附录C 硬板书

以下是可与婴幼儿一起使用的硬板书，它们按类别或主题排列。标有“MC”的书籍也代表了各种文化或文化体验。

字 母

Bancroft, Bronwyn. (2010). *W is for wombat*. Little Hare Books, Surry Hills, N.S.W.

Davis, Sarah. (2015). *My first ABC*. DK Publishing, New York.

Hartman. Scott. (2010). *ABC dinosaurs*. Sterling Publishing, New York.

Heck, Edward. (2011). *A, B, C, D, eat!* Price Stern Sloan, New York.

Katz, Susan B. (2010). *ABC, baby me!* Robin Corey Books, New York.

Lewis, Jan. (2014). *My first ABC*. Armadillo Books, Wigston, Leicester.

Lluch, Alex. (2014). *Trace & learn the ABCs*. WS Publishing Group, San Diego, CA.

Mayer, Mercer. (2011). *Little critter ABCs*. Sterling, New York.

Powell, Sarah. (2013). *ABC: Alphaprints*. St Martin's Press, New York.

Sirett, Dawn. (2015). *Sophie peekaboo! ABC*. DK Publishing, New York.

Thompson, Lauren. (2010). *Little Quack's ABC's*. Little Simon, New York.

Wynne Pechter, Lesley. (2011). *Alligator, bear, crab: A baby's ABC*. Orca Book Publishers, Victoria, BC.

动物／宠物

Blair, Karen. (2014). *Baby animal farm*. Candlewick Press, Somerville, MA.

Boynton, Sandra. (2012). *Moo, baa, la la la*! Little Simon Books, New York.

Carle, Eric. (2009). *Have you seen my cat*? Little Simon, New York. MC

Davis, Sarah. (2015). *My first animals*. DK Publishing, New York.

Franceschelli, Christopher. (2010). *Oliver*. Lemniscaat USA, Brooklyn, NY.

Froeb, Lori. (2010). *Let's go to the farm*. Holiday House, New York.

Gillingham, Sara. (2010). *In my forest*. Chronicle Books, San Francisco.

Gillingham, Sara. (2009). *In my nest*. Chronicle Books, San Francisco.

Grogan, John. (2011). *Marley springs ahead*! Harper Festival, New York.

Husar, Lisa. (2011). *Zoo babies*! Farcountry Press, Helena, MT.

Katz, Karen. (2011). *Where is baby's puppy*? Little Simon, New York.

Kingfisher Publications. (2011). *In grasslands*. Kingfisher, New York.

Kingfisher Publications. (2011). *In the jungle*. Kingfisher, New York.

Mitter, Matt. (2014). *Who is on the farm*? Reader's Digest Children's Books, White Plains, NY.

Ohrt, Kate. (2011). *Hop, pop, and play*. Accord Publishing, Denver, CO.

Oxenbury, Helen. (2010). *It's my birthday*. Candlewick Press, Cambridge, MA.

Perrin, Martine. (2011). *Look who's there*! Albert Whitman, Chicago.

Root, Phyllis. (2010). *Hop*! Candlewick Press, Somerville, MA.

School Specialty Publishing. (2009). *Millie the millipede*. School Specialty Publishing, Columbus, OH.

Sirett, Dawn. (2009). *Baby: Woof! woof!* DK Publishing, New York.

Tafuri, Nancy. (2011). *Five little chicks*. Little Simon. New York.

Van Fleet, Matthew. (2010). *Heads*. Simon & Schuster Books for Young Readers, New York.

Weiss, Ellen. (2012). *Let's go to the zoo*. Reader's Digest Children's Book White Plains, NY.

就寝时间

Asim, Jabari. (2010). *Boy of mine*. LB Kids, New York.

Asim, Jabari. (2010). *Girl of mine*. LB Kids, New York. MC

Benoît, Marchon. (2013). *Goodnight!* Houghton Mifflin Harcourt, Boston, MA.

Boynton, Sandra. (2012). *The going to bed book*. Little Simon Books, New York.

Clairmont, Patsy. (2014). *Sleep sweet my little one*. Thomas Nelson Publishers, Nashville, TN.

Dicmas, Courtney. (2014). *Wild bedtime*! Child's Play, Swindon, Australia.

Hill, Eric. (2011). *Spot says goodnight*. G.P. Putnam's Sons, New York.

Magsamen, Sandra. (2014). *I love you, snugglesaurus*! LB Kids, New York.

Quay, Emma. (2011). *Good night, sleep tight*. Dial Books for Young Readers, New York.

Shea, Bob. (2011). *Dinosaur vs.bedtime*. Hyperion, New York.

Shields, Gillian. (2010). *When the world is ready for bed*. Bloomsbury, New York.

Thompson, Carol. (2012). *Snug*. Child's Play, Swindon, Australia.

Thompson, Lauren. (2009). *Little Quack's bedtime*. Little Simon, New York.

Verdick, Elizabeth. (2010). *Bedtime*. Free Spirit Pub., Minneapolis, MN. MC

Verdick, Elizabeth. (2010). *Calm-down time*. Free Spirit Pub., Minneapolis, MN.

颜色和形状

Davis, Sarah. (2015). *My first colors*. DK Publishing, New York.

Ghigna, Charles. (2013). *The wonders of the color wheel*. Picture Window Books, North Mankato, MN.

Hawkins, Emily. (2008). *Rainbow fun*! Silver Dolphin Books, San Diego.

Heck, Edward. (2011). *Color-by-penguins*. Price Sterm Sloan, New York.

Heck, Edward. (2011). *Shape up, pup*! Price Stern Sloan, New York.

Orla, Kiely. (2012). *Shapes*. Egmont, London.

Taback, Simms. (2009). *Colors*, Big Apple Books: Chronicle Books, Maplewood, NJ.

家　庭

Child's Play. (2009). *Look at me*! Child's Play, Swindon.

Child's Play. (2009). *Waiting for baby*. Child's Play, Swindon.

Gardner, Charlie. (2012). *My first busy home: Let's look and learn*! DK Publishing, New York.

Giles, Andreae. (2013). *I love my mommy*. Disney Hyperion Books, New York.

Hill, Eric. (2008). *Spot loves his grandma*. Putnam, New York.

Janovitz, Marilyn. (2010). *Baby baby baby*. Sourcebooks Jabberwocky, Naperville, IL.

Katz, Karen. (2010). *Baby's colors*. Little Simon, New York.

Katz, Karen. (2010). *Baby's shapes*. Little Simon, New York. MC

Lester, J. D. (2011). *Grandma calls me Gigglepie*. Robin Corey Books, New York.

Lester, J. D. (2010). *Daddy calls me Doodlebug*. Robin Corey Books, New York.

Lewis, Paeony.(2008). *I'll always love you*. Tiger Tales, Wilton, CT.

Mattingly, Wade A. (2013). *Sometimes, my dad and I*. Matting Leah Pub. Co., Warwick, NY.

Parry, Jo. (2015). *Mommy loves you so much*! Thomas Nelson Inc., Nashville, TN.

Price, Stern, Sloan. (2009). *Mommy loves me*. Price Stern Sloan, New York.

Rock, Lois. (2012). *We now have a baby*. Lion Hudson, Oxford.

School Specialty Publishing. (2009). *Sammy the snake*. School Specialty Publishing, Columbus, OH.

Steele, Michael Anthony. (2010). *Little dinosaur*. Barron's, Hauppauge, NY.

Steele, Michael Anthony. (2010). *Little penguin*. Barron's Hauppauge, NY.

Thompson, Lauren. (2009). *Little Quack loves colors*. Little Simon, New York.

Wan, Joyce. (2013). *Hug you, kiss you, love you*. Cartwheel Books, New York.

友谊 / 团队合作

Bently, Peter. (2011). *Thank you for being my friend*. Parragon Inc, Bath, UK.

Bugbird, Tim. (2011). *Best friends*. Make Believe Ideas, Nashville, TN.

Dworkin. Brooke. (2011). *Furry friends*. Disney Press.

Liesbet, Slegers. (2012). *Friends*. Clavis Pub., New York.

Magsamen, Sandra. (2014). *Because I love you*. Little Brown and Company, New York.

Quay, Emma. (2011). *Yummy ice cream: A book about sharing*. Dial Books for Young Readers, New York.

Rohmann, Eric. (2011). *My friend Rabbit*. Roaring Brook Press, New York.

Slegers, Liesbet. (2012). *Friends*. Clavis Publications, New York.

Verdick, Elizabeth. (2009). *Sharing time*. Free Spirit Pub., Minneapolis, MN. MC

语言 / 词汇

Ackland, Nick. (2014). *First words*. Barron's Educational Series, Hauppauge, NY.

Brooks, Felicity. (2010). *Lift-the-flap word book*. EDC Publishing, Tusla, OK.

Gardner, Charlie. (2011). *Flaptastic first words*. DK Publishing, New York.

Heck, Edward. (2011). *Monster opposites*. Price Stern Sloan. New York.

Hudson, Wade. (2009). *Best friends*. Turnaround, New York; Marima, London. MC

Liesbet, Slegers. (2012). *Sounds*, Clavis Pub., New York.

Murphy, Mary. (2008). *I like it when/Me gusta cuando*. Harcourt, Orlando. MC

Oxenbury, Helen. (2010). *It's my birthday*. Candlewick Press, Cambridge, MA.

Roger, Priddy. (2012). *My big word book*. St. Martin's Press, New York.

Shaw, Pippa. (2010). *Weather*. Grosset & Dunlap, New York.

Snyder, Laurel. (2010). *Nosh, schlep, schluff: Babyiddish*. Random House Children's Books, New York.

Tankard, Jeremy. (2008). *Me hungry*! Candlewick Press, Somerville, MA.

Thompson, Lauren.(2010). *Little Quack's opposites*. Little Simon, New York.

数 / 数数

Blake, Quentin. (2009). *Quentin Blake's ten frogs*. Anova Children's, London.

Capote, Lori. (2013). *Monster knows numbers*. Picture Window Books, North Mankato, MN.

Davis, Sarah. (2015). *My first 123*. DK Publishing, New York.

Donaldson, Julia. (2012). *One ted falls out of bed*. Macmillan Children's, London.

Formento, Alison. (2011). *This tree, 1, 2, 3*. Albert Whitman, Chicago.

Giles, Andreae. (2013). *Giraffes can't dance: Number rumba counting book*. Cartwheel Books, New York.

Harris, Marian. (2010). *Ten little kittens*. Accord Publishing, Denver, CO.

Katz, Karen. (2011). *10 tiny babies*. Little Simon, New York. MC

Katz, Karen. (2010). *Baby's numbers*. Little Simon, New York.

Kingfisher Publications. (2010) *Animal 123: One to ten and back again*. Kingfisher, New York.

Lluch, Alex. (2014). *Trace & learn the 123s*. WS Publishing Group, San Diego, CA.

Mayer, Mercer. (2011). *Little critter numbers*. Sterling, New York.

Moerbeek, Kees. (2011). *Count 1 to 10*. Abrams Books for Young Readers, New York. Columbus, OH.

Petrlik, Andrea. (2009). *Animal airways*. School Specialty Publishing, Columbus, OH.

Stone, Kate. (2014). *Numbers*. Andrews McMeel Publishing, Kansas City, MO.

Thompson, Lauren. (2009). *Little Quack counts*. Little Simon, New York.

Tudor, Tasha. (2015). *1 is one*. Little Simon, New York.

Yoon, Salina. (2011). *One, two, buckle my shoe*. Robin Corey Books, New York.

游戏 / 冒险

Ackerman, Jill. (2010). *Welcome summer*. Scholastic, New York.

Allen, Constance. (2010). *Shake a leg*. Random House Children's Books, New York.

Broach, Elise. (2010). *Seashore baby*. LB Kids, New York.

Dicmas, Courtney. (2014). *Wild playtime*! Child's Play, Swindon, Australia.

Fujikawa, Gyo. (2010). *Let's play*. Sterling, New York.

O' Connell, Rebecca. (2010). *The baby goes beep*. Albert Whitman, Chicago.

Quay, Emma. (2009). *Puddle jumping*. Dial Books for Young Readers, New York.

Thompson, Lauren. (2010). *Mouse's first fall*. Little Simon, New York.

Yoon, Salina. (2011). *At the park*. Feiwel and Friends, New York.

自我意识 / 情绪

Beauvisage, Alice. (2013). *My blankie*. Simply Read Books, Vancouver, British Columbia.

Boynton, Sandra. (2011). *Happy hippo, angry duck*. Little Simon, New York.

Cabrera, Jane. (2010). *If you're happy and you know it*! Holiday House, New York.

Church, Caroline. (2012). *Let's get dressed*. Scholastic, New York.

Crozier, Lorna. (2014). *Lots of kisses*. Orca Book Publishers, Victoria, British Columbia.

Dahl, Michael. (2013). *Little dinos don't bite*. Capstone Picture Window Books, Mankato, MN.

Dahl, Michael. (2013). *Little dinos don't hit*. Capstone Picture Window Books, Mankato, MN.

Dahl, Michael. (2010). *Duck goes potty*. Picture Window Books, Mankato, MN.

Dodd, Emma. (2010). *Dot and Dash eat their dinner*. Cartwheel Books, New York.

DwellStudio. (2011). *Good morning, toucan*. Blue Apple Books, Maplewood, NJ.

Ford, Bernette G. (2009). *No more blanket for Lambkin*! Sterling, New York.

Geis, Patricia. (2010). *Good-bye pacifier*! Windmill Books, LLC, New York.

Hächler, Bruno. (2010). *I am who I am*. North South Books, New York.MC

Juliet, David. (2013). *Sorry*. Candle Books, Oxford.

Juliet, David. (2013). *Thank you*. Candle Books, Orford.

Magsamen, Sandra. (2010). *Twinkle, twinkle, you're my star*. Little Brown, New York.

Manushkin, Fran. (2011). *The tushy book*. Feiwel and Friends, New York.

McGee, Mani. (2011). *Messy me*. Good Books, Intercourse, PA.

Page, Claire. (2010). *Peek-a-boo! Happy baby*. Make Believe Ideas, Berkhamsted, Hertfordshire.

Patricelli, Leslie. (2011). *Higher! Higher!/i: Más alto!i Más alto*! Candlewick Press, Somerville, MA. MC

Patricelli, Leslie. (2011). *The birthday box/Mi caja de cumpleaños*. Candlewick Press, Cambridge, MA. MC

Perez, Monica. (2011). *Parade day*. Houghton Mifflin Harcourt, Boston.

Rippin, Sally. (2008). *Go baby go*! Allen & Unwin, Crows Nest N.S. W.MC

Schoenberg, Jane. (2010). *The baby hustle*! Little Simon, New York.

Spelman, Cornelia Maude. (2010). *When I feel scared*. Albert Whitman, Chicago.

Spelman, Cornelia Maude. (2010). *When I miss you*. Albert Whitman, Chicago.

Thompson, Lauren. (2010). *Mouse's first day of school*. Little Simon. New York.

Uzón, Jorge. (2010). *Not a baby anymore*! Groundwood Books, Toronto.

Verdick, Elizabeth. (2009). *Manners time*. Free Spirit Pub., Minneapolis, MN.

Verdick, Elizabeth. (2009). *Words are not for hurting/Las palabras no son lastimar*. Free Spirit Pub., Minneapolis, MN. MC

Wood, Hannah. (2010). *This little piggy*. Tiger Tales, Wilton, CT.

手 语

Anthony, Michelle. (2009). *My first signs*. Scholastic, New York. MC

Ault, Kelly. (2010). *Let's sign, baby! A fun and easy way to talk with baby*. Houghton Mifflin Harcourt, Boston. MC

Heller, Lora. (2012). *Sign language ABC*. Sterling Children's Books, New York.

Lewis, Anthony. (2013). *Jack and Jill*. Child's Play(International) Ltd, England.

Lewis, Anthony. (2013). *Old Macdonald*. Child's Play (International) Ltd, England.

Vance, Mimi Brian. (2010). *Baby and bunny: Sharing sign language with your child*. Bright Sky Press, Lancaster, Houston, TX. MC

Vance, Mimi Brian. (2010). *Boat and bath: Sharing sign language with your child*. Bright Sky Press, Lancaster, Houston, TX. MC

Vance, Mimi Brian. (2010). *Book and bed: Sharing sign language with your child*. Bright Sky Press, Lancaster, Houston, TX. MC

Vance, Mimi Brian. (2010). *Milk and more: Sharing sign language with your child*. Bright Sky Press, Lancaster, Houston, TX. MC

其他注意事项

Alexander, Heather. (2010). *Allie Gator and the mixed-up scarecrow*. RP Kids, Philadelphia.

Allen. Constance. (2010). *Shake a leg*. Random House Children's Books, New York.

Bedford, David. (2012). *Opposites*. Chirpy Bird, Richmond, Victoria.

Bondor, Rebecca. (2014). *It's time for*··· Children's Press, New York.

Chandler, Shannon. (2011). *Dinosaurs*. Accord Publishing, Denver, CO.

Coble, Colleen. (2013). *The blessings jar: A story about being thankful*. Thomas Nelson Publishers, Nashville, TN.

Dismondy, Maria. (2014). *Spoonful of sweetness: And other delicious manners*. Making Sprits Bright: One Book at a Time, Dearborn, MI.

Jablow, Renée. (2011). *Hey, that's not trash! But which bin does it go in?* Little Simon. New York.

Lombardi, Kristine. (2010). *When I grow up: Mix and match*. Reader's Digest Children's Books, New York.

Underwood, Deborah. (2013). *The quiet book*. Houghton Mifflin Harcourt, Boston, MA.

附录D 图画书

以下是可与婴幼儿一起使用的图画书清单。它们按类别或主题排序。标有“MC”的书籍代表各种文化或文化体验。

字 母

American Museum of Natural History. (2014). *ABC insects*. Sterling Children's Books, New York.

Baker, Keith. (2010). *LMNO peas*. Beach Lane Books, New York.

Barbour, David Marchuck, & Bemisdarfer, Brian Lyle. (2014). *The gang of twenty and six: Alphabet adventures*. Millpond Ink, Highlands Ranch, CO.

Brown, Margaret Wise. (2010). *Goodnight moon ABC*. Harper Collins, New York.

Brown, Margaret Wise. (2010). *Sleepy ABC*. Harper, New York.

Carter, David A. (2014). *B is for box—The happy little yellow box: A pop-up book*. Little Simon, New York.

Concepcion, Patrick, Concepcion, Traci, & Ryski, Dawid. (2014). *Aesthetically awesome alliterated alphabet anthology*. Little Gestalten, Berlin.

Ghigna, Charles, & Jatkowska, Ag. (2014). *The alphabet parade*. Picture Window Books, North Mankato, MN.

Guéry, Anne. (2009). *Alphab'art*. Frances Lincoln Children's Books, New York.

Hatanaka, Kellen. (2014). *Work: An occupational ABC*. Groundwood Books, Toronto, ON.

Martin, Bill. (2009). *Chicka chicka boom boom*. Beach Lane Books, New York.

Seeger, Laura Vaccaro. (2010). *The hidden alphabet*. Roaring Brook Press, Brookfield, CT.

Sierra, Judy.(2009). *Sleepy little alphabet*. Alfred A. Knopf, New York.

White, Teagan.(2014). *Adventures with barefoot critters*. Tundra Books, Toronto, ON.

动物 / 宠物

Bridwell, Norman. (2010). *Clifford the big red dog*. Scholastic, London.

Brown, Margaret Wise. (2009). *A child's good morning book*. HarperCollins, New York.

Capucilli, Alyssa Satin. (2009). *Katy Duck*. Little Simon, New York.

Carle, Eric. (2009). *The very hungry caterpillar pop-up book*. Philomel Books, New York.

Dodd, Emma. (2008). *I don't want a posh dog*. Little Brown, New York.

Domnauer, Teresa. (2013). *Wacky!: Pets*. Spectrum, Greensboro, NC.

Fox, Mem. (2010). *Where is the green sheep*? Sandpiper, Boston.

Fox, Mem. (2009). *Hello, baby*! Beach Lane Books, New York.

Gershator, Phillis. (2009). *When it starts to snow*. Henry Holt, NewYork.

Gillespie, Katie. (2014). *Pets*. AV2 by Weigl, New York.

Graire, Virginie. (2015). *Animals*. Simon & Schuster, New York.

Gravett, Emily. (2009). *The odd egg*. Simon & Schuster Books for Young Readers, New York.

Hayes, Susan, & Gordon-Harris, Tory. (2014). *Polar animals*. Scholastic, New York.

Jordan, Christopher. (2014). *Baseball animals*. Fenn/Tundra, Toronto, ON.

Lewin, Ted. (2014). *Animals work*. Holiday House, New York.

Minor, Wendell. (2009). *If you were a penguin*. Katherine Tegen Books, New York.

Nees, Susan. (2013). *Class pets*. Scholastic, New York.

Sheperd, Jodie, & Ovresat, Laura. (2011). *Playtime pets*. Readers Digest, White Plains, NY.

Storey, Rita. (2014). *Animals*. Smart Apple Media, North Mankato, MN.

Taback, Simms. (2009). *Simms Taback's city animals*. Blue Apple Books, Maplewood, NJ.

Van Fleet, Matthew. (2009). *Cat*. Simon & Schuster Books for Young Readers, New York.

Zenz, Aaron. (2011). *Chuckling ducklings and baby animal friends*. Walker & Co., New York.

就寝时间

Fox, Mem, & Quay, Emma. (2014). *Baby bedtime*. Beach Lane Books, New York.

Geringer, Laura. (2010). *Boom boom go away*! Atheneum Books for Young Readers, New York.

Gershator, Phillis. (2010). *Who's awake in springtime*? Henry Holt, New York.

Katz, Karen. (2009). *Princess baby, night-night*. Schwartz & Wade Books/Random House, New York.

McCue, Lisa. (2015). *Time for bed! A cozy counting bedtime book*. Simon & Schuster Merchandise, New York.

Radzinski, Kandy. (2009). *Where to sleep*. Sleeping Bear Press, Chelsea, MI.

Sanders, Rob, &Won, Brian. (2015). *Outer space bedtime race*. Random House, New York.

Sartell, Debra. (2010). *Time for bed, Baby Ted*. Holiday House, New York.

Scheffler, Axel. (2014). *The bedtime frog*. Nosy Crow, Somerville, MA.

Shea, Bob. (2010). *Race you to bed*. Dutton Children's Books, New York.

Sitomer, Alan Lawrence, & Carter, Abby. (2014). *Daddy's zigzagging bedtime story*. Disney/Hyperion Books, New York.

Viola, Karen. (2011). *Good night sun, hello moon*. Reader's Digest Children's Books, New York.

行为 / 礼仪

Amant, Kathleen. (2010). *Anna brushes her teeth*. Clavis Books, New York. MC

Bridwell, Norman. (2010). *Cliford goes to dog school*. Scholastic, New York.

Buzzeo, Toni. (2010). *No T. Rex in the library*. Margaret K. McElderry Books, New York.

Chou, Yih-Fen. (2010). *Mimi loves to mimic*. Heryin Books, Alhambra, CA.

Chou, Yih-Fen. (2010). *Mimi says no*. Heryin Books, Alhambra, CA.

Clayton, Dallas. (2010) *An awesome book of thanks!* AmazonEncore, Las Vegas, NV.

Devlin, Jane. (2009). *Hattie the bad*. Dial Books for Young Readers, New York.

DiCicco, Sue. (2013). *Manners*. Silver Dolphin Books, San Diego, CA.

Elliott, David. (2009). *Finn throws a fit!* Candlewick Press, Somerville, MA.

Gassman, Julie. (2011). *Crabby pants*. Picture Window Books, North Mankato, MN.

Hargreaves, Roger. (2010). *Mr. Wrong*. Price Stern Sloan, New York.

Ingalls, Ann, & Rooney, Ronnie. (2013). *Basic manners*. The Child's World, North Mankato. MN.

Kaplan, Michael. (2011). *Betty Bunny loves chocolate cake*. Dial Books for Young Readers, New York.

Petersen, Christine, & Rooney, Ronnie. (2015). *The smart kid's guide to manners*. The Child's World, North Mankato, MN.

Raatma, Lucia. (2013). *Good manners*. Children's Press, New York.

Watson, Wendy. (2010). *Bedtime bunnies*. Clarion Books, New York.

数数 / 形状

Boyd, Michelle, & Kenna, Kara. (2013). *Counting bunnies*. Silver Dolphin, San Diego, CA.

Cabrera, Jane. (2009). *One, two, buckle my shoe*. Holiday House, New York.

Capote, Lori, & Wass, Chip. (2013). *Monster knows shapes*. Picture Window Books, North Mankato, MN.

Donaldson, Julia. (2009). *One mole digging a hole*. Macmillan Children's, London.

Fleming, Candace. (2010). *Seven hungry babies*. Atheneum Books for Young Readers, New York.

MacDonald, Suse. (2009). *Shape by shape*. Little Simon, New York.

Pelham. Sophie. (2014). *Shapes*. Price Stern Sloan, New York.

Prochovnic, Dawn Babb, & Bauer, Stephanie. (2012). *Shape detective: Sign language for shapes*. Magic Wagon, Minneapolis, MN.

Schoenherr, Ian. (2009). *Read it, don't eat it*! Greenwillow Books, New York.

Urban, Linda. (2009). *Mouse was mad*. Harcourt, Orlando.

Weakland, Mark. (2014). *Hockey counting*. Capstone Press, North Mankato, MN.

Zubek, Adeline. (2012). *Counting lions*. Gareth Stevens Pub., New York.

家　庭

Appelt, Kathi. (2010). *Brand-new baby blues*. Harper. New York.

Bedford, David. (2010). *Mums*. Little Hare Books, Surry Hills, N.S.W.

Bennett, Kelly. (2010). *Your daddy was just like you*. Grosset & Dunlap, New York.

Brown, Margaret Wise. (2010). *The fathers are coming home*. Margaret K. McElderry Books, New York.

Cole, Joanna. (2010). *I'm a big sister*. Harper, New York.

Cole, Joanna. (2010). *Soy un hermano mayor*. Rayo, New York. MC

Cole, Joanna. (2010). *Soy una hermana mayor*. Rayo, New York. MC

Cora, Cat. (2011). *A suitcase surprise for Mommy*. Dial Books for Young Readers, New York.

Cordell, Matthew. (2012). *Hello! Hello!* Disney/Hyperion Books, New York.

Cusimano Love, Maryann. (2010). *You are my wish*. Philomel Books, New York.

Gore, Leonid. (2009). *Mommy, where are you*? Atheneum Books for Young Readers, New York.

Gore, Leonid. (2009). *When I grow up*. Scholastic Press, New York.

Havill, Juanita. (2009). *Just like a baby*. Chronicle Books, San Francisco, CA.

Hopkinson, Deborah. (2010). *First family*. Katherine Tegen Books, New York. MC

Konrad, Marla Stewart. (2010). *Grand*. Tundra Books, Toronto; Tundra Books of Northern New York, Plattsburg. MC

Konrad, Marla Stewart. (2009). *Mom and me*. Tundra Books, Toronto. MC

Modarressi, Mitra. (2010). *Taking care of Mama*. G.P. Putnam's Sons, New York.

Modesitt, Jeanne. (2009). *Oh, what a beautiful day*! Boyds Mills Press, Honesdale, PA.

Parr, Todd. (2010). *The family book*. Little Brown, London. MC

Peete, Holly Robinson. (2010). *My brother Charlie*. Scholastic Press, 2010, New York. MC

Rissman, Rebecca. (2013). *Family*. Capstone Raintree, Chicago.

Saltzberg, Barney. (2010). *Kisses*. Houghton Mifflin Harcourt, Boston.

Sayre, April Pulley. (2010). *One is a snail*, ten is a crab: *A counting by feet book*. Candlewick Press,

Somerville, MA.

Unknown author. (2015). *Meet the hive*. Grosset & Dunlap, New York.

友谊 / 团队合作

Antle, Bhagavan. (2011). *Suryia & Roscoe: The true story of an unlikely friendship*. Henry Holt, New York.

Berenstain, Mike. (2015). *Hospital friends*. HarperCollins Children's Books, New York.

Bildner, Phil, & Watson, Jesse Joshua. (2014). *The soccer fence: A story of friendship, hope and apartheid in South Africa*. G. P. Putnam's Sons, New York. MC

Brown, Alan James. (2010). *Love-a-duck*. Holiday House, New York.

Carle, Eric. (2013). *Friends*. Philomel Books, New York.

Carlson, Nancy L. (2014), *Armond goes to a party: A book about Asperger's and friendship*. Free Spirit Publishing, Inc., Minneapolis, MN.

Carpenter, Tad. (2015). *Barnyard friends*. Sterling, New York.

DeSantis, Susan. (2014). *Little Too-Tall: A book about friendship*. The Child's World, North Mankato, MN.

Edwards, Amelia, & Conger, Holli. (2014). *Playground friends*. Teacher Created Materials, Huntington Beach, CA.

Engelbreit, Mary. (2014). *The blessings of friendship treasury*. Zondervan, Grand Rapids, MI.

Grossinger, Tania, & Esperanza, Charles George. (2013). *Jackie and me: A very special friendship*. Skyhorse, New York.

Kim, Cecil, & Jeong, Hajin. (2015). *Friendship quilt*. Norwood House Press, Chicago.

King, Stephen Michael. (2010). *You: A story of love and friendship*. Greenwillow Books, New York.

Kleven, Elisa. (2011). *The friendship wish*. Dutton Children's Books, New York.

Liu, Cynthea, & Peterson, Mary. (2013). *Wooby & Peep: A story of unlikely friendship*. Sterling Children's Books, New York.

Otoshi, Kathryn. (2014). *Two*. KO Kids Books. Navoto, CA.

Saltzberg, Barney. (2009). *Cornelius P. Mud, are you ready for baby?* Candlewick Press, Somerville, MA.

Sansone, Adele. (2010). *The little green goose*. NorthSouth, New York.

Shealy, Dennis. (2010). *I am a T. Rex!* Golden Book, New York.

Smith, Denny. (2010). *Dimitri's fleas: A story about friendship*. The author, Van Wert, OH.

van Hout, Mies. (2013). *Friends*. Lemniscaat USA, New York.

Zia, Farhana. (2011). *Hot, hot roti for Dada-ji*. *Lee & Low Books*, New York. MC

语言 / 词汇 / 诗歌

Brown, Monica.(2011). *Pablo Neruda: Poet of the people*. Henry Holt, New York. MC

Canetti, Yanitzia, & Aggs, Patrice. (2012). *Uno dos tres: My first Spanish rhymes*. Frances Lincoln Children's, London, England. MC

Clay, Kathryn (2014). *Signing around town: Sign language for kids*. Capstone Press, North Mankato, MN.

Lewis, Jan. (2015). *Action rhymes*. Armadillo, London, England.

Ohi, Ruth. (2010). *Chicken, pig, cow horse around*. Annick Press, Toronto, ON; Buffalo, NY.

Rampersad, Arnold, Blount, Marcellus, & Barbour, Karen. (2012). *African American poetry*. Sterling Children's Books, New York.

Ruddell, Deborah, & Rankin, Joan. (2015). *The popcorn astronauts: And other biteable rhymes*. Margaret K. McElderry Books, New York.

Scarry, Richard. (2014). *Lowly Worm word book*. Random House Books for Young Readers, New York.

Szekeres, Cyndy. (2010). *Melanie Mouse's moving day*. Sterling, New York.

Szekeres, Cyndy. (2010). *Nothing-to-do puppy*. Sterling, New York.

Wilson, Karma. (2009). *Bear snores on*. Spotlight, New York.

Wilson, Karma. (2009). *Bear's new friend*. Spotlight, New York.

游戏 / 冒险

Auerbach, Annie, Scotton, Rob, Farley, Rick, & Brantz, Loryn. (2013). *Splat the cat: On with the show*. HarperFestival, New York.

Carter, David A. (2010). *Opposites: A bugs pop-up concept book*. Little Simon, New York.

Coffelt, Nancy. (2009). *Big, bigger, biggest*! Henry Holt and CO. New York.

Cook, Gary, & Sward, Adam. (2013). *The best Saturday ever*! Scarletta Kids, Minneapolis, MN.

Davis, Nancy. (2009). *A garden of opposites*. Schwartz & Wade Books, New York.

Ditchfield, Christin. (2009). *"Shwatsit!" : No one knows just what it means*. Golden Book, New York.

Frazier, Craig. (2011). *Bee & bird*. Roaring Brook Press, New York.

Gibbs, Edward. (2011). *I spy with my little eye*. Templar Books, Somerville, MA.

Gorbachev, Valeri. (2011). *Two little chicks*. NorthSouth Books, New York.

Guy, Ginger Foglesong. (2010). *Bravo*! Greenwillow Books, New York. MC

Isadora, Rachel. (2010). *Say hello*! G. P. Putnam's Sons, New York. MC

Kawa, Katie. (2013). *My first trip to the beach = Mi primer viaje a la playa*. Gareth Stevens Pub., New York.

Konrad, Marla Stewart. (2010). *I like to play*. Tundra Books, Toronto; Tundra Books of Northern New York, Plattsburg. MC

Korda, Lerryn. (2010). *Into the wild*. Candlewick Press, Somerville, MA.

Lakin, Patricia, & Edmunds, Kirstie. (2014). *Bruno &Lulu's playground adventures*. Dial Books for Young Readers, New York.

LaRose, Melinda, & Batson, Alan. (2014). *Follow that sound*! Disney Press. Glendale, CA.

Mayer, Mercer. (2010). *Little Critter's Hansel and Gretel*. Sterling, New York.

Mayer, Mercer. (2010). *Little Critter's little red riding hood*. Sterling, New York.

Robertson, M. P. (2012). *Frank n Stan*. Frances Lincoln Children's, London, England.

Ross, Michael Elsohn. (2009). *Play with me*. Tricycle Press, Berkeley.

Rylant, Cynthia. (2010). *Brownie & Pearl get dolled up*. Beach Lane Books, New York.

Sakai, Komako, Hirano, Cathy, & Todd, Penelope. (2013). *Hannah's night*. Gecko Press, Wellington, New Zealand.

自我意识 / 情绪

Adler. Victoria. (2009). *All of baby nose to toes*. Dial Books for Young Readers, New York.

Bauer, Jutta. (2014). *Queen of colors*. NorthSouth Books, New York.

Bogart, Jo Ellen. (2009). *Big and small, room for all*. Tundra books, New York, London.

Burton, LeVar, Bernardo, Susan Schaefer, & Fletcher, Courtenay. (2014). *The rhino who swallowed a storm*. Reading Rainbow, Burbank, CA.

Conway, David. (2010). *Errol and his extraordinary nose*. Holiday House, New York.

Côté, Geneviève. (2014). *Starring me and you*. Kids Can Press, Toronto, ON.

Dahl, Michael. (2011). *Two heads are better than one*. Picture Window Books, North Mankato, MN.

Delacroix, Sibylle, & Li, Karen. (2015). *Prickly Jenny*. Owlkids Books, Toronto, ON.

Evans, Kristina. (2011). *What's special about me, Mama*? Disney I Jump at the Sun Books, New York. MC

Genechten, Guido van. (2014). *Odd one out: Happy angry sad*. Clavis Pub., New York.

Helakoski, Leslie. (2010). *Big chickens go to town*. Dutton Children's Books, New York.

Hodgkinson, Leigh. (2010). *Smile!* Balzer & Bray, New York.

Jones, Christianne C.(2011). *Maybe when I'm bigger*. Picture Window Books, North Mankato, MN.

Lester, Helen, & Munsinger, Lynn.(2014). *Hurty feelings*. Houghton Miflin Harcourt, Boston.

Millar, Goldie, Berger, Lisa, & Mitchell, Hazel .(2014). *F is for feelings.* Free Spirit Publishing, Minneapolis, MN.

Moses, Brian, & Gordon, Mike.(2014). *Jayden jealousaurus.* Barron's, Hauppauge, NY.

Rubenstein, Lauren, & Hehenberger, Shelly.(2014). *Visiting feelings.* Magination Press, Washington, DC.

Rylant, Cynthia.(2010). *Brownie & Pearl see the sights.* Beach Lane Books, New York.

Savage, Stephen.(2011). *Where's Walrus?* Scholastic Press. New York.

Schubert, Ingrid, & Schubert, Dieter.(2010). *The umbrella.* Lemniscaat USA, Brooklyn, NY.

Stewart, Whitney, & Rippin, Sally.(2015). *Meditation is an open sky: Mindfulness for kids.* Albert Whitman & Company, Chicago.

Tafolla, Carmen.(2009). *What can you do with a paleta?* Tricycle Press, Berkeley, CA. MC

Teague, David. (2010). *Franklin's big dreams.* Disney/Hyperion Books, New York.

Thomas, Jan. (2009). *Can you make a scary face?* Beach Lane Books, New York.

Tompert, Ann. (2010). *Little Fox goes to the end of the world.* Marshall Cavendish children's Books, New York.

术语表

A

顺应（accommodation）	皮亚杰认为这是通过改变或更改技能以更好地适应任务需要的过程。
资格认定（accreditation）	依据国家标准认证现存质量指标的过程。
积极倾听（active listening）	接收者对发送者的深层感受信息（并非言语）进行简单“反馈”所需的技能。
适应（adaptation）	通过改变行为以帮助孩子在环境中更好的生存，皮亚杰将其描述为一种认知技能。
活跃的时期（alert times）	白天儿童对周围世界产生注意并被吸引的时刻。
反抗型依恋（ambivalent attachment）	是婴儿和主要照护者之间的一种联系形式，其中婴儿同时寻求并抵抗与照护者的情感和身体联系。“抵抗的”（resistant）一词可用于描述相同类型的依恋行为。
逸事记录（anecdotal record）	针对某次事件，使用描述性语言进行简单的叙述性记录。
反偏见课程（anti-biased curriculum）	一种课程开发方法，涉及通过批判性思维和采取行动直接解决偏见问题、身份歧视、公平及多样性。
认可（approval）	儿童照护三个“A”中的一个；能够接受他/她是谁，并给予反馈。
同化（assimilation）	皮亚杰解释儿童如何将认知结构提炼成图式的方法。
依恋理论（attachment theory）	婴儿出生后需要与其主要照护者建立情感依恋的理论。
关注（attention）	儿童照护三个“A”中的一个；将感官（如视、听觉）聚焦在一个特定的孩子身上。
协调（attunement）	儿童照护三个“A”中的一个；与儿童当前显示的行为或情绪一致或相应的反馈。
回避型依恋（avoidant attachment）	婴儿与主要照护者之间的依恋类型之一，与照护者不一致且不敏感的关注有关。

B

咿呀声（babble）	婴儿探索各种声音的前语言。
行为主义（behaviorism）	研究影响行为的刺激、反应和奖励的心理方法。

双代服务（bi-generational sevices）	通过同一计划同时向成人和儿童提供服务。
偏见（bias）	一种对特殊文化的风格和形式进行的预先判断。
阅读疗法（bibliotherapy）	为学步儿阅读书籍，目的是帮助他们解决生活问题，获得重要的社会性情绪技能，并了解如何与同龄人一起行动。
脑可塑性（brain plasticity）	当脑的一部分受损时，其他部分会接替受损部位的功能。

C

校准（calibrating）	在互动过程中仔细观察他人所表现出的具体行为，以建立融洽的关系。
关怀型学习者共同体（caring community of learners）	是发展适宜性实践五个指南中的一个，旨在创建一个支持关怀发展以及每个人都参与的全纳班级环境。
因果关系（cause and effect）	在感知运动发展过程中，观察可以帮助孩子识别动作和效果之间的关系。
检核表（checklist）	一种记录可观察信息的方法，用来标记预先设定的特定技能或表现。
儿童发展证书（Child Development Associate，CDA）	当申请者能够证明已满足国家对照护者的要求时，早期儿童教育职业认定委员会（Council for Early Childhood Professional Recognition）将颁发给他的证书。
节流管（choke tube）	用于确定儿童玩具安全尺寸的塑料管。
认知建构主义（cognitive constructivism）	将学习描述为积极建构知识的理论。人类组织有关其经历的信息，进而基于他们与环境中的材料和人的互动来构建理解。这也被称为个人建构主义。
认知发展理论（cognitive developmental theory）	皮亚杰的理论，主要关于儿童通过操作、探索周边的环境来建构知识和意识。
持续照护（continuity of care）	让相同的教师与同一组儿童和家庭一起工作超过1年，最好是3年。
咕咕声（coo）	婴儿从出生到4个月大时发出的类似元音的声音。
缓慢行进（crawling）	婴儿或幼儿用手和膝盖移动的同时使用手臂和腿相对移动的策略。
爬行（creeping）	通过空间移动身体的策略，包括婴儿用手臂拉动身体，有时用腿推动身体来帮助移动。
文化（culture）	一群人所共同持有的价值观和信念。
课程（curriculum）	婴幼儿在一日活动中发生的一切；有计划的学习经验和常规护理。

D

每日通讯日志（daily communication log）	报道如吃、睡、如厕等常规照护事件的日志，用来与家庭成员沟通。
每日计划（daily plans）	根据对儿童的具体观察，每天设计学习计划的方法。
延迟模仿（deferred imitation）	对一段时间之前出现的他人的行为进行模仿。

按需喂食法（demand feeding）	当婴幼儿饥饿时提供固态或流质食物。
描述性措辞（descriptive phrasing）	观察结果的一种呈现方式，包括用字词或短语描述观察到的行为。
发展（development）	在操作上被定义为成长和成熟的一般序列和模式。
发展迟缓（developmental delay）	正在经历由他或她居住州所定义的发展延迟的儿童，并且通过以下领域的适当的测量仪器进行确诊：身体发育、认知发展、语言发展、社会或情绪发展和适宜性发展。
发展适宜性实践（developmentally appropriate practice）	做出关于儿童的幸福和教育的教育决策的过程，该过程基于（1）儿童发展和学习的信息或知识；（2）在群体里的每个儿童的需要、兴趣和优势；（3）每个儿童生活的社会和文化背景。
处境不利儿童（disabled children）	由于个体残疾而受到不同对待的儿童。
残疾（disability）	个体损伤与损伤的社会影响之间的相互作用，由环境、社会和观念障碍所致，这些障碍阻止了损伤人群最大限度地参与社会。残疾障碍的例子包括没有坡道或电梯的建筑物，歧视性态度，隔离教育和不充分的医疗保健。
纪律（discipline）	（1）教给儿童适宜行为并限制不适宜行为的方法；（2）能够在面对障碍时专注于一项活动，以达到预期的结果的能力。
不平衡（disequilibrium）	一种激发学习的内在心理状态，因为孩子不适应，并试图理解他或她所观察或体验过的东西而产生。
混乱型依恋（disoriented attachment）	婴儿和主要照护者之间的一种依恋形式，在这种形式中婴儿通常因严重或长期的遗弃而受到伤害。
工作倾向（disposition）	经常性、自发性的思考与行动的习惯，代表着关于工作和教育责任的一种特定取向。
档案组（documentation panel）	一个展示给他人（家庭成员、儿童、同事和/或社区成员），关于儿童学习的包含可视资料和书面材料的说明。
戏剧游戏（dramatic play）	一种游戏形式，能够提供将语言与想象力结合起来的机会。

E

早期干预（early intervention，EI）	为有特殊权利或有残疾风险的婴幼儿提供综合服务。服务包括教育、医疗保健和/或社会和心理援助。
生态系统理论（ecological systems theory）	布朗芬布伦纳提出的影响人们发展和行为的嵌套环境系统。
生成课程（emergent curriculum）	课程设计经验基于先前对儿童兴趣、需要和问题的观察。
以情绪为中心（emotion-centered）	儿童的情绪被认为是天生的、有效的，并且是课程的重要部分。
情绪感染（emotional contagion）	婴儿和其他人“捕捉”身边人的情绪的过程。

情绪智力（emotional intelligence）	在生命早期学到的技能，对健康的情绪发展、良好的人际关系和充实的生活经历而言是必需的。
情绪调节（emotional regulation）	学会以社会和文化所能接受的方式控制和管理强烈的情绪。
情绪对话（emotional talk）	标识情绪状态以帮助儿童理解他们的情绪以及如何表达情绪。
移情（empathy）	对他人的感受、需求或需要的敏感性；这是与生俱来的基本人际关系技能。
开明的利己主义（enlightened self-interest）	平衡自己的需要和感受其他人的需要、感觉的意识能力。
稳定的平衡（equilibration）	从平衡到不平衡并再次回到平衡的过程。
平衡（equilibrium）	一种内稳态或平衡状态，反映婴儿或学步儿当前的认知图式是如何解释其所处环境的。
外层系统（exosystem）	是指那些对儿童经历没有直接关系，但是能够影响儿童发展的因素，如父母的教育。
经验依赖（experience-dependent）	在被激活之前等待环境经验的运动神经元通路的类型。
经验期待（experience-expectant）	运动神经元通路的类型，在出生时明显需要的特定刺激。

F

家庭能力建设（family capacity-building）	专业人员与家人密切合作，了解每个家庭成员的目标和对孩子的愿望。然后，设计策略用于日常生活和活动，以便父母能够改善他们和孩子的日常生活。
家庭—照护者会议（family-caregiver conferences）	家庭成员与照护者之间的定期会议，以审查每位儿童发展进步的档案，对其进行解释，并创建支持儿童进一步发展的计划。
家庭分组（family grouping）	对不同年龄的儿童进行分组的方法。
精细动作控制（fine motor control）	控制手部和手指等小肌肉的能力。
手指食物（finger foods）	年龄较大的婴儿和学步儿可以轻易地自己吃的食物，如饼干和干麦片。
前脑（forebrain）	包含大脑皮层的脑的部分，它产生我们所有复杂的思想、情绪反应、决策、推理和交流。

G

拟合优度（goodness-of-fit）	儿童和他们的照护者之间的气质匹配。

语法单词（grammatical words）	是一种功能词，本身没什么意义但影响其他词的含义（例如，冠词、介词或连词）。
粗大动作控制（gross motor control）	控制大肌肉的能力。

H

偏瘫（hemiparesis）	半边身体轻微麻痹或无力。
后脑（hindbrain）	负责调节自动功能和情绪知识的脑的部分，包括小脑，控制运动协调和肌肉张力。
家园日志（home-school journal）	一个日记本或日志，以日或周为周期，教师和家庭成员用它记录关键事件并将其送还对方。
家访（home visit）	一个在儿童家庭中举行的访问，为照护者了解家庭成员和儿童之间的关系提供了一个机会。
艾滋病毒感染［human immunodeficiency viras (HIV) infection］	攻击白细胞并通过开放性溃疡或其他体液来源传播的免疫性疾病。

I

IDEA	美国联邦法律，为3～21岁的所有儿童提供免费和适当的公共教育的权利和保护。C部分概述了婴儿、学步儿及其家庭的规定。
儿童形象（image of the child）	教师的儿童观以及考察这些观念是如何影响师幼互动、环境管理和教学策略的选择的。
损伤（impairment）	一种医疗状况、诊断或功能描述，可能与身体、感觉、认知/沟通、适应性、社会情绪功能的困难有关。损伤的例子包括脑瘫、耳聋、学习困难、言语和语言困难以及抑郁症。
全纳教育（inclusive practices）	在非残疾儿童的教育环境中为残疾儿童提供支持和服务的行为。
个体建构（individual constructivism）	皮亚杰认为，每个人都能通过与他们所处环境中的材料、设备和人的互动，各自创造出新的理解、诠释和现实。这也被称为认知建构主义。
婴儿导向语言（infant-directed speech）	对婴儿说话时使用的夸张的语调、降低的语速和说话持续时间。在过去，用来描述相同言语模式的其他术语有儿童导向言语、母亲语或父母语。
婴儿心理健康（infant mental health）	婴儿调节和表达情感，形成安全依恋关系、探索环境和学习的技能。这些技能是在家庭和社区的背景下发展起来的。从出生到3岁，婴儿心理健康是社交和情绪健康发展的同义词。
探究性的（inquiry）	询问和回答问题，以及解决因调查或意外结果而产生的问题。
过渡期（inserimento）	一段逐渐进入状态的时期或者过渡和调整期，它包含了当儿童第一次进入瑞吉欧・艾米利亚儿童保育项目时，建构成人与儿童关系和共同体的策略。
综合项目（integrated project）	将思想从一天延续到另一天，以此作为发展儿童性情和知识的机制。

交互同步（interactional synchrony）	一种敏感调整的“情感舞蹈”，在这个互动过程中对照护者和婴儿都有好处。
阐释性措辞（interpretive phrasing）	观察结果的一种呈现方式，但没有提供可观察的信息来验证结论。
主体间性（intersubjectivity）	维果茨基提出的术语，解释了儿童和成人如何通过调整感知来适应对方的世界地图，从而理解对方。
我的陈述（I statements）	在不判断对方的情况下表达自己的想法和感受。

J

行话（jargon）	语言术语，指的是将一个真实单词与咿呀声串混合在一起。

L

语言爆炸（language explosion）	婴幼儿经历了词汇量迅速增长的时期，并可以使用这些词语进行交谈。
学习（learning）	通过经验、探索或与他人互动来获取新信息。
学习区域（learning center）	环境的一个特定部分，在其中组织材料和设备以促进和鼓励特定类型的学习，例如音乐或科学学习。
词汇单词（lexical words）	与对象或事件（例如，名词、动词和副词）具有具体或抽象联系的词。
认证管理条例（licensing regulations）	关于师生比、安全、健康以及区域规划等事项的官方规定，所有为儿童提供护理的个人或机构都必须遵守规定以获得执照。
边缘系统（limbic system）	负责情绪控制，情绪反应，荷尔蒙分泌，心情，动机和疼痛/愉悦感觉的系统。
限制（limits）	关于期望的或可接受的行为的积极陈述，以帮助儿童获得特定环境中的适当行为。
运动（locomotion）	克服重力向前或向上移动（如爬行和步行）以获得稳定的尝试。
控制点（locus of control）	一个人在自己的控制范围内认识自己的生命的程度。

M

宏观系统（macrosystem）	是指一般文化对儿童发展的影响，包括法律和习俗。
假装游戏（make-believe play）	维果茨基提出的术语，指运用想象力，将世界如何运转、规则如何形成的内在理解用行动表现出来。
操作（manipulation）	包括伸展、抓取和放开物体；在第一年的发展里，对物体的控制从反射性移动到自愿。
掌握氛围（mastery climate）	成人通过提供有挑战性的任务来创建的一个关注自我提高、努力、坚持和任务掌握的情境。
图式（mental images）	儿童可以在心里进行一系列的动作。

中观系统（mesosystem）	是指对儿童的第二层影响，涉及微观系统之间的相互作用，例如照护服务机构的教师和家庭成员。
微观系统（microsystem）	是指在孩子的周围环境中发现的最内层的影响，例如父母或早期儿童教育工作者。
中脑（midbrain）	控制视觉系统反应、听觉功能和自主运动功能的脑的部分，将后脑连接到前脑。
里程碑（milestones）	用于跟踪整体人群共同特定行为的发展，并且在他们第一次或持续表现出来时便能够观察到。
混合早期儿童发展干预（mixed early child development intervention）	干预包括各种方法，可以是基于中心、家庭和/或针对儿童和父母的。
动机（motivation）	一种可以促使某人进行某种行动的内部驱动力。
多学科（multidisciplinary）	干预团队由来自两个或多个独立学科或专业的专业人员组成，他们与孩子及其家人合作。
肌肉控制（muscular control）	获得对肌肉的有意识的控制，以便当婴儿或学步儿希望它们出现时，可以发生诸如伸手、抓握、痉挛等行为。

N

全国家庭保育协会（National Association for Family Child Care，NAFCC）	为家庭保育服务提供者——他们的服务代表着高质量儿童保育的导向——提供专业认定的协会。
全美幼教协会（National Association for the Education of Young Children，NAEYC）	一个为早期儿童教育工作者提供职业资源和发展的专业组织，同时也为代表了高质量照护的项目提供认定。
自然环境（natural environments）	法律规定早期干预必须在对正常婴幼儿来说最适合的自然或典型环境中提供。
规范的方法（normative approach）	通过观察大量儿童，以确定何时呈现特定技能或能力的平均或正常期望。

O

客体永久性（object permanence）	即使人或物体此刻不在视线内，也依然知道物体没有消失而是客观存在的。
无所不能（omnipotent）	意识不到任何身体限制以及感受高于物理法则的体验。
组织（organization）	重新调整新信息（图式）并将它们与其他既定图式联系起来的过程，从而拓宽认知系统。
过度概括（overgeneralize）	使用一个词来表示许多不同的事物。
过度规则化（overregularization）	将标准语法规则应用到不规则结构词语中的策略，例如，“go”的过去式是“goed”。

P

步调（pacing）	将互补行为与另一个人的行为相匹配以建立融洽关系。
平行游戏（parallel play）	较大的婴幼儿与类似材料接触并共享物理空间但不进行交互的游戏。
合作关系（partnerships）	与家庭和社区成员形成联盟关系来支持和促进儿童福祉和学习。
观点采择（perspective-taking）	获得识别和回应他人观点的技能；这不是婴幼儿能够具备的技能，但应该使其具有掌握该技能的基础。
理念（philosophy）	一系列的教育信念，指导个别教师和教师团体（例如课程）的行为和决策。
语音意识（phonologic awareness）	有意识地注意口语的语调。
音韵（phonology）	理解语言的基本发音以及它们是如何组合成单词的。
钳握（pincer grasp）	一种用大拇指和食指握住物体的方式。
有计划的经历（planned experiences）	课程经验。旨在提高和支持儿童在教育计划中的个体学习需求、兴趣和能力。
档案袋（portfolio）	收集、存放和归档你所知道的关于一个儿童及其发展和学习的工具。
积极态度（positive attitude）	自尊的一个方面，儿童对自我价值做出有意识的积极陈述。
积极的自我对话（positive self-talk）	将我们从他人那里听到的积极信息内化。
语用（pragmatics）	理解如何与他人进行社会可接受的和有效的沟通。
前概念阶段（preconceptual）	皮亚杰认知发展理论中前运算阶段的第一个阶段，在这个阶段中，儿童可以从心理上对一些物体和动作进行分类。
前运算阶段（preoperational stage）	皮亚杰认知发展阶段理论中的第二阶段，在这一阶段中，学步儿基于感知进行推理。
主要照护系统（primary caregiving system）	组织工作的方法，其中一名教师主要负责一半的孩子，另一名教师主要负责其他孩子。
自言自语（private speech）	维果茨基的术语，指儿童用来自我引导和理解的内部对话。
有效沟通（productive communication）	使用动作向他人表达信息。婴儿从使用噪音、哭喊和手势到使用复杂的语词都有所进步。
专业资本（professional capital）	增加每种专业和教育职业长期价值的资本，包括人力、社会性和决策性资本。
progetlazione	意大利语词条，简单翻译为“灵活计划”
项目（project）	可以激发婴幼儿和教师建构知识的持续性调查。
亲社会行为（prosocial behavior）	婴儿或学步儿使他人受益的自发交流和行为。
韵律模式（prosodic patterning）	沟通策略，儿童学习如何通过适当的重读和语调来表达他们的具体想法。

缩减（prune）	消除使用不一致的神经元通路。
心理社会理论（psychosocial theory）	埃里克森的发展阶段理论，包括信任、自主、认同和亲密关系。

R

融洽关系（rapport）	两个人之间建立一种和谐感，达成一致。
评定量表（rating scale）	与检查表类似，是一种记录可观察的信息的方法，但是列出了特征或活动的频率（例如，从不、很少、总是）或活动水平（例如，用手吃饭、用勺吃饭、用叉吃饭）。
反射（reflexes）	出生时便有的自动反应。
反抗型依恋（resistant attachment）	婴儿和主要照护者之间的一种联系，在这种联系中，婴儿同时寻求并抵制与照护者在身体和情感方面的联系。“矛盾的”（ambivalent）一词可以用来描述相同类型的依恋行为。
尊重（respect）	一种对某人的高度崇敬或相应地对待别人的意愿。
儿童权利（rights of children）	相信儿童不仅需要成人来看管，而且还需要适当的关心和教育。
角色游戏（role playing）	孩子们用木偶、布娃娃或其他戏剧表演材料等进行表演来表达他们的想法。
常规照护时间（routine care times）	关注儿童的生理需求的同时关注他们的发展需求。例如，用换尿布的时间作为和儿童建立关系的机会，而不仅仅是满足她的清洁需求。
连续记录（running record）	在一段重要的时间内针对一个儿童、一个小组或者一次活动，使用描述性语言、篇幅较长的叙述性记录。

S

支架（scaffolding）	描述从简单到复杂的学习和发展过程中的渐进步骤的术语。
图式（schemes）	皮亚杰用来解释学习新信息的认知行为模式。
涂鸦（scribbling）	无意义的书写符号，是写作的前奏。
脚本（scripts）	一种方法或一系列事件，以更多地了解每个家庭关于育儿各方面的文化信仰和价值观。
安全型依恋（secure attachment）	婴儿与主要照护者之间的一种联系，在这种联系中，婴儿感到安全并对照护者做出热情的反应。
自我意识（self-awareness）	关于一个人存在的基于感官的信息；一个人在与自我有关的身体里看到的、听到的和感觉到的信息。
自尊（self-esteem）	个人价值判断，基于对具有或不具有特定价值特征或能力的评价。
自我认知（self-recognition）	意识到自己区别于他人和周围环境；通常在9 ~ 15个月大时产生。
自我调节（self-regulation）	是一种以社会文化所允许的适宜方式来引导和控制自己的行为所必需的技能。
自我调节（self-regulation）	指导和控制一个人在社交和文化上适当的行为所必需的技能。

自我责任（self-responsibility）	对满足自己的一些需要负责。
自我安抚（self-soothing）	安慰并使孩子放松下来。
语义（semantics）	研究语言中的意义，包括概念。
感知运动阶段（sensorimotor stage）	皮亚杰认知发展的第一阶段，其重点是运动活动和动作的协调。
分离个性化（separation-individuation）	将自我定义为与他人分离的过程，从婴儿期开始，持续整个童年期。
分离焦虑（separation anxiety）	表现为害怕与主要照护者失去身体或情感联系。
排序（seriation）	根据颜色、长度或大小等标准按顺序排列（例如，小号、中号、大号）。
摇晃婴儿综合征（shaken baby syndrome）	当婴儿或儿童被成年人或年长的儿童剧烈摇晃时所造成的伤害。
社会学习理论（social learning theories）	将行为主义的社会影响加以解释发展的理论体系。
社会文化理论（sociocultural theory）	维果茨基的发展理论。预测了文化价值观、信仰和概念是如何从一代传递到下一代的。
单独游戏（solitary play）	独自玩耍；孩子可能会看旁边的孩子，但他们还没有互动。
特殊教育（special education）	专门为3岁以上有损伤、残疾或发育迟缓的儿童设计的指导，为父母免费提供以下所有场所（例如，教室、体育设施、家庭和医院或机构）。
特殊需求（special needs）	一种缺乏模式，侧重于儿童无法做到的事情，他们的局限性或他们需要什么，往往排除他们的优势或能力。
特殊权利（special rights）	基于信用或实力的模式，所有儿童都有权利，包括具有特殊教育权利的残疾儿童。
专家或专业的干预措施（specialist or specialized interventions）	为具有紧急需求、复杂或非常高水平需求的儿童或家庭提供长期、系统的服务，否则他们将面临巨大风险。
阶段（stages）	大多数人在成熟过程中经历的正常发展模式，最初是让-雅克·卢梭提出的。
陌生人焦虑（stranger anxiety）	9个月大的儿童对不同或未知的人表现出的恐惧；表明他们的认知能力逐渐增强。
象征性游戏（symbolic play）	儿童对物体、感情或思想的象征性表现。
句法（syntax）	如何将单词组合成可理解的短语和句子。

T

有针对性的干预（targeted interventions）	针对特定家庭或社区的计划，这些家庭或社区遇到更高难度的问题或压力，需要额外的支持。

电报语言（telegraphic speech）	婴幼儿将两个或三个单词组合成一个只包括关键词的句子（例如，“走，爸爸”）。
气质（temperament）	身体、情绪和社会性方面的人格特质和特征。
时间与事件取样法（time and event sampling techniques）	用来快速记录你有兴趣追踪的事件或行为的策略。
如厕学习（toilet learning）	获得膀胱和肠道控制能力的发育过程；涉及身体、认知、社会性、情绪和语言技能的复杂过程。

U

通用预防措施（universal precautions）	医学术语，指在身体护理过程中，为保证病人和医护人员的健康和安全而采取的一系列标准程序。
普遍服务（universal services）	所有儿童及其家庭经常可以获得的方案，以促进儿童的健康发展。

W

每周计划（weekly plans）	根据对儿童的具体观察经验，每周计划一次经验的课程设置方法。

Y

你的陈述（you statements）	对另一个人进行建议或判断的句子，通常会阻止进一步的沟通。

Z

最近发展区（zone of proximal development）	维果茨基提出的术语，指孩子在发展水平上已经做好学习准备时所提供的一系列任务。